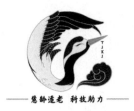

慈龄适老 科技助力

LAONIAN
JIZHONGZHENG
HULI

主　编　窦昊颖　么　颖　崔　洁

老年急重症护理

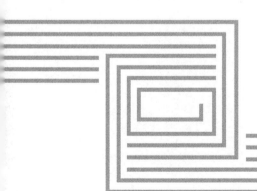

天津出版传媒集团

天津科学技术出版社

图书在版编目(CIP)数据

老年急重症护理 / 窦昊颖, 么颖, 崔洁主编.
天津 ：天津科学技术出版社，2025. 1. -- ISBN 978-7
-5742-2203-8

Ⅰ．R473.59

中国国家版本馆 CIP 数据核字第 2024057XA3 号

老年急重症护理
LAONIAN JIZHONGZHENG HULI

责任编辑：张 跃

责任印刷：兰 毅

出　　版： 天津出版传媒集团
　　　　　　天津科学技术出版社

地　　址：天津市西康路35号

邮　　编：300051

电　　话：(022) 23332399

网　　址：www.tjkjcbs.com.cn

发　　行：新华书店经销

印　　刷：天津印艺通制版印刷股份有限公司

开本 889×1194 1/16　印张 31.5　字数 720 000

2025 年 1 月第 1 版第 1 次印刷

定价：198.00元

老年急重症护理

——— 编 委 会 ———

主　编　窦昊颖　么　颖　崔　洁
主　审　柴艳芬　徐旭娟　方嘉珂
副主编　裴　丽　韩红梅　李英华　王幼琳　高亚翠　汪春平

编　委（以姓氏笔划为序）

么　颖（天津医科大学总医院）　　　　王　颖（天津医科大学肿瘤医院）

王幼琳（天津医科大学总医院）　　　　吉兰云（南通大学附属医院）

仲悦萍（南通大学附属医院）　　　　　李英华（天津中医药大学）

张加艳（天津医科大学总医院）　　　　赵　媛（天津中医药大学）

姜玉波（天津中医药大学）

徐　红（中国人民解放军联勤保障部队天津康复疗养中心）

高尚尚（天津中医药大学）　　　　　　高擎擎（天津中医药大学）

高亚翠（天津医科大学总医院）　　　　韩红梅（天津中医药大学第一附属医院）

崔　洁（天津中医药大学）　　　　　　程正楠（天津医学高等专科学校）

窦昊颖（天津中医药大学）　　　　　　裴　丽（天津中医药大学）

魏　力（天津医科大学总医院空港医院）　马　丹（鹤童公益养老集团）

汪春平（天津市中医药研究院附属医院）

学术秘书　高尚尚（兼）　姜玉波（兼）

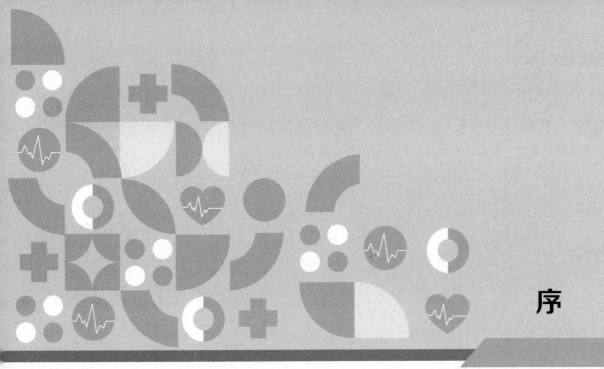

序

　　健康长寿不仅是全国各族人民的共同愿望，也是国家富强、民族振兴的重要标志。新中国成立以来，人民健康水平持续提高。2020 年我国人均预期寿命提高到 77.3 岁，女性人均预期寿命则突破 80 岁提高到 80.88 岁。随着人均预期寿命的不断提高，我国老年人口数量也迅速增多。2021 年 60 岁及以上人口为 2.6 亿，比重达到 18.7%，其中 65 岁及以上人口比重达到 13.5%，预计到 2053 我国老年人口总量将达到 4.90 亿。人口老龄化为促进人民健康带来一系列新的挑战，未来 15 年将是为老年人提供治疗期住院、康复期护理、稳定期生活照料和安宁期疗护一体化服务，推进老年医疗卫生服务体系建设的重要战略机遇期。

　　在老年医疗卫生服务体系建设中，只有不断优化和提高老年急重症患者综合救治的能力，为老年患者提供高效、持续和优化的健康服务，才能做到服务生命全周期、健康全过程，推进健康中国建设进程。伴随着我国老龄化进程的加快，老年急重症患者在重症监护治疗病房患者中的比例呈现逐渐上升趋势。在我国内科重症监护治疗病房中，60 岁以上的老年患者已超过 50%。老年急重症患者已成为重症监护治疗病房主要的救治对象。所以，充分认识和掌握老年急重症的流行病学特点，以老年人健康服务需求为导向，以新医科建设为抓手，把握老年人健康发展规律，坚持预防为主、防治结合、中西医并重，才能全方位维护和保障老年人健康，为实现"两个一百年"奋斗目标和中华民族伟大复兴的中国梦提供坚实的健康基础。

　　为全面推进健康老龄化和健康中国建设，贯彻全国教育大会、全国卫生与健康大会及全国中医药大会精神，落实《国务院办公厅关于加快医学教育创新发展的指导意见》要求，全面提升老年护理人才的综合素质，组织编写了《老年急重症护理》一书。这本书以现代医学、老年医学和护理专业理论为基础，以培养研究型、复合型和应用型人才为宗旨，在不断夯实急重症救护基本知识、基本理论和基本技能的基础上，结合当前先进的急重症救护理念，以思想性、科学性、先进性、启发性和适用性为引领，进行科学设计和整体优化。在秉承急重症护理学特点的基础上，突出老年急重症患者的救护特色，以打造精品为使命，确保理论体系完善，内容精炼完备，概念清晰准确，切合老年急重症护理的实际。

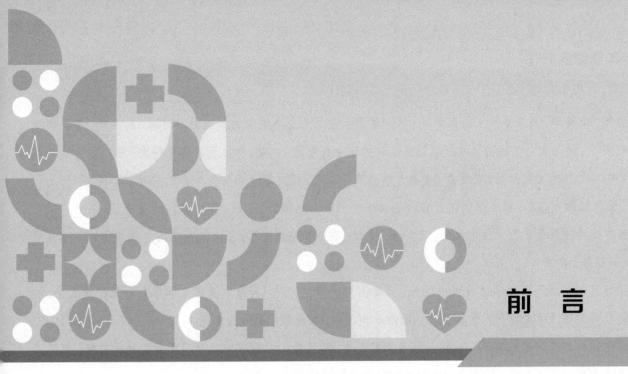

前 言

中国自 2000 年进入老龄化社会以来，呈现出老年人口基数大、增速快、高龄化、失能化和空巢化。1949 年，我国老年人口仅为 0.22 亿。2014 年，我国 60 岁及以上的老年人口占总人口比重达 15.5%，成为世界上老年人口总量最多的国家。预计 2025 年，我国 60 岁以上老人将达到 3 亿，占总人口比重达 21%，65 岁以上老年人比例也将达到 13.7%，接近深度老龄化社会。

随着增龄，老年人组织器官的功能会而逐渐减退。所以，老年人的患病率随着年龄的增加而逐渐升高。老年人往往同时患有多个系统或多个器官的疾病，且临床表现复杂多样，在发病时还表现为病情重而症状轻的临床特点。因此，老年急重症患者成为重症监护治疗病房主要的救治对象。为了培养老年急重症护理人才，我们云集高等医学院校的教师，以及医院急重症医学科的临床专家，组织编写了《老年急重症护理》。

老年急重症护理以现代医学科学、老年医学和护理专业理论为基础，探讨老年急重症患者的救治和护理。如何秉承急重症护理学的特点，确保系统性和完整性，同时突出老年急重症患者的救护重点，在注意急重症救护基本知识、基本理论和基本技能的同时，结合当前先进的急重症救护理念，体现思想性、科学性、先进性、启发性和适用性一直是编写组成员关注的重点。我们以老年常见急重症为主线，根据老年急危重症患者的救治程序来设计体例框架，并在每章后增加了案例分析，以帮助护理工作者进行评判性思维训练。

本教材共分十二章，其中第一章绪论由裴丽和窦昊颖编写；第二章老年循环系统急重症的护理由裴丽、崔洁、张加艳和高尚尚编写；第三章老年呼吸系统急重症的护理由崔洁、王颖、张加艳和裴丽编写；第四章老年消化系统急重症的护理由魏力、王幼琳、高亚翠和姜玉波编写；第五章老年神经精神急重症的护理由仲悦萍、李英华、高亚翠和王幼琳编写；第六章老年泌尿系统急重症的护理由王幼琳、高亚翠、窦昊颖和程正楠编写；第七章老年代谢和内分泌急重症的护理由高亚翠、么颖、徐红和汪春平编写；第八章老年环境和意外伤害的护理由韩红梅、窦昊颖、李英华和汪春平编写；第九章老年急性中毒的护理由窦昊颖、程正楠、韩红梅和汪春平编写；第十章老年器官功能衰竭的护理由高擎擎、王颖、窦昊颖和马丹编写；第十一章重监护治疗病房常用救护技术由吉兰云、窦昊颖、徐红、崔洁和赵媛编写。第十二章常用急救药物的护理由王幼琳、高擎擎、高亚翠、汪春平和赵媛编写。

在编写过程中得到天津科学技术出版社、天津医科大学总医院、天津中医药大学第一附属医院支持，同时我们也得到了天津中医药大学教务同仁的指导和帮助，在此表示衷心的感谢。

老年急重症护理的出版离不开编写人员的辛勤工作。尽管我们在编写中参考了大量文献和书籍，但撰写过程中还会存在不足之处，恳请医院的护理同仁和学校的师生及时斧正。

编　者

2023 年 12 月 8 日

目 录

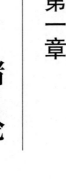

第一章

绪 论

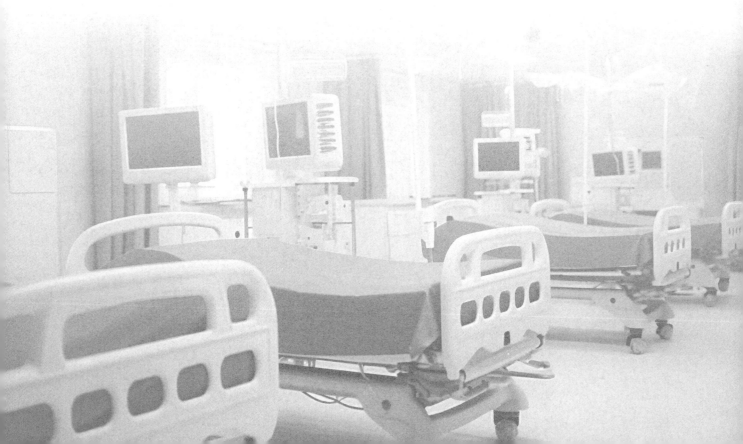

第一节　老年急重症流行病学特点

随着人口老龄化进程加快，我国老年人口数量迅速增多。1949年，我国老年人口为0.22亿。2018年，已增加至1.67亿。2010年至2050年，是我国老年人口增长最快的时期，预计到2053年，老年人口总量将达到峰值约4.90亿。

由于人体组织器官的机能随着年龄的增加而逐渐衰退，老年人的患病率也随之升高，且会同时患有多个器官、多个系统的疾病。所以，老年患者发病时不仅具有病情重而症状轻的特点，还表现为临床症状复杂多样，因而成为重症监护治疗病房（intensive care unit，ICU）主要的救治对象之一。在西方发达国家的ICU中，48%的患者是年龄超过65岁的老年患者。而在我国的内科ICU中，60岁以上的老年患者则超过50%。此外，随着我国老龄化进程的加快，老年急重症患者在ICU患者中的比例呈现迅速上升趋势。因此，充分认识和掌握老年急重症的流行病学特点，对合理分配医疗资源、确定老年急重症的防治重点有重要的指导意义。同时，也为急重症学科的建设、人才培养和科学管理提供依据，进而有效降低老年急重症患者的发病率与病死率，促进老年人的身心健康。

一、循环系统疾病

伴随着年龄的增加，老年人血管内皮细胞的功能下降，血管壁中层的胶原含量增加、弹力层断裂，出现纤维化和钙化，导致动脉僵硬度增高，血管内皮功能降低，从而容易诱发心血管疾病或代谢异常。在心血管疾病中，老年人以冠状动脉粥样硬化性心脏病（冠心病）和高血压多见。近年来，随着诊疗技术的不断发展，越来越多的老年人被发现患有主动脉夹层（瘤）和肺动脉栓塞。研究显示，肺动脉栓塞的病死率高达10%~30%，且随着年龄的增长，肺动脉栓塞的病死率随之升高。

19世纪50年代，我国的人口平均预期寿命仅为37岁。2020年，我国的人均预期寿命已提高到77岁。随着人口平均预期寿命的迅速上升，我国急性冠状动脉综合征患者的数量也迅速增加。此外，和白种人和拉丁美洲人相比，我国急性冠状动脉综合征患者的发病年龄提前了5岁。世界卫生组织的报告显示，在全球25个国家共计184家医院登记注册的急性冠状动脉综合征患者中，患者的平均年龄为65岁，其中24%为75岁以上的老年人。在急性冠状动脉综合征的患者中，年龄每增长10岁，病死率就增加1%。然而，老年心肌梗死患者的病死率却呈倍数增长。例如，55~64岁的心肌梗死患者的病死率为8%，65~74岁和75~84岁的心肌梗死患者的病死率则分别升至16%和32%。

二、呼吸系统疾病

随着年龄增加，老年人呼吸系统的解剖结构和生理机能发生退行性变，气道防御功能也随之下降，呼吸系统疾病成为老年人的常见病、多发病。老年人呼吸系统疾病具有起病急、病情重、易累及多个器官和药物治疗效果差的特点。例如，在冬春季节，老年人极易罹患支气管哮喘和肺炎。这些老年患者多起病隐匿，临床表现常不典型，且病情变化快，极易发展为重症。

近年来的研究表明，老年期是支气管哮喘发病第二个高峰期。老年人支气管哮喘的发病率为6.7%，仅次于儿童（8.6%），且逐年增加。老年支气管哮喘多由病毒感染所致，其临床症状常不典型，所以老年人通常无法意识到自己的呼吸存在异常，或认为呼吸困难是由于年龄的增长所致，或将支气管哮喘误认为是慢性阻塞性肺疾病，鉴于上述原因，老年哮喘患者易被忽视。

在呼吸系统感染性疾病中，老年人流行性感冒、肺炎和急性支气管炎不仅发病率高，且其患病后易引发呼吸衰竭、休克或脓毒症，所以病死率也极高。此外，在呼吸系统感染性疾病中，老年肺炎发病率呈上升趋势。老年肺炎通常为厌氧菌和需氧菌混合感染，加之老年患者常合并糖尿病和心脑血管疾病，所以老年肺炎患者较年轻患者更易进展为重症肺炎。无论是老年社区获得性肺炎或医院获得性肺炎发病率均很高，且病死率高达30%~57%。

三、消化系统疾病

随着年龄的增长，老年人消化系统结构发生退行性变，主要表现为胃肠道器官血流减少、腺体绒毛萎缩、黏膜变薄和平滑肌弹性降低等。所以，老年人消化系统的功能，如运动、消化、吸收和分泌等均会受到一定的影响。功能性消化不良、消化性溃疡、便秘、消化道出血、胆囊炎和胆结石等是老年人消化系统的常见病。由于老年人对疼痛、发热等反应不敏感，加之患有较多的慢性病，所以消化系统疾病的发现易被滞后。此外，老年消化系统疾病患者的临床症状与体征常不典型，并且与疾病的严重程度不相符，容易被延误诊断和治疗。例如，老年人嵌顿性疝常因局部疼痛不明显而被忽略，往往在出现剧烈腹痛或中毒症状后才到医院就诊。此时如果医护人员不能准确诊断，并及时进行处理，老年患者就会发生绞窄性疝，甚至中毒性休克，从而导致患者死亡。

在急腹症中，老年患者的腹痛症状不仅易被忽视，且其病因复杂，病情变化快，易发生多器官功能衰竭。因此，老年急腹症的诊断准确率低，病死率高。急性胰腺炎是临床常见的急腹症，也是最凶险的急重症之一。从1990年到2019年，全球胰腺炎发病率增加62.9%。其中，老年患者的发病率及病死率均呈上升趋势，且年龄大于70岁是老年急性胰腺炎患者发生病亡的独立危险因素。老年急性胰腺炎患者病死率高的原因关键在于老年患者通常存在衰老以及多重用药，所以患病后极易合并呼吸衰竭、心力衰竭或肾衰竭，甚至出现多器官功能衰竭。

上消化道出血是临床常见的消化道急重症，每 10 万人口的发病率为 40~150 人次 / 年。随着年龄的增加，上消化道大出血的发病率呈上升趋势，80 岁以上老年人的发病率是 20~30 岁年轻人的 200 倍。在我国，上消化道出血多因消化性溃疡、食管静脉曲张破裂、应激性胃溃疡和胃肿瘤所致。此外，老年上消化道出血的患者伴随较多慢性病，所以常会继发心脑血管疾病或失血性休克，从而导致患者出现多器官功能衰竭，因而预后差，病死率达 5%~14%。

四、神经精神疾病

脑卒中是我国老年人常见病和多发病，具有高致残率、高病死率和高复发率特点。在 40 岁及以上的脑卒中患者中，首次发病的平均发病年龄为 65 岁左右，而我国的平均发病年龄则为 60.9~63.4 岁。中国国家卒中数据中心的筛查数据显示，在我国 40~74 岁人群中，2002 年首次发生脑卒中的总体标化发病率为 189/10 万人，2013 年则上升至 379/10 万人，平均每年增长 8.3%。在这些脑卒中的患者中，80% 为缺血性脑卒中患者。这是因为，随着年龄的增长，老年人脑部毛细血管厚度及长度增加，分布面积减少，这导致老年人脑血流量减少，血流速度减慢。当脑血流量减少至 50% 时，三磷酸腺苷合成及神经元功能受损。而脑血流量减少至 80%，将导致电解质失衡及缺血性神经元坏死，即引发缺血性脑卒中。在脑卒中的危险因素中，不可控的危险因素包括年龄、种族和遗传等，可控的危险因素包括高血压、糖尿病、心脏病、血脂异常、吸烟、酒精摄入、饮食、体力活动、超重或肥胖等。因此，只有做好脑卒中的一级预防才能有效降低脑卒中的发病率。

癫痫也是老年人常见的神经精神疾病。研究显示，癫痫在 65~69 岁人群中的年发病率为 85/10 万人，在 80 岁以上人群中的年发病率则上升至 159/10 万人，而在 65 岁以下人群中年发病率仅为 80.8/10 万人。脑卒中是老年癫痫的常见病因。此外，脑肿瘤、头外伤、阿尔茨海默病和中枢神经系统感染等也是癫痫常见的致病因素。

住院的老年患者也是谵妄高危人群。调查显示，在内科住院的老年患者中，近 30% 在住院期间发生过谵妄。在外科住院的老年患者，谵妄的发生率则为 10%~50%。在 ICU 内，老年患者谵妄的发生率高达 82%，而如果老年患者需进行机械通气，则其发生谵妄的概率会更高。通常，老年患者在入住 ICU 的第 2 天开始出现谵妄，而谵妄持续的时间则与多种因素相关，如疾病严重程度、缺氧程度、治疗和护理措施等。患者一旦发生谵妄，不仅会延长住院时间、增加治疗费用及护理时数，还会影响预后及患者远期的生活质量。

五、泌尿系统疾病

随着年龄增加，老年人肾小球内毛细血管襻、肾小球和肾小管细胞数目减少，肾小球系膜组织增多，肾小管上皮细胞萎缩，近曲小管长度缩短，肾动脉硬化。因此，老年人肾小球的滤过功能和肾小管的重吸收功能降低。由于肾脏结构和功能的变化，以及多病共存、多重用药等原因，老年人发生泌尿系统疾病的风险增加。

急性尿潴留是老年男性常见的急症。据报道,70岁以上的男性中,5年内发生急性尿潴留比例为10%,80岁以上男性发病率则高达30%。在我国,急性尿潴留最常见的病因是良性前列腺增生。另外,膀胱结石、膀胱出血／血凝块阻塞、膀胱赘生物、膀胱炎以及药物因素等也可导致急性尿潴留。急性尿潴留若不及时处理会导致尿路感染和反流性肾病,甚至引发膀胱破裂或肾衰竭。

因肾小球的滤过功能和肾小管的重吸收功能随着年龄增加而降低,所以老年人是急性肾衰竭的高危人群。此外,老年人通常患有较多的慢性病,如糖尿病、高血压或肾小球肾炎等,这些疾病会引起肾小球血液动力学改变,使肾小球、肾小管和肾血管内皮出现损伤。当老年人遇到失血、感染和手术等应激事件时,残余肾单位的功能急剧恶化,从而出现进行性氮质血症、水电解质和酸碱失衡。老年急性肾衰竭的病因多以肾前性为主,如感染、心脑血管疾病及各种实体肿瘤。发生急性肾衰竭后,31%的老年患者其肾功能无法恢复。此外,对于67岁以上发生急性肾衰竭的老年人,其在2年内出现终末期肾病的概率是未发生急性肾衰竭老人的6.7倍。

六、老年环境和意外伤害

由于生理机能的减退,老年人较青年人更易发生环境和意外伤害。而环境和意外伤害一旦发生,老年人往往更容易出现心力衰竭、肺水肿或肾衰竭等并发症。老年人常见的环境和意外伤害包括淹溺、中暑和冻伤等。因为组织器官的退行性变化,老年人在淹溺后较易出现器官功能衰竭,特别是70岁以上的老年人更易出现,所以老年人淹溺后的病死率比青年人高。

在寒冷环境中,因为老年人肢体末端的血液循环慢,且常伴有不同程度的心血管疾病,加之其对温度和疼痛刺激的反应比较迟钝,所以老年人容易发生冻伤。尤其是长期居住在无供暖设施环境中的老年人,其发生局部冻伤或城市性低体温的风险均较高。

随着年龄的增加,老年人的皮肤和汗腺发生萎缩,加之循环系统的运动调节功能减退,所以老年人对高热的适应能力降低。在气温高、湿度大的夏季,老年人极易发生中暑,尤其是重症中暑。老年人中暑后,可导致心力衰竭、肺水肿、弥散性血管内凝血和肾衰竭等并发症,若不能及时进行救治,病死率高达10%~50%。

七、代谢和内分泌疾病

在内分泌和代谢疾病中,糖尿病、低血糖症和甲状腺功能减退是老年人的常见病和多发病,且老年患者的临床表现隐匿,易被误诊或漏诊。目前,全球糖尿病年龄标准化发病率已经达到285/10万人,而我国糖尿病的患病人数高居世界首位。糖尿病的患病率随年龄增长而增加,通常发病增长曲线在55~59岁达到高峰。糖尿病患者的患病年限越长,越易出现糖尿病急性和慢性并发症。在糖尿病急性并发症中,老年人极易发生低血糖症，且低血糖症发生的风险随着老年人年龄的增长而增加。研究显示，糖尿病患者低血糖症的发病率为 32.18%，而老年糖尿病患者的发病率可达 38.69%。老年糖尿病患者常在凌晨发生低血糖，这可能与血糖控制过严，降糖药物使用不当，以及饮食控制不合理等多种因素相关。所以，护理人员应根据老年患者的病情来制订个体化的血糖管理策略。

甲状腺的重量在 50 岁以后会逐渐减轻，而其摄取碘的能力和活化碘的速度也随之降低，这导致甲状腺合成的甲状腺激素减少。在健康老年人中，男性三碘甲状腺原氨酸的含量约降低 20%，女性约降低 10%。所以，60 岁以上的老年人中，约有 5% 会存在甲状腺功能减退，但其中多数患者无自觉症状或仅有轻微甲状腺功能减退的症状。当甲状腺功能减退的老年患者遇到寒冷、感染、创伤或脑卒中等诱发因素时，其分泌的甲状腺激素不能满足机体需要，从而诱发甲状腺功能减退危象，出现体温降低、呼吸减慢和心动过缓等低代谢状态，患者的意识也由嗜睡逐渐发展为深度昏迷。

八、中毒

在急性中毒中，农药中毒居首位，占 36.11%，其次是药物中毒，占 32.05%。在农药中毒中，老年人多是有机磷农药中毒。这些老年人有的是因为不堪病痛折磨或经济重负，有的是患有肿瘤或抑郁症，所以他们通常选择服用有机磷农药来自杀。由于既往已存在器官功能减退或多种慢性病，老年有机磷农药中毒患者较青年人更易出现严重的并发症，这就导致老年有机磷农药中毒的患者救治成功率低，而病死率高。

老年人是药物中毒的高发人群，且发生急性药物中毒的人数在逐年增多。这是因为药物对于人体而言属于外源性化合物，其和毒物没有明显界限，仅按照使用剂量来区分是药物或是毒物。老年人药物使用的频率高达 77.6%，且 15.2% 的老年人同时服用 5 种以上的药物。另外，73.3% 的老年人经常根据自己或他人的经验自行用药，因此老年人药物中毒多是由药物误服，或短时间内服用大量药物引起的。

老年人一氧化碳中毒多发生于北方冬春季节，大部分是在通风不良的室内使用煤炉或燃气做饭取暖所致，属于生活性一氧化碳中毒。老年人一氧化碳中毒后，不仅病情危重，且易合并多器官功能衰竭。此外，在一氧化碳中毒后的 2~60d，60 岁以上老人极易发生迟发性脑病，而且年龄越大，发病的概率就越高。

九、老年器官功能衰竭

随着年龄增加，老年人的器官及组织出现退行性变，在慢性病和某些诱发因素的影响下，可引发单一或多个器官功能衰竭。老年人最常见的是心力衰竭、呼吸衰竭、肾衰竭和肝衰竭，病情严重者可导致多器官功能衰竭。

老年人的呼吸功能随年龄增长而衰退。60 岁时，老年人的肺功能会降至 20 岁的 75%，80 岁时则下降至 60%。另外，老年人呼吸道黏膜的屏障作用、呼吸道对气体的过滤及湿化作用也随着年龄增加而减弱，从而使其防御微生物入侵的能力降低。若老年人既往患有呼吸系统疾病，在诱发因素的影响下，极易发生呼吸衰竭。

老年人通常患有慢性病，如高血压、冠心病、慢性支气管炎或糖尿病等。当其遇到感染、缺氧、麻醉、手术或过度劳累等诱发因素时，心肌的血液供应减少，心肌耗氧量增加或心脏负荷加重，从而诱发心力衰竭。老年心力衰竭患者的临床表现缺乏特异性，仅表现为疲劳、懒动或慢性咳嗽等不典型症状，以及肺部湿啰音，凹陷性水肿或劳累后心动过速等非特异性体征。发生心力衰竭后，患者的心排血量减少，从而导致脑、肾或肝等器官的血流灌注减少，诱发脑卒中、肝衰竭或肾衰竭等并发症，并最终发展为多器官功能衰竭。

第二节　重症监护治疗病房内医院感染的控制

患者住院 48 h 后发生的感染称为医院感染。重症监护治疗病房（ICU）是各种重症患者集中进行治疗、护理和抢救的场所。由于 ICU 患者病情复杂危重，免疫功能低下，且接受侵袭性操作多。所以，其在住院期间较普通住院患者更易发生医院感染。

ICU 患者发生医院感染的部位以呼吸道为主，其次是血液、泌尿道。在 ICU 内，患者感染多重耐药菌的概率高，如鲍曼不动杆菌、铜绿假单胞菌、克雷伯菌，以及可以产生超广谱 $\beta-$ 内酰胺酶的细菌等。一旦发生医院感染，患者在 ICU 的入住时间和医疗费用不仅会随之增加，其病死率也会随之升高。此外，当 ICU 患者病情好转后转入普通病房时，有可能将 ICU 耐药菌株携带至普通病房，从而导致 ICU 内的耐药菌在医院内部传播、扩散。所以，在 ICU 内采取有效的防治措施控制医院感染，不仅有利于控制 ICU 医院感染，也有利于预防医院感染在医院内暴发和流行。

一、ICU 内医院感染的危险因素

（一）侵入性诊疗操作

侵入性诊疗操作是 ICU 患者发生医院内感染的首要原因。这是因为泌尿道插管、动静脉插管、人工气道、血液净化和胸腔引流等均破坏患者正常防御功能，从而导致各种细菌经泌尿导管、中心静脉插管或气管内插管侵入或正常菌群移位，引起医院内感染。ICU 内常见的侵入性诊疗操作引起的院内感染是中心静脉导管感染、导尿管相关性尿路感染及呼吸机相关性肺炎。

1.中心静脉导管感染　中心静脉置管是一种创伤性诊疗手段。通过穿刺将导管置入，置入后留下的切口使患者血管与外界环境相通，从而导致患者周围皮肤或切口处的细菌感染。此外，医护人员在进行操作时，细菌可经插管处皮下隧道进入中心静脉内，并定植于中心静脉导管的周围，然后大量繁殖，使患者出现静脉炎、软组织感染、心内膜炎和脓毒症等。中心静脉导管感染常见的病原菌是金黄色葡萄球菌和凝固酶阴性葡萄球菌，常见危险因素如下：

（1）操作因素：中心静脉置管作为一种侵入性操作，要求操作者严格执行无菌操作。除操作过程中未注意无菌原则会引起医院感染外，在操作过程中常存在一些危险因素导致中心静脉导管感染概率的增加，如医师置管的熟练度低、频繁通过中心静脉实施注药和输液等操作。

（2）穿刺部位和导管选择：与选择上腔静脉进行中心静脉置管相比，选择下腔静脉进行中心静脉导管，如股静脉，穿刺部位感染概率高。在上腔静脉穿刺中，锁骨下静脉穿刺感染率最低。此外，导管的硬度、材质、粗细和内腔数量也会对中心静脉导管感染产生一定的影响。例如，由于多腔导管通路多，使得接头感

染的概率增加。所以，多腔导管感染概率高于单腔导管。就导管材质而言，聚苯乙烯硬导管不易弯曲、更易滑动和形成血栓。所以，与聚乙烯、聚氨基甲酸乙酯及硅胶导管相比，留置聚苯乙烯导管的患者更易发生中心静脉导管感染。

（3）置管时间：置管时间越长，导管发生感染概率就越高。这是因为导管植入后24~48 h便会出现纤维蛋白沉积，沉积的纤维蛋白会沿着导管内膜形成一层疏松的纤维蛋白鞘，这使得病原微生物免受宿主吞噬细胞和抗生素破坏。通常导管植入7 d内细菌尚未繁殖到一定数量，只有少量细菌进入血液，可被免疫系统和抗生素消灭。然而7 d后，细菌繁殖到一定数量，并释放入血，从而引起脓毒症。

2. 导尿管相关性尿路感染　留置导尿管是ICU内一项常用的、基本护理技术，由此引发的尿路感染称导尿管相关性尿路感染。导尿管相关性尿路感染是院内感染的常见因素之一，在医院获得性感染中仅次于呼吸道感染。在导尿管相关性尿路感染中，病原菌主要是大肠埃希菌，其进入人体途径主要是肠道菌群污染会阴部后经导尿管进入尿道、膀胱和肾。导致导管性相关性尿路感染的常见危险因素如下：

（1）导尿操作：泌尿系统在正常情况下为无菌环境，导尿操作破坏了尿道和膀胱黏膜，削弱尿道、膀胱正常防御功能及膀胱对细菌的正常冲刷作用。另外，在操作过程中未严格遵守无菌原则，也会将细菌带入引发尿路感染。

（2）留置时间：尿管相关性尿路感染与尿管留置时间密切相关，导尿管留置时间越长，尿路感染的发生概率越高。

（3）患者自身易感性：女性患者由于自身尿道特点，使其发生导尿管相关性尿路感染的概率高于男性患者。此外，患者年龄越大，发生导尿管相关性尿路感染概率也越大。这是因为随着年龄的增长，老年人尿路黏膜出现萎缩、变薄等退行性变，而老年男性前列腺液分泌量的减少，以及女性雌激素的下降均会导致老年人泌尿系统抗感染能力降低，从而增加感染概率。

3. 呼吸机相关性肺炎　呼吸机相关性肺炎是患者在机械通气48 h后，或拔出人工气道停用机械通气48 h内，发生的肺实质感染性炎症，是机械通气过程中常见的严重并发症。呼吸机相关性肺炎主要是口咽部或胃内反流物的细菌，以及带有呼吸道病原体的牙菌斑经人工气道与气管壁的间隙进入下呼吸道，引起的肺炎。其常见的致病菌是肺炎杆菌、大肠杆菌和铜绿假单胞杆菌。常见危险因素如下：

（1）误吸和反流：口咽部定植细菌误吸和胃内分泌物反流是呼吸机相关性肺炎最主要的原因。老年人，以及意识障碍、气管内插管或气管切开患者，他们的吞咽功能、咳嗽反射受到影响，导致患者口腔里分泌物堆积，口腔内定植细菌大量繁殖。这些细菌经人工气道与气管壁间隙进入下呼吸道，引起呼吸机相关性肺炎。另一方面，留置胃管、胃排空延迟和胃肠动力降低可致胃内容物反流入呼吸道，从而引起呼吸机相关性肺炎。此外，患者体位不当也易诱发呼吸机相关性肺炎。这是因为长期处于水平卧位患者，唾液不能吞咽，咽喉部对胃内容物反流清除能力下降，易发生误吸，从而诱发呼吸机相关性肺炎。

（2）机械通气：患者通过人工气道进行机械通气，破坏呼吸道正常解剖结构，以及其防御功能。例如，行气管内插管时，气管导管会妨碍会厌关闭，口腔内的细菌可随口咽分泌物由导管周围经声门下漏入呼吸道内，进而造成口咽部细菌下移引起肺炎。对于气管切开患者，气管切开不仅使细菌侵入有了可乘之机，同时还削弱患者纤毛系统清除细菌能力。所以，患者机械通气时间每增加1 d，呼吸机相关性肺炎发生率便增加1%~3%，即机械通气时间越长，发生呼吸机相关性肺炎概率越大。此外，在进行机械通气时，呼吸环路中雾化罐或螺纹管内滋生的细菌，以及滞留在气管内插管气囊上的分泌物均会引起呼吸机相关性肺炎。

（3）无菌操作不严格：医护人员无菌观念不强，如手消毒不严，以及未严格按照操作规程进行吸痰、气管切开换药或气管内插管护理等均可导致患者出现呼吸机相关性肺炎。

（二）患者自身易感性

患者和医护人员的皮肤，及呼吸道、消化道、泌尿和生殖道的黏膜均长期生存着多种对人体健康无害的细菌，这些细菌被称为正常菌群。在机体免疫功能低下、长期大量使用抗生素或进行侵入性医疗操作后，人体正常菌群会发生数量和比例的变化（菌群失调），或离开原来寄居场所进入身体其他部位，此时就会导致患者机体出现腹泻、肺炎、切口感染或尿路感染等医院感染。在机体损伤、抵抗力降低时引起疾病细菌被称为条件致病菌或机会致病菌。

在ICU内，患者病情危重，在受到疾病的打击后，机体通常呈免疫紊乱状态，对条件致病菌的易感性也随之增加。若患者长期禁食，患者胃肠道内消化液分泌减少，消化液内的溶菌酶和蛋白分解酶也随之减少，这会造成肠道内细菌移位，进而造成肠道菌群失调、全身炎症反应综合征。此外，随着年龄的增加，老年急重症患者大多存在营养不良和食道反流现象，且其吞咽功能和会厌启闭功能减退，加之意识状态欠佳、使用镇静药或胃肠功能紊乱等多种因素影响，会促使口腔内分泌物或食物被误吸入肺部，造成患者肺部感染。

（三）使用非一次性医疗用品

ICU患者往往需要持续进行监测和治疗。若患者经常使用体温计、听诊器、血压计、压舌板、心电监护仪、输液泵、微量注射泵、氧气流量表和心电图机等未经消毒或消毒不彻底，并在不同患者的身上反复使用，可造成交叉感染。此外，ICU患者需要进行胃镜、肠镜或支气管镜检查，以评估患者病情变化或进行对症治疗。若医护人员在救治或护理过程中未严格执行消毒隔离制度或无菌操作技术，也可造成医院内感染。

（四）使用抗生素、免疫抑制药和皮质激素

在ICU内，患者多需使用广谱、高效抗生素，用以防治感染。长期大量使用广谱抗生素，在杀死或抑制致病菌同时也破坏患者正常菌群，导致耐药菌过度生长，造成人体正常菌群失调，并可能引起二重感染。患者若使用免疫抑制药或肾上腺皮质激素，会对患者免疫功能产生抑制，引起条件致病菌感染。

（五）布局与环境

在ICU内，物体表面、仪器设备、地面以及空气中，特别是潮湿物体或空气中，存在大量的病原菌，其中较常见的是葡萄球菌属、克雷伯氏菌属、假单胞菌属和不动杆菌属等。因为它们长期接触抗生素，所以金黄色葡萄球菌、铜绿假单胞菌和大肠埃希菌等细菌对抗生素产生耐药性。若 ICU 内空间狭小、通风换气不良、内部分区分布不合理或没有足够手卫生设施，均会促使 ICU 内的病原菌定植于患者呼吸道、消化道或手术切口，而发生医院感染。

ICU 患者流动性强，且医护人员数量相对普通病房多，特别是早上 8:00—10:00 这个时段，医护人员要集中进行交接班、查房、检查和治疗。这就会促使许多微生物附着在尘埃或飞沫中，从而导致病原微生物在空气中传播。ICU 患者和工作人员密度越大，空气污染程度就越重，医院感染概率也就越高。此外，当 1 名护士同时管理 2~3 名危重患者时，如果没有足够手卫生设施，其洗手依从性会大幅度下降，患者发生医院感染概率也相应增加。

二、ICU 内医院感染的控制

（一）ICU 布局及相关设施管理

ICU 应布局合理，放置病床的医疗区域、医疗辅助用房区域、污物处理区域和医护人员生活辅助用房区域等要相对独立。在 ICU 内，病床数量设置不宜过多，以 8~12 张床为宜。此外，每张病床使用面积不得少于 $9.5m^2$，以 $15~18m^2$ 为宜，床间距离应间隔 1 米以上。每个 ICU 管理单元，应至少配备 1 个单人房间，使用面积控制在 $18~25m^2$。此外，手卫生设施需配备足够。医疗区域包括单人房间应设置洗手池，采用非手接触式水龙开关，并配备擦手纸及手套。在每张病床旁，还需放置手消毒装置一套。

（二）环境管理

定时通风，保持 ICU 室内空气流通，可有效降低空气中微生物的密度。在洁净 ICU 内，气体交换频率不得低于 12 次 /h。而负压隔离病室，气体交换频率不得低于 6 次 /h。普通 ICU 可通过开窗通风来降低空气中的微生物密度，每日开窗通风以 2~3 次为宜，且每次至少持续 20~30 min。进行自然通风时，若 ICU 室外空气尘埃密度较高，空气中飘浮的尘埃，如粉尘或人造纤维，会使 ICU 内的精密仪器和设备受到干扰或破坏。此时，应使用动态空气消毒来替代开窗通风。但应注意正确估算动态空气消毒器的数量以及安放位置，并进行效果评价。ICU 内，应保持墙面窗户清洁无尘，不出现霉斑，并定期用清水擦洗墙面窗户。当体液或血迹污染时，应用 1000 mg/L 含氯消毒剂擦拭消毒。所有地面用清水或清洁剂每天湿式拖擦。多重耐药菌流行以及医院感染暴发的 ICU，则每日至少 1 次用消毒剂消毒地面。被呕吐物、分泌物以及粪便污染的地面，用 1000 mg/L 含氯消毒剂擦拭。此外，室内禁止摆放鲜花、盆栽植物以及干花。

（三）工作人员管理

工作人员进入 ICU 时可穿普通工作服，但需保持服装清洁。接触特殊患者，如耐甲氧西林金黄色葡萄球菌感染者或携带者，以及处置患者可能有体液、分泌液、血液或排泄物喷溅时，需穿隔离衣或防护围裙。接触有或可能有传染性呼吸道感染的患者时，需戴口罩。进行无菌操作或可能被患者的体液喷溅时，须戴帽子，并严格执行手卫生标准。此外，保持足够的医护人员数量，并每年对其进行相关知识培训。

（四）患者管理

将感染与非感染患者分开安置，对疑似有重症感染或特殊感染患者，尽量将其隔离于单间，且房间外应设有醒目的标识。此外，应合理安置正、负压病房的患者，医护人员不可同时对正、负压病房内的患者进行诊治或护理。

（五）访客管理

ICU 内应尽量减少访客探视。访客探视患者时，若需探视呼吸道感染患者，建议戴一次性口罩；若需探视隔离患者，建议穿访客专用的隔离衣。鞋较脏或 ICU 室外尘埃明显时，建议更换 ICU 内专用鞋或穿鞋套。若访客有或疑似有呼吸道感染症状时，应避免进入 ICU 内探视。此外，应向访客介绍相关知识。

（六）加强基础护理

密切观察患者病情变化，加强患者口腔、会阴及皮肤等护理，及时发现隐蔽病灶，预防新感染灶发生。对于新入院 ICU 患者，应常规留取标本，包括肛拭子、咽拭子、尿液和痰液等，并进行细菌培养。此外，早期给予患者肠内营养支持，可增加患者胃酸分泌，减少细菌定植，从而降低患者下呼吸道感染发病率。

（七）物品管理

ICU 物品，包括检查治疗仪器和清洁用具，必须固定专用，使用后进行消毒。避免交叉使用非一次性物品，如听诊器、血压计、体温计和床头物品等，且每天需对这些医疗用品进行擦拭消毒。对呼吸机及附属物品进行消毒时，用 500 mg/L 含氯消毒剂擦拭外壳，用 75% 酒精擦拭面板和按钮，每天至少 1 次。耐高热物品，如湿化瓶、金属接头，首选压力蒸汽灭菌；不耐高热物品，如雾化器、呼吸机螺纹管，首选洗净消毒装置进行洗净、消毒和烘干，待清洁干燥后封闭保存备用。护理站的桌面、治疗车、药品柜和床头柜等，每天用 500 mg/L 含氯消毒剂擦拭。计算机键盘应使用保护性屏幕覆盖，每天清洁 2 次。

（八）管理侵入性诊疗操作，防控侵入性感染发生

1. 中心静脉导管感染防控：操作者需加强静脉穿刺置管技术培训，熟练掌握静脉穿刺技术，严格执行无菌操作技术。同时综合考虑患者病情，选择适宜置管部位及合适导管类型，并尽量缩短导管留置时间。易发生下肢静脉血栓患者，如老年患者、长期卧床患者和下肢静脉曲张患者不宜进行下肢深静脉置管。患者导管处皮肤在用消毒剂消毒后应覆盖无菌敷料，并保持清洁干燥。置管后严格护理导管，避免同一导管进行多种操作，如输液、测量中心静脉压和取血等，以预防中心静脉导管感染发生。

2. 导尿管相关性尿路感染防控：增强患者体质，提高机体免疫力；鼓励患者多饮水，以稀释尿液、冲刷膀胱、利于引流；严格掌握导尿和拔管指征；根据患者的性别、年龄及尿道情况选择合适导尿管类型；插管过程中，应严格遵守无菌操作原则；插管后做好导尿管及尿道口的护理；尽量缩短导管留置时间及住院时间，以预防或降低导尿管相关性尿路感染。

3. 呼吸机相关性肺炎防控：将患者床头抬高 30° ~45° 以减少胃液吸入危险性。对于诊疗器械，特别是呼吸治疗器械应严格消毒、灭菌。医护人员需加强手卫生，以防止交叉感染。此外，尽可能缩短人工气道留

置和机械通气时间。因经鼻插管极易并发鼻窦炎，气管内插管时应优先考虑经口进行气管内插管，尽量减少经鼻插管。行人工气道患者在进行肠内营养时，优先选择经鼻肠管进行肠内营养，建议行声门下吸引，并加强患者口腔护理和清洁，以减少患者口腔内细菌定植。此外，使用氯已定葡萄糖溶液等口腔消毒剂擦拭口腔和口咽部，或选用胃肠道不能吸收的抗生素稀释液，如对黏菌素、妥布霉素或两性霉素，进行口咽部去污，可以有效降低口腔内病原微生物的浓度。对使用制酸制剂、H_2受体阻断药抑制胃酸分泌的患者，以及有可能发生应激性溃疡患者，预防性使用硫糖铝可有效降低呼吸机相关性肺炎发生率。

（九）做好各项监测工作

医院感染专职人员必须对ICU内侵入性操作加强监测，检查各类感染指数。同时，监测患者感染发生率情况，并做好记录、整理和分析，及时回馈检测结果。ICU内医护人员要及时查找相关危险因素，以便尽早发现薄弱环节，及时采取预防措施，降低院内感染发生率。若ICU出现有感染病例，应严格执行报告制度，避免迟报、漏报。

（十）合理使用抗生素

患者治疗初期，医生往往首先根据经验选择广谱抗生素对感染患者进行治疗。当获得患者血液、痰培养和药敏试验结果后，医护人员应及时根据细菌培养和药敏试验结果，选择对致病菌较敏感的窄谱抗生素为患者进行抗感染治疗。避免长期、大量联合使用广谱抗生素，以减少患者发生二重感染或菌群失调。

第三节　重症监护治疗病房患者的风险管理

重症监护治疗病房（ICU）的患者发病急、病情复杂多变，且各种侵入性治疗多，医护人员出现医疗差错、事故、意外和缺陷等的概率也随之增加。因此，ICU患者在救治过程中发生损害、伤残或不安全事件风险较普通病房内患者高。

ICU患者常见风险包括获得性肌无力、压力性损伤、应激性高血糖、深静脉血栓和非计划性拔（脱）管等。针对ICU患者常见的风险，如果护理人员能及时识别这些常见风险影响因素，并运用各种风险管理技术，有效地预防风险或妥善地处理风险发生后的不良事件，不仅有利于减少患者痛苦，降低其并发症率和病死率，而且可减少护患纠纷，从而更好地保证患者安全、提高ICU护理质量。

一、重症监护治疗病房获得性肌无力

ICU获得性肌无力是指患者在危重疾病期间发生发展的、不能用危重疾病以外其他原因解释、以广泛性的肢体乏力为表现的临床综合征。在长期机械通气（≥10 d）的患者中，ICU获得性肌无力发生率高达67%，包括危重病性多发性神经病、危重病肌病和危重病性神经肌病。

危重病性多发性神经病是原发性运动和感觉神经纤维的轴突变性，相关骨骼肌由于失去神经支配而发生骨骼肌变性。危重病性多发性神经病多继发于脓毒症和多器官功能衰竭的患者，主要影响患者肢体和呼吸肌的神经纤维远端轴突。发生危重病性多发性神经病后，患者表现为四肢末梢感觉障碍和肌无力，肌无力一般呈对称性，以双下肢远端受累为主。若患者呼吸肌受累，则主要表现为脱机困难。危重病肌病也是危重症患者并发的一种原发性肌病，多见于使用糖皮质激素或神经肌肉阻滞药患者，也可见于脓毒症、多器官功能衰竭、急性呼吸道疾病或器官移植患者。发生危重病肌病后，患者主要表现为四肢迟缓性肌无力，以对称性肢体近端无力为主。在ICU内，全身炎症反应综合征和多器官功能衰竭是危重病性多发性神经病和危重病肌病最常见危险因素，如危重病性多发性神经病和危重病肌病同时出现，则称作危重病性神经肌病。

（一）重症监护治疗病房获得性肌无力发生的危险因素

1. 全身炎症反应综合征：全身炎症反应综合征是ICU患者最常见的并发症，也是导致周围神经和骨骼肌损害的根本原因。全身炎症反应综合征可激活机体免疫反应，导致免疫介质释放，在黏附分子作用下使血细胞、血小板与血管内皮细胞结合，一方面导致血流缓慢，微血栓形成；另一方面导致毛细血管内皮细胞损伤，毛细血管通透性增加，组织水肿加重。病变一旦累及周围神经系统，患者会出现神经轴索变性及髓鞘脱失，发生危重病性多发性神经病。病变累及肌肉时则出现肌病样改变，会导致肌萎缩，甚至肌坏死，

从而发生危重病肌病。

2. 机械通气、脓毒症及多器官功能衰竭：多数 ICU 患者因心肺功能不全而行机械通气治疗。机械通气 10 d 以上，ICU 获得性肌无力发生率即可高达 67%。此外，脓毒症和多器官功能衰竭也是危重症肌肉神经病独立危险因素。脓毒症时，机体蛋白质分解增加、合成减少，患者肌肉减少、肌力降低，出现肌无力；当患者多器官功能衰竭时，患者因肝、肾等器官广泛受损而对药物的清除能力下降，导致危重病肌病。

3. 制动：长时间制动也可导致 ICU 获得性肌无力。ICU 患者几乎均需制动，制动可导致患者骨骼肌变形，改变患者骨骼肌快速收缩肌纤维和慢速收缩肌纤维的力量、收缩比例和有氧代谢能力等，最终导致肌力下降或肌疲劳无力。

4. 营养与代谢异常：当患者血糖高于 170 mg/dL 时，极有可能发生神经肌肉损伤。高血糖导致神经肌肉病变主要与葡萄糖转运蛋白 4（glucose transporter type 4，GLUT4）下调有关。骨骼肌是胰岛素介导肝外葡萄糖摄取的重要部位，此过程需要 GLUT4 参与。若 GLUT4 下调则导致葡萄糖摄取受限，进而引起高血糖。此外，ICU 患者在应激状态与炎症反应下，机体蛋白质分解增加。同时，卧床制动降低氨基酸合成，这导致机体蛋白质合成率低于其分解率，肌蛋白丢失使得肌肉体积减小。ICU 患者，单纯补充营养不可能逆转蛋白质分解，难以维持卧床、制动患者肌肉功能与蛋白含量。

5. 药物因素：ICU 患者由于治疗的需要，会使用糖皮质激素类药和神经肌肉阻滞药。糖皮质激素可导致粗肌丝缺失、选择性的肌肉萎缩和肌肉兴奋性消失；长期反复使用神经肌肉阻滞药可导致比较严重的轴索性运动神经病。停药后，患者出现苏醒时间延长，清醒后肌无力，特别是肾功能不全患者，电生理检测可见神经肌肉传导障碍或者运动神经刺激试验减退。

（二）护理措施

1. 功能康复：针对 ICU 患者特点制订物理康复治疗计划，并及早实施是预防 ICU 获得性肌无力最有效措施。ICU 患者早期进行安全有效的肢体被动牵拉和主动运动，不仅能促进其肌肉体积及功能恢复、减少制动时间和防止肌肉萎缩，还有助于患者呼吸机撤离和缩短 ICU 入住时间。

2. 合理用药：护士除掌握神经肌肉阻滞药和皮质激素药的用法，还应尽量减少镇静药和镇痛药的使用剂量和时间，从而减少 ICU 获得性肌无力发生。对于高血糖患者，及时应用胰岛素控制血糖。

3. 控制原发病：尽快治疗 ICU 患者原发病，尽量避免使用有创的诊疗和护理方法，可减少患者神经肌肉损伤、避免感染加重。同时，尽量防止患者发生脓毒症和多器官功能衰竭，也是预防 ICU 获得性肌无力的措施之一。

二、压力性损伤

压力性损伤曾被称为压力性溃疡、压疮，是发生在皮肤和\或潜在皮下软组织的局限性损伤。通常，压力性损伤发生在骨隆突处或皮肤与医疗设备接触处，是由强烈长时间压力或压力联合剪切力所致。ICU 患者压力性损伤发生率为 11.9%~36%。其原因主要是 ICU 患者因疾病或者治疗原因需长期卧床,病情危重和意识不清等,使其暴露于压力性损伤危险因素中。2016 年,美国国家压疮咨询委员会将压疮更名为压力性损伤,并将压力性损伤分期由 Ⅰ~Ⅳ 期更改为 1~4 期。另外,还增加不可分期的压力性损伤和深部组织压力性损伤。

1 期是皮肤完整,但出现压之不退的局限性红斑。与周围组织相比,该部位可出现疼痛、硬肿或松软,皮温升高或降低。2 期是患者部分表皮和真皮缺失,有完整或破溃血清性水疱,也可表现为一个表浅开放粉红色面,但周围无坏死组织、溃疡,有时甚至较为干燥。3 期是患者失去全层皮肤组织,可见皮下脂肪,但是未暴露骨、肌腱或肌肉。伤口可存在坏死组织或腐肉、潜行或窦道。此期压力性损伤深度随解剖位置不同而有所差异。例如,鼻梁、耳朵、枕部和踝部因无皮下组织,溃疡较表浅。脂肪明显过多的区域,如臀部,此期溃疡较深,可侵犯深部组织,但尚不能看见或触及骨骼和肌肉。4 期是患者失去全层皮肤组织,且骨、肌腱或肌肉外露。局部可出现组织脱落或焦痂。通常有潜行和窦道。此期溃疡可延伸至肌肉和支撑结构,如筋膜、肌腱或关节囊,可引起骨髓炎,亦能看见或直接摸到外露的骨或肌腱。不可分期的压力损伤是压力性损伤缺损涉及组织全层,但溃疡全部被创面腐肉和痂皮覆盖,无法确定实际缺损深度。只有在彻底清除坏死组织和暴露创面基底时,才能确定真正的深度和分期。深部组织压力性损伤是患者骨骼肌与肌肉交界面受到持续、强烈压力或剪切力作用,与表皮分离,出现黑色伤口或充血的水疱。也有的患者皮肤完整,但呈深红色、栗色或紫色,给与持续指压后其颜色不变白。其损伤深度可达到肌肉、筋膜或骨,但因表皮完整或充血的水疱无法确定缺损程度。

(一)危险因素

1. 压力:皮肤压力性损伤易感因素是垂直压力、摩擦力和剪切力。

(1)垂直压力:对局部组织的持续垂直压力是引起压力性损伤最重要原因。持续压力会导致组织缺氧、血管塌陷形成血栓,继而出现压力性损伤。压力越大,压力持续时间越长,压力性损伤发生概率越高。

(2)摩擦:摩擦力由两层相互接触表面发生移动所产生,当其与皮肤作用时,易破坏皮肤角质层。患者在床上活动或坐轮椅时,皮肤均可受到床单和轮椅表面逆行阻力摩擦,从而造成皮肤擦伤,继而发生压力性损伤。

(3)剪切力:骨骼及深层组织在重力作用下向下滑行,皮肤及表面组织由于摩擦力仍留在原位,两层组织相对移位即产生剪切力。剪切力导致血管拉长、扭曲或撕裂,深层组织因而发生缺血坏死。剪切力是由压力和摩擦力相互作用而成,与患者体位密切相关。

2. 医疗器械:患者器械相关性压力性损伤多发生在与医疗器械接触部位,通常该部位的组织较薄弱。其损伤严重程度与医疗器械种类、医疗器械与患者接触时间、接触部位密切相关。神经外科 ICU 内,患者使用监测仪器较多,如呼吸机、无创血压监护仪和颅内压监测等。如果使用不当,可致患者出现医疗器械相关性压力性损伤。其中,机械通气患者发生压力性损伤风险是未接受机械通气患者的 2.49 倍。机械通气患者易发生压力性损伤的原因主要包括三个方面：一是机械通气会限制患者的活动度，同时呼吸机的管路或者面罩与患者颈部或面部长时间的接触，对这些组织产生压力；二是机械通气导致患者左心室舒张末期血容量和心排血量减少，平均动脉压降低使得组织灌流减少，易引发缺血缺氧、水肿或皮肤弹性降低，患者压力性损伤风险随之增加；三是实施机械通气患者，通常会抬高床头 30°，以预防呼吸机相关性肺炎发生。这使得患者骶尾部和足跟压力和剪切力增加，同时受重力影响导致身体下滑，进一步增加骶尾部和足跟处剪切力，压力性损伤风险随之增加。

3. 糖尿病：ICU 糖尿病患者发生压力性损伤风险是非糖尿病患者的 3.55 倍。其原因主要是糖尿病患者往往伴随糖尿病周围神经病变和广泛小血管内皮增生，这导致皮肤敏感性低、异常多汗。多汗使患者局部皮肤处于潮湿环境中，从而增加压力性损伤发生风险。

4. 潮湿环境：ICU 患者伴大小便失禁时，患者局部皮肤处于潮湿环境中。潮湿及排泄物刺激不仅会促进细菌滋生，还会导致患者皮肤角质层屏障功能发生障碍，发生压力性损伤风险随之增加。此外，ICU 护士若不能及时清理患者汗液、呕吐物或伤口分泌物，或清理后未进行细致的皮肤护理，也可破坏患者皮肤完整性，引发压力性损伤。

5. 护理不当：患者使用石膏、夹板或绷带时，若衬垫松紧不适、放置部位不当，可导致其局部组织长期受压，从而发生压力性损伤；为躁动患者使用约束带进行约束时，若患者挣扎可导致皮肤与约束带间反复地摩擦，从而引起压力性损伤；护理人员协助患者翻身时，对患者进行拖拽可导致其皮肤与床单之间反复摩擦，进而发生压力性损伤。

6. 营养状况：ICU 患者，由于疾病原因，蛋白多处于高分解代谢状态，患者易并发营养不良。此时患者皮下脂肪减少，压力性损伤危险增加。患者血清白蛋白＜ 35g/L 时，血浆胶体渗透压降低，血液水分渗入到组织间隙，患者出现水肿。水肿使患者骨隆突处皮肤更易破损，发生压力性损伤危险随之增加。因此，血清白蛋白＜ 35g/L 是发生压力性损伤的高危因素。

7. 住院时间：随着住院时间延长，患者卧床、制动、镇静时间相应增加，这使得其局部皮肤和组织受压时间延长。此外，住院期间大量诊疗、护理操作使患者皮肤和组织承受摩擦力、剪切力随之增加，其发生压力性损伤危险升高。

8. 其他：压力性损伤发生率与患者年龄和性别相关。高龄、男性发生压力性损伤的概率相对较高。其原因可能是随着年龄的增长，患者皮肤表皮和真皮层变薄、表皮更新率降低，皮肤防御、再生和恢复能力降低。加之高龄患者皮肤对不良刺激敏感性降低，所以高龄患者发生压力性损伤风险增加。此外，相较于女性患者，男性患者体脂率低、皮肤薄，故男性患者对压力抵抗力较差，发生压力性损伤风险较女性患者增加。

（二）护理措施

1. 动态应用 Braden 量表评估：ICU 患者发生压力性损伤的风险：预防压力性损伤的第一步是准确、全面地评估压力性损伤危险因素。目前，ICU 患者压力性损伤危险因素评估中，最常使用 Braden 评分表。其包括感知、潮湿、活动能力、移动能力、营养、摩擦力与剪切力六项指标。Braden 评分 15~18 分时,患者发生压力性损伤危险低;评分为 13~14 分时,患者具有中度发生压力性损伤危险;评分为 10~12 分时,患者具有高度发生压力性损伤危险;评分 ≤ 9 分时,患者具有极高危发生压力性损伤危险。护士应动态应用 Braden 量表评估 ICU 患者发生压力性损伤的风险,并据此为患者制订个体化预防压力性损伤策略(表 1)。

表 1 Braden 评分表

分项	评分			
感知 机体对压力所引起不适感的反应能力	1. 完全受限 对疼痛刺激无反应(无呻吟、退缩或紧握)或绝大部分机体对疼痛感觉受限	2. 非常受限 只对疼痛刺激有反应,能通过呻吟或烦躁的方式表达机体不适。或者机体一半以上的部位对疼痛或不适感觉障碍	3. 轻度受限 对其讲话有反应,但不是所有时间都能用语言表达不适感。或 1~2 个肢体有疼痛或不适感觉障碍	4. 没有改变 对其讲话有反应,机体无疼痛或不适感觉缺失
潮湿 皮肤处于潮湿状态程度	1. 持久潮湿 由于出汗、小便等原因皮肤一直处于潮湿状态,当移动患者或给患者翻身时就可发现患者皮肤湿	2. 非常潮湿 皮肤经常但不总是处于潮湿状态。床单每天至少换一次	3. 偶尔潮湿 每天大概需要额外换一次床单	4. 很少潮湿 皮肤通常是干的,只需按常规换床单即可
活动能力 躯体活动能力	1. 卧床不起 限制在床上	2. 局限于轮椅 行动能力严重受限或无行走能力	3. 偶尔步行 白天在帮助或无需帮助情况下,偶尔可以走一段路。每天大部分时间在床上或椅子上度过	4. 经常步行 每天至少 2 次室外行走,白天醒着的时候至少每 2 h 行走一次
移动能力 改变 / 控制躯体位置能力	1. 完全受限 没有帮助情况下不能完成轻微躯体或四肢的位置变动	2. 严重受限 偶尔能轻微地移动躯体或四肢,但不能独立完成经常或显著躯体位置变动	3. 轻度受限 能经常独立改变躯体或四肢位置,但变动幅度不大	4. 不受限 独立完成经常性的大幅度体位改变
营养 平常的食物摄入模式	1. 重度营养摄入不足 从未吃完一餐饭,很少能摄入所给食物量的 1/3。每天能摄入 2 份或以下蛋白量(肉或者乳制品),很少摄入液体,未摄入流质饮食,或禁食和 / 或清流摄入或静脉输入超过 5 d	2. 可能营养摄入不足 很少吃完一餐饭,通常只能摄入所给食物量的 1/2。每天蛋白摄入量是 3 份肉或乳制品。偶尔能摄入规定食物量,或可摄入略低于理想量的流质或者管饲	3. 营养摄入适当 可摄入供给量的一半以上。每天 4 份蛋白量(肉或者乳制品),偶尔拒绝肉类,如果供给食物能吃进,或管饲或 TPN 能达到绝大部分营养所需	4. 营养摄入良好 每餐能摄入绝大部分食物从未拒绝食物,通常吃 4 份或更多肉和乳制品,两餐间偶尔进食。不需补充其他食物
摩擦和剪切力	1. 已成为问题 移动时需要中到大量的帮助,不可能做到完全抬空而不碰到床单,在床上或椅子上时经常滑落。需要大力帮助下重新摆体位。痉挛、挛缩或躁动不安通常导致摩擦	2. 有潜在问题 躯体移动乏力,或需要一些帮助。在移动过程中,在一定程度上皮肤会碰到床单、椅子、约束带或其他设施。在床上或椅子上可保持相对好的位置,偶尔会滑落下来	3. 无明显问题 能独自在床上或椅子上移动,并且有足够肌肉力量在移动时完全抬空躯体。在床上和椅子上总是保持良好。	

2. 做好局部减压措施：为避免患者局部组织长期受压，护士在护理工作中应做到"七勤"，即勤观察、勤翻身、勤按摩、勤擦洗、勤整理、勤更换和勤交班。在改变患者体位及进行其他护理操作时，动作应轻柔。例如，移动患者时，应避免拖、拉、推、拽等动作以减少对患者皮肤的摩擦。摆放患者肢体时，应注意使患者肢体处于功能位。对老年患者或皮肤弹性差的患者，尤其应做好局部减压措施以保护患者皮肤的完整性。

3. 加强皮肤护理：对生活不能自理患者，护士应每日用软毛巾以温水为患者擦洗全身1次。患者大小便失禁时，护士应注意观察留置导尿管是否处置得当，避免排泄物浸湿患者皮肤，及时处理排泄物、更换污染潮湿的床单、衣物，以保持患者皮肤及床单位清洁干燥。同时，可在患者肛周贴水胶体敷料对皮肤进行封闭保护。

4. 合理膳食：大部分ICU患者处于高代谢状态，并且不能自主进食，易出现负氮平衡。因此，在患者病情允许情况下，护士可通过自主进食和肠内营养相结合的途径，及时给予患者高蛋白、高维生素和高热量饮食，以增加患者抵抗力和组织修复能力。对低蛋白血症或贫血患者，通过输注白蛋白、血浆或输全血纠正。此外，水肿患者应限制水和盐摄入，以免加重患者皮肤水肿。而脱水患者则应及时补充水和电解质。

5. 在易发生压力性损伤部位避免热敷、冷敷或涂抹药物：患者体温每升高1℃，组织代谢的需氧量就会增加10%。若此时患者骨隆突处组织已处于缺血状态，温度升高势必会促进组织缺血坏死。另一方面，ICU患者多有意识或感觉障碍，如给患者进行冷敷，易加重其组织循环障碍，同样会导致组织缺血坏死。此外，护士应避免在压力性损伤危险区域涂抹油膏、擦拭乙醇或进行按摩。

6. 预防性敷料使用：护士应尽早在患者骨隆突处、骶尾部、足跟、枕部和医疗器械接触部位使用预防性敷料，如硅胶泡沫敷料或聚氨酯泡沫敷料，以预防高风险人群发生压力性损伤。当预防性敷料出现破损、错位、松动或过湿时，应及时予以更换。护理人员选择预防性敷料时要考虑敷料控制微环境的能力、是否贴敷及移除的难易程度，并定期评估患者皮肤特性及预防性敷料与解剖部位贴敷程度等。

7. 正确使用医疗器械：护理人员应正确使用医疗器械，定期检查器械接触部位的皮肤情况，观察皮肤周围组织有无压力性损伤迹象，适时变换医疗器械位置，避免同一部位长期受压而出现皮肤破损。为患者变换卧位时，护理人员要及时对各种管道进行梳理，妥当安置，确保管道畅通，避免身体压到管道。呼吸机管路的调节要妥当，避免其对气管内导管产生牵拉，进而压迫舌或口唇。同时，呼吸机管路宜采用"高举平台法"固定，避免管道直接接触皮肤并对其产生压迫，引起医疗器械相关性压力性损伤。

8. 及时处理压力性损伤：压力性损伤处于1期时，护士应加强翻身，及时解除压力并避免皮肤潮湿。压力性损伤处于2期时，护士在加强翻身同时，应用水胶体覆盖创面，及时更换敷料。压力性损伤处于3期时，护士应先用生理盐水洗净创面。如创面已有坏死组织，可使用水凝胶进行自动清创，最外层敷料则应选择泡沫敷料，以达到吸收分泌物与维持一定湿度的目的。换药后，护士应密切观察患者压力性损伤处分泌物渗出量。当分泌物渗出快要接近敷料边缘时进行换药。压力性损伤处于4期时，应首先行外科清创术，清除坏死组织。然后，在伤口上涂水胶体粉剂、糊剂，以促进伤口肉芽组织的增生。如果患者伤口渗出液较多，可在泡沫敷料下覆盖高吸收性敷料，以吸收过多渗液。

三、应激性高血糖

既往无糖代谢异常的患者，在创伤、感染、缺氧、术后或休克等应激状态下发生血糖升高，或既往有糖尿病在应激状态下急性加重均为应激性高血糖。目前，对应激性高血糖的界定尚无统一的标准，通常认为，患者入院后 2 次空腹血糖 ≥ 6.9 mmol/L，或者随机血糖 ≥ 11.1 mmol/L，即为应激性高血糖。ICU 患者多存在严重心、脑、肾等重要器官功能不全或有严重创伤、感染等，可引起强烈应激反应，使患者出现应激性高血糖。高血糖不仅会促进水、电解质和酸碱失衡，还会诱发休克、肾衰竭和昏迷，从而导致患者病情加重，甚至死亡。

（一）危险因素

1. 应激状态：ICU 患者处于应激状态，是导致应激性高血糖的主要原因。此时，机体下丘脑 - 垂体 - 肾上腺皮质轴及交感 - 肾上腺髓质轴兴奋性增强，糖皮质激素、胰高血糖素、儿茶酚胺、生长激素等激素释放增多，促使糖原异生，肝糖原及脂肪分解增加，而肌肉和脂肪组织对胰岛素敏感性下降，对葡萄糖利用减少，血糖升高。另外，在应激状态时，免疫细胞释放炎症因子，如肿瘤坏死因子、白细胞介素 1 和白细胞介素 6 等也可促使儿茶酚胺、胰高血糖素和糖皮质激素分泌增加，并使肌肉和脂肪组织对胰岛素敏感性和反应性降低，葡萄糖利用减少，导致机体出现高血糖。

2. 糖摄入过多或过快，或摄入比例不合理：ICU 患者由于病情危重，常进行肠内、肠外营养支持。如果摄入葡萄糖过多、过快或三大营养素比例不合理，可引起高血糖。

3. 蛋白质分解加速：ICU 患者蛋白质分解加速，产生大量氨基酸进入肝脏，这会促使糖异生增加，使患者血糖升高。

4. 其他：年龄超过 60 岁患者较年轻人更易发生高血糖。有糖尿病、肥胖症或服用糖皮质激素药者，也更易发生高血糖。

（二）护理措施

1. 血糖监测：护理人员应用快速血糖仪对患者血糖进行监测，这有利于尽早发现患者高血糖现象。监测频率应根据患者病情而定。患者血糖 > 15 mmol/L 或 < 3.8 mmol/L 时，宜每 30 min 监测 1 次血糖；患者血糖 > 8.3 mmol/L 或 < 15 mmol/L 时，宜每 h 监测 1 次血糖；患者血糖维持在 6.2~8.3 mmol/L 时，可每 2 h 监测 1 次；患者血糖维持在 6.2~8.3 mmol/L 且胰岛素输注速度 4 h 内没有变化时，可每 4 h 监测 1 次。通常，护士应将患者的血糖水平控制在 6.1~8.3 mmol/L，这既能降低高血糖，又可有效防止低血糖。在控制血糖过程中，血糖监测准确性直接影响控制方案的执行。应用快速血糖仪监测血糖可及时了解患者血糖的变化，但其监测准确性受诸多因素影响。应激状态下，患者皮下血液成分低于血管中血液成分，组织液成分高于

血液中组织液成分，快速血糖仪监测所得血糖值会明显低于实验室所测血糖值，因此，休克、低血压和脱水等末梢循环不良患者，不适用快速血糖仪来监测血糖。另外，快速血糖仪监测的血糖浓度最高只能达到33 mmol/L，患者血糖过高时，不宜采用快速血糖仪监测血糖，应通过抽静脉血应用生化仪来检测血糖。

2. 预防胰岛素不良反应：给予患者胰岛素治疗，能够明显改善应激性高血糖患者的预后。胰岛素治疗过程中，应用输液泵和微量注射泵，以便严格控制胰岛素的输入速度。患者血糖＞11.1 mmol/L 时，胰岛素注射泵的起始泵速宜为 2~4 U/h；患者血糖＜11.1 mmol/L 时，胰岛素注射泵的起始泵速宜为 1~2 U/h。给予患者胰岛素维持治疗时，一般将患者血糖下降的速率控制为到 3.9~5.6 mmol/（L·h）。护士需动态监测患者的血糖变化，根据血糖监测值适时调整泵速，并严密观察患者病情，防止患者发生低血糖症。在禁食、病情极危重或过量使用胰岛素的情况下，患者极易发生低血糖症，出现心慌、血压下降、大汗和四肢无力等临床表现，严重的低血糖可对中枢神经系统形成永久性损害。因此，在使用胰岛素时，应严密观察有无低血糖症临床表现。一旦发现患者出现低血糖症，应立即静脉推注 50% 葡萄糖注射液 40 mL，并在 30 min 后复查血糖。同时，遵医嘱减少胰岛素用量，以避免低血糖症的再次发生。

3. 正确的营养支持：ICU 内，患者多需通过肠内或肠外途径进行营养支持。对于能耐受肠内营养的患者，建议通过进食来提供营养支持。因为肠内营养较肠外营养更有利于促进患者肠黏膜屏障功能恢复。不能进食或需禁食患者，多用肠外途径进行营养支持。进行肠外营养时，对营养液中葡萄糖的含量及输入速度应妥善管控，同时应适当减少葡萄糖在非蛋白热量中的比例。

4. 强化护士培训：对 ICU 护士应进行系统培训。培训内容包括：患者产生高血糖的原因及危害，血糖控制方法，使用快速血糖仪监测血糖的注意事项，病情观察中如何精准快速识别低血糖症，低血糖症的紧急救护措施，正确使用胰岛素等。

四、深静脉血栓

深静脉血栓是指深静脉内血流缓慢、血管壁损伤和血液成分异常引起黏滞度增高形成血栓，阻塞管腔致使静脉回流障碍。ICU 患者深静脉血栓形成发病率约为 31%。深静脉血栓在全身主要静脉均可发生，最常见于下肢静脉。患者出现下肢深静脉血栓时，主要表现为下肢肿胀、疼痛、浅静脉怒张、皮肤色泽改变等。若患者在急性期没有得到有效的处理，可发生肺动脉栓塞，并有可能导致患者死亡。因此，ICU 护理人员应采取有效防治措施，来预防患者深静脉血栓形成，从而降低深静脉血栓所致的伤残率和病死率。

（一）危险因素

任何导致静脉血流滞缓、血液高凝状态和静脉血管内壁损伤的因素均可导致深静脉血栓。

1. 卧床和制动：由于 ICU 患者长期卧床、制动，致血流缓慢、静脉血流瘀滞，凝血因子与静脉壁接触时间延长，从而引发血栓形成。患者卧床时间≥72 h，即可增加深静脉血栓的发生率。

2. 外伤及手术：严重的外伤及手术均可使机体处于应激状态，并引起一系列应激反应，从而使血液处于高凝状态。另外，手术中长时间牵拉静脉，或在下肢反复输液，均可引起血管内皮损伤，而麻醉药物的应用亦可导致血流减慢、静脉瘀血，这些因素均会促进血栓形成。外伤越大、手术持续时间越久，深静脉血栓的发生率就越高。

3. 高龄：深静脉血栓的发病率随年龄的增长逐渐增加。80 岁患者较 30 岁患者深静脉血栓的发病率可增加 30 倍。这是因为老年人的纤维蛋白溶解性降低，血小板的聚集性增加，血流减慢，血液处于高凝状态，此外，ICU 患者中的老年人还多合并有其他危重疾病，故更易发生深静脉血栓。

4. 药物的使用：由于 ICU 患者需长期使用脱水、镇定类药，这会导致患者血容量降低，血液黏度升高。药物易刺激血管壁，也会对静脉血管内壁产生一定的损伤。这些因素导致静脉血流滞缓、血管内壁受损，从而易引发深静脉血栓。

5. 恶性肿瘤：恶性肿瘤和凝血功能改变有密切关系。在深静脉血栓患者中，19%~30% 有恶性肿瘤，而恶性肿瘤患者中有 15% 可发生深静脉血栓。这是因为肿瘤患者往往血液处于高凝状态，易造成血栓形成。

6. 血液净化：部分 ICU 患者存在严重器官功能障碍或电解质紊乱，需要进行生命支持治疗，如体外生命支持、连续性血液净化。在连续性血液净化治疗中，需要通过颈内静脉或股静脉留置双腔导管，这无疑增加患者发生深静脉血栓的危险。

（二）护理措施

1. 风险评估：深静脉血栓风险评估是有效预防血栓的重要组成部分。目前，应用较为广泛的静脉血栓栓塞症风险评估量表为 Padua 评分。在 Padua 评分中，共 11 项深静脉血栓的危险因素，每项危险因素分别赋值 1~3 分。依据 Padua 评分的各项评分分值来计算患者总得分。当总得分 ≥ 4 分时，认为患者存在高风险；总得分 < 4 分时，患者静脉血栓栓塞症风险较低。具体见表 2。

表 2 Padua 评分因素及分值

危险因素	分值
活动性恶性肿瘤 a	3
活动减少 b	3
已知的易栓症 c	3
静脉血栓栓塞症既往史	3
近期（≤ 1 个月）创伤和（或）手术	2
年龄 ≥ 70 岁	1
心脏和（或）呼吸衰竭	1
急性心肌梗死和（或）缺血性脑卒中	1
急性感染和（或）风湿性疾病	1
肥胖（BMI ≥ 30 kg/m^2）	1

危险因素	分值
正在进行激素治疗	1

注:a:有局部或远端转移和（或）6月内接受过化疗和放疗;b:因身体原因或遵医嘱需要卧床休息至少 3 d;c:抗凝血酶缺乏、蛋白 C 或 S 缺乏、V Leiden 因子或凝血酶原 G20210A 突变和抗磷脂抗体综合征

2. 物理方法:如病情允许,护士应协助意识清醒患者进行双侧踝关节屈伸运动;对于意识不清患者要帮助其进行下肢被动活动,如踝、膝、髋关节和小腿的被动屈伸,以促进下肢静脉血液回流。肥胖或心力衰竭者,护士应测量患者小腿周径,同时为患者选择合适的压力梯度弹力袜,以加速其下肢血液流动。上述措施通过给予静脉有效的压力支持,从而可有效预防深静脉血栓的发生。

3. 加强观察:护士重点观察的高危人群包括长期卧床或肢体瘫痪患者;高龄伴高血压、糖尿病、脑卒中及动脉硬化患者;盆腔手术,或其他大、中型手术,尤其是年龄大于 40 岁患者;恶性肿瘤,尤其是肿瘤晚期患者。在观察患者四肢血液循环情况时,如患者感肢体疼痛或肢体水肿、肤色加深及浅静脉扩张时,应及时通知医生。一旦疑有血栓形成,应及早明确诊断,进行治疗。

4. 保护静脉:护士应尽量在患者上肢进行穿刺,避免在患肢及下肢进行穿刺。同时,提高静脉穿刺技术,勿在同一静脉反复穿刺,以减少对静脉瓣膜的损伤。

5. 预防肺动脉栓塞:肺动脉栓塞是下肢深静脉血栓最为严重的近期并发症。肺动脉栓塞发生与深静脉血栓阻塞位置有一定关系,通常膝以上深静脉血栓易合并肺动脉栓塞。下肢深静脉血栓后 1~2 w 内栓子极易脱落,护理人员应加强观察,警惕肺动脉栓塞发生。肺动脉栓塞临床表现为突发胸痛、咳嗽、咯血、心悸、呼吸困难等,严重者可出现休克。在溶栓治疗及深静脉血栓早期,护士应告知患者绝对卧床休息;在床上活动时,也应避免动作幅度过大,并减少搬动和翻身;保持大便通畅,避免屏气用力;禁止按摩、挤压或热敷患肢,以防止血栓脱落导致肺动脉栓塞。

6. 药物预防:遵医嘱合理用药是预防深静脉血栓的重要手段。目前主要使用低分子肝素。另外,手术患者术中或术后适当补液,可防止血液高凝状态,也有利于预防深静脉血栓的形成。

五、非计划性拔（脱）管

非计划性拔（脱）管（unplanned extubation,UEX）是导管意外脱落或未经医护人员允许患者自行拔除导管,也包括护理人员操作不当导致的拔（脱）管,是 ICU 较为常见的风险。对已具备拔管条件的患者,UEX 可缩短插管时间,对患者没有明显影响。但若患者在 UEX 后必须重置导管,可能会加重患者损伤,甚至导致其死亡,患者住院天数也因此延长,患者住院费用和 ICU 护士工作量也因此增加。应加强 UEX 的风险管理,尤其是提高对 UEX 后须重新置管患者的风险管理,以提高 ICU 的护理质量。

（一）危险因素

1. 机体不适：疼痛、紧张和舒适度改变是发生 UEX 的重要原因。ICU 患者病情复杂，需留置多种管道来协助诊断治疗。而置管会给患者带来种种不适，如气管内插管和胃管所致的咽部肿痛、恶心，气管内插管或气管切开后患者存在暂时性语言障碍等。当身体不适无法与人交流时，会使患者产生被封闭、被控制的感觉，继而患者会出现焦虑、抑郁、恐惧和敌对等情绪，不配合治疗和护理，甚至自行拔除管道。

2. 置管方式及种类：意外脱管发生率从高到低依次为胃管、气管内插管、静脉内插管、尿管和引流管。其中，经鼻气管内插管非计划性拔管的发生率明显低于经口气管内插管的发生率，这可能与前者导致的不适感较轻，且导管更易固定有关。

3. 护理不当

（1）镇静或约束不当：意识不清的患者，因伤口疼痛、留置导管不适等处于躁动状态。若护士未采取适当有效肢体约束，或未及时进行镇静，患者往往容易自行拔管。意识清醒烦躁患者，拒绝约束并表示自己绝不会拔管，但往往因导管刺激和局部压迫，使患者不能耐受而自行拔管；强烈反感约束肢体的患者，也可通过移动躯体等措施拔管或导致脱管。

（2）导管固定不牢：常规胶布固定只能起到简单固定作用。ICU 患者因出汗、分泌物和呕吐物污染可使胶布失去黏性，无法起固定作用。导管上的气囊漏气、充气不足或破裂时也都不能起到固定导管的作用。同时，导管受到外力牵拉，如呼吸机管道与气管内插管的衔接距离太远亦可造成意外拔管。中心静脉插管、引流管如未能用缝线妥善固定，导管可在患者活动时脱出。护理操作时，未妥善固定导管，如给患者翻身更换体位时，动作过大也可使导管被牵拉脱出。

4. 健康教育不到位：护士往往因 ICU 患者病情较重而忽视对其进行健康教育。这导致患者对各种管道的认识不足，缺乏对自身所置管道的保护意识，从而导致患者在感觉不适时自行拔管或过分活动时意外脱管。

5. 巡视不足：从 UEX 发生的时间看，常发生于中午和夜间。这主要是因为中午和夜间时，值班护士少且忙于各项护理工作，对患者主动巡视不够所致。患者夜间 UEX 的发生率高于白天，可能是因夜间迷走神经兴奋、肺泡通气不足，易出现头痛、烦躁及幻觉等精神障碍。此时，若护士巡视不到位，且未有效约束，患者常会在睡眠中无意识地拔除导管。

6. 高龄：UEX 多见于高龄患者，其主要原因是高龄患者往往并发有多种疾病，同时有多种侵入性管道进行治疗。这对老年患者的躯体、心灵均会造成严重的打击。老年人固执、适应性差等会影响其对问题的理解力，从而易导致 UEX 的发生。同时，高龄患者循环功能差，在药物作用下，呼吸频率降低、大脑缺氧。在醒、睡交替期出现恍惚，并对异物刺激敏感性增加，可产生一过性认知混乱，进而容易拔除身上管道。

（二）护理措施

1. 加强评估：ICU 护士应掌握 UEX 常见原因、危险因素和危害。对留有导管的患者，进行意识状态、意志力、镇静级别、以往是否有过插管或发生过意外拔管等评估,以便及时采取有效的措施预防 UEX。

2. 合理使用镇静药:对需长期气管内插管患者及留置各种导管躁动患者,应遵医嘱使用镇静药以减轻患者不适感,从而减少呼吸肌做功而利于治疗。ICU 护士须保证镇静药合理、安全地使用,随时观察患者反应及疗效,并将观察结果及时反馈给医生,为医生对药物治疗进一步调整提供依据,防止发生药物不良反应。

3. 及时有效的肢体约束:护理人员应充分评估置管患者耐受程度,对有拔管倾向、曾有拔管行为或谵妄、躁动不安患者给予肢体约束。约束前要与患者及其家属沟通,详细解释约束目的及作用。进行约束时,约束带应松紧合适,保持受约束肢体处于功能位,约束带内应附有软垫。此外,护士应每 2 h 松解一次,并协助患者进行被动活动。在改变体位及特殊检查需松脱约束时,护士应扶持患者双手,防止发生 UEX。

4. 有效固定导管:在固定管道前,护士应清洁患者固定处的皮肤。固定时,选择黏性好的胶布,长度应宁长勿短,并及时检查。如发生黏性不强,应立即更换。气管内插管、胃管比较有效的固定方法是在胶布固定基础上加系带 1 条,长度根据患者头颅大小而定。固定时系带应绕过枕后、沿乳突或耳廓在管道上系紧,再环绕 1~2 圈打结,松紧以可容纳 1 指左右、推导管不滑动为宜。这一方法可有效防止气管内插管或胃管脱管。对导尿管的固定,除采用生理盐水充满气囊外,还可在大腿内侧用胶布加以固导,以防气囊塌瘪导致尿管脱出。同时应在导管标记上注明导管类型和插入深度,以便护士及时观察导尿管留置情况。

5. 规范护理操作:护理人员在进行口腔护理、吸痰及翻身等操作时,需要患者更换体位。对 ICU 内管道较多的患者进行上述护理操作时,应严格遵守操作流程,避免患者更换体位时发生 UEX。对于躁动患者进行护理时,宜双人进行操作,以便一人固定导管,一人实施操作,在护理过程中,不可过度牵拉管道。此外,转运患者时应有专人管理导管。护士应加强巡视病房,尤其是在拔(脱)管高发的中午和夜班。护理管理人员应根据 ICU 科室特色,科学合理地制定排班制度,以保证有效巡视,减少 UEX 发生。

6. 加强心理护理与健康教育:对意识清醒患者,护士应加强健康教育,如讲解其身上所置导管意义、UEX 危害及活动时注意事项。ICU 老年患者置管时,轻轻抚触可有效地缓解老年患者敏感躁动的情绪。气管内插管或气管切开的患者有语言障碍时,护士可通过非语言交流方式,如文字、图片等帮助患者正确表达想法,尽量满足患者合理需求。此外,对 ICU 患者进行音乐疗法可减少患者的紧张情绪和不适感,降低患者自行拔管的概率。

7. 提高患者舒适度:置管本身就会引起患者应激反应,尤其是 ICU 患者留置的管道较多,这不仅会加重患者应激反应,还会给患者带来疼痛、口干和异物感等不适。因此,提高患者舒适度,可有效降低患者自行拔管发生率。如为患者做好口腔护理,帮助其湿润口腔黏膜;协助患者采取舒适体位;为患者吸痰时,动作要轻柔;协助患者活动时妥善放置导管,以减少牵拉所致局部刺激症状等。

8. 适时拔管:护士应全面掌握拔管指征,及时向医生反映患者病情,为医生提供拔管的动态信息,以便符合拔管条件的患者能尽早拔管。

第四节 紧急医疗救护小组和危重症患者的收治、转运

出现心跳呼吸骤停住院患者，一般在发生呼吸心搏骤停前数小时就已存在生命体征恶化征象，如呼吸频率、心律和／或心率异常，血压下降和意识状态改变等。生命体征缓慢恶化常早于心脏停搏 48 h。因此，早期识别和干预住院患者病情变化不仅可有效预防心跳呼吸骤停，还可改善患者预后。

一、紧急医疗救护小组

重症快速反应小组（critical care rapid response team，CCRRT）或紧急医疗救护小组（medical emergency team，MET）是由重症医学科医生和护士组成的医疗救护小组，其主要是对医院内病情突然恶化或迅速变化患者进行早期识别和干预，从而降低住院患者突发呼吸、心搏骤停率，改善患者结局。

（一）紧急医疗救护小组组成

CCRRT 最早是由麻醉科医生、ICU 医生、内科医生和 ICU 护士组成的抢救小组。随着重症医学不断发展，目前 CCRRT 主要由 ICU 医生和护士组成。ICU 医生应为高年资医生，且具备娴熟复苏技术和现场组织救治能力。在复苏过程中与主管医生一起制订复苏治疗方案，并负责实施。ICU 护士主要是协助 ICU 医生完成各种救治措施。

（二）紧急医疗救护小组的设备

主要是急救车或急救箱。其内应包括常用急救药品、体外除颤仪、气管内插管和简易呼吸气囊等。

（三）紧急医疗救护小组的启动和运行方式

紧急医疗救护小组是 24 h 全天候应急响应。当患者出现异常情况，医院内的任何工作人员，包括医生、护士和护工都可通过呼叫系统呼叫 CCRRT，从而启动紧急医疗救护工作。CCRRT 在接到呼叫电话后应在 15~30 min 内做出反应。

（四）紧急医疗救护小组启动标准

目前，紧急医疗救护小组启动标准尚未统一。多数研究认为，患者呼吸、循环或中枢神经系统中出现以下任何一项异常，或医护人员认为紧急情况即应启动 CCRRT。

1. 呼吸系统：气道梗阻；呼吸困难、呼吸暂停或呼吸停止；呼吸频率小于 5~8 次／min，或超过 25~36 次／min；需要紧急气管内插管；高流量吸氧时患者的血氧饱和度低于 90%。

2. 循环系统：脉搏低于 40 次／min 或超过 120~140 次／min；心搏骤停；收缩压 < 90 mmHg；连续 4 h 尿量 < 50 mL 或 24 h 尿量少于 200 mL。

3. 中枢神经系统：突然意识改变或丧失；反复持续癫痫样发作；格拉斯哥评分低于 2 分。

二、危重症患者入住时机和分级

目前国内外尚无统一危重症患者收治标准，通常根据患者病情严重程度，及收入 ICU 治疗后能有效改善患者预后为原则。例如，休克、意外伤害、严重创伤、复杂大手术后、可能出现心脏骤停或经 CCRRT 人员心肺复苏后需进一步生命支持的患者。这些患者在 ICU 医师会诊或同意后均可收入 ICU，以便进一步监护和救治。恶性肿瘤广泛转移、持续植物状态或脑死亡非器官供给者不宜收入 ICU。ICU 患者病情不仅危重而且变化快，依据患者病情进行分级以便合理安排 ICU 人力、物力资源，不仅可提高危重症患者救治成功率，还可降低医疗风险、避免医疗资源浪费。ICU 患者病情分级应遵循感染与保护性隔离者分开、最易获益者优先和病情危重者优先的原则。目前，ICU 患者主要分为四级。

一级：病情最重，濒危患者和或多器官功能障碍或衰竭患者。这些患者往往需要进行多器官支持治疗，如机械辅助呼吸、体外生命支持和血液净化等，并需要护理人员连续监测呼吸、循环和肾脏等器官功能和意识状态变化，护士与患者比例为 2：1，每个床位应配置的护士为 5~6 名。此级患者占用的医疗资源最多。二级：病情较一级患者轻，为单一器官功能障碍或衰竭、年龄＞70 岁或麻醉风险评估在 Ⅲ - Ⅳ 级术后患者、生命体征紊乱或格拉斯哥评分低于 10 分者。此级患者常需进行某一器官支持治疗，或需输入一种以上血管活性药，护理人员需要对其进行连续有创血流动力学、颅内压或呼吸功能等监测。护士与患者比例为 1.5：1，每个床位应配置的护士为 3~4 名。此级患者占用的医疗资源较多。三级：病情较二级患者轻但病情不稳定，患者可能发生一个或多个器官衰竭，或者刚从一个或多个器官衰竭好转，护理人员需要每隔 2~4 h 进行一次病情监测，如脉搏氧饱和度监测、心电图监测和无创血压监测等，或患者需要进行有创机械通气、连续血液净化治疗。护士与患者的比例为 1：1，每个床位应配置的护士为 1~2 名。四级：病情稳定可以转出重症医学科患者，仅需间断进行呼吸、循环功能监测；或是家属放弃抢救，仅维持一般性治疗和基础护理的患者。护士与患者的比例为 0.5：1，每个床位应配置的护士为 0.5~1 名。

三、危重症患者转运

危重症患者急性器官或系统功能障碍得到基本纠正、病情转入慢性状态，但还需在其他科室进一步进行治疗或不能在 ICU 持续监护治疗中获益时，应转出 ICU 送至普通病房。此外，危重症患者因病情需要，常需转运至检查室、介入治疗室或手术室等，进行相应检查和治疗。无论患者转出 ICU 还是到相关科室检查治疗，均需要保障患者安全，避免转运过程中出现坠床、窒息、意外脱管或心脏骤停等不良事件。因此，危重症患者转运过程既是一个运送过程，也是一个监护治疗过程，护士应做好危重症患者转运途中护理。危重症患者转运主要包括转运前的准备、转运时间的选择、转运途中病情监护及转运后交接。

（一）转运前准备

1. 评估患者病情：ICU 医生主要根据患者生理指标，如血压、脉搏、呼吸、心率、心律和动脉血氧饱和度等评估病情。决定患者是否可进行转运,确保患者获得利益优于潜在风险。此外,也可借助一些评分系统,如急性生理和慢性健康状况评分系统对患者病情进行评估。

2. 准备抢救设备和急救药:转运过程中,为预防患者病情变化,需根据患者的病情准备相应的急救药,如肾上腺素、阿托品、多巴胺、利多卡因、洛贝林和可拉明等。对呼吸功能不全、缺氧、需辅助呼吸的患者,为克服空间限制带来的不便,可携带氧气袋或简易呼吸气囊,给予患者面罩吸氧或连接于气管插管上。

3. 做好转运人员安排:转运人员应至少有两名,且其中一名为具有监护室工作经验的护士,另外一名视病情需要可为 ICU 护士或 ICU 医生。参与转运人员必须接受过一定医学转运和高级生命支持培训。在转运前,ICU 医护人员应联系好相关部门,使其提前做好准备,以避免患者因等待时间过长而产生病情变化。

4. 做好患者及其家属思想工作:告知患者及其家属在转运时可能出现的潜在风险,以减少医疗纠纷。

(二)选择转运时间

无论患者是进行检查治疗还是转入普通病房,应尽量避免夜间进行转运。因为夜晚医务工作人员相对减少,患者人数相对较多,ICU 或普通病房医护人员可能无充足时间评估或观察患者病情变化,患者夜间转运风险性高于白天。此外,夜间光线较暗,环境陌生,容易使患者产生焦虑和不安等负面情绪,这种心理变化可能导致患者病情恶化。因此,为减少患者转运时不良事件的发生,除非自然灾害或突发事件等特殊情况需夜间转运外,最好选择在白天进行转运。

(三)做好转运途中病情监护

转运患者是一个连续性救治过程,ICU 医护人员需对患者进行持续性监测及治疗。因此在转运过程中,护士应做到:

1. 严密观察患者病情变化:护士应该始终位于患者头侧,密切观察患者生命体征。同时,认真倾听患者主诉,以便及早发现和及时处理并发症。

2. 保持患者呼吸道通畅:转运过程中,昏迷患者头应偏向一侧,护士应及时清理患者呼吸道的分泌物;若患者有舌后坠危险,应事先放置通气导管;呼吸困难的患者,转运过程中应给予氧气吸入。

3. 保持各种管道通畅:避免管道扭曲、折叠、堵塞及压迫等。

4. 注意保暖和安全:转运过程中室外气温较低时,应采取适当的保暖措施,以防患者转运过程中受凉。此外,昏迷及躁动患者,应妥善固定并加强床档防护,以预防其坠床。用推车或轮椅运送患者时,动作应轻稳,严禁撞门或墙。

(四)转运后交接

当患者到达普通病房后,ICU 医护人员需要与普通病房医护人员对患者病情、治疗过程、用药情况和潜在危险等进行详细交接,并认真填写交接记录。

(裴 丽 窦昊颖)

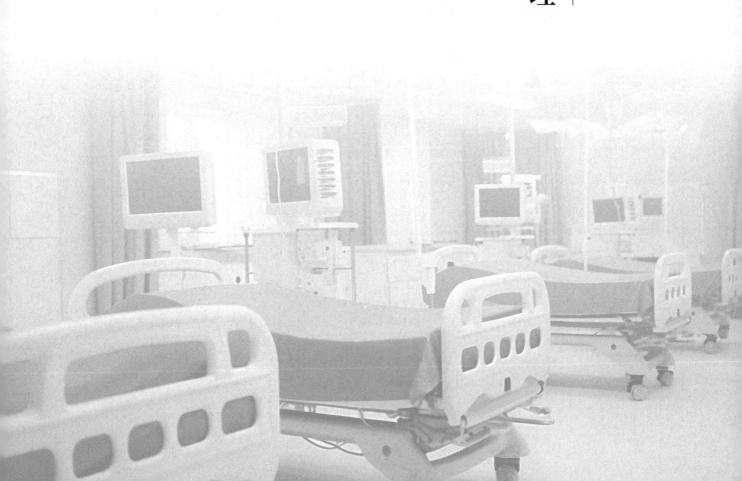

第二章

老年循环系统急重症护理

第一节 老年非创伤性急性胸痛的护理

任何原因引起的胸部（颈下 – 骨性胸廓下口、胸骨 – 胸椎）不适称为胸痛。其中既包括胸部疼痛感，也包括胸闷、麻木和烧灼感等不适症状。胸部短暂而剧烈疼痛是非创伤患者来急诊中心就诊的常见主诉之一，也是临床常见急症。急性胸痛起病急，症状在 24 h 内加重，可由慢性疼痛转化而来，也可继发于心源性疾病、呼吸系统疾病或消化系统疾病。因此，非创伤性急性胸痛可由多种原因引起，并涉及多个器官。老年人体内 β 内啡肽和脑啡肽浓度高，这导致其痛阈升高，对疼痛反应较迟钝。若老年人以剧烈胸痛就诊，常提示病情危重。此外，伴随着生理机能退行性改变，老年人网状内皮系统反应也随之减弱，加之常存在谵妄、痴呆、糖尿病和高血压等多种疾病，所以当胸痛发生时，其临床表现多不典型。医护人员若不能及时、正确地进行救治，老年非创伤性急性胸痛患者常预后不良。

一、病因

非创伤性急性胸痛按疼痛部位，可分为胸壁、胸膜和纵隔性胸痛。按病情严重程度，可分为致命性胸痛和非致命性胸痛。老年患者致命性胸痛可由急性冠状动脉综合征（acute coronary syndrome，ACS）、大面积肺栓塞（pulmonary embolism，PE）、急性主动脉夹层动脉瘤、心脏压塞和张力性气胸引起。非致命性胸痛一般由急性心包炎、急性肺炎、带状疱疹和胃食管反流等疾病引起。按照胸痛是否与胸腔器官有关，可分为胸内结构病变引起的胸痛和非胸腔器官病变引起的胸痛。前者可由心脏、大血管、肺和胸膜疾病引起胸痛，后者则由腹部疾病，胸部皮肤、骨骼和关节疾病，以及心理疾病引起。按照是否由心血管疾病引起，胸痛可分为心源性胸痛和非心源性胸痛。在心源性胸痛中，如心绞痛、急性心肌梗死（acute myocardial infarction，AMI）等由心肌缺血引起的胸痛称为缺血性胸痛，由主动脉夹层、心包炎和主动脉窦瘤破裂引起的胸痛称为非缺血性胸痛。老年非创伤性急性胸痛常见病因见图 2-1。

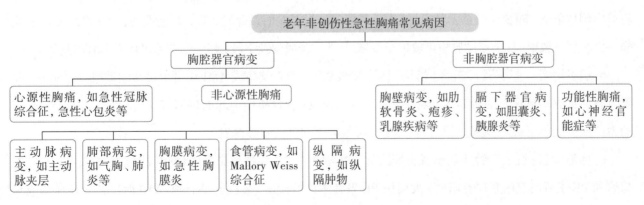

图 2-1 老年患者非创伤性急性胸痛常见病因

二、发病机制

胸痛由胸部感觉神经纤维传导，包括：①肋间神经感觉纤维；②支配心脏和主动脉交感神经纤维；③支配气管、支气管迷走神经纤维；④支配膈神经感觉纤维。炎症、缺氧和理化因素等各种损伤性刺激因子均可刺激胸部感觉神经纤维释放缓激肽、前列腺素和组胺等致痛物质，并产生痛觉冲动，冲动传至大脑皮层痛觉中枢，从而引起胸部疼痛感。另外，内脏疾病可引起放射痛（radiating pain）或牵涉痛，即内脏病变在体表相应区域产生痛感的现象。牵涉痛是内脏病变与其对应体表区域传入神经纤维共同进入同一节段脊髓后角所致。内脏感觉冲动可刺激脊髓相应体表感觉神经元，从而引起体表区域痛感。例如，心绞痛常见为胸骨后及心前区疼痛，但也可放射至左下颌或左肩臂部。

三、临床表现

患者发生非创伤性急性胸痛时，可产生放射痛，还可伴随呼吸、循环和神经系统症状和体征。

（一）症状

1. 胸痛性质：患者可出现烧灼痛、闷痛、钝痛、剧痛、绞痛、撕裂痛或压榨痛等。如食管疾病常为烧灼痛；带状疱疹的胸痛呈灼烧样或刀割样剧痛；胸膜炎疼痛可呈刺痛、钝痛或隐痛；肋间神经痛为阵发性刺痛；夹层动脉瘤为突发撕裂样剧痛；心绞痛为压榨痛伴有窒息感；肺梗死表现为突发胸部剧痛。

2. 胸痛部位：常发生于胸骨后、心前区、胸壁、腋下或剑突下。例如，胸膜炎疼痛常位于侧胸部；肺尖肺癌（肺上沟癌、Pancoast 癌）则以肩部、腋下痛为主；纵隔及食管病变常有胸骨后痛；心绞痛及 AMI 多为胸骨后、心前区或剑突下痛；夹层动脉瘤常为胸背部痛。带状疱疹胸痛常沿一侧肋间神经分布。

3. 持续时间：胸痛可呈短暂性、阵发性、持续性或进行性加重。通常，血管痉挛缺血或肌肉痉挛为阵发性痛，而肿瘤、炎症、栓塞和梗死多为持续性痛。心绞痛患者持续时间短，1~5 min；AMI 患者胸痛可持续数小时或更长。

4. 放射部位：胸痛可放射到同侧或对侧面部、颈部、肩膀、前臂、手指或腰背部。例如，心绞痛可出现左肩臂内侧放射痛，较少放射至无名指与小指。当疼痛放射至左面颈部时，易与牙痛混淆；膈下脓肿及肝胆疾病多伴右肩部放射痛；夹层动脉瘤可放射至腰部、下腹、腹股沟及下肢；肺尖部肺癌可伴有上肢内侧放射痛。

5. 诱发因素：包括药物、进食、情绪、体位和咳嗽等。如心绞痛或 AMI 均可由情绪激动或劳累诱发，前者休息后或含服硝酸甘油短期内即可缓解，后者则无效；食管疾病引起的疼痛多与进食有关，给予胃肠道动力药或抑酸药可缓解；心包炎及胸膜炎疼痛可由因深呼吸或咳嗽诱发。

6. 伴随症状：肺或气管疾病患者胸痛时常伴咳嗽和咳痰；肺梗死患者常伴呼吸困难甚至发绀；支气管肺癌和 PE 患者胸痛时常伴有咯血。大面积 PE 患者常伴低血压、窦性心动过速；AMI 时可伴意识模糊或晕厥；主动脉夹层时可出现意识丧失，甚至昏迷；胰腺炎患者常伴恶心、呕吐和腹胀等；反流性食管炎患者常伴吞咽困难。

（二）体征

胸壁皮肤感染可表现为局部红、肿、热、痛；肋软骨炎常在第一、二肋软骨处触及若干个结节，伴有压痛，但无红肿；带状疱疹常伴有相应部位疱疹；急性心包炎可出现心包摩擦音；肺炎患者可出现肺部干、湿啰音；急性胸膜炎可出现胸膜摩擦音，当胸腔积液量较大时胸膜摩擦音消失；大量气胸时，气管向健侧移位，患侧胸部隆起，呼吸运动与触觉语颤减弱等；腹部疾病可出现腹部压痛、反跳痛等。

四、辅助检查

1.实验室检查：心肌酶检查用以诊断有无 ACS，对部分 PE 亦有辅助诊断作用；血浆 D- 二聚体（D-dimer, DD）检测可明确有无 PE。

2.影像学检查：胸部 X 线、胸部强化计算机断层扫描（computed tomography, CT）和肺通气血流扫描初步评估肺、心脏和纵隔等疾患。如有无 PE、主动脉夹层或张力性气胸；超声心动图（ultrasound cardiogram, UCG）检查用以评估患者有无瓣膜狭窄或关闭不全及房室间隔缺损或扩张型心肌病；腹部影像学和消化内镜检查可以明确有无胃、十二指肠、胰腺和胆囊等腹部器官病变所致胸痛；冠状动脉造影用以明确冠状动脉有无病变及病变程度；主动脉夹层患者胸部强化 CT 影像见图 2-2。

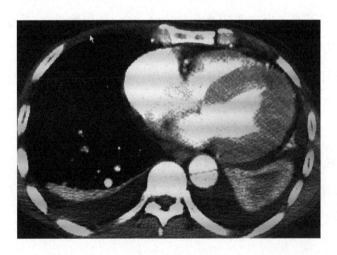

图 2-2　主动脉夹层患者胸部强化 CT 影像

3.心电图检查：心电图（electrocardiogram, ECG）检查用以评估患者有无心肌缺血、AMI 或心律失常。

五、治疗原则

非创伤性急性胸痛处理应遵循两个原则。首先，应在保证患者生命体征稳定前提下，5~10 min 内识别致命性胸痛产生原因，并对危及患者生命的疾病，如张力性气胸、主动脉夹层和 PE 等，立即采取相应救护措施。其次，对非致命性胸痛且有猝死可能的患者，留院观察至少 24 h。期间应密切关注患者病情变化，并完善病史采集、体格检查和辅助检查，以便早期识别和紧急救治可能导致胸痛的心血管急症或呼吸系统急症，避免漏诊和误诊，提高患者治愈率和生存率。

六、护理措施

（一）紧急救护

1. 根据病情给予患者半卧位、中凹位或平卧位。

2. 遵医嘱给予患者氧气吸入，保证患者血氧饱和度≥95%。

3. 根据医嘱进行动脉和静脉取血，并为患者建立静脉通道。

4. 病情评估

（1）症状和体征评估：对患者呼吸、循环和意识进行快速评估，识别有无致命性胸痛。呼吸系统功能评估包括呼吸频率、节律、幅度和口唇颜色等；循环系统功能评估包括脉搏、血压、面色和皮肤温度等；应用格拉斯哥评分评估患者意识状态；若患者出现呼吸费力、口唇发绀、低血压、窦性心动过速、脉搏微弱、皮肤花斑湿冷或意识丧失等，考虑患者发生致命性胸痛。

其次，对患者胸痛发生的诱因、持续时间、性质、程度、起始部位、有无放射痛和伴随症状等进行评估。在急诊或ICU内，一般采取视觉模拟评分或口述言语评分法对疼痛程度进行评估。在视觉模拟评分法中，护士应用0~10 cm的评分尺对患者疼痛进行评估。其中0~3 cm为轻微疼痛；3~6 cm为中度疼痛；6~10 cm剧烈疼痛。口述言语评分法中，0、1、2和3分别表示为无痛、微痛、中等疼痛和剧痛。

（2）既往史和伴随用药评估：评估患者有无胸痛发作病史、患病起始时间、患病后诊治过程、是否遵从医嘱治疗；了解患者目前是否有服用硝酸酯类药、降压药、止痛药等；评估患者对疼痛耐受程度，及对疼痛表达有无影响。

（3）辅助检查评估：对不能明确诊断且高度怀疑有猝死风险的胸痛患者，护士应持续进行12或18导联心电图监测，以便观察患者心律、心率、ST段和T波变化；采静脉血，检测肌酸激酶同工酶、肌球蛋白、肌钙蛋白、DD和电解质等；采动脉血，进行血气分析。

（二）药物镇痛护理

剧烈疼痛不仅会促进患者应激反应、增加耗氧量和血儿茶酚胺浓度，而且会导致患者呼吸困难、焦虑和失眠。因此，在明确患者胸痛病因后，护士除采取相应救护措施外，还应根据疼痛评估结果，及时给予患者镇痛护理。ICU内常用吗啡、哌替啶和芬太尼等强阿片类镇痛药，通常采取肌内注射、间歇静脉推注、持续静脉注射泵泵入或自主镇痛泵泵入。应用镇痛药时，护士应进行如下护理：

1. 小剂量开始，辅以镇静药。因患者对疼痛敏感性不同，所以，最佳镇痛效果是用最小剂量镇痛药使患者痛感消失，发生不良反应最小。同时辅以镇静药，以减少阿片类药不良反应。

2. 做好疼痛评估，及时了解镇痛效果。因患者对镇痛药的敏感度性个体差异较大，所以应用镇痛药后护士应每隔4~6 h对患者疼痛部位、程度、性质和持续时间进行评估,以了解镇痛药的镇痛效果。

3.在镇痛过程中,严格遵守给药间隔时间和剂量,避免产生药物依赖或减弱镇痛效果。

4.密切观察镇痛药不良反应。由于老年患者肝肾功能减退,用药过程中易出现药物蓄积,导致药物在体内作用时间延长。同时老年患者血压调节能力差、血容量减少,用药过程中易出现低血压。因此,静脉给药应避免快速滴注,以免诱发低血压。此外,护士还应密切监测患者生命体征,注意观察患者有无恶心、呕吐、呼吸抑制、便秘、潮红、头晕、震颤、抽搐、肌肉阵挛和癫痫发作等不良反应。

5.早期识别和及时处理戒断症状。在停药或减量时,护士应观察患者有无易怒、发热、腹泻和失眠等戒断症状。若患者出现上述症状应重新给药,然后缓慢撤药。

(三)致命性胸痛护理

针对致命性胸痛患者,护士在为患者采取紧急救护措施,如建立静脉通路、氧气吸入、进行连续心电图监护和留置尿管等后,需根据医嘱及时对患者进行对症治疗,以维持患者生命体征稳定。此后,再根据致命性胸痛病因采取相关救护措施,如进行经皮冠状动脉腔内血管成形、肺溶栓、胸腔穿刺排气和心包穿刺等,具体参考本书相应章节。

1.保持病室环境安静、舒适,以利患者休息和睡眠。

2.采取舒适体位,以减轻疼痛。如胸膜炎患者应取患侧卧位,减少局部胸壁及肺的活动,减轻疼痛。

3.观察患者精神状态和心理反应,应用心理护理缓解患者焦虑、紧张情绪。

七、健康教育

胸痛是日常生活中常见症状。老年患者若以往患有心血管、肺部、消化系统、骨骼和肌肉疾病者,其疼痛部位、程度、特点突然发生改变,且伴随胸闷、呼吸困难等时,应立即呼叫急救车送至医院,以便及时诊治。

第二节　老年高血压危象的护理

高血压是老年人常见的心血管系统疾病。由于老年人动脉壁结构和功能随增龄而发生退行性变化，所以老年高血压患者多以收缩压升高为主。在寒冷、疲劳和过量饮酒等诱发因素作用下，老年高血压患者收缩压突然 ≥ 200 mmHg 和（或）舒张压 ≥ 120 mmHg 称为高血压危象（hypertensive crisis）。高血压危象包括高血压急症（hypertensive urgencies）和高血压意外（hypertensive emergencies）。前者是指血压明显升高，但无靶器官急性损害；后者是指高血压急剧升高伴有急进性心、脑和肾等靶器官功能损害，包括高血压脑病、颅内出血（脑实质出血及蛛网膜下腔出血）、脑梗死、肺水肿、急性心力衰竭或主动脉夹层（又称主动脉瘤）。高血压急症与高血压意外的主要区别不在于血压升高的程度，而在于有无急性、进行性靶器官损害。由于老年患者多已有器官功能减退，或发病时已合并冠心病、糖尿病和脑梗死等疾病，当其发生高血压危象时更易导致心、脑和肾等靶器官功能严重损害。

一、病因

在诱发因素作用下，原发性高血压和某些继发性高血压患者可出现高血压危象。常见病因包括：急进型或缓进型高血压，一期和二期患者均可出现；肾性高血压，如肾动脉狭窄、慢性肾盂肾炎、急慢性肾小球肾炎和肾脏结缔组织病变等；内分泌性高血压，如嗜铬细胞瘤、肾素瘤等；急性主动脉夹层；脑出血；头颅外伤等。在诱发因素作用下，上述高血压病患者易出现高血压危象。

目前已被证实的诱发因素包括：应激反应、寒冷刺激和过度劳累等；内分泌功能紊乱；突然停用盐酸可乐定等降压药；应用单胺氧化酶抑制药或同时进食腌鱼、扁豆、干酪、啤酒和红葡萄酒等富含酪氨酸的食物；应用拟交感神经药导致节后交感神经末梢释放儿茶酚胺等。

二、发病机制

在诱因作用下，高血压患者肾素、血管紧张素Ⅱ、去甲肾上腺素和精氨酸升压素等缩血管物质骤然增加，引起肾脏出入球小动脉收缩或扩张。若其持续存在，不仅可导致血压急剧增高，还可引起压力性多尿，致循环血量减少，继而反射性地引起血管紧张素Ⅱ、去甲肾上腺素及精氨酸升压素合成和释放增加，使血循环中血管毒性物质及血管活性物质达到危险水平，促进肾小动脉收缩。由于小动脉收缩及扩张区域交替出现，呈"腊肠串"改变，导致小动脉内膜损伤、促进血小板聚集及血栓素等有害物质释放增加。这不仅加速血小板血栓形成，还会致组织缺血缺氧、毛细血管壁通透性增加、微血管内凝血、点状出血及坏死性小动脉炎。动脉硬化血管更易出现痉挛，并加速小动脉内膜增生，从而形成恶性循环，其中以脑、肾脏损害最为明显。

此外，交感神经过度兴奋和血管加压性物质大量分泌不仅可引起肾小动脉收缩，也使全身外周小动脉痉挛收缩，从而致外周血管阻力急剧升高，使血压进一步升高，最终引发高血压危象。

三、临床表现

（一）症状

高血压危象患者可出现发热、口干、寒战和手足震颤等自主神经功能紊乱症状。高血压意外累及靶器官可出现视物模糊、失明；心绞痛和心悸；夜间阵发性呼吸困难、端坐呼吸、咳嗽、咯血或咯泡沫痰；尿少、尿频；严重弥漫性头痛、喷射性呕吐、烦躁不安或嗜睡，甚至昏迷。若并发主动脉夹层可出现撕裂样胸部剧痛，并向颈部、腹部、肩胛部、背部和腰部放射。

（二）体征

收缩压 ≥ 200 mmHg，伴有舒张压 ≥ 120 mmHg。心脏听诊：心尖舒张期奔马律和收缩期杂音；两肺可闻及干、湿啰音；脑水肿和颅内压增高者可伴失语、感觉障碍、偏瘫、暂时性眼球震颤或癫痫样抽搐等。并发主动脉夹层者，双上肢肢体血压差异明显，颈动脉至股动脉搏动减弱或消失，或伴神经系统障碍，甚至昏迷。

四、辅助检查

1. 实验室检查：电解质、血脂、血糖、尿素氮和肌酐等检查，以明确患者是否合并高脂血症、糖尿病和肾功能障碍等，初步评估患者各器官功能状态。24 h 尿蛋白定量可明确有无高血压肾损害，或除外肾性高血压。

2. 影像学检查：主动脉造影、颅脑 CT 或核磁共振扫描（magnetic resonance imaging，MRI），明确患者有无高血压所致主动脉夹层或脑出血等；UCG 可明确有无高血压性心脏病及其他高血压所致心血管病变。

3. 眼底检查：检查患者有无眼底血管病变或视网膜病变，明确有无高血压所致视网膜病变。通常，高血压患者眼底改变与病情严重程度、预后相关。

五、治疗原则

高血压危象患者需快速降压，以阻止靶器官进一步损害。在降压过程中，需严密监测血压、尿量等生命体征，避免迅速降压诱发心、脑和肾等重要器官发生低灌注，导致继发缺血性损害。

降压速度取决于患者病因和临床表现。当患者出现心血管功能障碍或神经系统损害时，初始 1 h 内，降压目标为平均动脉压降低不超过治疗前水平 25%，或舒张压降至 100~110 mmHg；在 2~6 h 内，使血压降至 160/100 mmHg。如患者病情较稳定，在 24~48 h 内，使血压逐渐降至正常。主动脉夹层患者，在患者耐受情况下,则应使其收缩压降至100~110 mmHg以下。

高血压危象患者,推荐使用短效静脉降压药,待血压降至160/100 mmHg后,逐渐过渡到口服降压药。降压过程中,同时辅以强心、镇静、利尿和抗凝等对症治疗。

六、护理措施

（一）紧急救护

1. 立即给患者采取半卧位,床头抬高30°。这样可以达到通过体位降低血压目的。此外,患者应绝对卧床休息,在床上改变体位时动作要慢。

2. 给予患者鼻氧管或面罩持续低浓度吸氧,以改善心、脑、肾等器官缺氧状态。

3. 对于高血压危象患者,护士应迅速建立静脉通路,通过注射泵静脉注入降压药。根据血压监测情况,及时调整给药速度或剂量。

4. 病情评估

（1）症状和体征评估:护士应评估患者有无心血管及神经系统等并发症。若患者出现阵发性呼吸困难、端坐呼吸、咯泡沫痰、喷射性呕吐和偏瘫等症状,应及时通知医生,根据医嘱应用抗高血压药,以避免并发心、肾和脑等重要器官功能损害。密切监测血压变化。为实时了解患者血压变化,进行袖带血压监测时,应对患者进行有创动脉压监测。怀疑患者并发主动脉夹层时,护士还应对患者双上肢体袖带压、颈动脉及股动脉波动情况进行监测,评估患者有无血压不对称、动脉搏动消失等情况。此外,监测患者有无声音嘶哑、急腹症等血肿压迫邻近器官症状和体征。

（2）既往史和伴随用药评估:评估患者既往有无糖尿病、高脂血、肾小管疾病、肾小球肾炎、尿毒症、原发性醛固酮增多症或嗜铬细胞瘤等疾病;评估患者既往有无服用血管紧张素转化酶抑制药、噻嗪类利尿药、钙通道阻断药和肾上腺素能受体阻断药等;有无过度劳累、焦虑或熬夜等;有无饮酒和/或吸烟史。

（3）辅助检查评估:通过血糖、总胆固醇、低密度脂蛋白胆固醇、甘油三酯、肌酐、血钾、肾素、血管紧张素、醛固酮和儿茶酚胺等检查,评估患者有无糖尿病、高钾血症、高脂血症或嗜铬细胞瘤等;通过尿比重、尿蛋白、尿微量蛋白或酚红排泄试验等评估患者有无肾损伤;通过胸部X线、ECG或UCG检查,评估患者有无左心室肥厚、左心房负荷过重或心律失常等。通过颈动脉超声,评估患者有无动脉硬化。通过眼底检查,评估患者眼底动脉有无变细扭曲、视网膜有无出血及视盘水肿等。

（二）服用降压药患者的护理

因老年高血压患者常合并心脑血管及其他系统慢性疾病,护士应做好降压药应用期间的护理,以避免血压过度降低诱发靶器官功能障碍。

1. 严格掌握控制性降压时降压药输注速度和剂量。护士应根据医嘱准确配制降压药浓度。做到现用现配,并严格控制输注剂量,根据患者病情进行控制性降压。例如,患者出现高血压脑病时,应在1 h内将血压降低 20%~25%；2~6 h 内降至 160/100 mmHg；24~48 h 内降至正常。主动脉夹层患者，应尽快将收缩压降至 100~110 mmHg。

2. 保证降压药持续输入。老年高血压患者，心、脑和肾等器官血流自主调节范围窄。血压下降过快，易导致冠状动脉、肾和脑供血不足。同时，老年患者血容量少、β 受体数量下调和敏感性低，动脉顺应性降低。这导致其血压调节能力差，血压波动幅度大，治疗过程中易发生低血压。因此，护士在降压过程中应根据患者血压变化及时调整降压药输入速度。同时，密切监测患者有无少尿、低血压和神经系统症状。此外，护士还应保证静脉通路通畅。做好注射泵护理，防止因静脉通路堵塞或更换注射泵上注射器时突然停药或大剂量药液涌入静脉，导致血压波动。

3. 掌握降压药作用及监测降压药不良反应。老年患者发生高血压危象时，主张开始小剂量联合应用降压药，这既可产生协同降压作用，又可减少对心率、心排血量和肾脏血流的影响，从而最大限度地保护老年患者器官功能。护士应熟悉各种降压药作用和持续时间，密切监测降压过程中不良反应。

4. 及时辅以口服降压药。静脉连续输入降压药 24 h 后，患者可能因水钠潴留出现假性耐药情况。所以，护士应密切监测患者尿量，并根据医嘱及时加用利尿药，维持尿量 ≥ 30 mL/h。此外，患者病情稳定后应根据医嘱及时辅以口服降压药，并逐渐减少或停止静脉降压药。

（三）一般护理

1. 保持患者情绪稳定，必要时遵医嘱予以镇静药。

2. 疼痛剧烈者，及时给予吗啡、哌替啶等镇痛药。

3. 抽搐者，遵医嘱及时给予地西泮、苯巴比妥或水合氯醛，同时做好安全护理，防止患者静脉管路脱出，或发生坠床、舌咬伤。

4. 给予低盐饮食，钠摄入量不超过 500 mg/d。同时予以中低热量均衡饮食，保证摄入充足的钾、钙，避免食用刺激性食物或饮料。

5. 去除病因，做好并发症护理。患者并发高血压脑病、颅内出血、AMI 和急性肾衰竭时，参考本书相应章节进行救治。同时，护士应积极去除诱发高血压危象的因素。

七、健康教育

1. 保证规律生活。生活规律、睡眠充足；自我控制情绪，避免剧烈情绪波动、避免过劳；进餐要节制，增加高纤维食物摄取预防便秘；以上措施都有助于控制血压。

2. 规律用药，并随身携带诊疗卡及所用药。避免进行高危活动或操作。根据个体情况，选择适宜运动方式，如走路、慢跑等进行锻炼。

3. 注意保暖，防止寒冷诱发血压升高。

4. 正确使用血压计。患者及家属应学会定期监测血压变化及判断降压效果，根据血压监测结果及时调整用药。掌握服药方法、剂量及不良反应,定期复诊。

　　5.学会高血压急症简单处理方法。突发血压升高时,应平卧休息,立即舌下含服硝苯地平或其他降压药,待稍感缓解和血压降至安全水平时再到医院就诊。

第三节 老年急性冠状动脉综合征的护理

急性冠状动脉综合征（acute coronary syndrome，ACS）是由冠状动脉痉挛、狭窄、血栓形成或粥样硬化斑块破裂引起的急性或亚急性心肌缺血的临床综合征。严重粥样硬化的冠状动脉发生持久痉挛、血栓，引起心肌缺血坏死称为 AMI。ACS 包括 ST 段抬高的心肌梗死（ST-Segment elevation myocardial infarction，STEMI）、非 ST 段抬高的心肌梗死（non-ST-elevation myocardial infarction，NSTEMI）及不稳定性心绞痛（unstable angina，UA）。

对于 60 岁以上老年人，随着增龄，其冠脉血管内膜增厚、中层弹力组织减少及胶原增多，这使得冠状动脉管腔狭窄、弹性减弱、血流减少。因此，冠状动脉粥样硬化性心脏病发病率增加，ACS 多见。老年 ACS 患者中，UA 较 STEMI 多见。老年患者冠状动脉病变血管呈现弥漫性、多支性和钙化特点。由于老年患者常并发多器官病变，心血管功能降低，对疼痛不敏感，ACS 临床表现多不典型。发生 AMI 时，起始症状多表现为心力衰竭或心律失常，较少出现心前区疼痛，从而导致老年 ACS 病死率增加。

一、病因

尽管冠状动脉先天性畸形、炎症、结缔组织病和痉挛等均可引起 ACS，但 ACS 主要由冠状动脉粥样硬化引起。冠状动脉粥样硬化斑块变脆或破裂引起的炎症反应，导致血栓形成，使一支或多支冠脉血管管腔狭窄。此时病变处侧支循环未完全建立，一旦血液供应急剧减少或中断，则相应供血区域心肌会发生严重急性缺血，导致 ACS 发生。

引起冠状动脉斑块破裂的危险因素包括：高血压、糖尿病、高血脂和吸烟等；肥胖者，缺少体力活动也可引起粥样斑块破裂。例如，在晨起至中午，人体交感神经兴奋性增高，应激反应增强、心率加快、血压升高、心肌收缩力增强、冠脉血管张力增高。此时，易引起粥样斑块破裂。而饱餐，尤其是高脂饮食后，导致血脂升高，血黏度增加，会促进冠状动脉内血栓形成。

二、发病机制

ACS 主要发病机制是粥样斑块变脆或破裂导致急性血栓形成，次要机制是斑块破裂及内膜损伤所致血管痉挛收缩。在冠状动脉粥样斑块变脆或破裂初期，引起血小板黏附、聚集导致纤维蛋白和凝血系统活化，形成血栓。血栓使冠状动脉部分阻塞，引起心肌缺血或心肌细胞坏死。坏死心肌仅累及心室壁内层、未波及心肌全层时称为心内膜下心肌梗死。心内膜下 AMI 会导致血肌钙蛋白升高，ECG 显示非 Q 波性心肌梗死或 NSTEMI。如果大血栓持续阻塞冠状动脉可引起大面积 AMI。此时，累及心肌全层坏死，称为透壁性心肌梗死。发生透壁性 AMI 时，梗死心肌丧失收缩功能致使心泵功能衰竭，患者出现左心衰竭、心源性休克和急性肺水肿。ECG 显示为 Q 波性 AMI 或 STEMI。心肌缺血持续 20~30 min 即可发生坏死，1~2 h 后会出现凝固性坏死。坏死心肌纤维被溶解吸收形成肌溶灶，并被肉芽组织替代。心肌从缺血到坏死是逐渐发展过程。

多数 STEMI 血栓是富含红细胞和纤维蛋白的红色血栓，完全阻塞冠状动脉主干。非 ST 段抬高的 ACS 中，多数血栓是富含血小板的白色或灰色血栓，引起多支冠状动脉周期性地发生不完全闭塞。

三、临床表现

（一）症状

1. 不稳定性心绞痛

（1）诱因：大部分患者症状出现在饱餐、排便、劳累或情绪激动后，少数在静息或睡眠中发病。

（2）疼痛部位：常见于胸骨后或左前胸，范围约手掌大小。疼痛可放射到左肩臂、下颌或面颊等处。

（3）疼痛性质：常为钝痛，可伴大汗，并有紧缩、压迫或濒死感等。

（4）持续时间：多为 3~5 min，少数可超过半小时。

（5）缓解方式：大部分患者舌下含服硝酸甘油后 1~3 min 内即可缓解。劳力性心绞痛患者，通过休息可缓解；卧位心绞痛患者，需坐起或站立缓解发作。

（6）根据患者临床表现，UA 分类如下：

①初发心绞痛：患者无心绞痛或心肌梗死史。近 1~2 个月内首次出现症状，即使轻微活动也可诱发心前区不适或疼痛，易发展为 AMI 或猝死。

②恶化型心绞痛：稳定型心绞痛患者近 1~3 个月内心前区疼痛发作次数增加、疼痛较前剧烈，并且持续时间延长，硝酸甘油疗效欠佳。

③静息性心绞痛：主要是在患者休息（如睡眠状态或静卧看书）时发病，每次持续时间往往超过 20 min。发病时，ECG 可呈现 ST 段暂时性抬高；心肌标记物可异常；休息或硝酸甘油疗效不佳或无效；易发生 STEMI。

④梗死后心绞痛：指 AMI 发病后 1 月内发生的心绞痛。

（7）心绞痛严重程度分级：

Ⅰ级：日常活动不引起心绞痛发作，费力大、速度快或时间长体力活动引起发作；

Ⅱ级：日常活动轻度受限。在饭后、寒冷、情绪激动时或醒后数小时内步行或登楼，步行两个街区以上、登楼一层以上均可引起心绞痛；

Ⅲ级：日常体力活动显著受限。在一般条件下，以一般速度平地步行一个街区或上一层楼即可引起心绞痛发作；

Ⅳ级：一切体力活动均可引发心绞痛，甚至静息状态时也有发作。

2.急性心肌梗死

（1）诱因：大部分患者发病前可有胸闷、气促、烦躁和心绞痛等前驱症状，以 UA 多见。少数患者可无先兆症状。

（2）胸痛：典型表现为咽部、胸骨后或心前区压榨样痛，可放射至左肩臂部，常伴大汗及濒死感，持续 30 min 以上。含服硝酸甘油疼痛不能缓解。

年老、体弱、长期糖尿病或脑卒中后遗症者，AMI 时可无典型胸痛表现。广泛前壁大面积 AMI 者，可出现严重心律失常、急性左心衰竭和 / 或休克。

（3）晕厥：晕厥可为部分下后壁 AMI 患者首发症状，可能与迷走神经兴奋致高度房室传导阻滞或严重窦性心动过缓致血压降低等有关。

（4）急性左心衰竭：急性左心衰竭为大面积前壁 AMI 患者首发表现，可出现于胸痛前。患者表现为端坐呼吸、胸闷、紫绀、大汗、窒息感及咯粉红色泡沫痰等。

（5）心源性休克：心源性休克常为大面积 AMI 并发心力衰竭最为严重表现。患者常表现为大汗、尿少（≤ 20 mL/h）或无尿、意识丧失、面色苍白或发绀、四肢湿冷、脉搏细数及血压低（收缩压 ≤ 90 mmHg）等。

（6）心律失常：多发生于 AMI 早期，以 24 h 内最多见。室性心律失常是患者早期死亡主要原因。心律失常类型与 AMI 部位有关。下壁心肌梗死患者常出现缓慢性心律失常。

（7）全身症状：发病早期（24~48 h）内出现体温升高。部分患者可出现恶心、呕吐等消化道症状。

（二）体征

UA 一般无阳性体征。部分患者发病时，可出现心率增快、血压升高，心尖部可闻及收缩期杂音或 S4 心音，杂音可随缺血改善而消失。

单纯 AMI 患者多无特异性体征，出现并发症时常可出现相应体征：并发急性左心衰竭或心源性休克时，双肺可闻及湿啰音，心率加快和奔马律；乳头肌功能不全或腱索断裂时，心尖部可闻及粗糙收缩期杂音或收缩中晚期咯喇音；室间隔穿孔时，胸骨左缘 3~4 肋间可闻及粗糙收缩期杂音；房颤时，心律绝对不齐，第一心音强弱不等和短绌脉；Ⅲ度房室传导阻滞时，偶可闻及"大炮音"。

四、辅助检查

1.实验室检查：主要包括心肌损伤或坏死标记物和炎性标记物。心肌损伤标记物有肌红蛋白、肌酸激酶（creatine kinase，CK）、肌酸激酶 MB 同工酶（creatine kinase MB，CK-MB）和心肌肌钙蛋白 T（cardiac troponin T，cTnT）。肌红蛋白发病后 1~2 h 出现，4~8 h 达高峰，持续 0.5~1 d；CK-MB 在发病后 3~4 h 出现，10~24 h 达高峰，持续 2~4 d；肌钙蛋白在发病后 3~4 h 出现，12~24 h 达高峰，持续 2~3 w。血肌钙蛋白浓度可特异性表达心肌细胞损伤或坏死程度，可作为评估心肌损害的特异性金标准，且与患者预后有关。部分肾损伤者，可出现非心肌损伤所致的血肌钙蛋白浓度升高，因此不能将单次血肌钙蛋白数值作为确诊 AMI

的标准,应连续监测其血液浓度变化趋势。炎性标记物如纤维蛋白原及 C 反应蛋白(C-reactive protein, CRP)等,可用于评估 ACS 患者预后。

2. 影像学检查:UCG 可简便、迅速、定量评价 ACS 患者左室收缩功能和预后。冠状动脉血管造影(coronary angiography,CAG)是诊断 ACS 的"金标准",并能评估其病变严重程度。CAG 联合左室造影可为评估心室功能提供证据。

3. 心电图检查和运动负荷试验:标准 12 或 18 导联 ECG 可为患者提供诊断参考依据,对 ACS 诊断及评估预后起有作用。但静息 ECG 不能反映冠脉血栓形成及心肌缺血性质。部分患者心肌缺血发作为隐匿性或暂时性,常规 ECG 检查可无阳性发现。运动负荷试验有助于冠状动脉疾病诊断及中远期继发冠脉事件危险性预测。

五、治疗原则

UA 治疗目的主要在于减少其发作次数,防止进展为 AMI。对于 AMI 患者,尽可能减少心肌坏死数量、挽救濒死心肌,防止梗死面积扩大、抑制心室重塑(ventricular remodeling)、维持左心室功能和预防并发症。

ACS 治疗主要包括抗血栓治疗、抗缺血治疗、冠状动脉重建和治疗致命性并发症。应用阿司匹林、氯吡格雷、肝素或低分子肝素等抗血小板和抗凝治疗,以防止血栓进一步形成,减轻冠状动脉狭窄。应用硝酸酯类、β 受体阻滞药和钙通道阻断药抗缺血治疗,能降低心肌需氧量,防止斑块破裂。冠状动脉重建包括溶栓治疗和血管成形术。应用链激酶、尿激酶和阿替普酶等溶栓治疗药溶解血栓,促使梗死血管再通,缩小心肌梗死面积、改善心肌功能,降低致命性并发症发生率。血管成形术主要通过冠脉支架植入术、经皮冠脉激光成形术和冠脉旁路移植术等处理病变血管,重建冠状动脉血运。致命性并发症治疗包括应用电除颤、抗心律失常药和血管升压药等处理。

六、护理措施

(一)紧急救护

1. 卧床休息。ACS 急性期,患者应绝对卧床休息。

2. 服用硝酸甘油。出现心绞痛症状后,应立即舌下含服硝酸甘油 0.3~0.5 mg。5 min 内症状不缓解者,5~10 min 可重复给药,15 min 内不超过 1.5 mg。也可用硝酸甘油喷雾剂。

3. 高流量吸氧和心电监护。给予患者持续 2~4 L/min 流量氧气吸入,同时进行心电监护,保证患者脉搏氧饱和度 ≥ 90%。

4. 止痛。疼痛剧烈者,皮下注射吗啡 5~10 mg;或肌注哌替啶 50~100 mg。

5. 病情评估

(1)症状和体征评估:评估患者心绞痛发作时间、部位、性质、持续时间、缓解方式、严重程度和类型;

有无晕厥、休克、急性左心衰竭和消化道症状；有无低血压、心脏杂音和心包摩擦音等体征。

（2）既往史和伴随用药评估：了解患者既往有无冠心病、糖尿病、高血压病及高脂血症等，日常用药情况，掌握患者基础血压及血糖水平。

（3）辅助检查评估：协助医生进行 12 或 18 导联 ECG、心肌损伤标记物和 UCG 等检查，初步明确 ACS 诊断和类型。对于持久胸痛、ECG 呈 ST 段弓背向上抬高、血 CK-MB 浓度升高 2 倍以上和血肌钙蛋白阳性者可诊断为 STEMI。对于持久胸痛、ECG 无 ST 段抬高、CK-MB 未升高 2 倍以上和血肌钙蛋白阳性者，可诊断 NSTEMI。对于 ECG 无 ST 段抬高、CK-MB 升高小于 2 倍且肌钙蛋白阴性者可诊断为 UA。

6. 根据患者症状、ECG 和心肌损伤标记物对患者进行危险分层，并采取相应救治措施。

（二）致命性并发症的救护

1. 心肌梗死伴缓慢性心律失常的护理

AMI 后出现窦性心动过缓者，可予以阿托品治疗。阿托品为抗胆碱能药，可降低迷走神经张力，增加窦房结兴奋性，促进房室结传导。首次可静脉注射阿托品 0.5~1.0 mg，必要时每隔 3~5 min 重复给药，总量 < 2.5 mg。阿托品常见不良反应为口干、尿潴留等，停药后即可消失。其护理措施见第十二章第一节。

2. 心肌梗死伴快速性心律失常的护理

心室颤动多出现于 AMI 后 24 h 内，常见原因为心肌严重缺血、致命性心律失常、电解质紊乱和酸碱平衡失常等。对严重血流动力学不稳定者首选电复律或快速洋地黄化，以迅速控制心室率并稳定心功能。无禁忌证者亦可静脉使用 β 受体阻滞药。复律后，给予病因治疗。

AMI 最初 24 h，最常出现室性心动过速或心室颤动。室颤者应立即给予非同步电复律：起始电量 360 J，必要时重复。同时积极纠正水、电解质、酸碱紊乱，防止其再发。并发持续性多形性室性心动过速者，亦应立即行非同步电复律：起始电量 200 J，无效，可加至 300~360 J。对持续性单形性室速伴心绞痛、肺水肿或低血压者，可予以同步电复律：起始电量 100 J，无效者，逐渐提高除颤能量。

电复律患者的护理见第十一章第一节。应用 β 受体阻滞药患者的护理见第十二章第一节。

3. 心力衰竭患者的护理

对并发心力衰竭的患者，护士应控制输液速度及入量，以减轻患者心脏负荷。同时，观察患者有无憋气、咳喘等不适。根据医嘱，为患者应用正性肌力药，如洋地黄类药、磷酸二酯酶抑制药和小剂量多巴胺或多巴酚丁胺。

磷酸二酯酶抑制药氨力农、米力农具有正性肌力及扩张血管作用，可用于难治性心力衰竭、慢性心力衰竭急性恶化、围心脏手术期心力衰竭及心脏移植的过度治疗。

异丙肾上腺素可增强心肌收缩力、增快心率，用于严重心动过缓伴低心排血量患者。多巴胺、多巴酚丁胺等，可增强心肌收缩力，用于治疗终末期心力衰竭、围心脏手术期的急性心力衰竭、伴急性肾衰竭的心力衰竭和伴低血压的心力衰竭等。两者联合使用可有较好疗效。多巴酚丁胺常用剂量为 2.5~10 μg/

（kg·min），以 2~3 μg/（kg·min）起始，根据生命体征小幅度调整用量。多巴胺效应与其剂量有关。小剂量多巴胺（1~3 μg/min）主要作用于多巴胺受体并扩张肾动脉，保护肾功能；中等剂量多巴胺（5~10 μg/min）以兴奋 β- 受体为主，增强心肌收缩力并加快心率；较大剂量多巴胺（> 10 μg/min）以兴奋 α- 受体为主，引起血管收缩，血压升高。

AMI 时，洋地黄类药可导致心肌收缩不协调，增加心肌耗氧量，易诱发心律失常，发病 24 h 内禁用。AMI 发病 24 h 后，洋地黄类可用于伴快速房颤或心力衰竭者。常用西地兰，静脉注射 0.2~0.4 mg，必要时 4 h 后可再给予 0.2 mg，总量不超过 0.8 mg/24 h。

应用西地兰、多巴胺和异丙肾上腺素的护理见第十二章第二节。

4. 伴有机械并发症患者的护理：AMI 常见机械并发症包括乳头肌功能失调或断裂、室间隔破裂穿孔、心脏游离壁破裂、栓塞或血栓形成及室壁瘤，常见于高龄、高血压、初次大面积 AMI 患者，与病变血管多、梗死面积大、病情危重及预后差相关，需加强监测，以便及时发现。

AMI 伴心脏游离壁破裂是致命性并发症。发生前常反复出现剧烈心绞痛及 ECGST-T 改变。发生心脏游离壁破裂即可出现突发血流动力学衰竭、心脏压塞及电机械分离，多数患者数分钟内死亡。镇静、心包穿刺及主动脉球囊反搏（intra-aortic balloon pump，IABP）以恢复血压的内科及手术治疗，但复苏成功率均较低。

室间隔破裂穿孔大多发生在 AMI 后 3~5 d。患者可出现胸痛加重、低血压或心源性休克及严重心力衰竭。内科治疗如利尿药、血管扩张药、正性肌力药及 IABP 等治疗效果差，手术治疗是目前最有效的治疗手段。

乳头肌功能不全多发生在 AMI 早期，无特异性临床表现。当出现乳头肌断裂时，患者可出现严重左心心力衰竭或心源性休克表现。对血流动力学稳定者以改善心肌缺血为主，血流动力学不稳定者常需急症手术治疗。

当出现栓塞或血栓形成时，可采用抗凝或溶栓治疗。当合并室壁瘤影响心功能或出现严重心律失常时，应尽早手术治疗。

相关急救技术的护理，如心包穿刺、IABP 和电复律见第十一章。相关急救药的护理，如利尿药、血管扩张药和正性肌力药等见第十二章。

5. 心源性休克的救护

大面积 AMI 或右室 AMI 时易出现心源性休克，可适当予以扩容治疗。若扩容治疗无效，可静脉应用正性肌力药。治疗过程中应监测血液动力学指标以指导治疗，同时防止补液过量诱发急性左心衰。严重低血压时，可静脉滴注多巴胺 5~15 μg/（kg·min），必要时可与 3~10 μg/（kg·min）多巴酚丁胺联合应用。大剂量多巴胺无效时，可予以去甲肾上腺素 2~8 μg/min 升压治疗。

药物治疗效果欠佳时及时应用辅助循环装置。IABP 是目前治疗心源性休克最常用的辅助循环装置，具体护理措施见第十一章第二节。

（三）溶栓治疗患者的护理

1.评估患者有无溶栓治疗的适应证和禁忌证

（1）ACS溶栓治疗的适应证：胸痛持续 ≥ 30 min，含服硝酸甘油无效者；相邻两个或更多导联ST段抬高，其中肢体导联 > 0.1 mV、胸导联 > 0.2 mV；发病 ≤ 12 h者；新出现的完全左束支传导阻滞，病史提示AMI者及年龄 ≤ 75 岁，且无溶栓禁忌证者。

（2）ACS溶栓治疗的禁忌证：活动性内出血或消化性溃疡出血者；怀疑主动脉夹层者；半年内脑血管意外、脑外伤或短暂性脑缺血发作者；已知有颅内肿物或动静脉畸形者；两周内行内脏手术、活检、长时间或创伤性心肺复苏及不能实施压迫的血管穿刺和外伤者；控制欠佳的高血压者（ > 180/110 mmHg）；出血性视网膜病或其他出血性眼部疾病者；各种血液病、出血性疾病、严重出血倾向及严重肝、肾衰竭及恶性肿瘤患者。

2.根据病情选择溶栓药物和输入方式

静脉溶栓简单易行，为首选方法。常用药物包括尿激酶、链激酶及重组组织型纤溶酶原激活剂等。具体用法如下：

（1）尿激酶：150 万 ~200 万 IU 以 10 mL 生理盐水溶解后加入 100 mL 生理盐水中，30 min 内静脉滴入。滴注后 12 h 序贯肝素 7500 U 皮下注射，每 12 h 一次，持续 3~5 d，防止再栓塞发生。

（2）链激酶：150 万 U 以 10mL 生理盐水溶解后加入 100 mL 生理盐水中，1 h 内静脉滴入。使用前应皮试，过敏者禁用。

（3）重组组织型纤溶酶原激活剂：总量为 50~100 mg，先以 8~15 mg 静脉推注，余量于 90 min 内静脉滴注完。重组组织型纤溶酶原激活剂半衰期短，应于滴毕后静脉应用肝素 700~1000 U/h，以预防血管再闭塞。

3.加强溶栓过程中的监测，及时发现并发症，并进行对症护理。

（1）溶栓前应记录 12 导或 18 导 ECG，并标记各导联电极的位置：溶栓开始后 3 h 内每半小时复查一次 12 导联 ECG，对正后壁及右室 AMI 者应行 18 导 ECG 检查。复查时应保证导联电极位置与之前相同，以利于不同时段 ECG 的对比。溶栓前还应完善血常规、凝血功能及血型等检查，必要时核血备用。

（2）溶栓过程中监测胸痛缓解情况和有无并发症：应密切监测患者体温、脉搏和呼吸等生命体征，同时询问患者胸痛缓解情况，观察患者有无发热；有无牙龈或皮下出血；有无咳血或血尿等出血征象，以及有无心慌、心悸、少尿或呼吸困难等。

（3）定时监测活化部分凝血活酶时间和心肌损伤标记物：应用肝素者应每 4 h 测定活化部分凝血活酶时间（activated partial thromboplastin time，APTT），并使其维持在正常值的 1.5~2 倍。发病后每 2 h 复查 CK 及 CK-MB，并监测其变化趋势。

（4）及时处理溶栓过程中出现的并发症：出血为溶栓最常见的并发症，对轻度出血，如皮肤或黏膜出血、小量咯血、呕血等，可不予处理。对重度出血，如大量咯血、消化道大出血、腹膜后出血或颅内出血等，护士应及时根据医嘱为患者输注血浆、凝血因子及红细胞等，以免引起失血性休克甚至呼吸心搏骤停。此外，溶栓过程中亦可发生再灌注性心律失常，对于一过性且对血液动力学影响小者，可不予特殊处理，对于持续时间长且对血流动力学影响较大者，应及时根据医嘱对症进行处理。

（5）溶栓治疗后血管再通及时进行评价：溶栓后应及时评价血管再通情况，包括直接指征及间接指征，以评价溶栓效果。

溶栓治疗后血管再通的直接指征为对冠状动脉进行造影，并进行血流分级。冠状动脉造影血流分级（thrombolysis in myocardial infarction，TIMI）分为：0级：无灌流，即在闭塞部位及远端无前向血流充盈；Ⅰ级：微灌流，即造影剂通过闭塞部位，但其远端血管无前向血流；Ⅱ级：部分灌流，造影剂通过闭塞段并到达远端血管，但充盈速度较正常血管慢；Ⅲ级：完全灌流，前向血流充盈远端血管快速而完全。冠状动脉造影显示冠脉血流达Ⅱ、Ⅲ级时，表明血管再通，溶栓效果良好。

溶栓治疗后血管再通间接指征包括：①自溶栓开始后2 h内抬高最显著的导联ST段回降≥50%；②自溶栓开始后2 h内胸痛较溶栓前迅速缓解>70%或完全缓解；③2 h内出现再灌注心律失常，如加速性室性自主心律、房室或束支阻滞突然改善或消失，或一过性窦性心动过缓；④血清CK-MB酶峰提前至发病16 h以内，或CK酶峰提前至发病16 h以内。具备2项或以上者考虑再通，但仅具备第2与第3项者不能判定为再通。

（四）抗血栓治疗的护理

抗血栓治疗包括应用阿司匹林、氯吡格雷、磺达肝癸钠、肝素或低分子肝素等药物进行抗凝和抗血小板治疗，以防止血栓进一步形成，促进血栓溶解，减轻冠状动脉狭窄。

1. 抗凝药的护理

（1）评估患者有无抗凝禁忌证：抗凝治疗禁用于严重出血倾向、活动性出血、严重肝肾功能衰竭及短期内大手术患者。除有禁忌证患者外，AMI急性期患者均应采用抗凝治疗。

（2）根据病情选择抗凝药、给药途径及剂量：常用药物包括普通肝素、低分子肝素及磺达肝癸钠等。普通肝素可与抗凝血酶Ⅲ形成复合物，使凝血酶及活化X因子失活，发挥抗凝作用。普通肝素起始剂量常规为60 U/kg，最大剂量为4000 U，继以12 U/（kg·h）经静脉输入维持，但静脉维持剂量应不应超过1000 U/h。静脉使用肝素48 h后可改为低分子肝素皮下注射。停药时逐渐降低滴注速度，6 h内减半，12 h内停用，避免突然停药。

低分子肝素较普通肝素抗Ⅹa活性强、抗Ⅱa活性弱，故出血的副作用少且无需监测APTT。对于年龄<75岁且肾功能正常者，先静脉推注30 mg，15 min后予以1 mg/kg皮下注射，每日两次，最长使用8d；≥75岁者，不予静脉负荷量，仅给予0.75 mg/kg皮下注射，每日两次，最长使用8 d。对于肾功能严重异常，即血肌酐清除率<30 mL/min者，给予1 mg/kg皮下注射，每日一次。

磺达肝癸钠可间接抑制 Xa 因子。肾功能正常者,予以静脉注射 2.5 mg,随后 2.5 mg 皮下注射每日 1 次,最长使用 8 d。

(3)监测止血和凝血功能,并根据监测结果及时调整抗凝治疗方案:应用肝素治疗过程中应监测 APTT,或激活全血凝固时间(activated clotting time of whole blood,ACT)。国际标准化比值(international normalized ratio,INR)为 2~3 时可停止低分子肝素治疗,仅予以华法林治疗。

(4)及时发现抗凝治疗的不良反应,做好对症护理:抗凝治疗中应注意有无出血倾向,定期监测血常规变化,及时发现有无肝素相关性血小板减少等不良反应。

2.抗血小板药的护理

(1)评估患者有无禁忌证:抗血小板药物禁用于有活动性出血、消化道溃疡及对相关药物成分过敏的患者。

(2)根据病情选择抗血小板药、给药途径及剂量:①阿司匹林:不可逆地抑制血小板环氧化酶,阻止血小板内合成前列腺素及释放血栓素,从而抗血小板聚集。一般首剂为 300 mg,维持量为 100 mg/d,需长期使用。②氯吡格雷:为二磷酸腺苷受体拮抗剂,与阿司匹林合用有协同作用。该药口服起效快,通常首剂为 300 mg,维持量为 75 mg/d,至少应用 9 个月以上。③血小板糖蛋白 II b/ III a 受体拮抗剂:如阿昔单抗、依替非巴肽及替罗非班等亦常用于前壁 AMI、年龄 < 75 岁而无出血危险的患者,但不推荐常规应用。④阿昔单抗:静脉推注 0.25 mg/kg,再以 0.125 μg/(kg·min)静脉滴注维持 12 h,静脉滴注维持时最大量为 10 μg/min。⑤依替非巴肽:先静脉推注 180 μg,10 min 后重复一次,继以 2.0 μg/(kg·min)静脉滴注维持 12~24 h。⑥替罗非班:予以静脉负荷量 25 μg/kg 静脉注射,继以 0.15 μg/(kg·min)静脉滴注维持 24 h。

(3)及时发现抗血小板药的不良反应,做好对症护理:使用抗血小板药期间应注意有无出血、胃肠反应、肝功能损害及皮肤损害等不良反应。定期监测血常规、凝血功能及肝功能等,发现异常时及时通知医生调整用药剂量。

(五)抗缺血药的护理

1.硝酸酯类药的护理

(1)评估患者有无适应证和禁忌证:硝酸酯类如硝酸甘油、单硝酸异山梨酯等代谢后可转化为一氧化氮,后者是重要的内源性血管张力调节剂,可扩张血管,降低外周血管阻力,减轻心脏前后负荷,扩张冠脉,增加心肌供血,改善心脏收缩及舒张功能。适用于 AMI 伴心力衰竭、大面积前壁 AMI、心肌缺血伴高血压等患者。禁用于 AMI 伴低血压(收缩压 < 90 mmHg)或心动过缓(< 50 次 /min)者。硝酸甘油可降低心脏前负荷,不适用于右心室梗死患者。

(2)根据患者病情选择药物和给药方式:急性期患者应首选静脉滴注硝酸甘油,以 10~20 μg/min 起始,根据临床反应及生命体征,每 5~10 min 增加 5~10 μg,直至临床症状完全控制,或平均动脉压下降 30%(维持收缩压 ≥ 90 mmHg)、心率增加 10 次 /min 以上,维持心率 ≤ 110 次 /min,或肺动脉舒张末压降低 10%~30%。当收缩压 ≤ 90 mmHg 时，应减慢其滴注速度或停用。对急性 AMI 伴心力衰竭或高血压患者，静脉使用硝酸甘油 24~48 h 后应改为口服维持治疗。临床常用口服硝酸酯类药包括硝酸甘油、硝酸异山梨醇酯和 5- 单硝酸异山梨醇酯三种。硝酸甘油半衰期短仅有数分钟，用于控制急性心肌缺血发作；硝酸异山梨醇酯及 5- 单硝酸异山梨醇酯半衰期较长，分别为 40~90 min 及 4~5 h，可规律口服用药控制病情进展。通常 ACS 患者需联合用药，当硝酸酯类药与血管紧张素转换酶抑制药或 β- 受体阻滞药合用时，可产生协同作用，改善临床症状及左室收缩功能；同时降低心动过速发生率。

（3）密切监测不良反应，及时进行对症护理：硝酸酯类药可引起头痛、低血压、反射性心动过速等，应密切观察及监测。长期连续使用硝酸酯类药可产生耐药性，这与硝酸酯转化为一氧化氮时所需要的硫氢基相对耗竭有关。间断给药允许无药间期存在，是避免其发生的唯一有效方法。通常在停药后 12 h，硝酸甘油的疗效可恢复，故在临床使用中应保证 12~14 h 的无药间期，以确保硝酸甘油的疗效。持续静脉滴注硝酸甘油 24~48 h，很少出现耐药性。若临床高度怀疑耐药时，可增加滴注剂量以提高疗效。长期应用者应逐渐减量，避免突然停药。

2. β 受体阻滞药的护理

（1）评估患者有无适应证和禁忌证：β 受体阻滞药可减慢心率，抑制心肌收缩力，减少心肌耗氧，降低交感神经及儿茶酚胺的兴奋性，预防恶性心律失常及再梗死的发生，应作为无禁忌证 ACS 患者的常规治疗。对于缓慢心律失常或 Ⅱ 度以上房室传导阻滞、急性心力衰竭、支气管哮喘、低血压、严重周围血管病及胰岛素依赖型糖尿病等患者禁用。

（2）根据病情选择药物和给药方式：在紧急情况下如前壁 AMI 发病 24 h 内伴剧烈胸痛及高血压者，并且无 β 受体阻滞药禁忌证者，可予 β 受体阻滞药如美托洛尔 5 mg 静脉推注，推注速度为 1 mg/min。观察 5 min。若患者心室率下降至 50 次 /min 以下，或收缩压 < 90 mmHg，则停止注射，否则可重复 1~2 次至总量达 15 mg，后改为口服维持治疗。而对其余大部分无禁忌证患者，均应在 24 h 内开始口服 β 受体阻滞药。β 受体阻滞药的使用应个体化，由小剂量开始，每隔 2~4 w 将剂量逐渐加倍至目标剂量后长期维持。通常以患者静息心室率降至 55~60 次 /min，且不低于 50 次 /min 时的 β 受体阻滞药用量为目标剂量。对伴有心力衰竭者，可在应用洋地黄、利尿药及血管扩张药的基础上，待病情稳定后开始使用 β 受体阻滞药。

（3）密切监测不良反应，及时给予对症护理：β 受体阻滞药可引起低血压、心动过缓、房室传导阻滞及心衰加重。用药期间应密切监测心率。心率减慢，即 < 60 次 /min 时，可将 β 受体阻滞药的剂量减半；若症状仍未改善，应考虑停药。新发生的 Ⅱ 度以上房室传导阻滞或窦房阻滞需立即停药。β 受体阻滞药可减弱心肌收缩力，发挥负性肌力作用，若患者出现心力衰竭症状加重且洋地黄、血管扩张药或利尿药控制不良时，应考虑减量或停药。减量过程应缓慢，至少持续 2 w，以防突然撤药致病情恶化。

3. 血管紧张素转换酶抑制药（angiotensin converting enzyme inhibitors，ACEI）的护理

（1）评估患者有无适应证和禁忌证：急性 AMI 早期肾素 - 血管紧张素 - 醛固酮系统激活，强烈收缩血

管。ACEI 可抑制血管紧张素Ⅰ向血管紧张素Ⅱ转化，阻止肾素 – 血管紧张素 – 醛固酮系统的生物学瀑布效应，从而降低外周血管阻力，降低左室充盈压，减少水钠潴留，长期使用可抑制心室重构，降低病死率。尤其适用于 AMI 伴左室收缩功能障碍者，即射血分数＜ 40%。ACEI 禁用于低血压、肾功能衰竭及双侧肾动脉狭窄者。

（2）根据病情选择药物和服用方式：一般来说，发病 24 h 后，如无禁忌证，所有 STEMI 患者均应长期口服 ACEI。ACEI 应从小剂量开始，在 24~48 h 内根据临床反应调整用量。常用药物包括卡托普利、雷米普利和福辛普利等。

（3）密切监测不良反应，及时给予对症护理：长期应用 ACEI 维持治疗的患者，不应轻易停药，以免加重病情。ACEI 主要不良反应包括低血压、肾功能损害、高血钾、咳嗽及血管神经性水肿等，与血管紧张素减少及缓激肽增加有关。应定期监测肾功能，用药后血肌酐升高超过 50%，或绝对值超过 2.5 mg/dL 时应停药。

4. 钙拮抗药的护理

（1）评估患者有无适应证和禁忌证：钙拮抗药可扩张冠状动脉，缓解冠状动脉痉挛，增加心肌供血；扩张外周动脉，减少心脏后负荷，降低心肌耗氧，可用于改善 AMI 后无左室功能障碍或房室传导阻滞者的心肌缺血，亦可用于控制 β– 受体阻滞药无效或禁忌的快速房颤患者的心室率。需要注意的是，钙拮抗药可降低心肌收缩力，不推荐用于 AMI 急性期患者。

（2）根据病情选择药物和输入方式：钙拮抗药，包括二氢吡啶类，如硝苯地平，以及非二氢吡啶类，如维拉帕米和地尔硫卓。对于具有适应证的急性期患者，可采用静脉滴注，从小剂量开始，严密监测生命体征，逐渐增加用量。稳定期患者可改为口服维持治疗。

（3）密切监测不良反应，及时进行对症护理：二氢吡啶类可反射性引起心率增快，应密切监测心率变化，可与 β 受体阻滞药合用。非二氢吡啶类可减慢心率并降低心肌收缩力，应避免与 β 受体阻滞药合用。

（六）血管造影的护理

1. 术前护理。做好术前解释及准备，完成碘过敏试验，前臂、腹股沟、会阴部备皮，指导患者练习床上排便。

2. 术中护理。术中注意观察及询问患者有无不适，缓解患者紧张、焦虑及恐惧的情绪。若出现面色苍白、大汗、心率下降及血压降低等，可能与迷走神经反射有关，需密切观察及时处理。部分患者可出现眩晕、恶心、荨麻疹等不适，可能与造影剂过敏有关，多数反应轻微且为一过性，可不予处理。

3. 术后护理。术后患者入住 ICU，严密监测生命体征及 ECG 变化，出现不适及时复查 ECG，并与术前对比。此外，还应做好如下护理工作。

（1）做好拔管护理：通常术后即刻拔除桡动脉鞘管，4~6 h 拔除股动脉鞘管。拔管后应正确压迫止血，拔除导管后局部压迫穿刺处 15~30 min，确认无出血后，以盐袋压迫 4~6 h 后弹力绷带加压包扎 12 h。当患者咳嗽或用力排便时应压紧穿刺点，防止局部出血。监测穿刺处有无出血或血肿，一旦发现立即解除包扎，手指压迫 15~30 min 止血后，重新加压包扎伤口。无症状的小量血肿可予以 50% 硫酸镁湿热敷或理疗促其自然吸收。大的血肿可出现失血性休克，应立即予以补液或输血治疗恢复血容量，并以弹力绷带重新加压包扎压迫止血。

（2）肢体制动，维持合适体位：患者术后应平卧 24 h，术侧肢体伸直制动 12 h，观察患者意识及肢体活动能力。经桡动脉穿刺的患者无需严格卧床，但应注意抬高术侧上肢。术侧腕关节制动 12 h 左右，避免用力握拳。每 2 h 对患者制动肢体远端进行轻度按摩，以促进其血液循环，防止血栓形成。注意观察桡动脉或足背动脉搏动、手部或下肢皮温及皮肤颜色，一旦发现皮温低或皮肤苍白，应及时适当松解压迫，无改善者应及时通知医生给予血管扩张药或溶栓药等，必要时请血管外科协助诊治以尽快恢复肢体血液供应。

（3）术后鼓励患者多饮水并适当补液，以促进造影剂排出，减少造影剂相关肾损害的发生：患者应多饮水，通常保持尿量 2 h 内达 800 mL 或 6~8 h 达 1000~2000 mL。期间，护士应密切监测并记录患者尿量，必要时根据医嘱予以利尿治疗。对于因不习惯床上排尿或前列腺增生所致排尿困难引起尿潴留的患者，可予热敷下腹部或按摩膀胱区促进排尿，必要时可予以导尿。

（4）术后观察患者有无并发症：观察患者体温，以及局部穿刺点有无红肿、触痛及渗液等，并保持穿刺部位敷料清洁干燥，预防感染。术后短期患者体温＜ 38℃不伴其他不适时，可能与组织损伤或机体应激有关，可不予处理；当患者出现术后高热体温＞ 38℃且持续时间较长时，应警惕创口感染、血源性感染或降主动脉夹层的发生，应及时通知医生，并根据医嘱对症进行处理。

（七）经皮冠状动脉腔内血管成形术（percutaneous transluminal coronary angioplasty，PTCA）的护理

1. 评估患者有无适应证及禁忌证。PTCA 是应用球囊导管经股动脉送入冠状动脉狭窄部位，利用球囊扩张的机械作用撕裂粥样硬化斑块，扩张狭窄动脉，改善心肌供血，适用于多支或单支多发的冠状动脉病变、近期内完全闭塞的血管、不稳定性心绞痛、急性 AMI、冠状动脉旁路移植术后复发及有明确心肌缺血证据但有大面积存活心肌的心绞痛患者等。对于左主干病变、累及多支冠状动脉的严重弥漫性狭窄病变、超过半年的慢性完全闭塞性病变、狭窄段附近血管壁薄伴有血栓或动脉瘤、出血性疾病或高凝状态等患者，应用 PTCA 效果差且易出现并发症，故应禁用。

2. 做好术前护理。做好术前解释及准备，完成碘过敏试验，腹股沟及会阴部备皮，指导患者在床上练习排便。监测生命体征，协助医生完善相关化验检查并了解检查结果，以评估患者器官功能。

3. 术中护理

（1）给予患者氧气吸入，建立静脉通路，并准备急救用物：患者入操作室后予以吸氧，及时准确连接好监护设备，选择示波好的导联，及时准确记录监护指标。建立静脉通道，避免穿刺侧肢体输液。床旁备除颤仪、起搏器及各种急救药品，确保仪器功能正常。

（2）严密监测，及时对症处理：操作过程中，密切监测生命体征，准确及时向医生反馈。操作中由于造影剂刺激、球囊阻塞血管及再灌注等可引起心律失常及血压下降，需密切关注及时处理。严重心动过缓者，

可予阿托品 0.5~1 mg 静脉推入。出现室颤者，应立即行电除颤治疗。血压低者，可适当加快输液速度，予以激素对症及多巴胺升压治疗。术中询问患者有无胸痛、胸闷、心悸等不适。通常每次球囊扩张的时间为 20 s 至 2 min，若患者出现胸痛或 ECG 改变，应立即停止扩张，将球囊抽瘪，通常胸痛多为一过性，暂停操作后即可缓解。一般常需扩张 2~4 次，至造影所见狭窄部位扩张满意为止。持续性胸痛多与冠脉痉挛、内膜撕裂致夹层或血栓形成有关，应立即停止操作并予以冠脉内注入硝酸甘油 100~200 μg。部分患者术中可能出现皮疹、瘙痒、颜面水肿等造影剂过敏反应，严重者可出现呼吸困难甚至过敏性休克，应及时发现并予以苯海拉明、激素及补液等进行抗过敏和对症支持治疗。PTCA 术中应加强抗凝治疗，开始给予肝素负荷量 6000~10000 u，以后每 1 h 追加 2000 u。

（3）及时对 PTCA 效果进行评价：当心绞痛症状缓解、客观非创性检查示心肌缺血减轻、术后残余狭窄 < 30% 且无严重并发症出现时，可判定 PTCA 成功。

4. 术后护理

（1）预防并发症：术后患者应入住监护室，严密监测生命体征，预防并发症出现，急性冠状动脉闭塞是 PTCA 最严重的并发症，常在术后 3d 内出现。因此术后 3 日内应每日复查 ECG，注意患者有无心绞痛发作及 ECG 变化，及时发现异常并告知医生，做好抗凝、溶栓或急诊手术的准备。

（2）PTCA 术后应严格执行抗凝治疗：术后肝素以 600~1000 u/h 速度持续静脉滴入 24 h，防止再狭窄或闭塞。24 h 后改为口服阿司匹林及氯吡格雷等，抗血小板聚集治疗。术后继以硝酸甘油 10 μg/min 静脉点滴维持 24 h 和口服钙拮抗剂治疗，预防冠状动脉痉挛。

（八）一般护理

1. 向患者阐明卧床休息的必要性，减少随意活动，定时翻身及进行必要生活护理。对于卧床时间较长的患者需定期给予肢体及关节被动活动，促进肢体血液循环，防止血栓形成。

2. 低盐低脂饮食，多食富含维生素、纤维素、优质蛋白易消化食物，少食多餐，保证患者每天足够热量及营养。高血压和心功能不全者应限制钠盐摄入。

3. 保证患者治疗环境的安静舒适。耐心向患者解释病情，适时安慰患者，使其情绪稳定，减少痛苦，配合治疗。在抢救过程中，医护人员说话应低声谨慎，操作应轻巧文雅，治疗应遵嘱有序，避免给患者造成心理负担。

4. 调脂药，如他汀类可减小富脂核，增加细胞外基质；增强斑块纤维帽；改善内皮细胞功能、稳定粥样斑块，从而减少冠脉事件发生，故应早期和持续应用。

5. 预防便秘。保证大便通畅，必要时予以缓泻剂促排便。

6. ACS 患者常伴有胸痛、恐惧及焦虑等，这使交感神经兴奋性增加，引起心率加快、血压升高及心肌耗氧量增加，从而不利于控制梗死面积及预防恶性心律失常。故适当的镇痛及抗焦虑治疗对控制患者病情尤为重要。剧烈胸痛者可予吗啡 2~4 mg 静脉注射，必要时可间隔 5 min 再次应用。对于高龄或慢性阻塞性肺部疾病患者,静脉注射吗啡易引起低血压或呼吸抑制,使用期间应密切监测生命体征及意识变化,必要时予以纳洛酮拮抗或呼吸机辅助治疗。

七、健康教育

1.居住处应保持空气清新、温湿度适宜,叮嘱患者随天气变化增减衣物,避免寒冷刺激。

2.指导患者建立良好生活方式。合理饮食,戒烟限酒,不饮咖啡、浓茶和酒等刺激性饮品,不食用辣椒、胡椒或生姜等刺激性食物,注意休息,避免劳累,保证充足睡眠。控制情绪,避免激动。养成定时排便的习惯,避免大便用力。

3.酌情进行运动。心功能差的患者可考虑太极拳、散步、气功活动;心功能较好者可做慢跑、骑自行车等活动,提高心肺功能。运动过程中若出现胸痛、心悸、头晕等不适,应及时停止。

4.按时服药和定期复诊。定期监测体重、血糖、心率及血压等变化。随身携带硝酸甘油,若胸痛发作可舌下含服,若症状不能缓解需及时就医。

第四节　老年心脏性猝死的护理

各种原因引起患者心脏射血功能突然停止、全身血液循环中断、意识丧失、呼吸停止者称为心脏骤停（cardiac arrest，CA）。心脏性猝死（sudden cardiac death，SCD）是指在急性症状发作1 h内发生的以意识突然丧失为特征的、由心脏原因引起的自然死亡。CA常是SCD的直接原因。因SCD死亡的时间及形式是快速的、无法预期的，所以其成为公共卫生和临床医学领域中最危急情况之一。老年人是心血管病高发人群，心肺基础功能差，对缺血缺氧耐受力不佳，是SCD高发人群。

一、病因

高龄、男性、肥胖、紧张、劳累、情绪激动、用力排便、糖尿病、高血压、吸烟及饮酒等均是促发老年SCD的诱因，1年内发生过CA的幸存患者亦是SCD的危险因素。

在SCD中，冠状动脉硬化性心脏病是引起老年SCD的常见病因，其中以AMI多见。此外，高血压引起的左心室肥厚、主动脉钙化狭窄和致病性心律失常等非冠状动脉疾病亦可引起老年SCD。

二、发病机制

促发SCD的机制包括缺血性、机械性及心电性。当精神刺激、体力活动等激活自主神经系统时，引起交感神经系统紧张性增高及副交感神经系统影响性减弱，致心率、血压、血小板聚集性及血液黏稠度增加，促进冠状动脉斑块破裂、血栓形成及栓塞，增加缺血性事件（心绞痛或AMI）发生；致心肌细胞肥厚、纤维化、坏死及缺血，增加心电不稳定性，影响心脏传导系统，降低室颤阈值，增加心律失常的发生率，从而导致SCD。

三、临床表现

（一）症状

SCD的临床过程分为前驱期、终末事件期、CA期及生物学死亡期。

1. 前驱期：患者可有胸痛、憋气、乏力或心悸等，部分患者可无任何前驱症状。

2. 终末事件期：是指从心血管状态骤变到CA发生前的这段时期，其临床表现与病因有关。患者可表现为剧烈胸痛、严重呼吸困难或突发心悸等，在SCD前数分钟或数小时内也可有心动过速或室性心律失常等心电活动异常。

3. 心脏骤停期：患者因脑血流中断而出现意识丧失、抽搐或惊厥。此时患者血压测不出，出现叹气样呼吸或呼吸停止，需立即予以心肺复苏（cardiopulmonary resuscitation，CPR）。

4. 生物学死亡：患者在 CA 期后 4~6 min 内脑组织开始出现不可逆性损伤，数分钟后出现生物学死亡。

（二）体征

前驱期一般无阳性体征。CA 后心音消失、颈动脉或股动脉等大动脉搏动消失，呼吸音消失，瞳孔散大，光反应消失。

四、辅助检查

1. 实验室检查：血气分析、电解质和毒物分析等检查用以明确有无酸中毒、呼吸衰竭、严重电解质紊乱或酸中毒等，为抢救用药提供依据并简单筛查病因。

2. 影像学检查：头部或胸部 CT、MRI 或血管造影检查，用以明确有无大面积肺栓塞、重症肺炎、大量胸腔积液或大面积脑出血等病变。UCG 可以明确心脏结构、大小及功能情况。

3. 心电图和心内电生理检查：心电监护或 ECG 检查显示心室颤动或扑动、电机械分离或心脏停搏呈无电波的直线。对于 AMI、心肌炎等严重心脏病变所致的 SCD，可有原发病变的 ECG 表现。心脏电生理检查用以明确心脏传导系统有无异常，筛查 SCD 高危的心脏疾病患者。

4. 脑电图检查：对于复苏后 24~48 h，仍无皮层反射、瞳孔反射、疼痛反射及运动反射的患者，应予以脑电图检查，明确有无缺血缺氧性脑病或脑死亡。

五、治疗原则

当患者呼吸、意识及大动脉搏动均消失时，即可判定为 SCA，应立即施行 CPR。因 CA 在 4~6 min 后，脑细胞即可出现不可逆损伤，所以应争取在 5 min 之内完成有效 CPR。抢救时间越早，复苏成功率越高。

复苏成功后，应对患者进行有效高级生命支持，以防止其器官继发损伤，同时，完善相关检查以明确病因，并针对病因进行治疗，避免 CA 的再发。

六、护理措施

（一）紧急救护

1. 病情评估。对 CA 的诊断要及时准确，以免延误抢救时机。患者突然出现意识丧失或抽搐、呼吸停止、大动脉搏动消失及心音消失，ECG 示室颤或直线等，即可做出诊断。

2. 心脏骤停与复苏。一旦确诊 CA，立即组织人员 CPR。多人在场时，应由 1 人负责指挥 CPR，其余人员分别负责胸外按压、电除颤、人工呼吸、建立静脉给药、连接监护仪、记录病情变化及 CPR 过程等。人员间需相互配合，有序更换，避免慌乱。仅有 1 人在场时，应立即施救，不可因拨打急救电话或召集医护人员而延误 CPR。条件允许时向家属询问患者发病史，家族史及简要病情，为治疗提供线索及依据。

3.实施 CPR。CPR 前将患者放置在坚固的平面上呈仰卧位，双上肢置于身体两侧，松开衣领腰带，按照胸外按压 - 开放气道 - 人工呼吸顺序进行（circulation-airway-breathing,C-A-B）。CPR 具体操作步骤和救护要点见第十一章第一节。

4.室颤患者复苏。应尽早行电除颤。具体操作步骤和救护要点见第十一章第一节。除颤失败者，可予以胺碘酮对症控制心律。无效者，注意有无严重电解质紊乱、酸中毒或低血糖等原因，应及时纠正，以稳定心律。

（二）用药期间的护理

1.给药途径

（1）气管内给药。保留气管内插管的患者可经气管内给药。其给药简便、作用迅速有效、不良反应小。所给药物适当稀释至 10 mL，剂量为静脉给药的 2~2.5 倍。

（2）心腔内注射给药。在心前区第四、第五肋间胸骨左缘旁开 1~2 cm，即右心室处，垂直刺入 4~5 cm，回抽见血通畅后注药。此方法易损伤心肌，引起心律失常或心肌坏死，临床应用较少。

（3）静脉途径给药。静脉是最常用的给药途径。护士应建立至少两条以上静脉通路，其中一条静脉通路单独进行血管活性药物输注，以维持稳定的血压及心率水平。其他药物，如碳酸氢钠、脱水药、血制品及抗生素等则由另一路静脉输注。在条件允许时，护士可建立中心静脉途径，以方便药物快速输入，并进行有创压监测。

2.常用急救药的护理。CA 患者常用药包括抗心律失常药、血管活性药、利尿药和脱水药等。详见第十二章常用急救药的护理。

（1）肾上腺素：是 CPR 的首选药物，可提高冠状动脉及脑灌注压，将细颤变为粗颤，提高除颤成功率。在至少 2 minCPR 和 1 次电除颤后开始使用，可每 3~5 min 静脉注射 1 mg 或气管内予以 2~2.5 mg 肾上腺素。在复苏成功后，对于心动过缓及低血压患者，可予肾上腺素 1~10 μg/min 维持。

（2）碳酸氢钠：碳酸氢钠主要应用于代谢性酸中毒、高钾血及长时间 CA，即 CA15 min 以上的患者。在 CPR 早期，即 CA15 min 内，患者主要表现为呼吸性酸中毒，故不宜应用碳酸氢钠。碳酸氢钠首次剂量为 1 mmol/kg，此后根据动脉血气分析结果及时调整用量，并防止使用过量致碱中毒的出现。

（3）胺碘酮：对于肾上腺素治疗或电除颤无效的室性心律失常患者应首选胺碘酮。其初始量为 300 mg 快速静脉注射，若静脉注射无效，在 10~15 min 后可再静脉注射 150 mg，继之以 1 mg/min 维持 6 h，之后以 0.5 mg/min 速度维持 18 h。患者每日使用剂量不应超过 2g。

（4）利多卡因：利多卡因适用于室性心律失常患者，初始剂量为 1~1.5 mg/kg 静脉注射。必要时 5~10 min 可再给 0.5~0.75 mg/kg 静脉注射，直到最大量 3 mg/kg，继之 1~4 mg/min 维持。

（5）硫酸镁：主要用于尖端扭转型室速及低镁血症者，可予生理盐水 100 mL+25% 硫酸镁 10 mL 静脉滴入。

（6）血管升压素：主要是收缩外周血管，在 CA 早期抢救复苏中用以替代第一、二剂肾上腺素。其使用方法是每 3~5 min 静脉注射 40 U。

（7）去甲肾上腺素：用于复苏后低血压患者的升压治疗，由 0.5~1 μg/min 起始，其后根据血压调整输注速度。因去甲肾上腺素可收缩肾脏血管，所以使用中护士应密切监测患者尿量，以便及时了解患者有无肾功能损害。

（8）多巴胺和多巴酚丁胺：多巴胺可激动 α、β 和多巴胺受体，发挥强心及收缩血管的作用，且其效应呈剂量依赖性，常用剂量为 2~20 μg/（kg·min）。多巴酚丁胺具有强大的正性肌力作用，用于治疗严重的心力衰竭，常用剂量为 2~20 μg/（kg·min）。但大剂量可使患者心率加快，加重心肌缺血。

（9）米力农及氨力农：为磷酸二酯酶抑制药，可发挥强心及血管扩张作用，用于治疗心源性休克、严重心力衰竭等。氨力农负荷剂量是 5~10 min 内缓慢静脉注射 0.5~1.0 mg/kg，此后以 5~10 μg/（kg·min）静脉输入维持。米力农负荷剂量为 25~75 μg/kg，缓慢静脉注射 5~10 min，此后以 0.25~1.0 μg/（kg·min）静脉输入维持。

（10）硝酸甘油及硝普钠：二者均可扩张外周血管，用于治疗充血性心力衰竭及高血压急症。低剂量硝酸甘油以扩张静脉为主，高剂量则以扩张动脉为主，其常用起始剂量为 10~20 μg/min，此后应根据患者生命体征及时调整剂量，但长期持续应用可产生耐受性。硝普钠常用剂量为 0.1~5 μg/（kg·min），若患者持续输注 72 h 以上应警惕硫氰化物中毒。

（三）脑复苏

1. 因脑功能恢复是复苏成功的标志，所以在复苏期间护士应及时应用脱水药，以减轻脑水肿、神经损伤和脑部耗氧量。常用脱水药为 25% 甘露醇，剂量为 0.5~1.5 g/kg，在 15~20 min 内滴完，但其禁用于心功能或肾功能衰竭患者。

2. 当患者出现癫痫样发作时，可予安定 10 mg 静脉注射或氯丙嗪 25~50 mg 肌内注射，也可应用巴比妥类药对症治疗。

3. 给予亚低温冬眠，降低脑耗氧量，增强脑对缺血缺氧的耐受能力。亚低温治疗一般持续 12~24 h，并维持患者体温在 32~34℃。通常首先静脉滴注冬眠药物，待患者进入昏睡状态后，方可用冰帽，冰毯等开始进行物理降温。亚低温治疗可引起高凝、心律失常、高血糖及皮肤冻伤等，所以治疗期间护士除了加强基础护理外，还应密切监测心律、血糖和凝血功能变化，并及时进行对症护理。

（四）一般护理

在复苏后患者病情仍极不稳定，所以护士要严密观察患者生命体征、瞳孔、尿量、意识及末梢循环等变化。同时进行血气、电解质及肝肾功能监测等，明确患者有无继发器官功能损伤。

1. 循环功能的监测和护理。予以患者有创血压监测，并维持其收缩压 ≥ 90 mmHg 或平均动脉压 ≥ 65 mmHg，根据血压水平调整输液量及血管活性药用量，维持器官组织灌注。进行 ECG 监护，及时处理心律失常，以防再次发生 CA。对于快速性心律失常，予以电除颤或抗心律失常药控制；对缓慢性心律失常，如重度房室传导阻滞、窦性心动过缓等，可给予阿托品、异丙基肾上腺素维持或安装临时起搏器。尽早评价患者心肌损伤标记物、心功能及电解质等，并根据医嘱及时对症进行处理。

2. 呼吸功能监测和护理。保证氧气供给及呼吸道通畅，有效翻身拍背、气道湿化及气道清理，加强痰液引流，预防肺感染。使用呼吸机的患者，应监测动脉血气及血氧饱和度，使患者脉搏氧饱和度 ≥ 94%、动脉氧分压 ≥ 60 mmHg，以保证充足的氧供。同时，根据血气分析结果，调整吸入氧浓度，防止发生氧中毒。对于气管内插管患者，应妥善固定，准确记录其深度。对于需要转运的患者，在转运过程中应监测插管的位置，防止其脱出或移位。每次转运后应重新确定插管位置。病情允许时可通过完善胸部 X 线检查确定插管位置，确保其末端位于隆突之上。同时明确有无气胸、血胸等并发症。

3. 严格记录 24 h 出入量。若患者尿量 < 20 mL/h，有急性肾衰竭的危险，需及时通知医生对症处理。

4. 加强营养支持。通过静脉高营养或管饲饮食保证患者有足够的热量供给，以增强患者免疫力。

5. 加强血糖控制。严格将患者血糖控制于 8~10 mmol/L 之间，以降低感染发生率。

6. 维持患者正常体温。对于体温过低者，应加强保暖，但应保证复温过程缓慢平稳。对于发热患者，可适当予以降温治疗。

7. 复苏成功后应及时去除病因，如心包压塞、急性 AMI 和肺栓塞等，防止 SCD 再次发生。

8. 加强与患者及家属沟通，稳定情绪。

七、健康教育

1. 预防高危因素。SCD 预后极差，对于老年人尤其是伴有冠心病或高血压者，应定期体检，避免劳累，戒烟戒酒，规律服药。当出现心绞痛、心悸、胸闷或呼吸困难等不适时，应及时就医。

2. 教会患者及家属 CPR 技术。应对患者及家属普及 CPR 知识与技术，学会自救与互救。当遇到 SCD 患者，在迅速 CPR 的同时，应及时拨打 120 急救电话，在最短时间内将患者送至医院，争取抢救时间，挽救生命。

第五节　老年深静脉血栓形成的护理

深静脉血栓形成（deep venous thrombosis，DVT）是血液在深静脉内不正常凝固形成血栓致部分或完全阻塞管腔，导致引流区域血液回流障碍性疾病。全身主干静脉均可发病，但最常见于下肢深静脉。若深静脉内的血栓脱落栓塞到肺动脉或其分支，则引起肺血栓栓塞症（pulmonary thromboembolism，PTE）。DVT 与 PTE 是同一种疾病在不同部位、不同阶段的表现，两者合称为静脉血栓栓塞症（venous thromboembolism，VTE）。本节主要讨论下肢 DVT。

下肢 DVT 可发生于各年龄段，发病率随增龄而增加。因老年人体内血管内皮细胞产生的促凝物质增加，抗栓物质减少，血小板的肾上腺素受体增加，对肾上腺素等诱导剂反应性增强，血浆中纤维蛋白原含量逐渐增多，纤溶活性降低，血液较年轻人易凝固。此外，老年人多伴有动脉粥样硬化、糖尿病和高血压等慢性病，导致其血液黏稠，下肢血液回流缓慢和血管硬化，所以老年人是下肢 DVT 易患人群。加强对 DVT 的预防与诊治，可明显降低老年人病死率，改善其生活质量。

一、病因

DVT 发病与多种危险因素相关，包括原发性因素和继发性因素。前者包括抗凝血酶缺乏、先天性异常纤维蛋白原血症、高同型半胱氨酸血症、抗心磷脂抗体阳性等，后者包括髂静脉压迫综合征、骨折、高龄、吸烟、妊娠、肾病综合征等。老年人 DVT 前 5 位危险因素依次是大手术后、恶性肿瘤、外伤骨折、脑血管病后遗症和长期卧床。与青年人相比，老年 DVT 患者并存脑血栓后遗症和恶性肿瘤的比例明显增高。所以恶性肿瘤和脑血管病是老年 DVT 的高危因素。DVT 可先于诊断肿瘤前 1~12 个月出现。因此，对于无诱因的老年 DVT 患者应警惕潜在恶性肿瘤的可能。老年人是脑血管病高发人群，老年脑血管病患者因遗留肢体运动障碍，导致肢体活动减少，所以易诱发 DVT。

二、发病机制

导致下肢 DVT 的因素包括血流缓慢、静脉内膜损伤及血液高凝状态等。

1. 血流缓慢：下肢深静脉内血流缓慢，会在静脉瓣窦内形成涡流，使瓣膜局部缺氧，这不仅会激活内源性凝血系统，还可使血小板在血流中接近内膜，从而促进血栓形成。

2. 静脉内膜损伤：在静脉入口和汇合处的管壁结构最为薄弱，血流缓慢导致的瘀血可使管腔扩大，易诱发薄弱的内膜出现微小损伤。损伤可造成血管内皮细胞脱落及内膜下层胶原暴露，从而引起多种生物活性物质释放，并启动内源性凝血系统。此外，血管内膜损伤会改变静脉壁电荷，导致血小板聚集、黏附及纤维蛋白沉积。

3. 血液高凝状态：各种大型手术均可引起血液呈高凝状态，使血小板黏附聚集能力增强；患者术后血清前纤维蛋白溶酶活化物和纤溶酶两者的抑制水平均会升高，从而使纤维蛋白溶解减少；严重脱水会使血液浓缩，也可增加血液凝固性。晚期恶性肿瘤，如肺癌、胰腺癌、卵巢癌、胃癌或结肠癌等所释放的黏蛋白凝血活素等，也可使血液凝固性增加。

4. 炎症反应：近年来研究表明，血栓形成也涉及炎症反应。在损伤血管内壁，血小板黏附于血管内皮损伤的胶原蛋白，黏附的血小板被激活并释放炎性介质，发挥聚集附近血小板并促使其与胶原蛋白黏附聚集加速血栓形成的作用。

5. 遗传和环境因素：DVT 可能受家族遗传和环境综合因素影响而引起基因表达改变。一般来说，遗传突变影响凝血基因的表达，比如抗凝蛋白质、抗凝血酶蛋白 C 和 S 的减少，或促凝血蛋白质（如凝血酶原和因子Ⅷ）升高。遗传基因变异还会导致纤维蛋白溶解过程异常，这也可影响血栓形成。

三、临床表现

（一）症状

根据发病时间，可将下肢 DVT 分为急性期、亚急性期和慢性期。急性期是指 DVT 发病后 14 d 内，亚急性期是指 DVT 发病后 15~30 d，发病 30 d 后则 DVT 进入慢性期。在 DVT 急性期，患者主要表现为患肢肿胀、疼痛、压痛和浅静脉扩张。

1. 患肢肿胀：患肢肿胀是 DVT 后最常见症状。

2. 疼痛和压痛：患者疼痛的主要原因是血栓堵塞静脉，使静脉回流受阻。主要表现为患侧肢体胀痛，直立时疼痛加重。此外，血栓在静脉内会引起炎症反应，使患肢局部产生持续性疼痛。压痛主要局限在静脉血栓产生炎症反应的部位。

3. 浅静脉扩张：当主干静脉堵塞后，下肢静脉血会通过浅静脉回流引起浅静脉代偿性扩张。临床上也可以肺栓塞为首发症状。此外，急性期血栓形成的解剖部位不同，患者也会随之出现不同临床表现。根据急性期血栓形成解剖部位的临床表现，可将急性 DVT 分为中央型、周围型和混合型。

（1）中央型：即髂 - 股静脉血栓形成。患者起病急，患侧髂窝、股三角区有疼痛和压痛，浅静脉扩张。左侧发病多于右侧。

（2）周围型：包括股静脉或小腿深静脉血栓形成。局限于股静脉的血栓形成，主要特征为大腿肿痛，由于髂 - 股静脉通畅，故下肢肿胀往往并不严重。局限在小腿部的深静脉血栓形成，患者临床特点是突然出现小腿剧痛，患足不能着地踏平，行走时症状加重。

（3）混合型：即全下肢深静脉血栓形成。主要表现为全下肢明显肿胀、剧痛，股三角区、腘窝和小腿肌层都可有压痛，常伴有体温升高和脉率加速（股白肿）。如病程继续进展，肢体极度肿胀，对下肢动脉造成压迫及动脉痉挛，导致下肢动脉血供障碍，如不及时处理，可发生静脉性坏疽。

慢性 DVT 患者可发生血栓后综合征（post-thrombotic syndrome，PTS）。PTS 发病率为 20%~50%，是由于 DVT 后深静脉瓣膜功能受损导致慢性静脉功能不全所致。PTS 患者主要症状是下肢肿胀、疼痛，疼痛严重程度会随时间延长而减弱。

（二）体征

DVT 急性期，患肢组织张力增高，呈非凹陷性水肿；皮色泛红，皮温较健侧高。患肢肿胀严重时，肢体皮肤可出现水疱，并呈青紫色，这是由于静脉内淤积的还原血红蛋白所致。中央型 DVT 出现全下肢明显肿胀，浅静脉扩张，患肢皮温及体温均升高。周围型 DVT 表现为小腿肿胀且有深压痛，作踝关节过度背屈试验可致小腿剧痛（Homans 征阳性）；压迫小腿后方可引起局部疼痛（Neuhof 征阳性）。混合型 DVT 出现下肢动脉血供障碍时可表现为足背动脉和胫后动脉搏动消失，进而小腿和足背出现水疱，皮肤温度明显降低并呈青紫色（股青肿）。PTS 患者的体征主要是下肢水肿、色素沉着、湿疹和静脉曲张，严重者会出现足靴区脂性硬皮病和溃疡。

四、辅助检查

1. 实验室检查：血 DD 检查敏感性＞99%，可用于高危患者筛查。血浆 DD 是纤维蛋白复合物溶解时产生的降解产物。下肢深静脉血栓形成时纤溶系统被激活，血浆中 DD 浓度升高。

2. 影像学检查：超声多普勒检查为无创检查，其敏感性、准确性均较高，是 DVT 诊断的首选方法，适用于 DVT 高危患者的筛选，以及 DVT 患者的监测。螺旋 CT 静脉成像检查准确性较高，可同时检查腹部、盆腔和下肢深静脉情况。核磁共振静脉成像无需使用造影剂，能准确显示髂、股、腘静脉血栓，但不能满意地显示小腿静脉血栓。逆行性静脉造影是诊断 DVT 的金标准。其诊断敏感性和特异性均接近 100%，可显示静脉堵塞部位、范围和程度，以及侧支循环和静脉功能状态。其缺点是属于有创检查，且费用高。放射核素检查是利用核素在下肢深静脉血流或血块中浓度增加，然后通过扫描显像来诊断 DVT 的一种无创检查方法，适用于对造影剂过敏者。

五、治疗原则

DVT 急性期治疗主要是药物治疗和手术治疗。慢性期治疗主要是保守治疗，如间歇性腿部充气压迫和穿弹力袜。急性期药物治疗主要包括抗凝治疗和溶栓治疗。

抗凝治疗是急性期 DVT 的基本治疗。但是，单纯抗凝治疗不能有效消除血栓，所以还需应用尿激酶、链激酶或重组组织型纤溶酶原激活剂进行溶栓治疗。对高度怀疑 DVT 者，如无抗凝治疗禁忌证，在等待检查结果期间可应用普通肝素、低分子肝素、直接 II a 因子抑制药或间接 Xa 因子抑制药等进行抗凝治疗。待诊断明确后，可再根据确诊结果决定是否继续抗凝。

溶栓治疗主要包括导管接触性溶栓和系统溶栓。导管接触性溶栓是在超声引导下，将溶栓导管置入形成血栓的静脉内，使溶栓药直接作用于血栓，这一方法可增强溶栓药的作用，并减少全身用药导致的并发症。对于急性期中央型或混合型 DVT，在全身情况好、预期生存期 ≥ 1 年、出血风险较小的前提下，应首选导管接触性溶栓。对不具备导管溶栓条件的患者，可行系统溶栓。系统溶栓是经外周静脉全身应用溶栓药物，该方法需要的溶栓药物剂量较大，但可以溶解任何部位沉积的血凝块及纤维蛋白。

急性期 DVT 的手术治疗主要包括导管取栓术和外科取血栓术。对髂 - 股静脉血栓患者，若患者病程不超过 3~5 d，可行导管取栓术。股青肿者则常需外科手术取栓以挽救患者的肢体。

六、护理措施

（一）紧急救护

1. 休息与缓解疼痛。对急性期患者，在 DVT 发病后 10~14 d 内应绝对卧床休息。进行床上活动时也应避免大幅度动作。患肢宜高于心脏平面 20~30 cm，以促进静脉血液回流并降低静脉压，减轻疼痛与水肿。此外，患肢禁止热敷、按摩，以防血栓脱落。

2. 病情评估

（1）临床症状和体征评估：护士应密切观察患者肢体疼痛部位、时间、程度、动脉搏动、皮肤温度、色泽和感觉。每日测量、记录并比较患肢不同平面的周径。测量患肢周径时，应固定测量部位。密切监测患者生命体征及血氧饱和度变化。

应用 Villalta 临床评分对 DVT 患者进行 PTS 严重程度评估。评估指标包括沉重、疼痛、痉挛、瘙痒和感觉异常 5 项临床症状，以及胫前水肿、皮肤硬结、色素沉着、静脉扩张、潮红和小腿挤压痛 6 项临床体征。每项指标按照从无到严重依次评为 0~4 分。若总分低于 4 分，则无 PTS；总分在 5~9 分，则为轻度 PTS；总分在 10~14 分，则为中度 PTS；总分超过 14 分或患肢出现溃疡，则为重度 PTS。

（2）既往史和伴随用药评估：评估患者既往有无骨折、脑卒中、肿瘤、恶性肿瘤、炎症、感染、坏死、下肢静脉功能不全、肾病综合征和红细胞增多症等疾病；评估患者既往有无服用雌激素、纤溶酶原激活物抑制药或抗凝药；既往有无手术史、吸烟史或长期卧床史。

（3）辅助检查评估：通过血 DD 和影像学检查明确诊断。若患者血 DD 浓度 < 500 μg/L 可排除 DVT。因为高龄、肿瘤、炎症、感染或坏死等均会导致血 DD 升高，所以血 DD 检查对静脉血栓栓塞的诊断并非特异性。当患者血 DD > 500 μg/L 时，不能据此诊断患者发生 DVT，应进一步进行影像学检查以明确诊断。若患者超声多普勒检查显示静脉不能被压陷或静脉腔内无血流信号即可诊断为 DVT；若连续两次超声检查为阴性，对于低度可能的患者可排除诊断；对于高、中度可能的患者，应进行血管造影检查。当血管造影显示静脉内球状或蜿蜒状充盈缺损或静脉主干不显影，远侧静脉有扩张，附近有丰富的侧支静脉，均提示静脉内有血栓形成。

（4）按照《DVT 临床诊断的特征评分》对患者进行 DVT 危险分层:DVT 临床诊断的特征评分主要包括患者的病史和临床表现评分。患者既往有肿瘤、瘫痪、近期进行石膏固定、近期卧床超过 3 d、近 4 w 内进行大手术或既往有 DVT 病史则分别评为 1 分;若患者沿深静脉走形出现压痛、全下肢出现水肿、小腿肿胀超过健侧 3 cm、患肢出现凹陷性水肿或浅静脉侧支循环则分别记 1 分;患者有下肢深静脉血栓相近的诊断则记为 2 分;当患者总分为 0 时,其患下肢 DVT 的可能性为低度;总分少于 2 分时,其患下肢 DVT 的可能性为中度;若总分超过 3 分,其下肢患 DVT 的可能性为高度。护士应用《DVT 临床诊断的特征评分》对患者进行 DVT 危险分层时,应对症状较重的一侧肢体进行评估。

3. 及时救治肺栓塞患者。若 DVT 患者突然出现呼吸困难、心率加快、血氧饱和度下降、胸闷、窒息感、咳嗽和咯血等症状,应考虑患者可能发生肺栓塞。此时,护士应立即为患者取平卧位,嘱其避免深呼吸、咳嗽和剧烈翻动,及时给予高流量氧气吸入,并及时通知医生进行抢救。

（二）抗凝治疗的护理

1. 严格掌握抗凝治疗的适应证和禁忌证。活动性消化道溃疡、严重出血倾向、血小板小于 20×10^9 /L、严重肝、肾功能不全和近期脑出血的 DVT 患者,应禁止进行抗凝治疗。对高度怀疑 DVT,同时无抗凝治疗禁忌证的患者,在等待检查结果期间即可行抗凝治疗,然后根据诊断结果决定是否继续进行抗凝治疗。

2. 根据患者病情合理使用抗凝药,并密切监测药物不良反应。DVT 患者可应用普通肝素、低分子肝素、直接 Ⅱ a 因子抑制药和间接 Xa 因子抑制药进行抗凝治疗。普通肝素适用于严重肾功能不全的 DVT 患者。护士在为 DVT 患者静脉注射 80~100 U/kg 后,应以 10~20 U/kg 剂量持续静脉给药,并每隔 4~6 h 检测一次活化部分凝血酶原时间 APTT。根据 APTT 监测结果,及时调整 DVT 患者普通肝素的静脉滴入剂量,使 DVT 患者 APTT 延长至正常对照值的 1.5~2.5 倍。通常,静脉滴注肝素的时间应不低于 5 d。此后,可改用口服抗凝剂继续进行抗凝治疗 3~6 个月。因为普通肝素可引起血小板减少症（hepain-induced thrombocytopenia,HIT）,所以 DVT 患者在使用普通肝素 3~6 d 后,护士应监测患者血小板计数。一旦发现患者出现 HIT,及时通知医生停药。低分子肝素不易引起出血和 HIT,使用时患者无需监测 APTT。通常,每 2 h 皮下注射 1 次,每次 100 U/kg。肾功能不全者慎用。直接 Ⅱ a 因子抑制药,如阿加曲班,分子量小,能进入血栓内部,通过抑制凝血酶催化或诱导的反应,以及抑制血小板聚集来发挥抗凝作用,适合用于 HIT 或存在 HIT 风险的 DVT 患者。阿加曲班易引起过敏性休克,所以当患者出现荨麻疹、低血压或呼吸困难时,护士应及时停药,并通知医生进行处理。

3. 维生素 K 拮抗药的护理。DVT 患者须长期行抗凝治疗,以防止血栓蔓延和（或）血栓复发。维生素 K 拮抗药,如华法林是长期抗凝治疗的主要口服药。患者服用华法林期间,护士应监测患者的凝血功能的国际标准化比值 INR。通常,华法林服用剂量为 2.5~6.0 mg/d,患者口服 2~3 d 后护士开始测定其 INR。患者 INR 稳定在 2.0~3.0,并持续 24 h,可以将低分子肝素或普通肝素停用而仅口服华法林。近年来,因直接 Xa 因子抑制药（如利伐沙班）无需监测凝血功能,所以患者服用更加简便,可代替维生素 K 拮抗药,为 DVT

患者进行长期抗凝治疗。

4. 根据 DVT 患者的病情合理调整抗凝治疗疗程。继发于一过性危险因素首次发生 DVT 患者，如外科手术后 DVT 患者，需进行 3 个月抗凝治疗；伴有癌症的首次发生 DVT 的患者，在应用低分子肝素 3~6 个月后需长期口服维生素 K 拮抗药；对危险因素不明的首次发生 DVT 的患者，其抗凝治疗疗程可延长至 1~2 年，以减少 DVT 再发。抗凝疗程延长会增加患者出血危险性，所以抗凝治疗的长短应根据患者的实际情况决定。对具有血栓形成原发性危险因素的 DVT 患者，如因抗凝血酶缺乏、蛋白 C 或 S 缺乏、凝血酶原基因突变等首次发生 DVT 的患者，因 DVT 复发率高，所以患者应长期口服维生素 K 拮抗药（如华法林），进行抗凝治疗；反复多次发生 DVT 的患者，也需长期进行抗凝治疗，以预防血栓再发。

（三）溶栓治疗期间的护理

1. 根据患者病情合理选择溶栓治疗的方法。对于需要溶栓且没有高出血风险的急性 PE 患者，推荐行全身性溶栓治疗。对于伴有低血压（收缩压 < 90 mmHg，持续 15 min）且无高出血风险的急性 PE 患者，首选全身性溶栓治疗。针对伴有低血压且具有较高出血风险的急性 PE 患者，在其全身溶栓治疗失败或发生可能在全身溶栓治疗起效前危及生命的休克等情况下，应在专业介入人员操作下行导管溶栓。

2. 根据患者病情合理使用溶栓药，并密切监测药物不良反应。最常用的溶栓药是尿激酶、链激酶和重组组织型纤溶酶原激活剂。链激酶溶栓效果较好，但过敏反应多，出血发生率高，故临床不常用。尿激酶对急性期血栓起效快，效果好，过敏反应少，在临床最为常用。护士应首先将 4000 U/kg 的尿激酶在 30 min 内为患者进行静脉注射，然后以 60~120 万 U/d 剂量维持 48~72 h 或 5~7 d。重组组织型纤溶酶原激活剂溶栓效果好，出血发生率低，护士可将该药 100 mg 在 2 h 内为患者进行静脉点滴，或者以 0.6 mg/kg 剂量，但最大剂量不能超过 50 mg，在 15 min 内为患者静脉点滴。溶栓期间，患者宜卧床休息，患肢不能冷敷或热敷，以免部分溶解的血栓脱落导致肺栓塞。同时，护士应密切监测患者的纤维蛋白原和凝血酶时间。通常将凝血酶时间控制在用药前正常值的 2~3 倍，当纤维蛋白原 < 1.0 g/L 时应及时通知医生停药。

3. 手术取栓的护理。对出现股青肿的 DVT 患者应立即进行手术取栓，以迅速消除血栓、解除静脉梗阻。对于发病 7 d 以内的中央型或混合型 DVT 患者，若患者全身情况良好，无重要器官功能障碍也可进行手术取栓。取栓术后，护士应注意观察患者的生命体征，伤口敷料有无出血或渗血。同时，观察患者患肢远端皮肤的温度、色泽、感觉和脉搏强度，以判断术后血管的通畅程度和肿胀消退情况等。

4. 下腔静脉滤器置入的护理。下腔静脉滤器可以预防和减少 PTE 的发生，但长期置入滤器会导致下腔静脉阻塞和深静脉血栓复发，所以下腔静脉滤器置入不是 DVT 的常规治疗方法。但髂、股静脉或下腔静脉内有漂浮血栓、急性 DVT 拟行导管溶栓或手术取栓等血栓清除术者，以及具有 PTE 高危因素患者拟行腹部、盆腔或下肢手术时应考虑置入下腔静脉滤器。滤器置入术 24 h 内，护士应使患者保持头低脚高位；监测患者的生命体征 4 h；观察穿刺处创面敷料渗出的情况；进行踝泵运动 10 次 /h。滤器置入术 24 h 后，患者可下地活动，但下床活动时需穿弹力袜，并避免过久站立。

（四）一般护理

1. 患者应进食低脂、富含纤维素的食物，保持大便通畅，避免腹内压增高而影响下肢静脉回流。

2. 导管取栓或外科取血栓术后，患者需进行弹力绷带加压包扎 2 w，或进行间歇性气压治疗（又称循环驱动治疗），以促进患者静脉回流，减轻瘀血和水肿，预防深静脉血栓形成和复发。弹力绷带加压包扎的松紧度应适度，以不妨碍关节活动、可扪及足背动脉搏动和保持足部正常皮温为宜。

3. 抗凝和溶栓治疗期间观察患者有无出血并发症。在抗凝和溶栓治疗期间，护士应注意观察患者有无创面渗血或血肿，有无牙龈、消化道或泌尿道出血，有无意识及瞳孔异常改变等脑出血倾向。若患者出现口鼻出血、皮下瘀血瘀斑、尿血和便血等症状时，应立即通知医师进行对症处理，如进行鱼精蛋白或维生素 K 静脉注射，或输注新鲜血液。

七、健康教育

1. 保护患肢。患者应避免久坐、跷二郎腿及长距离行走；避免膝下垫硬枕、过度屈髋、扎过紧的腰带或穿紧身衣物而影响静脉血液回流。当患肢肿胀不适时及时休息，并将患肢抬高至高于心脏水平 20~30 cm。

2. 鼓励患者加强日常锻炼，促进静脉血液回流，以预防血栓形成。卧床患者至少每 2 h 翻身 1 次，每 4 h 进行一次被动锻炼。手术患者应早期下床进行活动。

3. 患者出院 3~6 个月后应到门诊复查。口服维生素 K 拮抗药进行长期抗凝治疗的患者，应定期到医院检测 INR。若患者下肢再次出现肿胀疼痛，且平卧或抬高患肢仍不缓解时应及时就诊。

第六节　老年恶性心律失常的护理

短时间内引起血流动力学障碍，导致患者出现心源性休克、心绞痛、晕厥或急性肾功能衰竭，甚至猝死的心律失常称为恶性心律失常或严重心律失常。心律失常可发生于正常人或心脏疾病患者，且大多不引起血液动力学障碍，而恶性心律失常的患者绝大多数既往存在器质性心脏病，如 AMI、心力衰竭及终末期心脏疾病等，所以当患者出现恶性心律失常时极易导致临床症状恶化，在患者没有防范的情况下常会引起晕厥甚至猝死。

随着社会老龄化的日益加重，老年心血管疾病患者也在不断地增多，而老年人因自身心脏传导系统的退行性病变或其他心血管疾病，如高血压、冠心病等，更易引发恶性心律失常。恶性心律失常主要分为快速性心律失常和缓慢性心律失常，具有起病急，病情重，进展快的特点。若医护人员能对恶性心律失常患者进行及时救治，可提高患者的生存率。但老年人恶性心律失常起病隐匿，病程进展较年轻人快，所以抢救成功率低，病死率高。

一、病因

引起心律失常的原因包括生理性的和病理性的两类。生理性的原因，如运动、吸烟、饮酒、情绪激动或饮用咖啡等。病理性的原因，如心脏疾病、电解质紊乱、药物或中毒等。此外，外科手术、心导管检查或电击等也可引起心律失常。各种器质性心脏病、心脏传导结构异常是引起恶性心律失常最重要和最常见的病因。

1. 器质性心脏病、心脏传导结构异常：冠心病、心肌炎、瓣膜病、风心病、高心病、感染性心内膜炎、窦房结功能衰竭或预激综合征等常可引起恶性心律失常。

2. 全身性因素：感染、中毒、酸碱电解质紊乱等。高钾血症、低钾血症或酸碱失衡常可引起心室内传导阻滞、室性心动过速或心脏停搏。许多药物，如奎尼丁、普萘洛尔、胺碘酮或洋地黄引起的药物中毒常可导致心动过缓或心脏停搏

3. 心脏外其他器官病变：内分泌代谢疾病、神经系统疾病或肾脏疾病，如甲状腺功能异常、蛛网膜下腔出血和嗜铬细胞瘤等。

4. 外科手术、麻醉、诊断性操作或介入治疗：如心胸外科手术、低温麻醉、支气管镜检查和心导管检查等。

二、发病机制

1.快速性恶性心律失常

（1）冲动形成异常：窦房结、结间束、冠状窦口附近、房室结的远端和希氏束－普肯耶系统等处的心肌细胞均具有自律性。自主神经系统兴奋性改变或其内在病变，均可导致不适当的冲动发放。在病理状态下，原来无自律性的心肌细胞如心房、心室肌细胞等，亦可出现异常自律性而形成各种快速性心律失常。

（2）冲动传导异常：折返是快速心律失常的最常见发生机制。产生折返的基本条件是传导异常，它包括心脏两个或多个部位的传导性与不应期各不相同，相互连接形成一个闭合环。其中一条通道发生单向传导阻滞，另一通道传导缓慢，使原先发生阻滞的通道有足够时间恢复兴奋性，原先阻滞的通道再次激动，从而完成一次折返激动。冲动在环内反复循环，产生持续而快速的心律失常。

2.缓慢性恶性心律失常

（1）自律性下降：正常心脏起搏点在窦房结。任何原因如缺血、退行性变等影响窦房结均可导致其自律性下降，出现缓慢性心律失常。

（2）房室传导阻滞：房室交接区的病理性绝对不应期极度延长，所有的心房激动均落在房室交接区的绝对不应期内，使心房激动全部受阻在交接区而不能下传至心室。心室由房室交接区或心室起搏点所控制，形成房室交接区逸搏心律或室性逸搏心律，或是房室传导系统因各种原因被中断，致完全性房室传导阻滞的发生。

三、临床表现

（一）症状

1.快速性恶性心律失常：快速性恶性心律失常主要包括室上性心动过速、心室颤动、心室扑动、室性心动过速、部分快速心房扑动或颤动，以及预激综合征等。其中，室上性心动过速患者常突然发病，其症状持续时间长短不一，可反复发作，并与疲劳、饱餐或情绪激动等因素有关。患者主要表现为心悸、胸闷、头晕、恶心和呕吐，严重者可出现心源性休克或急性左心衰竭。患者的症状主要与其原发心脏病和心室率有关。当患者心室率增快时，可出现短绌脉、心悸、胸闷、心绞痛，以及心源性休克、体循环栓塞或脑卒中。室性心动过速，如频率在230次／分以上的单形室性心动过速、心率逐渐加速，有发展成心室扑动或心室颤动趋势的室性心动过速、紊乱性室性心动过速和尖端扭转性室性心动过速，患者可出现血流动力学紊乱症状，如气短、心前区疼痛、血压下降，甚至休克、晕厥或抽搐。

2.缓慢性恶性心律失常：缓慢性心律失常是指心率＜50次／min的心律失常。缓慢性恶性心律失常主要包括病态窦房结综合征，高度房室传导阻滞，如Ⅱ度Ⅱ型房室传导阻滞、Ⅲ度房室传导阻滞，以及窦性停搏。由于心率减慢或长时间停搏导致心输量减少，患者主要表现为头晕、头痛、黑矇、低血压、先兆晕厥、晕厥、心悸、心绞痛或尿量减少等心、脑和肾供血不足的症状。若心室率过慢，患者可出现暂时性意识丧失，甚至抽搐，即阿斯综合征，严重者可猝死。

（二）体征

快速心房颤动时患者典型体征是第一心音强弱不等，心室率快慢不一，节律绝对不齐，有脱落脉。心室颤动和无脉性室性心动过速患者听诊心音及脉搏消失，血压测不到，呼吸呈叹息样，继之呼吸停止。Ⅲ度房室传导阻滞患者听诊时，可出现第一心音强度经常变化，间或听到响亮清晰的大炮音。

四、辅助检查

1.实验室检查：甲状腺功能和电解质等检查有助于明确非心源性病因。

2.影像学检查：CAG 检查可用来评价冠状动脉血管及功能，头部影像学检查有助于明确非心源性病因。UCG 可用来评价心脏结构、窦房结和房室结功能等，有助于明确病因。

3.ECG 和心内电生理检查：ECG 是诊断恶性心律失常最有价值的方法，心内电生理检查有助于了解心脏传导功能。

五、治疗原则

恶性心律失常的治疗原则是终止发作，恢复血流动力学稳定，去除诱发心律失常的诱因和预防复发。终止心律失常发作的治疗策略是"5A"及"BCD"。"5A"即腺苷（adenosine）、肾上腺素（adrenaline）、阿吗灵（ajmaline）、胺碘酮（amiodarone）和阿托品（atropine），"BCD"即 β- 受体阻滞药（beta-blockers）、电复律（cardioversion）和电除颤（defibrillation）。其中，对血流动力学稳定的恶性心律失常患者应优先考虑使用药物来终止心律失常的发作，如药物治疗无效则应尽快进行电复律；对血流动力学不稳定的恶性心律失常患者则应首先进行电复律，然后应用胺碘酮、普鲁卡因胺、利多卡因和镁剂等药物来提高或巩固电复律的治疗效果；对出现循环停止、心源性休克或阿斯综合征等严重血液循环障碍的患者则应立即进行电复律或徒手 CPR，而不过分强调心律失常的诊断；对处于发作早期的室上性心动过速患者可采用刺激迷走神经方法来终止心动过速。

恶性心律失常常发生于患有心脏疾病的患者，所以在应用"5A"和"BCD"终止心律失常发作的同时，应针对原发病及诱因进行治疗，如改善心肌灌注、纠正电解质紊乱和停用引起心律失常的药物等。通常，患者随着心肌再灌注、心功能改善和电解质紊乱被纠正，其恶性心律失常也随之好转。为了预防恶性心律失常再次发作，首选 β- 受体阻滞药或胺碘酮等药物进行维持治疗。若药物效果不佳，可考虑进行射频消融和外科手术，以及植入心脏转复除颤器或起搏器。射频消融术适用于预激综合征、心房颤动、室性早搏和室性心动过速等，目前已经成为根治阵发性心动过速最有效的方法。对于所有确切恶性心律失常病史的患者，以及未发生过明确恶性心律失常，但有 SCD 史、遗传性恶性心律失常家族史或发现相关基因异常的高危患者均应安放植入式心律转复除颤器。对心动过缓和 / 或短暂停搏而引起急性血流动力学改变，且药物治疗无效的患者可安装起搏器。

六、护理措施

（一）紧急救护

1. 予患者平卧位和氧气吸入。恶性心律失常患者应绝对卧床，床上改变体位时动作要轻柔缓慢。同时，护士应保持患者呼吸道通畅，给予其氧气吸入。

2. 迅速建立 2 条静脉通路。恶性心律失常发展快，病情复杂，需要使用的药物种类多，必须保证有效的静脉通路。所以护士应迅速为患者建立 2 条静脉通路，静脉通路应选择上肢较粗大的静脉，有条件的应予以中心静脉置管。

3. 病情评估

（1）症状和体征评估：评估患者有无面色苍白、血压下降、心悸、出冷汗、黑朦、尿量减少、头昏或晕厥等心、脑和肾供血不足的症状。特别是有无暂时性意识丧失、抽搐、呼吸停止、大动脉搏动消失、心音消失、紫绀和瞳孔散大等严重血流动力学障碍症状和体征；评估患者心脏有无杂音、心脏肥大。

（2）既往病史和伴随用药评估：评估患者既往有无冠状动脉硬化性心脏病、心肌炎、瓣膜病、风湿性心脏病、高血压性心脏病、感染性心内膜炎、预激综合征等心脏疾病；评估患者既往有无感染、中毒、酸碱电解质紊乱、甲状腺功能异常、蛛网膜下腔出血或嗜铬细胞瘤；评估患者既往有无服用奎尼丁、普萘洛尔、胺碘酮或洋地黄药；评估患者既往有无心胸外科手术、低温麻醉、支气管镜检查和心导管检查史。

（3）辅助检查评估：评估患者 12 或 18 导联 ECG、ECG 监测和动态 ECG 检查中的 P 波、QRS 波、T 波、ST 段、心房率、心室率、房室传导比例、心率变异性和 QT 间期离散度。

①预激综合征合并房颤时，患者可有心动过速反复发作的病史，伴有低血压等血流动力学变化，呈顽固性持续性发作，其心室率多在 200 次 /min 以上，QRS 波群除宽大畸形外还有多形性、易变性和复杂性的特点，可找到 f 波和预激波，RR 间距绝对不等，窦性心律时的 ECG 常呈持续或间歇预激图形。

②多形性室性心动过速 ECG 中连续出现 3 个或 3 个以上的室性期前收缩，心室率 100~250 次 /min，QRS 波宽大畸形，T 波与主波方向相反，可出现房室分离，心室夺获或室性融合波。尖端扭转性室速的 QRS 波群围绕基线不断扭转其主波的正负方向，连续出现 3~10 个同类的波之后就会发生扭转，反向对侧。

③心室扑动的 QRS-T 波群不能分辨，只见宽大、连续的正弦曲线波，即扑动波，无等电位线，频率可达 150~250 次 /min。若以心室扑动波为主，中间夹有心室纤颤波，则为不纯性心室扑动。

④心室颤动的 QRS-T 波完全消失，出现大小不等、极不均齐的低小波，频率 200~500 次 /min。24 h 内自发的室性心动过速或心室颤动出现两次或两次以上，称为交感风暴或电风暴。

⑤病态窦房结综合征 ECG 会出现持续而显著的窦性心动过缓（50 次 /min 以下）、房室交界区性逸搏

心律、窦性停搏和窦房传导阻滞，且窦房传导阻滞与房室传导阻滞并存。心动过缓与房性快速性心律失常交替发作，即心动过缓－心动过速综合征（慢－快综合征）。

⑥Ⅱ度Ⅱ型房室传导阻滞的 ECG 表现为下传的搏动 PR 间期固定，可正常亦可延长，有间歇性 QRS 波群脱落。Ⅲ度房室传导阻滞的 ECG 则显示心房与心室活动各自独立，P 波与 QRS 波群无关，P 波频率大于 QRS 波频率，QRS 波群形态取决于阻滞部位。

（4）对出现意识丧失、抽搐、呼吸停止、大动脉搏动消失、心音消失、紫绀和瞳孔散大等严重血流动力学障碍患者进行电复律和（或）CPR。

（二）电复律的护理

电复律是将一定强度的电流直接或经胸壁间接作用于心脏，使全部或大部分心肌在瞬间除极、中断折返，使窦房结重新主导心脏节律，恢复为窦性心律的方法。具有作用快、疗效高、简便和安全的特点，是救治恶性心律失常，特别是心室颤动和其他快速心律失常患者的首选或重要的措施。

1. 评估电复律的适应证和禁忌证。对于伴血流动力学障碍，如低血压、休克、晕厥或晕厥前兆等的致命性恶性心律失常、持续时间较长的快速型心律失常及药物治疗无效的心律失常，护士应尽快协助医生进行电复律，以免错过抢救时机或因药物副作用而使患者的血流动力学恶化。电复律禁用于洋地黄中毒所致心律失常；电解质紊乱，尤其是低血钾者所致的心律失常；风湿活动及感染性心内膜炎者；病态窦房结综合征合并心律失常者；心房扑动、心房颤动或室上性心律失常伴高度及完全性房室传导阻滞者；慢性心脏瓣膜病，心房颤动已持续一年以上者；高龄、长期持续心房颤动者；风湿性心脏病术后，一个月以内的心房颤动及甲亢未控制的心房颤动；最近发生过栓塞者，特别是左房血栓栓塞者。

2. 根据患者病情选择放电方式。通过患者 ECG 的 R 波来同步触发放电为同步电复律，其仅在心动周期的绝对不应期电击，脉冲电流落在 R 波的下降支上，避免落在 T 波顶峰前 20~30 ms 以内的易损期，以防止诱发心室颤动，主要用于心房颤动、室上性心动过速或室性心动过速，尤其适用于伴心绞痛、心力衰竭、血压下降等血流动力学障碍及药物治疗无效的恶性心律失常患者。非同步电复律，即电除颤，主要用于心室颤动与无脉性室性心动过速，其放电方式是随机的、与患者 ECG 中的 R 波是非同步的。

3. 根据患者体重、心律失常类型选择起始放电能量。根据除颤波形的不同，除颤仪分为单向波和双向波，即半个正弦波和完整的正弦波。双向波是在单向波结束心脏干扰杂波后再给出一个方向的引导性电波，该引导性电波接近心脏正常电信号，能有效地激发起心脏的正常工作，所以双向波电复律能量常为单向波能量的一半。通常，心房颤动、心房扑动、室上性心动过速和室速/室颤患者进行电复律时，单相波的起始能量分别为 100~200 J、50~100 J、100~150 J 和 360 J，双相波的起始能量分别为 120~200 J、50~100 J、100 J 和 150~200 J。一次电击未奏效时可增加 50J/ 次电能再次电击，而室颤患者电复律的同时需进行有效的 CPR。

4. 做好电复律前护理：电复律前，应为患者进行 ECG、出凝血时间检查。正在服用洋地黄类药的患者，应在电复律前 24~48 h 停服洋地黄类药。心房颤动持续 48 h 以上或不能确定心房颤动时间的患者，电复律前应常规进行 3 w 的抗凝治疗。患者电复律前，应禁食禁水 8 h，以免电复律过程中发生恶心和呕吐。在复律前，护士应做好气管内插管等复苏抢救准备，同时为患者建立静脉通道，进行 12 导 ECG 记录及心电连续监测，给予患者氧气吸入，维持其动脉氧分压达 90% 以上，并给予患者安定 20 mg 或咪唑安定 5 mg 静脉注射。

5. 做好电复律中的护理。护士将电极板可以放在前侧位，即电极板放置在患者胸骨右侧第二肋间及心尖部（左腋中线第四肋间），也可选择后前位，即电极板放置在患者心尖部（左腋中线第四肋间）及右肩胛区或左肩胛区。电极板需与皮肤紧密接触。待充电完毕，嘱周围人员离开床边，按下放电按钮。

6. 转复成功后，2 h 内应避免进食水，以免引起恶心和呕吐。2 h 后可进食高热量、高维生素和易消化饮食，避免进食刺激性食物，并保持排便通畅；患者需卧床休息 1~2 d，床上活动以不引起心慌、胸闷为度；护士须严密监测患者心律、心率、呼吸、血压和意识等病情变化，并观察电复律术后是否有皮肤烧伤、心肌损伤、循环栓塞、肺水肿以及各种形式的心律失常等。心房颤动患者转复成功后应持续服用抗凝药 4 w，将国际标准化比值控制在 1.8~3.0。

（三）恶性心律失常药物治疗的护理

抗心律失常药主要通过影响心脏交感、迷走神经活性，或心肌离子通道功能来恢复心脏正常的节律。治疗恶性心律失常的药物主要包括阿托品、肾上腺素、胺碘酮、美托洛尔、利多卡因、硫酸镁、腺苷和西地兰。

1. 阿托品。主要用于由迷走反射所致的窦性心动过缓、房室结阻滞以及 CA。严重心动过缓患者首先给予阿托品 0.5 mg 静脉注射，然后每 3~5 min 重复静脉注射 1 次，最大剂量为 3 mg。当阿托品治疗无效时，可予异丙肾上腺素 2~10 μg/min 静脉输注。因阿托品可增加房室结组织的需氧量、加重心肌缺血，所以对于心肌缺血所致的缓慢型心律失常患者应禁用阿托品。当至少 1 次电除颤和 2 min 的 CPR 后，心室颤动 / 无脉性室性心动过速仍持续时，可静脉注射肾上腺素 1 mg/ 次，每 3~5 min 重复一次。

2. 胺碘酮。可用于心房颤动，室上性、室性心动过速患者的治疗，特别是严重心功能不全患者，亦可用于除颤治疗失败的心室颤动患者。首次使用时，将 150 mg 胺碘酮加入 20 mL 葡萄糖内在 10 min 内静脉注射，若无效可在 10~15 min 后重复静脉注射 150 mg。完成静脉注射后，护士应遵医嘱用该药以 1 mg/min 的速度为患者静脉持续输入 6 h；随后以 0.5 mg/min 的速度静脉输入 18 h。通常，第一个 24 h 内用药一般为 1200 mg。最高不超过 2000 mg。顽固性心室颤动患者除颤 2~3 次后，静脉注射胺碘酮，初始剂量可为 300 mg。

3. β 受体阻滞药。如美托洛尔，艾司洛尔，可作为大部分伴交感神经兴奋性增高的快速性心律失常的首选用药，因其可通过降低心率、血压和心肌收缩力等减少心肌氧耗，来有效缓解心肌缺血，所以特别适用于合并冠状动脉粥样硬化性心脏病、原发性高血压和稳定心力衰竭的恶性心律失常患者。但 β 受体阻滞药的静脉制剂通常用于与交感神经异常兴奋或心肌缺血有关的电风暴的抢救，不宜用于严重的心力衰竭和心功能不稳定恶性心律失常患者。美托洛尔首剂负荷量为 5 mg，应稀释至 10 mL，并以 1 mg/min 速度静脉注射,5~15min 后可再次静脉注射,最多可使用 3 次,总量不超过 0.2 mg/kg,15 min 后改为口服维持。

4. 利多卡因。可用于治疗室早、室速和室颤,特别是合并 AMI 的患者,起始剂量为 1~1.5 mg/kg,每 5~10 min 可再用 0.5~0.75 mg/kg 静脉注射,后以 20~50 mg/min 维持,直到最大量为 3 mg/kg,作用持续 10~20 min。

5. 硫酸镁。用于尖端扭转性室速,不严重者可以 0.5~1 g/h 速度进行静脉滴注,直至尖端扭转性室速减少和 QT 间期缩短至 500 ms 以内。发作频繁且不易自行转复者,可先予 1~2 g,在稀释后缓慢静脉注射。

6. 腺苷。最常用于治疗室上性心动过速,首剂 6 mg 在 1~2 s 内快速静脉注射,3 min 后若室上性心动过速未终止,再次快速静脉注射 12 mg。

7. 西地兰。用于心房颤动和阵发性室上性心动过速,尤其对缺血性心脏病、高血压心脏病、慢性心瓣膜病及先天性心脏病所致的慢性充血性心力衰竭的恶性心律失常患者效果较好,每次 0.2~0.4 mg 稀释后静脉注射,24 h 总量 0.8~1.2 mg,但预激综合征合并心房颤动与心房扑动者禁用。

因老年人心律失常的病因复杂,抗心律失常药物的中毒与治疗浓度接近,且抗心律失常药物也可诱发心律失常,所以护士应熟悉掌握抗心律失常药在体内转运和转化过程,密切监测患者器官功能状态,以便医生根据患者病情和治疗反应及时调整治疗方案。其具体护理措施见第十二章常用急救药物的护理。

（四）一般护理

1. 卧床休息。频繁发作伴头晕、晕厥或曾有跌倒病史者应卧床休息,避免单独外出,防止意外。

2. 做好 ECG 监测。进行连续监测时,应选择过滤监护模式,以及 P 波、QRS 波、T 波、ST 段清晰易辨认的导联和波幅。电极片的贴放要避开心脏听诊区和电复律的位置,保持电极接触良好,防止因患者体位改变等干扰因素引起监护显示心率不准确或误认为心律失常。当发现患者出现室性早搏 R-onT 型、二联律、连发性室性早搏、多发性多源性室性早搏、室性心动过速、心动过缓小于 45 次 /min 和 Ⅱ 度以上房室传导阻滞,及时通知医生进行处理。

3. 做好转运护理。当患者恶性心律失常被纠正控制后,或患者需进一步生命支持要入住进 ICU 时,转运过程中应安排一医一护陪同,携带监护仪以便在途中持续监护,准备除颤器、小氧气瓶、转运急救箱,箱内配备简易呼吸器、气管内插管用物、注射器和吸痰管,及肾上腺素和胺碘酮等抢救药品。转运时,医护人员应始终站在患者头侧,以便观察患者意识、面色、血压、心率和心律等变化。

4. 心理护理。恶性心律失常发病突然,症状明显,患者常伴有紧张、恐慌,甚至濒死感,护士应加强对患者的心理疏导,鼓励其坚持治疗。

5. 兴奋迷走神经终止阵发性室上性心动过速的护理。阵发性室上性心动过速患者在发作早期可采用刺激迷走神经方法终止发作。刺激迷走神经方法终止发作的主要方法有呼气动作（Valsalva 法）、刺激悬雍垂、颈动脉窦按摩、面部冷水浴和压迫眼球。青光眼、高度近视者应禁用压迫眼球法,以免引起视网膜剥脱。进行静脉窦按摩时,护士应协助患者取卧位,高血压、脑血管病、血管有杂音和老年患者禁止按摩颈动脉窦。护士在此期间应做好心电监护护理,心动过速纠正后及时停止操作。

七、健康教育

1. 积极防治原发病,避免各种诱发因素。疼痛、睡眠不足、饱食、刺激性饮食和烟酒等均可诱发心律失常。所以患者应保证充足的睡眠;保持大便通畅,避免排便时屏气;选择低脂、易消化、清淡和富营养的食物,并少量多餐。恶性心律失常合并心力衰竭的患者,在使用利尿药时应限制钠盐的摄入,并多进食含钾丰富的食物,以减轻心脏负荷和防止低血钾症而诱发心律失常。

2. 适当休息与活动。无器质性心脏病者应积极参加体育锻炼,调整自主神经功能,有器质性心脏病者可根据心功能情况适当活动。频繁发作伴头晕、晕厥或曾有跌倒病史者避免单独外出,防止意外。

3. 教会患者及家属监测脉搏和心律的方法,以及 CPR 知识。

4. 坚持服药,出现不良反应时及时就医。告知患者坚持服药的重要性,不可自行减量或停药。出现以下不良反应时应及时就医:①每分钟脉搏少于 60 次,并有头晕、目眩感;②每分钟脉搏超过 100 次,休息及放松后仍不减慢;③脉搏节律不齐,有漏搏、早搏现象,每分钟 5 次以上;④原本整齐脉搏出现节律不齐、强弱不等;⑤应用抗心律失常药物后出现恶心、呕吐、黄视或心动过缓。

第七节 老年主动脉瘤的护理

由于先天性或后天性疾患，使主动脉承受的压力增加、弹力纤维减少或遭到破坏，导致主动脉壁在血流压力的作用下逐渐膨大扩张，当主动脉管壁局限或弥漫性扩张超过正常血管直径的50%时，即形成动脉瘤。根据发生部位，主动脉瘤可分为升主动脉瘤、主动脉弓动脉瘤、降主动脉瘤（胸主动脉瘤）和腹主动脉瘤。其中，主动脉壁全层都有瘤变扩张者称为真性主动脉瘤，瘤壁由溢出动脉的血块及其机化物、纤维组织与动脉壁共同形成者称为假性主动脉瘤。由于动脉内膜创伤、中层血管壁囊性坏死及血肿，致使血液从动脉内膜破口渗入主动脉壁中层，将血管壁沿纵轴剥离分为两层，形成真血管腔和假血管腔者称为主动脉夹层动脉瘤或主动脉夹层。

随着人口老龄化和人们饮食结构的改变，主动脉瘤的发病率呈逐渐上升趋势。这是因为随着年龄的增加，主动脉壁中的弹力纤维逐渐出现降解、断裂和钙化，这不仅增加高血压、冠状动脉粥样硬化和主动脉瘤的患病率，同时高血压和动脉粥样硬化斑块还会进一步促进主动脉瘤的发生与发展，所以该病多见于60岁以上的老年男性。由于主动脉瘤的部位、范围和程度不同，患者的临床表现也不尽相同，而老年患者多合并心脑血管病，所以老年主动瘤患者的临床表现较青年人更加复杂多变。急性主动脉夹层和主动脉瘤破裂是病死率极高的心血管急症，其病死率可高达60%~90%，所以对疑似主动脉瘤的患者要尽早明确诊断和进行治疗，以提高患者的生存率。

一、病因

虽然导致主动脉瘤的病因仍不清楚，但目前认为其主要由动脉粥样硬化引起，亦可由于主动脉发育不良、感染、创伤或大动脉炎引起。

1.动脉粥样硬化：为最常见的原因，多累及腹主动脉，尤其在肾动脉起源至髂部分叉之间，此类患者多伴有高血压、高脂血症、糖尿病和心脑血管等疾病。粥样斑块会侵蚀主动脉壁，导致其弹力纤维发生退行性变。同时动脉管壁因粥样硬化而增厚，使主动脉的滋养血管受压，发生营养障碍或滋养血管破裂，主动脉中膜出现积血。

2.感染：脓毒症、心内膜炎时致病菌经血流到达主动脉，主动脉邻近的感染灶，如脓肿、淋巴结炎或脓胸也可直接蔓延至主动脉，或在粥样硬化性溃疡、外伤和手术基础上引起主动脉继发感染，从而导致感染性主动脉瘤。感染性主动脉瘤的致病菌多为链球菌、葡萄球菌和沙门氏菌属，也可由梅毒引起，常侵蚀胸主动脉。

3.先天性动脉瘤：一些遗传性疾病，如马方综合征、特纳综合征和埃－当综合征等，可导致主动脉中层弹力纤维断裂或出现囊性变,代之以异染性酸性黏多糖。先天性动脉瘤较少见,主要为升主动脉瘤,男性患者居多。

4. 创伤:外力直接或间接作用于主动脉,使主动脉内膜和中层撕裂或断裂,引起动脉瘤。创伤引起的主动脉瘤可发生于任何部位,但间接损伤时暴力常作用于主动脉相对固定的部位,如左锁骨下动脉起源处的远端或升主动脉根部,从而形成升主动脉瘤或胸主动脉瘤。

5. 炎性主动脉瘤:是一种特殊类型的动脉瘤,多累及腹主动脉,其瘤壁白色、发亮,且质硬较厚,极易与周围器官纤维化粘连。

二、发病机制

正常人的主动脉能耐受较高的压力,其对抗压力的结构基础是弹性蛋白和胶原蛋白。弹力蛋白、胶原蛋白、蛋白多糖和糖蛋白共同构成主动脉的细胞外基质。细胞外基质是由血管平滑肌细胞和成纤维细胞合成的,并处于合成和降解的动态平衡中。

主动脉瘤具有家族遗传的倾向。家族性主动脉瘤主要为 X 染色体的伴性遗传以及常染色体显性遗传,基因变异使弹力蛋白和胶原蛋白功能出现障碍,引起主动脉壁薄弱;而各种酶,如 α_1 抗胰蛋白酶原、弹力蛋白酶的基因变异,则可使动脉壁弹性蛋白失活、降解增加,从而间接导致动脉壁薄弱。

除了遗传因素外,老龄、动脉粥样硬化也可导致血管平滑肌细胞凋亡、细胞外基质代谢失衡或局部炎症反应,使胶原蛋白合成减少、降解增加,动脉壁因此不能得到有效的营养和及时的修复,致使其变薄、强度下降,最终导致动脉瘤的形成。弹力蛋白的半衰期为 70 年,随着年龄的增长,动脉壁的弹力蛋白纤维发生降解、断裂和钙化,当主动脉的弹力蛋白层经破坏降至 40 层以下时较易形成动脉瘤,所以老年人成为主动脉瘤的高发人群。

吸烟、创伤和炎症反应在动脉瘤的发生发展当中也起了促进作用。烟草燃烧时产生的气态物质被吸收入血后,可将蛋氨酸氧化成蛋氨酸亚砜,从而致 α_1– 抗胰蛋白酶原失活,蛋白水解酶的活性增加,这加重了主动脉壁弹力蛋白的降解,从而引起主动脉壁薄弱,引发动脉瘤。对主动脉瘤壁进行组织学检查,可见到不同程度的炎性浸润,且淋巴细胞和组织细胞在外膜和中膜的炎症浸润范围与触诊时产生的压痛和扩大的主动脉直径是相关的。巨噬细胞、活化的 T 细胞和 B 淋巴细胞分泌的白细胞介素 –1 和肿瘤坏死因子可刺激基质金属蛋白酶的产生,从而促进弹性纤维和胶原纤维降解,促进主动脉瘤形成。此外,剖腹探查、肠切除等手术,以及创伤会打乱主动脉细胞外基质合成与分解代谢之间的动态平衡,加速动脉瘤的破裂。

由于从上至下主动脉呈现上宽下窄的结构特点,且胶原蛋白逐渐增加,弹性蛋白逐渐减少,这导致主动脉系由近心端向远心端的顺应性逐渐变小,而承受的压力则逐渐增大,使得肾动脉水平以下的腹主动脉段承受更大的反射压力,所以临床上肾动脉以下的腹主动脉段的动脉瘤发病率最高。加之腹主动脉壁缺乏滋养血管,其营养供应主要来源于管腔内血液的弥散,若腹主动脉内存在硬化斑块及其附壁血栓可造成腹主动脉营养弥散障碍，导致其动脉内膜、中膜坏死，使管壁耐受压力的能力进一步减弱，更易形成动脉瘤；当动脉硬化斑块脱落后，裸露的平滑肌细胞将激活基质金属蛋白酶，基质金属蛋白酶使大量的胶原蛋白降解，而胶原蛋白的降解则使管壁耐受压力的能力减弱，进一步促进动脉瘤的形成。此外，在主动脉分叉的上方的低切应力区域，血流迂曲，血液中的致硬化因子与管壁接触时间延长，硬化斑块及其附壁血栓使分叉处的动脉口径变得更狭窄，使主动脉壁承受更大的压力，也极易诱发动脉瘤的形成。

三、临床表现

（一）症状

主动脉瘤的大小、部位不同，瘤体压迫、牵拉、侵蚀周围组织的范围和程度不同，患者临床表现也不尽相同。随着瘤体增大，在瘤体膨大处因血流缓慢而形成的附壁血栓在脱落后易导致患者出现血栓栓塞症状和体征。在情绪激动、腹压增高或继发感染等诱发因素下，主动脉瘤可发生破裂，患者出现剧烈疼痛和失血性休克，甚至猝死。

胸主动脉瘤一般仅在压迫或侵犯邻近器官和组织后才出现临床症状。主动脉弓部动脉瘤压迫气管、支气管可引起刺激性咳嗽和上呼吸道部分梗阻，致患者出现呼吸困难；主动脉瘤压迫食管，患者出现吞咽困难；主动脉瘤喉返神经受压迫，患者出现声音嘶哑；主动脉瘤压迫膈神经，则出现膈肌麻痹。升主动脉根部动脉瘤长大后，可使主动脉瓣的瓣环扩大，患者出现主动脉瓣关闭不全症状。随着胸瘤体增大，其可延伸到颈部胸骨切迹上方或侵蚀破坏胸廓骨骼，胸壁呈现搏动性肿块伴剧烈胸痛。主动脉瘤还可侵蚀胸椎横突和肋骨，甚至在背部外凸于体表，骨质受侵后可产生相应部位的疼痛。其疼痛的部位与动脉瘤累及的部位相关，升主动脉夹层动脉瘤多为胸前区疼痛，主动脉弓夹层多为颈、颈和前胸部疼痛，胸降主动脉动脉瘤多为肩胛骨区和背部疼痛。若出现剧烈持续疼痛，常为胸主动脉瘤破裂的前兆。当瘤体破裂后，血液可流入支气管、气管、胸腔或心包，并导致患者猝死。

腹主动脉瘤患者多数早期无症状。若患者出现脐周及中上腹部疼痛，特别是持续的疼痛多提示腹主动脉瘤即将发生破裂，而动脉瘤侵犯腰椎时患者可出现腰骶部疼痛。腹主动脉瘤压迫髂静脉可引起患者下肢浮肿，压迫精索静脉可导致患者局部静脉曲张，压迫一侧输尿管时可导致患者肾盂积水、肾盂肾炎及肾功能减退。当腹主动脉瘤的瘤体较大时则会压迫十二指肠，引起进食困难等上消化道梗阻症状，严重者可形成十二指肠瘘，导致消化道大出血；当腹主动脉瘤压迫下腔静脉或肾静脉，患者可出现腹主动脉－下腔静脉、腹主动脉－肾静脉瘘，导致急性心力衰竭；当腹主动脉瘤压迫腹腔动脉、肠系膜动脉可导致患者出现严重的恶心、呕吐、腹痛、腹胀等急腹症症状。腹主动脉瘤破裂前，由于瘤体急速扩张，患者也常出现剧烈疼痛，其疼痛多位于腹部、腹股沟或腰背部，可持续数秒钟或数小时，直至动脉瘤破裂出血。腹主动脉瘤患者破裂出血后，出血常局限于后腹膜，所以，患者最初血压下降不会太快，随着腹膜后血肿的不断增大，患者血压逐渐下降甚至出现休克。如果后腹膜不能承受持续增高的压力，血液流入患者的腹腔，患者则出现腹肌紧张、失血性休克和死亡。少数腹主动脉瘤的瘤体可破入下腔静脉，产生主动脉静脉瘘，患者出现连续性杂音，高心排出量及心力衰竭；当腹主动脉瘤破裂入十二指肠，患者则会出现上消化道大出血。

主动脉夹层动脉瘤的典型症状为剧烈的胸骨后或胸背疼痛，可沿着夹层分离的方向放射到头颈、腹部或下肢，当其累及肾动脉时可引起腰痛。疼痛一般一开始即较剧烈，呈撕裂样或刀割样剧痛，患者多伴烦躁不安、恐惧或濒死感，一般镇痛药难以缓解。若患者疼痛消失后又再次出现疼痛，则应警惕主动脉夹层继续扩展或破裂。随着壁间血肿的扩大，压迫和阻塞主动脉的分支而产生复杂多样的症状，如呼吸困难、晕厥、昏迷、偏瘫、腹痛、无尿和肢体疼痛等。

（二）体征

主动脉瘤的体征一般与压迫或侵犯邻近器官和组织相关。主动脉瘤压迫交感神经受，可引起 Horner 综合征；压迫左无名静脉，患者的左上肢静脉压高于右上肢；压迫上腔静脉者，可出现面部、颈部和肩部静脉怒张伴水肿。腹主动脉瘤最重要的体征是脐周或上中腹部有膨胀性搏动的包块，一般均可触及，伴压痛及细震颤，还可听到收缩期杂音。腹主动脉瘤的瘤体破入下腔静脉，可出现连续性杂音。

四、辅助检查

1. 实验室检查：主动脉夹层动脉瘤时，血 DD 检查可见升高。

2. 影像学检查：彩色多普勒超声是探查主动脉瘤的无创检查，其准确率高，且可明确病变的大小、外形及腔内有无血栓等。CT 检查可了解主动脉瘤的位置、范围和瘤壁钙化情况，同时了解主动脉与周围组织结构的关系。CT 血管造影、磁共振血管造影和血管造影可用来明确主动脉瘤的大小、形态和范围，有无附壁血栓，有无瘤壁钙化，以及其与周围组织结构的关系，为治疗方法的选择提供帮助。

五、治疗原则

主动脉瘤的治疗分为非手术治疗和手术治疗。非手术治疗主要是应用 β 受体阻滞药、降压药和镇痛药来控制血压、减慢左室收缩率和控制疼痛，在一定程度上控制动脉瘤的扩大、降低破裂的风险、减少围手术期不良事件和改善器官功能。

主动脉瘤一旦诊断后，若动脉瘤直径较大或呈增大趋势时，即应考虑手术治疗，特别是累及胸和腹主动脉全程或累及升主动脉的急性主动脉夹层，以及存在主动脉瘤破裂征象、心肌缺血征象、急性主动脉瓣关闭不全征象或心包填塞征象者应尽早进行手术治疗。传统手术方法包括动脉瘤切除术、动脉瘤旷置术、动脉瘤切除与人造血管或同种血管移植术。与传统手术比，近年来发展的微创介入治疗，即主动脉瘤腔内修复术对患者的创伤小，降低了心、肺等重要器官并发症的发生率和病死率，为术前存在严重合并症、预期不能耐受传统开胸 / 腹手术或术后可能出现严重并发症的高危患者提供了治疗的机会。主动脉瘤术后，患者仍应继续服用降压药物和降低心肌收缩力等药物，以防复发。

六、护理措施

（一）紧急救护

1.限制患者活动，并嘱患者卧床休息，改变体位时动作要慢。

2.遵医嘱给予鼻导管或面罩氧气吸入。

3.迅速建立静脉通路，遵医嘱给予β受体阻滞药、硝普钠和镇痛药。

4.病情评估

（1）症状和体征评估：评估患者有无疼痛，疼痛的程度、部位、伴随症状和是否能用镇痛药缓解；评估患者有无面色苍白、血压下降、尿量减少和四肢湿冷等失血性休克症状；有无 AMI、心包填塞、偏瘫、晕厥、昏迷、消化道出血、呼吸困难和猝死。当患者从发病开始即出现剧烈的撕裂样或刀割样剧痛，伴烦躁不安、恐惧或濒死感，一般镇痛药难以缓解时多提示为急性主动脉夹层。患者疼痛部位在前胸时、颈、喉、颌或面部时多累及升主动脉；疼痛部位在肩胛间多累及降主动脉；疼痛部位在腹部，并伴有恶心呕吐时，多累及腹主动脉。若患者出现疼痛 – 疼痛消失 – 再疼痛，多提示主动脉夹层又继续扩展并有破裂的危险。当患者出现剧烈疼痛、严重低血压、失血性休克或消化道大出血时，多提示动脉瘤出现破裂。

（2）既往病史和伴随用药评估：评估患者既往有无冠状动脉硬化性心脏病、大动脉炎、瓣膜病、风湿性心脏病、高血压、充血性心力衰竭、肺栓塞和 AMI 等疾病；评估患者既往有无梅毒、吸烟、情绪激动、外伤、马方综合征或手术史。既往有无服用降糖药、降压药或抗凝药等。

（3）辅助检查评估：评估患者 CT 血管造影、磁共振血管造影和血管造影检查结果，用以明确瘤体的直径、形态；有无附壁血栓、瘤壁钙化、新鲜或陈旧血栓；主动脉瘤与头臂动脉、肾动脉、髂动脉等的关系；瘤体对周围组织的压迫侵蚀情况；瘤体周围有无出血或血肿；主动脉分支情况及有无主动脉瓣关闭不全；瘤体与肾动脉、髂动脉分叉等的距离；有无对比剂外溢出动脉或充入临近组织结构等动脉瘤破裂征象。同时，根据检查结果对主动脉夹层进行分型。主动脉夹层累及胸和腹主动脉全程者为 DeBakey Ⅰ 型，累及升主动脉和弓部者为 DeBakey Ⅱ 型，累及膈肌以上降主动脉者为 DeBakey Ⅲ A 型；累及胸部降主动脉直达腹主动脉及髂动脉者为 DeBakey Ⅲ B 型。其中，DeBakey Ⅰ 型和 Ⅱ 型属于 StanfordA 类夹层，应立即进行外科手术治疗，而 DeBakey Ⅲ 型属于 StanfordB 类夹层可在药物治疗的基础上，择期进行手术治疗。

5.主动脉瘤破裂和穿孔患者的救护。对确诊为主动脉瘤破裂的患者，在进行容量复苏同时，应立即进行外科手术治疗，即钳闭动脉瘤近端的主动脉以控制出血，然后进行主动脉瘤切除和原位人工血管移植术。对出现心包积液、心包填塞、AMI 和偏瘫等症状，或有破裂穿孔倾向的急性远端主动夹层患者，以及急性近端主动脉夹层者，在应用 β 受体阻滞药、硝普纳和镇痛药来控制血压、减慢左室收缩率和控制疼痛基础上，也应立即进行手术治疗。

（二）主动脉瘤非手术治疗的护理

1. 病情监测

（1）血压监测：高血压是主动脉瘤破裂最常见的诱因，血压升高可导致血肿扩展和瘤体破裂，所以护士应密切监测患者的血压变化。监测血压时，护士应每 15~30 min 为患者测量一次无创血压，并以健侧肢体的血压作为治疗和用药的标准。必要时，可监测患者四肢的血压或进行持续动脉压监测。进行有创动脉压监测时，因较多主动脉夹层患者的夹层分离会逆行至左锁骨下动脉，而Ⅲ型主动脉夹层患者的动脉瘤破口常位于左锁骨动脉开口远端，所以这些患者应避免进行左侧桡动脉有创血压监测。

（2）尿量监测，维持出入量平衡：当主动脉瘤累及肾动脉时，患者会出现血尿、少尿甚至无尿等症状。所以护士应密切监测患者的尿量，并准确记录患者液体出入量，维持患者出入液量平衡。

（3）监测有无瘤体压迫重要器官，导致器官供血不足：护士应监测患者的意识、瞳孔、肢体活动及反射情况。若患者出现肢体麻木无力、感觉异常、反射消失、偏瘫、截瘫、视力模糊、精神错乱或昏迷等，多提示主动脉瘤侵及中枢神经系统的动脉或破裂导致休克，应及时通知医生，并配合进行对症处理。

（4）监测有无主动脉瘤破裂症状或体征：护士应监测患者有无剧痛、面色苍白、出冷汗、脉搏加快和血压下降等症状和体征。若患者出现上述表现，应考虑为动脉瘤破裂，护士应立即停用降压药物，即刻通知医生进行抢救。在积极抢救的同时做好急诊手术的准备。

2. 应用 β 受体阻滞药和硝普钠控制血压和左室收缩率的护理。动脉压和左室收缩速率是影响动脉瘤发展和破溃的关键因素，所以对疑似主动脉瘤的患者在明确诊断前即应开始降压药和镇痛药的治疗，远端主动脉夹层的患者也可采用 β 受体阻滞药进行长期治疗。护士应遵医嘱将硝普钠等降压药持续微量泵入，将收缩压控制在 120 mmHg 以下，舒张压控制在 90 mmHg 以下。对已存在长期高血压的老年患者，其冠状动脉及脑部血管基础灌注压高，若降压过快过低，会导致其出现心、脑血管意外。所以护士在降压同时应密切监测血压、意识、心率、ECG、尿量、末梢循环和疼痛情况，使患者血压降低到能维持心、肾、脑功能供血最低水平即可。β 受体阻滞药可降低患者心肌收缩力、减慢心率、控制血压，从而降低主动脉瘤病死率。通常，护士应将普萘洛尔 0.5mg 为患者静脉注射，随后以 0.15 mg/kg 剂量维持，将患者的心率控制在 60~70 次 /min。

3. 应用镇痛药控制疼痛的护理。剧烈疼痛是病情加重的预兆，同时疼痛又可造成血压进一步升高。因此护士应遵医嘱及时地使用镇痛和镇静药，如盐酸哌替啶 50~100 mg 肌内注射或吗啡 3~5 mg 稀释后静脉注射，以便能尽快地使患者疼痛减轻。在使用过程中，护士应密切监测患者有无呼吸抑制或血压下降等不良反应。

（三）主动脉瘤手术治疗后的护理

1. 维持正确体位。人工血管移植术后 24 h 内，患者应取平卧位。24 h 后，可将床头抬高 15°，患者取低坡半卧位。患者翻身时，需采用轴线翻身法，以防止人工血管扭曲、牵拉或受压。术后 10 d 内患者应绝对卧床，以避免人工血管的吻合口撕脱出血、形成血肿或假性动脉瘤，术后 11~14 d 可进行床上活动，术后 14d 若患者病情允许可协助患者进行离床活动。绝对卧床期间，患者应进行下肢屈伸运动或进行双下肢气压泵治疗，以预防深静脉血栓形成。行血管内介入治疗术后，患者腹股沟切口应用沙袋压迫 6 h，双下肢伸直并制动 12 h，保持平卧位 24 h，介入治疗术后 48 h 可适当下床活动。

2. 维持血压稳定及避免术后高血压。主动脉瘤患者术前多伴有高血压。为预防患者术后发生吻合口出血和脑血管意外，护士应遵医嘱为患者输入降压药、镇静药和镇痛药，将患者术后血压维持在 120~140/80~90 mmHg。

3. 观察术后有无出血倾向。人工血管移植术中和术后均需使用抗凝药，这增加术后出血、吻合口漏和人造血管渗血概率。护士在密切监测患者意识、生命体征、尿量和中心静脉压的同时，应定期监测血常规及凝血功能；观察皮肤有无瘀点瘀斑、穿刺点及切口有无渗血。当患者出现血压下降、脉率增快、烦躁不安、尿量减少、紫绀或瘀斑时，应及时通知医生进行对症处理。

4. 观察术后有无血栓栓塞。主动脉瘤患者术前常合并动脉粥样硬化及附壁血栓，在人工血管移植术中阻断动脉会增加患者术后血栓栓塞概率，而在血管介入治疗中，置入的支架有可能将患者左锁骨下动脉封堵，导致左上肢缺血，或封堵脊椎动脉导致患者脊髓供血不足出现截瘫。护士应密切观察患者意识、瞳孔、四肢肌力、躯体运动感觉及四肢血供情况，如皮肤颜色和温度，肢体动脉搏动。当患者出现昏迷、肢体活动障碍、瞳孔不等大、皮温下降、皮肤苍白或肢体疼痛时，应及时通知医生，协助患者进行头部影像学或肢体血管多普勒检查，并进行抗凝、扩血管或手术取栓等对症治疗。

5. 监测肾功能，预防急性肾衰竭。由于人工血管移植术中需要阻断主动脉、应用造影剂或大量输血，术后 48 h 内易发生急性肾衰竭。术后护士应密切监测患者尿量、尿色和出入液量，定期检查肾功能，避免使用肾毒性药物。

6. 做好胃肠减压护理，预防术后发生应激性溃疡。主动脉瘤术后可出现麻痹性肠梗阻、急性胃扩张或肠坏死。术前应留置胃管，术后须间断进行胃肠减压，并应用抗酸药预防应激性溃疡发生。护士应密切观察胃管引流液的颜色、性质和量，防止其打折或脱出。当患者清醒且病情平稳可经口少量饮水，以利于胃肠功能恢复。待患者肛门排气后可拔除胃管，并进少量流食，逐渐过渡到半流食、普食，期间应保证大便通畅。

（四）一般护理

1. 减少诱发动脉瘤破裂的因素。护士术前应限制患者活动，避免用力屏气、突然坐起、强烈扭曲上身和突然弯腰等动作；避免情绪激动，避免剧烈咳嗽咳痰，保持大便通畅，避免胸腹内压增高。

2. 高龄卧床休息的患者，定时予以下肢按摩及被动运动，防止静脉血栓形成。

3. 做好术前准备。术前锻炼胸式呼吸；戒烟两周以上；练习正确有效卧位；高热量、补充高蛋白和高维生素的低脂饮食。

4. 做好术后基础护理,如加强口腔护理,定时翻身,防止压疮。定期更换尿管,预防泌尿系统感染。

5. 加强术后呼吸道管理,防治肺部感染及肺不张等并发症发生。

6. 做好术后管道护理,防止感染。

7. 人工血管移植术后 1 个月内患者应避免剧烈活动,以免引起吻合口或伤口破裂,导致大出血。

七、健康教育

1. 患者术后应防止外伤,避免情绪波动,戒烟、戒酒。手术治疗中有金属植入物的患者不能进行磁共振检查和高压氧治疗等。

2. 用药指导。指导患者正确服用抗高血压、降血糖和抗凝药。做到遵医嘱服药,不擅自减药及停药,定期检查血压、血糖和凝血酶原时间。

3. 饮食以低盐、低脂清淡为主,保持排便通畅,避免排便用力。

4. 定期复查。出院后 1~3 个月门诊复查,每 6 个月作 1 次主动脉影像学检查以观察疗效。当出现胸、腹或腰痛等症状时,及时就诊。

(裴 丽 崔 洁 张加艳 高尚尚)

案例讨论

王某某,男,62 岁,既往高血压病史半年余,最高达 180/120 mmHg,血压控制不佳,糖尿病病史 4 年,未系统监测血糖。4 日前无明显诱因出现胸闷憋气,伴心前区及后背疼痛,自汗,休息后未见明显好转而就诊。

主诉: 间断心前区疼痛 4 d

现病史: 间断胸闷憋气,时有心前区疼痛,性质为压痛,持续 3~5 min,无头晕头痛,无黑矇晕厥,无发热,偶咳嗽,咳白痰,无恶心呕吐。

护理评估:

自理能力评估 90 分;

视觉模拟评分法:4 分;

静脉血栓栓塞风险评估:低危风险;

Morse 跌倒危险因素评估:35 分;

血清心肌酶:肌酸激酶 82 U/L(50~310 U/L);肌酸激酶同工酶 5.3 U/L(0~25 U/L);肌钙蛋白 T 0.15 μg/L(0–0.014 μg/L);

C 反应蛋白：24.1 mg/L（0~6 mg/L）；

血沉：33 mm/h（0~15 mm/h）；

血气分析：PaO275.3 mmHg；

ECG：ST 段压低。

诊断： 急性非 ST 段抬高型心肌梗死

入院后给予患者硝酸异山梨酯注射液 30 mg 注射泵（3 mL/h）QD 泵入，5% 葡萄糖注射液 250 ml＋烟酰胺注射液 300 mg＋胰岛素注射液 4 iu，QD 静脉输液，并辅以口服药物以降压、抗血小板聚集、扩张冠状动脉、降脂、降糖、抑酸治疗，改善患者症状。一周后经右桡动脉行 CAG，术后压力腕带于 15 个气压加压止血，穿刺处无红肿，无渗血、动脉搏动良好，右侧手臂肤色皮温正常，ECG 示缺血症状明显好转，患者病情缓解后顺利出院。

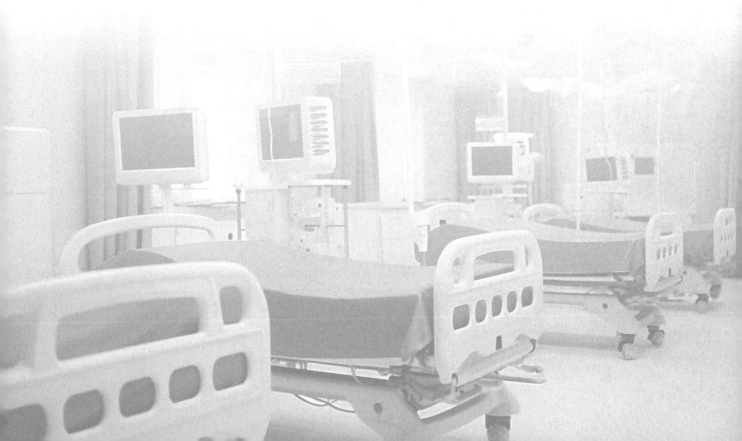

第三章

老年呼吸系统急重症的护理

第一节 老年急性呼吸困难的护理

老年急性呼吸困难是急诊和重症患者常见症状之一。患者常感觉空气不足或呼吸费力，表现张口耸肩、鼻翼扇动、口唇发绀，并伴有呼吸频率、节律与深度的异常，严重时也可伴大汗。老年急性呼吸困难的原因较多，常见高心病、冠心病或心肌病等引起急性心力衰竭、急性肺源性心脏病或慢性肺心病等合并感染引起急性（Ⅰ或Ⅱ型）呼吸衰竭、慢性肾衰竭并发严重代谢性酸中毒或糖尿病酮症酸中毒失代偿、颅内高压综合征影响呼吸中枢出现呼吸困难等，但是老年患者急性呼吸困难更常见于急性心源性肺水肿、重症肺炎或肺栓塞等心肺疾病引起。老年人呼吸系统结构和功能多已出现退行性变，气道防御功能降低，对缺氧等刺激的耐受性差，且对呼吸障碍的感受力差，出现急性呼吸困难时常预示病情危重。若老年患者既往患有心血管、呼吸系统或内分泌代谢等多种疾病，当出现急性呼吸困难时往往诊断困难，且易导致多器官功能障碍，预后较差。故老年患者出现急性呼吸困难时医护人员应提高警惕，做到早期识别和及时救治，以减少患者的病死率。

一、病因

目前多认为，急性呼吸困难主要与呼吸器官通气能力不能满足机体氧气需要量有关。急性呼吸困难常由呼吸系统、循环系统、血液系统和神经精神系统等多种疾病引起，其中心源性肺水肿、肺栓塞、胸膜炎和肺癌是老年呼吸困难最常见的致病因素。老年患者发生急性呼吸困难的病因见图 3-1。

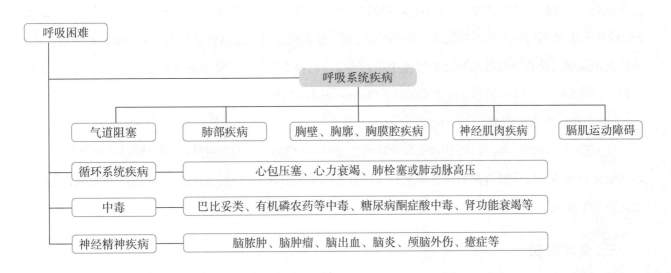

图 3-1　老年患者发生急性呼吸困难的病因

二、发病机制

（一）肺源性呼吸困难

由通气、换气功能障碍引起的氧分压降低和（或）二氧化碳分压升高所致的呼吸困难。

1. 通气功能障碍：气道狭窄或阻塞、呼吸肌无力等引起通气量减少，使动脉血二氧化碳分压升高、血氧分压降低和氢离子浓度增加，刺激颈动脉体及主动脉弓化学感受器或直接刺激呼吸中枢，引起呼吸困难。

2. 换气功能障碍：肺实质或间质疾病使通气／血流比例失调，致动脉血氧分压降低；严重缺氧亦可引起代谢性酸中毒，两者均可刺激颈动脉体及主动脉弓化学感受器或直接刺激呼吸中枢，引起呼吸困难。

（二）心源性呼吸困难

1. 左心衰竭所致呼吸困难：左心衰竭所致呼吸困难主要是由于肺瘀血和肺组织弹性下降引起。左心衰竭时，心肌收缩力减弱或心室负荷过重，左心搏出量减少，舒张末期心室压增加，继而引起左房压、肺静脉压及毛细血管压增加，导致肺泡弹性下降，肺泡通气量减少；肺循环压力增加，反射性刺激呼吸中枢引起呼吸困难；此外，肺瘀血致血管壁增厚、肺间质水肿和弥散功能受限；肺泡张力增高，刺激肺张力感受器，通过迷走神经反射性兴奋呼吸中枢引起呼吸困难。

2. 右心衰竭所致呼吸困难：是因体循环瘀血所致。其发生机制为上腔静脉及右房压升高，使压力感受器受到刺激并兴奋呼吸中枢；血氧降低及乳酸、丙酮酸等增多兴奋呼吸中枢；瘀血性肝肿大、腹水等致膈肌上移限制呼吸运动，肺气体交换面积减少。

（三）中毒性呼吸困难

某些疾病因毒性代谢产物增多，直接兴奋呼吸中枢或刺激主动脉体、颈动脉窦化学感受器，致呼吸深长而规则，称为酸中毒深大呼吸（Kusmaul 呼吸）。某些毒物，如一氧化碳与血红蛋白结合形成碳氧血红蛋白，使其失去携氧功能导致组织缺氧。氰化物中毒时，细胞色素氧化酶活性受抑制，影响细胞的呼吸作用，导致组织缺氧，重者可致脑水肿抑制呼吸中枢；吗啡等药物中毒时，呼吸中枢受抑制，使呼吸浅慢或节律异常，如间停呼吸（Biots 呼吸）或潮式呼吸（Cheyne-Stokes 呼吸）。

（四）中枢性呼吸困难

任何能引起颅内压增高的颅脑病变都会影响延髓呼吸中枢而致中枢性呼吸困难。呼吸中枢受颅内高压影响使血供减少，致呼吸节律和速率发生改变，如出现呼吸节律不规则，呈现抽泣样或间断呼吸；或使呼吸速率发生改变，呈现呼吸频率过快或停止。

三、临床表现

各种原因引起的急性呼吸困难都表现对空气的需求增加，而感到空气供应不足。临床表现分为吸气性呼吸困难、呼气性呼吸困难和混合性呼吸困难。

（一）症状

1. 吸气性呼吸困难：因呼吸道部分阻塞，气流入肺不畅。吸气时，胸膜腔内负压增高，呼吸肌需极度用力，出现胸骨上窝、锁骨上窝及肋间隙显著凹陷，俗称吸气性"三凹征"。结果导致吸气时间延长，出现吸气性呼吸困难。

2. 呼气性呼吸困难：患者主要表现为呼气费力，呼气时间明显延长，常能听到哮鸣音，可见到辅助呼吸肌参与呼吸运动，是因小气道狭窄阻塞和（或）肺泡弹性减弱所致。常见于下呼吸道阻塞性疾病，如支气管哮喘、喘息型慢性支气管炎、慢性阻塞性肺气肿合并感染等，或左心衰竭和（或）右心衰竭患者。

3. 混合性呼吸困难：患者表现吸气和呼气时均出现呼吸困难、呼吸频率加快和呼吸浅快。混合性呼吸困难是因广泛肺部病变或胸腔病变导致呼吸面积减少，致换气功能障碍；或因胸廓顺应性降低，呼吸运动受限，肺通气减少，致肺泡氧分压降低。

4. 夜间阵发性呼吸困难：患者常表现夜间睡眠中憋气，坐起后症状缓解。夜间呼吸困难症状可以多次出现。此因仰卧位时膈肌上移，致肺活量减少；睡眠时，小支气管收缩，肺泡通气减少；夜间迷走神经兴奋性增加，冠状动脉收缩，心肌供血减少，心功能受损；回心血量增加，肺瘀血导致呼吸困难加重。患者取坐位后，症状明显减轻。这是因为坐起后，回心血量减少，肺瘀血减轻，同时膈肌下移，肺活动度增大，肺活量增加。

5. 伴随症状：呼吸困难伴有咳嗽、咳痰、发热、胸痛者，提示在原有疾病基础上合并肺部感染；呼吸困难伴有意识障碍者，提示呼吸衰竭肺脑病。夜间阵发性呼吸困难伴发绀、粉红色泡沫痰者，提示急性左心衰竭；突发呼吸困难伴剧烈胸痛者，提示肺栓塞或 AMI 等；渐进性呼吸困难伴呼出气有尿素味和严重贫血者，提示尿毒症并发严重代谢性酸中毒；如果患者突然出现呼吸困难伴意识障碍及肺水肿，呼出气有大蒜味者为急性有机磷农药中毒。

（二）体征

呼吸困难患者，不同的肺部体征提示不同的病因或疾病。以吸气性呼吸困难为主的上气道不完全性阻塞，如急性会厌炎、异物、带蒂气管内息肉或肿瘤等患者，主要出现颈部吸气性喘鸣，用力吸气喘鸣加重，提示阻塞严重。以呼气性呼吸困难为主的支气管哮喘或哮喘持续状态时，肺部满布哮鸣音。病情极其严重时，哮鸣音可消失者称为"寂静肺"，此为呼吸衰竭或呼吸即将停止前的表现。混合性呼吸困难患者，病因不同体征也不尽相同。如一侧肺呼吸音减弱或消失、叩诊呈鼓音为"自发性气胸"；如一侧肺呼吸音减弱或消失、叩诊呈浊音或实音为"大量胸腔积液"；如一侧肺呼吸音减弱伴管状呼吸音，则为"肺实变"；心源性呼吸困难患者，心脏听诊可闻及奔马律，若肺部听诊闻及哮鸣音和双肺中、下部湿性啰音，是为心源性肺水肿。

四、辅助检查

1. 实验室检查：血常规检查可判断是否合并贫血及其程度；通过 D- 二聚体检测明确有无肺栓塞；通过 B 型脑钠肽检测可以了解有无心功能障碍或心力衰竭；血气分析可明确动脉血的 pH 值、PaO_2 和 $PaCO_2$ 水平，判断是否存在呼吸衰竭及其类型，是否发生酸中毒及其类型；血生化检查评估肝脏和肾脏功能；血培养可以判断是否存在感染和发现感染病原体。

2. 影像学检查：通过 UCG 检查了解患者有无心脏瓣膜病变、心肌病、AMI 或心力衰竭等。通过胸部 X 线、胸部 CT 检查了解患者有无肺部病变，以及病变范围、程度。

3. 其他检查：通过支气管镜和肺功能检查明确肺源性呼吸困难的病因；肺穿刺活检明确患者肺部病变性质；肺放射性核素扫描及肺血管造影能判断患者有无肺栓塞。

五、治疗原则

急性呼吸困难治疗原则是在严密监测生命体征情况下，通过支气管扩张药、呼吸兴奋药、吸氧和呼吸机辅助通气等呼吸支持治疗来改善患者呼吸困难症状，纠正低氧血症和 / 或高碳酸血症，维持动脉血氧分压，避免出现重要器官继发损伤。

在维持患者生命体征稳定和预防重要器官继发损伤基础上，还应尽快完善病史采集、体格检查及辅助检查，以明确病因，如肺栓塞、严重肺感染、心源性肺水肿等，并及时根据病因进行针对性治疗。

六、护理措施

（一）紧急救护

1. 给予患者半卧位或坐位。如果患者为坐位，应为其提供过床桌。

2. 给予双鼻导管或面罩吸氧。吸入氧气应加湿、加温，防止患者吸入干燥或寒冷空气刺激导致气道痉挛。急性肺水肿患者吸入的氧气应经 30%~50% 酒精湿化，以降低肺泡表面张力，增加气体交换，改善通气。护士应依据脉搏氧饱和度、动脉血气分析和病情变化，及时调整吸氧浓度或流量。例如，慢性阻塞性肺疾病患者应给予 1~2 L/min 低流量吸氧，以预防氧分压过高导致呼吸中枢抑制，加重二氧化碳潴留，引起肺性脑病；急性心力衰竭患者予以 4~8 L/min 高流量吸氧，以防止低氧血症致各器官损伤；当患者动脉 PaO_2 维持在 60~80 mmHg、$PaCO_2 < 55$ mmHg 或 $SaO_2 > 90\%$ 时，表示患者缺氧状态改善。若高流量吸氧超过 24 h，呼吸困难症状仍不能缓解者，且血气分析显示 $PaO_2 < 60$ mmHg，和（或）pH < 7.3、$PaCO_2 > 55$ mmHg 时，提示低氧血症和（或）高碳酸血症严重，应考虑进行无创或有创机械辅助呼吸。

3. 留取动脉血进行血气以及血浆渗透压和电解质分析。

4. 留取静脉血，进行血常规、DD 和肝肾功能等检测。

5.建立静脉通路,遵医嘱给与支气管扩张药、呼吸兴奋药。

6.病情评估

(1)症状和体征评估:对于任何老年急性呼吸困难患者,护士应评估患者呼吸频率;呼吸困难类型,是吸气性、呼气性或混合性;有无端坐呼吸、夜间阵发性呼吸困难。呼吸困难时有无咳嗽、咳痰和发热等伴随症状。如果患者呼吸困难伴吸气性三凹征,应注意气道阻塞的原因;如果患者呼吸困难伴紫绀、杵状指及桶状胸者,常为慢性阻塞性肺病、肺纤维化并发呼吸衰竭;如果夜间突然出现端坐呼吸,应考虑急性左心衰竭,询问既往有无高血压病、冠心病、心肌病等心脏病史,尽快帮助医生诊断和处理;如果呼吸困难伴颈静脉怒张、肝颈回流征阳性和下肢水肿等,为全心衰竭表现。

(2)既往史和伴随用药评估:了解既往有无急性呼吸困难发作,有无心肺病史;是否经常服用镇静药或镇痛药等抑制呼吸药。

(3)辅助检查评估:如果急性呼吸困难发作伴血 DD 浓度（＞ 500 μg/L）明显升高而 B 型脑钠肽浓度（＜ 100 pg/mL）正常时,提示可能为肺栓塞所致。患者病情允许时,应完善肺动脉造影等检查以明确诊断。血 B 型脑钠肽浓度＞ 250 pg/mL,提示可能存在心力衰竭,建议进行 UCG 检查,并应监测心功能变化;血 pH ＜ 6.9、PaO_2 ＜ 55 mmHg 和 $PaCO_2$ ＞ 55 mmHg,提示呼吸困难由多种疾病引起的肺心病伴 II 型呼吸衰竭所致。

5.在上述病情评估基础上,针对严重肺感染、哮喘急性发作、肺栓塞、心源性肺水肿等疾病进行救护。

（二）无创机械辅助呼吸护理

无创通气（noninvasive ventilation,NIV）是指无需建立人工通道,如气管插管、气管切开等,即可将呼吸机与患者连接起来的机械通气方法。使用 NIV 可以避免插管及其相关的并发症,减少镇静剂用量;维持吞咽、进食、语言功能;生理性咳嗽、气道生理性的加温加湿及过滤功能。所以,患者感觉舒适,痛苦较少。此外,可通过不同的通气模式进行间歇通气,易于脱机。

1.掌握无创机械通气的适应证和禁忌证。NIV 主要适用于意识尚清,有自主呼吸可同步触发机器者;血流动力学稳定;分泌物不多或可自行清除者;能配合面罩治疗的呼吸困难患者。目前主要用于阻塞性睡眠呼吸暂停综合征、尚不需行有创通气的急慢性呼吸衰竭患者,以减少有创通气的不良反应。此外,NIV 也可用于慢性阻塞性肺疾病急性加重、有创通气的脱机及肺水肿的治疗。

（1）绝对禁忌证:心跳呼吸骤停、昏迷者;自主呼吸微弱,随时会发生呼吸停止者;气道保护能力差,误吸高危者;合并其他器官功能衰竭;消化道大出血或穿孔,严重脑部疾病;面部创伤或术后畸形,无法佩戴面罩者。

（2）相对禁忌证:气道分泌物多,排出困难;严重感染;严重低氧血症、酸中毒,如 PaO_2 ＜ 45 mmHg、pH ＜ 7.20;近期上腹部术后;严重肥胖;上呼吸道梗阻;精神紧张难以配合者。

2.心理护理:行无创通气前,应向患者及家属充分解释治疗的重要性及注意事项,消除恐惧心理,使其有效配合。

3. 对不耐受面罩、幽闭恐惧症、谵妄及情绪激动者予以镇静护理。呼吸衰竭者行无创通气时，应用镇静药可能会加重病情，所以应选用对呼吸抑制小、半衰期短的镇静药，如右美托咪定。而丙泊酚、咪达唑仑和吗啡等药物具有明显的呼吸抑制作用，在 NIV 期间应慎用。

4. 正确连接气道，做好面罩护理。根据氧气 – 呼吸机 – 面罩 – 患者顺序正确连接 NIV 气道。协助患者取坐位或半卧位，头部抬高至少 30°，保证气道通畅。根据患者体型、脸型、有无牙齿等选择合适的面罩，保证佩戴舒适，且使用过程中漏气量小。将面罩正确置于患者面部，经过几个呼吸周期至患者初步适应后，固定头带。头带张力适中，一般以插入 1 至 2 个手指为宜。若头带过松，面罩易掉，漏气量大，且呼吸机无法感知致血氧饱和度下降，将导致 NIV 治疗失败。若头带过紧，易致皮肤压力性损伤。需长期使用 NIV 的患者，应每隔 4 h 放松一次头带，每次 15~30 min，必要时局部予以预防性压疮贴。老年人、糖尿病患者或低蛋白血症患者极易出现压力性损伤，应尽量缩短佩戴时间。

5. 选择通气模式。NIV 通气模式包括容量模式和压力模式。临床最常用为双水平气道正压通气（bilevel positive airway pressure，BiPAP）和持续气道正压（continuous positive airway pressure，CPAP）通气模式。CPAP 适用于自主呼吸稳定的患者，在整个呼吸周期均对气道施加相同正压，可明显降低呼吸功，防止呼气相气道萎陷，改善肺顺应性，故急性肺水肿患者推荐使用 CPAP。BiPAP 是分别对吸气相和呼气相设置不同的支持压力，高碳酸血症或呼吸困难不缓解的患者较宜使用 BiPAP。与 CPAP 相比，BiPAP 更易于增加患者氧合，可用于疾病各个阶段，尤其对于进行有创通气 – 无创通气序贯治疗的患者，可提高脱机的成功率。

6. 选择 NIV 通气切换模式。切换模式包括同步（Synchronized，S）模式、时间控制（Time，T）模式或同步 / 时间（S/T）模式。S 模式即人机呼吸同步，呼吸机随患者呼吸进行吸呼气切换。S/T 模式是当患者自主呼吸频率低于设定呼吸频率或呼吸停止时，呼吸机按设定频率强制通气。而 T 模式是呼吸机按预先设定的压力，呼吸频率及吸呼比工作。

7. 及时调节参数。进行参数设置时，应从低水平开始，如吸气相压力（inspiration pressure，Pinsp）最初宜为 4~8 mmH$_2$O、呼气相压力（expiration pressure，Pexp）为 2~3 mmH$_2$O，此后根据患者的耐受性逐渐增加至所需治疗参数。无创通气时常用参数为 Pinsp10~25 cmH$_2$O、Pexp3~5 cmH$_2$O（Ⅰ型呼吸衰竭时可增至 4~8 cmH$_2$O）、潮气量（tidal Volume，VT）10~15 mL/Kg、呼吸频率（respiratory rate，RR）16~30 次 /min、吸气时间（inspiration time，TI）0.8~1.2 秒。参数调节以缓解患者呼吸困难，减慢呼吸频率，增加分钟通气量，达到理想的人机同步为标准。

8. 密切监测动脉血气分析、机械辅助呼吸指标和患者临床表现，以评价无创正压通气的治疗效果。NIV 通气期间护士应密切观察患者的呼吸形式及幅度；咳嗽、咳痰能力；有无胃肠胀气；人机是否同步。同时密切观察并准确记录 NIV 通气的各项参数，如 VT、RR 和漏气补偿等。在使用 NIV 通气初期及调整呼气参数后，还应密切监测患者的动脉血气变化。

若患者呼吸困难减轻、呼吸频率减慢、血氧饱和度上升、辅助呼吸肌动用减少、反常呼吸减弱或消失、心率减慢，血压趋于稳定，且治疗 1~2 h 后血气分析显示 $PaCO_2$ 下降超过 16%，$SaO_2 > 90\%$，$pH > 7.30$，$PaO_2 > 40$ mmHg，提示初始治疗有效。若无创通气 1~4 h 后，患者意识恶化、不能清除气道分泌物、无法耐受面罩、血流动力学不稳定、氧合下降、CO_2 潴留加重；$PaCO_2$ 下降超过 16%、$pH < 7.30$、$PaO_2 \leq 40$ mmHg，提示治疗无效，应及时建立人工气道，改为有创通气。

9. 并发症的观察和护理。NIV 的并发症包括患者不耐受、面罩漏气、胃肠胀气、口咽干燥及排痰困难和呼吸道梗阻等，而这些并发症均可导致无创通气治疗失败，所以护士应密切监测患者有无 NIV 并发症，并采取相应措施予以纠正。

（1）患者不耐受：主要与人机不同步有关，这可能是由于连接方法不当、操作顺序错误、适应过程过短、缺乏严密监护及通气模式或参数设置不合理等所致。护士可尝试换用其他类型的连接、重新调节辅助呼吸模式和参数来及时进行调节。

（2）面罩漏气：当面罩漏气时，患者可有压迫感，同时呼吸机出现触发不良、吸呼气不能转换，以及潮气量和分钟通气量小，而漏气量大等问题。面罩漏气常见于颜面与面罩接触处、面罩塑料部分与硅胶接合处、插胃管或接氧气孔等处。当漏气量少时，可通过设置漏气补偿进行纠正。当辅助呼吸的支持压力较大（吸气压 > 25 cmH_2O，呼气压 > 8 cmH_2O），或面罩不适合、面罩压迫颜面部造成器械相关性压力性损伤时，会导致漏气量增大，而影响呼吸机触发及支持维持压力，导致 NIV 治疗失败，此时护士应及时通知医生建立人工气道。

（3）胃肠胀气：由支持压力过高（吸气压 ≥ 20 cmH_2O）、张口呼吸和胃肠动力减弱等引起，可致膈肌顺应性降低和胸廓弹性阻力增加，这不仅会导致通气效果差，还易引起误吸和呕吐。护士可让患者通过避免张口呼吸及吞咽、取半坐卧位和避免饱餐等措施来避免。若胃肠胀气严重可留置胃管予以胃肠减压或遵医嘱加用胃肠动力药。

（4）口咽干燥及排痰困难：正压或高流量通气可导致口咽干燥、痰液黏稠不易咳出。病情允许时，护士应鼓励患者多饮水。同时，对管道进行温化和湿化，以减少 NIV 对呼吸道的不良刺激。若痰液黏稠不易咳出，应协助患者间歇主动咳嗽，必要时进行负压或纤维支气管镜吸痰。

（5）体位不适引起呼吸道梗阻：无创通气过程中，理论上患者可采取任何体位，但应防止枕头过高致呼吸道狭窄而影响通气；对肥胖、颈短患者可将头偏向一侧并略后仰，使气道开放。

10. 做好脱机护理。在通气 1~2 h 后，$PaCO_2$ 降低、pH 升高，或在可允许高碳酸血症情况下维持足够的氧合（$pH > 7.20$）时，可考虑脱机。在脱机过程中，护士应通过降低呼吸支持力度、延长脱机时间，逐渐撤离 NIV。

（三）有创机械辅助呼吸的护理

使用无创机械通气无效时，应及时改用有创通气进行治疗。主要是通过气管插管、气管切开等人工气道与呼吸机相连接进行机械通气。与 NIV 相比，有创通气可保证通气效果，更易于调节并维持适当的通气量，以满足机体需要；减少呼吸肌做功；改善气体交换功能，以维持有效的气体交换；更有效地进行气道雾化及清理。

1. 掌握有创通气的适应证和禁忌证。

（1）适应证：患者经积极治疗后病情恶化；如出现神智障碍；呼吸频率超过 35~40 次 /min 或低于 6~8 次 /min，或自主呼吸微弱或消失；血气分析显示患者出现严重呼吸衰竭（$PaO_2 < 50$ mmHg），尤其是充分氧疗后 PaO_2 仍低于 50 mmHg，而 $PaCO_2$ 进行性升高，pH 下降。

（2）禁忌证：机械通气无绝对禁忌证。未行引流的气胸及纵隔气肿、肺大疱和肺囊肿患者，以及低血容量休克、大咯血或气管食管瘘患者，当发生致命性通气障碍时，在积极处理原发病，如尽快行胸腔闭式引流，积极补充血容量等基础上，可进行有创机械通气，避免严重低氧血症和 CO_2 潴留。

2. 做好镇静护理，以利于建立人工气道，提高患者对机械通气的耐受性，并减少人机对抗。有创通气者需应用镇静剂来降低气道反应性，以利于完成气管插管，同时降低患者氧耗、人机对抗及气道损伤。常用镇静药包括咪唑安定、丙泊酚和氟哌啶醇等，一般通过静脉注射泵泵入。在镇静治疗期间，护士应每日唤醒患者，并通过 Ramsay 评分表对患者的镇静深度进行评估（Ramsay 评分见表 3-1）。通常以患者的 Ramsay 评分达到 3~4 分作为镇静目标。当 Ramsay 评分低于 3 分，并出现焦虑、烦躁不安时，护士应加大镇静药剂量。当 Ramsay 评分高于 4 分，对强刺激反应迟钝时，应及时降低镇静药剂量。

镇静药可使患者血管扩张、心排出量降低、心率减慢和血压降低。此外，大剂量镇静药可抑制咳嗽反射，导致气道分泌物潴留，从而引起肺感染或肺不张。所以镇静期间护士应严密监测患者生命体征，并加强气道管理，防止出现上述镇静并发症。

急性呼吸窘迫综合征或呼吸机抵抗的患者，在镇静的基础上联合使用肌松药时，会完全抑制患者的呼吸运动和咳嗽反射，导致呼吸道内分泌物潴留，加重肺感染和肺不张。同时，因患者无自主呼吸，完全依赖呼吸机，当出现呼吸机故障或管道脱开，会导致窒息而危及生命。所以，护士应密切监测患者生命体征和呼吸机各项参数，加强气道管理，及时处理机器报警。

表 3-1　Ramsay 评分

分值	描述	定义
1	清醒	患者焦虑、不安或烦躁
2	清醒	患者合作、定向力良好或安静
3	清醒	患者仅对命令有反应
4	睡眠	患者对轻叩眉间或强声刺激反应敏捷
5	睡眠	患者对轻叩眉间或者强声刺激反应迟钝
6	睡眠	患者对轻叩眉间或者强声刺激无任何反应

3.协助医生建立人工气道,并做好人工气道并发症的护理。

(1)当患者无创通气治疗无效,呼吸衰竭进行性恶化时,应首先考虑在气管内插管下行机械辅助呼吸。协助医生进行气管内插管后,护士应妥善固定气管插管,防止气管插管脱出;定时检查和认真记录插管途径和深度。若插管过深、向内滑入一侧肺或固定不佳,患者会出现同侧气胸或对侧肺不张,所以护士应定时进行双肺听诊,及时发现气管插管位置变化。困难插管及急诊插管易导致患者声门和声带损伤,而长期气管插管可影响声带功能,并导致气道松弛。在尽量缩短插管留置时间的同时,护士在拔管后应及时评价患者发音情况及咳嗽功能。

(2)当患者存在上呼吸道损伤或梗阻,严重颌面部损伤或畸形,以及需长期呼吸机辅助通气时,应考虑进行气管切开下机械辅助呼吸。相比气管内插管,气管切开易于固定,患者气道也更易于清理。同时患者耐受性好,且可经口进食。但气管切开为有创操作,其并发症发生率相对较高。在气管切开24 h内,患者可出现出血、气胸、空气栓塞、皮下气肿和纵隔气肿等并发症。气管切开24~48 h后,患者可出现切口感染、气道梗阻、气管食管瘘和出血等并发症。所以在气管切开早期,护士应使患者保持平卧位以预防空气栓塞;密切观察气管切开处的出血量,及时吸引切开处的血液,保证气道通畅;当出血量大时应及时通知医生进行手术止血,而出血量不大时可进行压迫止血;对出现皮下气肿的患者应观察皮下捻发音的范围,当其皮下气肿范围进行性扩大或出现气胸时应及时进行胸腔闭式引流。气管切开后期患者出现的出血与气管插管腐蚀血管及管道摩擦损伤有关,护士可通过气管切开护理、间断放松气囊进行预防,但当患者出现大出血、气管食管瘘等晚期并发症时应及时通知医生进行处理。

4.做好人工气道的管理。

(1)保持气管内插管或气管切开套管的位置正确:气管内插管及气管切开套管移位会导致气道阻塞或压迫气管壁,从而引起患者局部黏膜坏死。而呼吸机管道及人工气道间延长管连接不当时,会导致气道损伤或管路脱出。所以护士应密切观察气管内插管,气管切开套管;始终保持管路中的集水杯处于最低点且方向向下,并定时清除杯内集水,以防止杯内集水反流入患者气道、湿化罐或阻塞管路。

(3)一人一机一套管道,并定期更换:保证一人一机一套管道,以免发生交叉感染。同时,定期更换一次性呼吸机连接管路。

(4)口腔护理:加强口腔护理,及时清除口腔分泌物。妥善固定活动的义齿,防止其脱落进入气道。

(5)及时进行气管内吸痰:当患者出现痰鸣音、气道压力突然升高、剧烈呛咳、与呼吸机抵抗或血氧饱和度下降时,护士应进行气管内吸痰。即使无上述情况,护士每日也应定时为患者吸痰。为患者吸痰前护士应提高吸氧浓度,尽量确保患者脉搏氧饱和度在95%以上。同时,护士应选择适宜的吸痰管,保证吸痰管的外径不超过气管插管内径的二分之一。

吸痰过程中护士应密切监测患者生命体征变化,尽量缩短吸痰时间,每次吸痰不超过15 s,防止患者出现低氧血症。若患者痰液较多,应间隔2~3 min后再重复操作;维持适当的吸痰压力,通常控制于

250~300 mmHg，以保证不影响吸痰效果，又不会因吸引压力过大致患者出现缺氧、肺不张或气管黏膜损伤；严格无菌操作，每次吸痰均采用一次性吸痰管；若患者痰液黏稠，可先用生理盐水 5 mL 或 α- 糜蛋白酶稀释液 2~3 mL 进行气管内滴药，使痰液稀释并刺激患者咳嗽，以利于痰液排出。

（6）做好人工气道的湿化护理：湿化护理包括主动湿化护理和被动湿化护理。在呼吸机管路内应用加热湿化器对气体进行加温加湿，为主动湿化。被动湿化是应用人工鼻对患者呼出气体的热量及水分进行重吸收，从而达到对吸入气体的加温加湿，但被动湿化会增加患者的气道阻力、死腔量及呼吸功，因此不适于慢性呼吸衰竭或撤机困难的患者。湿化可使进入气道内的气体温度达到 31~33℃，相对湿度达到 100%，这有利于维持气道黏膜细胞的完整性及纤毛的正常运动，从而利于排出气道分泌物、降低呼吸道感染的发生率。在湿化过程中，护士应严格无菌操作，并密切观察湿化罐内液面高度。若湿化罐内水位低于最低水位线，应及时加水，防止干烧；水位高于最高水位线时则应及时倒出加湿液，防止呼吸管路阻塞。痰液黏稠时，护士可适当将湿化温度调高，但不得超过 37℃。

5. 做好气管内插管的气囊护理。目前临床上的气管插管的气囊多采用低压高容气囊，患者使用期间不需要间断放气，但应定时检测气囊压力，并维持气囊压力在 25~30 cmH$_2$O 之间。若气囊充气不足或漏气可导致气囊压力过低，增加气囊上方分泌物或胃内容物流入下气道的机会，从而增加呼吸机相关肺炎的发生率。若气囊压力过高，超过正常值 5 mmHg 时可阻碍淋巴回流，导致气道黏膜水肿；而超过正常值 30 mmHg 时可导致气道黏膜缺血，当气囊压力超过正常值 50 mmHg 时，患者气道黏膜会出现坏死。

6. 根据患者病情选择通气模式，并及时调节参数。具体内容见第十一章。

7. 密切监测有创通气的治疗效果。有创通气期间护士应严密监测患者病情变化，自主呼吸是否与呼吸机同步，以及动脉血气、吸气峰压、呼出潮气量和自主呼吸频率等，以判断机械辅助呼吸的治疗效果。如患者突然出现大汗、烦躁不安和发绀加重等，应立即检查有无管路脱出、漏气或梗阻等情况；如呼吸频率超过 25 次 /min、自主潮气量小于 5 mL/kg 或出现矛盾呼吸，提示存在呼吸肌疲劳，应通知医生及时调整机械辅助呼吸参数。在呼吸机使用初期及调整辅助呼吸参数后，护士应及时监测患者动脉血气变化，以便评价患者呼吸困难是否得到改善。

8. 并发症的观察和护理。

（1）人工气道梗阻：人工气道梗阻是临床上极其危急的并发症，与导管打折脱出、痰栓或异物阻塞、管道坍陷、管道贴壁或嵌顿有关。一旦发现气道梗阻，护士应及时松解气囊、试验性插入吸痰管或调整人工气道位置。若患者在采取以上措施后缺氧症状仍无法缓解，须立即拔除原有人工气道，重新建立新的人工气道。

（2）呼吸机相关肺炎：机械通气 48 h 后发生的肺炎，与高龄、误吸、过度镇静和平卧位等因素相关。因此，机械辅助呼吸期间若患者无禁忌证，应取半卧位。此外，护士应定期评估镇静深度，并加强气道管理，预防呼吸机相关肺炎。

（3）呼吸机相关肺损伤：因设置辅助呼吸参数不合理可导致患者气道压力过高，造成气压伤或肺萎陷伤，患者可出现皮下气肿、纵隔气肿或气胸等临床表现，严重者可危及生命。所以，机械通气时应避免高潮气量及气道压，维持吸气末平台压低于 30~35 cmH$_2$O，同时通过设置最佳 PEEP 避免肺萎陷伤。若出现皮下气肿、纵隔气肿或气胸，应及时通知医生进行处理。

（4）呼吸机相关的膈肌功能不全：长期带机或辅助呼吸期间，应用肌松药及大剂量糖皮质激素，可导致膈肌功能不全。故机械辅助呼吸期间，应尽量保留患者自主呼吸功能、减少肌松药及糖皮质激素的使用。同时加强患者呼吸肌的锻炼及营养支持，使其能尽早脱机。

（5）低血压：机械通气可引起胸腔内压力升高、静脉回流减少，从而导致心排出量降低，患者会出现血压下降以及胃肠道及肝脏瘀血的表现，血容量不足者尤其表现显著，低血压可损伤心血管系统、肾脏、肝脏及胃肠道。因此在机械通气的早期，护士应适当加快输液速度或调整通气模式以降低胸腔内压，预防低血压出现。

（6）精神障碍：在机械辅助呼吸期间，患者不能通过语言与外界进行交流，同时机器报警与运转的噪音可导致患者焦虑、紧张。护士对精神紧张或焦虑的患者，予以耐心细致的解释安慰，必要时予以镇静剂和抗焦虑药。

9. 脱机和拔管护理。

（1）脱机前应行筛查试验及自主呼吸试验：当患者通过筛查试验，可考虑进行脱机。筛查试验包括导致机械通气的病因好转或去除；血流动力学稳定，不需要血管活性药或仅需小剂量血管活性药，如多巴胺或多巴酚丁胺维持 < 5~10 μg/kg/min；有自主呼吸及咳痰能力；氧合指标，PaO$_2$/FiO$_2$ > 150~200；PEEP ≤ 5~8 cmH$_2$O；FiO$_2$ ≤ 0.4~0.5；pH ≥ 7.25；COPD 患者 pH > 7.30，PaO$_2$ > 50 mmHg，FiO$_2$ < 0.35。3 min 自主呼吸试验包括患者呼吸频率/潮气量（浅快指数）< 105 次/min、呼吸频率 > 8 次/min 或 < 35 次/min、自主呼吸潮气量 > 4 mL/kg、氧饱和度 > 90%、心率 < 140 次/min 或变化 < 20%、无新发心律失常，患者符合以上指标时提示自主呼吸试验成功，若患者继续自主呼吸 30~120 min 后，仍可耐受应考虑拔管。对自主呼吸试验失败的患者，24 h 内不应急于降低呼吸机支持水平，以便让患者的呼吸肌充分休息。

（2）做好脱机护理：长期机械通气的患者，可使用辅助通气模式并逐步下调呼吸机支持水平以锻炼呼吸肌。当支持水平下降至初始水平一半时，可予以脱机。脱机时间宜选择在早上，并在逐步缩短机械通气时间的基础上进行。脱机期间护士需密切监测患者呼吸功能，防止患者呼吸肌过度疲劳。对脱机失败或困难者护士应积极寻找原因，如神经肌肉系统疾病影响呼吸驱动及呼吸肌力量、呼吸循环系统疾病影响通气换气功能、焦虑或恐惧等，做好对症护理。

（3）做好拔管护理：拔管前应松解插管气囊，检查气囊有无气体泄漏，以评估患者气道开放程度。对漏气量少、可疑气道狭窄者，拔管前 24 h 预防性使用激素，防止拔管后喘鸣。拔管时护士应将再插管设备或气管切开设备床旁备用，拔管后应密切监测患者的呼吸功能，若患者出现呼吸困难、紫绀或肺感染应重新留置气管套管。

（四）一般护理

1. 密切监测患者生命体征、血糖，准确记录 24 h 出入量，并及时根据医嘱调整补液方案。无心功能衰竭的患者应多饮水，以利痰液稀释。

2. 加强基础护理，特别是长期卧床和使用机械通气的患者，避免发生压力性损伤。

3. 协助患者咳嗽、咳痰。痰液黏稠者遵医嘱给予氧气雾化吸入和祛痰药。及时清除口鼻分泌物或呕吐物，必要时予以负压吸引，以保持气道通畅。

七、健康教育

1. 指导患者家属密切观察病情变化，特别是夜间及凌晨有无呼吸困难，以及呼吸困难程度的变化。若既往患有心肺疾病，当突然出现发绀、剧烈咳嗽和排痰困难等症状时应及时就医。

2. 保持居住环境舒适、安静和空气流通，避免接触烟尘、花粉和皮毛等易诱发过敏的因素。避免去人员密集的地方，以预防感染。

3. 饮食应清淡、富含维生素和纤维素，避免鱼、虾等可能诱发哮喘发作的食物。

4. 适量运动以增强体质，避免劳累、情绪激动等各种不良因素刺激。

5. 指导患者进行家庭氧疗、呼吸功能训练，提高生活质量，延长生存期。

6. 按时服用药物，定期复诊，积极治疗原发病。

第二节 老年急性哮喘的护理

支气管哮喘简称哮喘，是由多种细胞和细胞组分参与的气道慢性炎症性疾病，气道对多种刺激因素呈现高反应性和可逆性气流受限，随病程延长而产生气道重塑，多发生于儿童和老年人。儿童哮喘多由变应原引起，而老年哮喘多由病毒感染所致，且其童年时代曾患有支气管哮喘。老年支气管哮喘患者临床症状多不典型，易与慢性阻塞性肺疾病混合存在，患者肺和气道存在明显的结构重塑，且对支气管扩张剂的反应较差。

支气管哮喘患者突然出现喘息、气促、呼气性呼吸困难和咳嗽等症状时称为急性支气管哮喘，又称哮喘急性发作或急性哮喘。经 β 受体激动药、茶碱类药和吸入性糖皮质激素治疗后，急性哮喘症状得不到改善或出现恶化，在数分钟或数小时内出现意识障碍、水电解质紊乱、呼吸和循环衰竭称之为急性重症哮喘。急性哮喘症状持续 24 h 以上，称为哮喘持续状态，急性哮喘患者 2 h 内死亡称为哮喘猝死。由于老年患者已存在肺和气道结构重塑，肺活量、肺组织顺应性和气道防御能力降低，而功能残气量和气道反应性增加，且对治疗的反应性差，所以老年人发生急性哮喘后若不能及时有效地得到救治，病死率极高。

一、病因

哮喘的病因至今尚不完全清楚，可能受遗传因素和环境因素双重影响。在有哮喘家族史的群体中发病率高，且亲缘关系越近发病率就越高，病情也越重，这可能与基因遗传有关。多数哮喘患者伴有过敏体质，而气候变化，剧烈运动和呼吸道感染均可能诱发哮喘。此外，阿司匹林等药物，鸡蛋、花生和海鲜等食物，以及粉尘、化学气体、油漆和烟等非特异性刺激物也可诱发哮喘。

老年急性哮喘常由于呼吸道感染或感染未能有效控制，大量或持续接触花粉、化学气体或尘螨等变应原，剧烈天气变化或突然中断药物治疗等因素引起。

二、发病机制

哮喘的发病机制尚不清楚。目前认为，变态反应、气道慢性炎症、气道高反应性及自主神经功能异常均与之相关，并共同参与了哮喘的发生和发展。

（一）变态反应

当过敏原进入具有过敏体质的机体后，经由 T 淋巴细胞和巨噬细胞的传递，刺激 B 淋巴细胞合成特异性的 IgE，后者结合于嗜碱性粒细胞和肥大细胞表面的高亲和性 IgE 受体。当过敏原再次进入机体，可与嗜碱性粒细胞和肥大细胞表面的 IgE 发生交联，并促发一系列反应，如细胞合成并释放多种介质引起黏液分泌增加、血管通透性增高、平滑肌收缩和炎细胞浸润等。同时在介质介导下，炎症细胞又可分泌多种炎症介质和细胞因子，加重气道病变，增加炎症浸润，导致哮喘发生。

根据吸入过敏原后哮喘发生的时间，可将哮喘分为速发型、迟发型和双相型哮喘反应。速发型属Ⅰ型变态反应，为吸入过敏原后即刻发生的反应，15~30 min 达高峰，2 h 后逐渐缓解。迟发型是在吸入过敏原后约 6 h 发病，持续时间长，症状重，可表现为哮喘持续状态，患者的肺功能严重且持久受损。而迟发型发病机制复杂，与气道炎症反应及 IgE 介导的肥大细胞脱颗粒有关。

（二）气道炎症

气道慢性炎症反应是哮喘的基本病理改变，也是哮喘反复发作的主要病理生理机制。无论哪一型或哪一期的哮喘，均可表现为气道内 T 淋巴细胞、肥大细胞及嗜酸性粒细胞为主的多种炎症细胞的聚集和浸润。同时，炎性细胞可分泌多种细胞因子及炎症介质，如组胺、内皮素 -1、白三烯和前列腺素等。炎症介质、炎症细胞及细胞因子可相互作用及影响，并形成恶性循环，导致气道炎症持续存在。当诱发因素进入机体时，炎症细胞，包括嗜酸性粒细胞、肥大细胞、上皮细胞、内皮细胞、嗜中性粒细胞和巨噬细胞，释放出的细胞因子及炎症介质可使气道平滑肌收缩、黏液分泌增加和血浆渗出，并导致黏膜水肿。

（三）气道高反应性

气道高反应性（airway hyper reactivity, AHR）是指气道对各种刺激因子产生过早或过强的收缩反应，是哮喘发生发展的另一个重要因素。目前多认为导致气道高反应性的重要机制之一是气道炎症。此外，上皮内神经的调控和气道上皮损伤等因素在 AHR 的发展过程中亦发挥重要作用。此外，当变应原刺激气道后，炎症细胞释放细胞因子和炎症介质也参与了 AHR 的发病。

（四）神经机制

神经因素在哮喘发病中也起着重要作用。支气管的自主神经支配复杂，包括肾上腺素能神经、胆碱能神经及非肾上腺素能非胆碱能神经系统。迷走神经张力亢进和 β- 肾上腺素能受体功能低下、α- 肾上腺素能神经反应性增加均可能与支气管哮喘有关。非肾上腺素能非胆碱能神经释放的神经介质，如一氧化氮和血管肠激肽可使支气管平滑肌舒张；而神经激肽和 P 物质可使支气管平滑肌收缩，若使平滑肌收缩及舒张的物质失衡，可导致支气管平滑肌持续收缩，从而诱发哮喘。

（五）气道上皮损伤与气道重塑

气道重塑是在气道慢性炎症的基础上，反复修复致组织增生所致，是哮喘进展为难治性哮喘的重要病理生理学基础，主要发生在成年哮喘患者，儿童患者少见。临床上气道重塑可致不可逆或可逆性差的气道高反应性及气道通气功能障碍。

三、临床表现

（一）症状

1. 喘息和呼气性困难：哮喘发作前可有打喷嚏、流涕和胸闷等症状，发作时呼气延长且费力。

2. 咳嗽、咳痰：部分患者以刺激性干咳为主，无明显的喘息症状。痰液为大量白色泡沫痰，患者合并肺感染时，可伴发热，咯出大量黏液性痰栓。

3. 胸闷和胸痛：因肋间肌和胸锁乳突肌过度收缩使呼吸肌疲劳并产生拉伤，患者因此感觉胸闷或胸部发紧。若患者突发胸痛则考虑发生自发性气胸。

4. 循环障碍：急性哮喘时患者心率 > 120 次 /min。吸气时收缩压下降幅度 > 10 mmHg，即出现奇脉。当吸气时收缩压下降幅度 > 25 mmHg 时常提示发生重症哮喘，患者支气管阻塞严重。而奇脉消失常提示患者呼吸肌疲劳，胸内压波动幅度减少。

5. 神经精神症状：由于缺氧和（或）二氧化碳潴留，患者表现为焦虑、烦躁、定向力障碍、嗜睡和意识模糊，甚至昏迷。

（二）体征

患者呼吸频率加快，严重者可 > 30 次 /min，出现三凹征或矛盾呼吸；可闻及响亮而弥漫的哮鸣音，合并肺感染时两肺闻及湿啰音。因呼吸道极度收缩和痰液阻塞细支气管可导致哮鸣音减弱或消失，此时称为"寂静肺"。

四、辅助检查

1. 实验室检查：通过血气分析判断患者缺氧程度，有无呼吸衰竭及其类型。通过血电解质检测判断有无电解质紊乱。通过血常规检查了解嗜酸粒细胞和白细胞计数，判断有无哮喘及继发感染。通过痰嗜酸粒细胞或中性粒细胞计数评估有无哮喘引发的气道炎症。

2 影像学检查：胸部 X 线、CT 和 MRI 判断有无肺气肿、肺不张、肺感染、肿瘤或气胸等。

3. 肺功能、痰培养和痰涂片检查：通过肺功能检查明确哮喘的诊断及其严重程度。通过痰培养和痰涂片检查判断有无感染及病原菌。

4. 其他检查：通过呼出气 NO 浓度测定、变应原皮试明确哮喘及哮喘的诱发因素。通过 ECG 检查判断有无窦性心动过速、右束支传导阻滞及肺型 P 波。

五、治疗原则

老年急性重症哮喘的治疗原则是在充分考虑患者各器官功能状况和并存疾病的基础上，根据哮喘严重程度选择应用抗胆碱能药、β_2 受体激动药、茶碱药和糖皮质激素药以缓解气道痉挛。同时，选择抗 IgE 单克隆抗体、抗组胺药、抗变态反应药和免疫调节药等作为控制哮喘的辅助用药。此外，通过氧疗、抗生素、补液和雾化吸入等治疗措施来改善缺氧、控制呼吸道感染和纠正水电解酸碱失衡，达到控制症状、保护肺功能和维持患者正常活动能力的目的。

六、护理措施

（一）紧急救护

1. 协助患者采取舒适体位，喘息严重者可取半坐卧位。

2. 通过鼻导管或面罩给予持续、低流量氧气吸入，维持患者脉搏氧饱和度在92%左右。若患者经治疗后缺氧症状改善不明显，应调整氧疗方式。

3. 动脉穿刺取血进行血气、渗透压和电解质分析。外周静脉血穿刺取血进行血常规、肝功能、肾功能和血糖等检测。

4. 病情评估

（1）症状和体征评估：密切监测患者生命体征，并评估患者哮喘急性发作的严重程度。哮喘发作时，观察是否伴随呼吸费力、口唇黏膜发绀、不规则呼吸、端坐呼吸或点头呼吸等。若患者出现脉搏细速和低血压，伴有嗜睡、昏睡、昏迷等神经系统改变则提示可能发生呼吸衰竭；若患者出现皮下气肿，提示自发性气胸。哮喘急性发作的病情严重程度的分级见表3-2。

（2）既往史和伴随用药评估：了解患者既往有无哮喘病史；既往有无过敏史；既往有无接触花粉、尘螨或鱼虾等过敏原；了解患者哮喘发作前有无先兆，如流涕、干咳等；既往有无使用阿司匹林、氨茶碱和免疫调节药，以便及时发现病因，进行对症治疗。

（3）辅助检查评估：护士应对患者气道阻塞程度进行评估。以最初支气管扩张药治疗后，最大呼气流量（peak expiratory flow，PEF）占预计值或个人最佳值百分比作为评判标准，$> 80\%$ 为轻度，$60\% \sim 80\%$ 为中度，$< 60\%$ 或 < 100 L/min，或作用持续时间 < 2 h 为重度。同时应密切监测血气分析，明确有无呼吸衰竭，并评估治疗效果。当血气分析显示 $PaO_2 < 60$ mmHg、$PaCO_2 > 45$ mmHg、$SaO_2 \leqslant 90\%$ 时，提示病情危重。

表3-2 哮喘急性发作时病情严重程度的分级

临床特点	轻度	中度	重度	危重
气短	步行、上楼时	稍事活动	休息时	休息时，明显
体位	可平卧	喜坐位	端坐呼吸	端坐呼吸或平卧
讲话方式	连续成句	单句	单词	不能讲话
精神状态	可有焦虑、尚安静	时有焦虑或烦躁	常有焦虑、烦躁	嗜睡或意识模糊
出汗	无	有	大汗淋漓	大汗淋漓
呼吸频率	轻度增加	增加	常 > 30 次/min	常 > 30 次/min

续表

临床特点	轻度	中度	重度	危重
辅助呼吸肌活动及三凹征	常无	可有	常有	胸腹矛盾呼吸
哮鸣音	散在，呼吸末期	响亮、弥散	响亮、弥散	减弱，乃至无
脉率（次/min）	＜100	100~120	＞120	脉率变慢或不规则
奇脉	无，＜10mmHg	可有，10~25 mmHg	常有，10~25 mmHg（成人）	无，提示呼吸肌疲劳
最初支气管舒张剂治疗后PEF占预计值%或个人最佳值%	＞80%	60%~80%	＜60% 或 100 L/min 或作用时间＞2 h	无法完成检测
PaO_2（吸空气，mmHg）	正常	≥60	＜60	＜60
$PaCO_2$（mmHg）	＜45	≤45	＞45	＞45
SaO_2（吸空气，%）	＞95	91~95	≤90	≤90
pH 值	正常	正常	正常或降低	降低

注：只要符合某一严重程度的指标≥四项，即可提示为该级别的急性发作；1 mmHg=0.133 kpa

5. 建立静脉通道，遵医嘱进行补液治疗，纠正脱水、低钾血症和酸中毒。

（二）药物治疗的护理

哮喘急性发作时主要通过药物，如短效β_2受体激动药、中短效糖皮质激素、吸入性抗胆碱能药和短效茶碱等，迅速缓解支气管痉挛，改善哮喘症状。当患者急性症状改善后则需通过吸入性糖皮质激素、白三烯调节药、长效β_2受体激动药和缓释茶碱等来控制哮喘，并减少哮喘的急性发作。

1. β_2肾上腺素受体激动药的护理。此类药物可迅速使气道平滑肌松弛，是控制哮喘急性发作的首选药物。

（1）根据病情选择适宜的β_2肾上腺素受体激动药和给药途径：β_2肾上腺素受体激动药分为长效和短效两类。长效β_2肾上腺素受体激动药，如沙美特罗和丙卡特罗等，作用维持时间达8~12 h，适用于长期治疗。而短效β_2肾上腺素受体激动药，如特布他林和沙丁胺醇等，作用维持时间为4~6 h，适用于哮喘急性发作时使用。β_2肾上腺素受体激动药可通过吸入、口服、皮下注射或静脉给药，因静脉给药副作用大，而吸入给药可在数分钟内起效，所以重症患者首选吸入给药。哮喘急性发作时，患者无法深吸气、屏气，也不能协调喷药与呼吸同步，所以应选择高流量氧气为动力，持续雾化吸入的方式吸入速效β_2肾上腺素受体激动药，以达到数分钟内缓解哮喘急性发作的作用。

（2）根据治疗效果按需给药：急性哮喘患者在起始治疗的1 h内给与雾化吸入，每20 min 吸入一次，每次 2~4 喷，共吸入 4 次。1 h 后，护士应进行治疗效果评估。若中度发作的哮喘患者起始治疗后症状改善，可改为每 60 min 吸入一次，并持续吸入 1~4 h。此后若患者症状改善则改为每 2~4 h 一次，按需吸入，以减少副作用。在起始治疗 1 h 后，重度发作或中度发作起始治疗无效患者应改为静脉或皮下注射β_2肾上腺素受体激动药，同时加用抗胆碱药、茶碱药或糖皮质激素等，以避免单一用药产生耐药或不良反应。

（3）密切观察不良反应。β_2 肾上腺素受体激动药可导致患者肌肉震颤、心动过速或心悸、高血糖、低钾血症和通气/血流比值升高。雾化吸入时，β_2 肾上腺素受体激动药直接作用于气道平滑肌，所以使用剂量较小，副作用较少。而口服、皮下或静脉使用时，药物剂量相对加大，所以不良反应发生率高。因此用药过程中，护士应密切监测患者的血钾、血糖和血气分析的变化，特别是高龄、高血压、心律失常或心率超过 140 次 /min 的患者。

2. 糖皮质激素应用的护理。糖皮质激素可抑制炎症反应，是目前控制哮喘发作最有效的药物。

（1）根据患者病情选择适宜的糖皮质激素和给药途径：糖皮质激素分为短效、中效和长效。短效糖皮质激素包括氢化可的松（20 mg）、可的松（25 mg）等，作用持续时间 8~12 h；中效糖皮质激素包括泼尼松（5 mg）、泼尼松龙（5 mg）、甲泼尼龙（4 mg）和曲安西龙（4 mg）等，作用持续时间为 12~36 h。中短效糖皮质激素，多用于哮喘急性发作，静脉应用激素后以口服方式进行序贯维持治疗；长效糖皮质激素包括地塞米松（0.75 mg）、倍他米松（0.6 mg）等，作用持续时间为 36~54 h，半衰期长，对肾上腺皮质功能抑制较强，一般不推荐使用。

糖皮质激素可通过吸入、口服或静脉等途径给予。吸入糖皮质激素后药物直接作用于呼吸道，局部抗炎作用强，所需剂量较小，不良反应较少，是长期控制哮喘的首选药物。临床上常用的吸入糖皮质激素包括二丙酸倍氯米松、布地奈德、丙酸氟替卡松和环索奈德等。这些药物可通过干粉吸入装置、普通定量气雾剂或空气压缩射流装置进行雾化吸入。在雾化吸入过程中，因其能与患者吸气相配合，所以起效快，适用于轻中度哮喘急性发作时的治疗。而口服给药用于中度哮喘发作、慢性持续哮喘吸入大剂量糖皮质激素治疗无效和作为静脉应用激素治疗后的序贯治疗。静脉给药常用于严重哮喘发作时迅速控制病情。

（2）根据治疗效果按需给药：对速效 β_2 受体激动药初始治疗反应不佳或在口服糖皮质激素维持治疗期间仍出现中重度急性哮喘发作者应尽早通过静脉途径使用糖皮质激素，推荐用法是泼尼松 30~50 mg（每日一次）或等效的其他糖皮质激素。严重急性哮喘发作时，应静脉给予琥珀酸氢化可的松 400~1000 mg/d 或甲泼尼龙 80~160 mg/d。非激素依赖者，可在 3~5 d 内停药，继之以口服糖皮质激素 3~5 d 维持；有激素依赖倾向者需延长用药时间，待症状缓解后改为每日或隔日清晨口服给药，以减少对肾上腺皮质功能的抑制，并根据患者症状或肺功能情况逐渐减量，维持泼尼松剂量 ≤ 10 mg/d。

（3）密切观察不良反应：吸入糖皮质激素可致口咽部不适、声音嘶哑和白色念珠菌感染等，所以患者吸入药物后应及时漱口。长期大剂量使用糖皮质激素可致高血压、糖尿病、消化道出血、骨质疏松、肾上腺皮质功能减退、肥胖症、皮肤菲薄、肌无力和疱疹感染等。所以使用期间，护士应定期监测患者血压、血糖，加强皮肤护理，密切监测患者是否存在消化道出血，并避免患者感染疱疹病毒。

3. 茶碱类药物的护理。茶碱类药物不仅具有舒张支气管平滑肌的作用，还具有利尿、强心、抗气道炎症及兴奋呼吸肌等作用，是控制哮喘发作的重要药物。

（1）根据患者病情选择适宜的茶碱类药和给药途径：茶碱类药物可经口服或静脉给药。静脉给药主要用于危重症哮喘患者。口服给药包括氨茶碱和控（缓）释型茶碱，适用于轻中度哮喘发作及哮喘的维持治疗。因控（缓）释型茶碱昼夜血药浓度平稳，作用维持 12~24 h，所以对夜间哮喘症状控制尤其有效。

（2）根据患者治疗效果按需给药：哮喘急性发作且近 24 h 内未使用过茶碱类药物的患者，可将氨茶碱加入葡萄糖溶液中，以低于 0.25 mg/（kg/min）的速度缓慢静脉注射或静脉滴注，予负荷剂量 4~6 mg/kg，维持剂量为 0.6~0.8 mg/（kg/h）。24 h 内使用过茶碱的患者，首剂应减半。口服给药一般剂量为每天 6~10 mg/kg。

（3）密切观察不良反应：茶碱类药不良反应包括胃肠道反应、血压下降和心律失常等。与 β_2 受体激动药合用时，这些不良反应更易出现，老年患者使用时应减量。多种因素，如发热性疾病、抗结核治疗、肝脏疾患、充血性心力衰竭等均可影响茶碱药在患者体内的代谢。因此对老年或肝肾功能不全者，应选用不良反应轻的茶碱类药，如多索茶碱、双羟丙茶碱等。严密监测患者的生命体征及其血药浓度，维持血药浓度在有效、安全范围内，即 6~15 mg/L。

4. 抗胆碱药的护理。此类药物为胆碱能受体（M 受体）拮抗剂，可通过降低迷走神经兴奋性，来舒张支气管，并减少痰液分泌，尤其适用于夜间哮喘及气道分泌物较多的患者。

（1）根据病情选择适宜的抗胆碱药和给药途径：抗胆碱药有长效和短效之分。长效抗胆碱药，如噻托溴铵，对 M_1 和 M_3 受体均具有抑制作用，药效持久，仅需每天给药 1 次，可用于哮喘患者维持治疗。短效抗胆碱能药，如异丙托溴铵，吸入后 5 min 起效，30~60 min 达到峰值，可持续 4~6 h，与 β_2 受体激动药联合应用可产生协同作用。

（2）根据治疗效果按需给药：通过压力定量吸入气雾剂装置吸入异丙托溴铵气雾剂时，常用剂量为 20~40 μg，每日 3~4 次；经雾化泵吸入异丙托溴铵溶液的常用剂量为 50~125 μg，每日 3~4 次。

（3）密切观察不良反应：本品对有吸烟史的老年哮喘患者较为适宜，但对于青光眼或前列腺肥大的患者可引起眼痛、尿潴留等。在使用前，护士应充分了解患者病史。同时，抗胆碱能药可引起口干、心律失常等不良反应，在使用过程中应密切监测患者的生命体征。

5. 白三烯受体拮抗药的护理。白三烯受体拮抗药主要通过拮抗气道平滑肌及其他细胞表面的白三烯受体，来抑制肥大细胞和嗜酸性粒细胞释放半胱氨酰白三烯，从而产生抗炎和平喘作用。白三烯受体拮抗药既可作为轻度哮喘的替代治疗药物，也可作为中重度哮喘的联合治疗用药，以减少中重度哮喘患者的激素用量。所以，除吸入糖皮质激素外，白三烯受体拮抗药是唯一可单独应用的长效控制药，尤其适用于阿司匹林哮喘、运动性哮喘及伴有过敏性鼻炎哮喘患者的治疗。常用药物如扎鲁司特 20 mg，每日 2 次；孟鲁司特 10 mg，每日 1 次；异丁司特 10 mg，每日 2 次。部分药物可引起肝脏损害，需定期监测患者的肝功能。

（三）一般护理

1. 护士应指导患者有效咳嗽、咳痰，协助其翻身拍背，雾化吸入，必要时负压吸痰，以促进患者痰液排出，并保证呼吸道通畅。

2. 机械通气治疗。对于常规药物治疗效果欠佳，逐渐出现意识障碍、呼吸衰竭、心功能不全或心脏骤停的患者应及早予以机械通气治疗，这不仅可降低患者病死率，还可以有效改善预后。机械通气时护士应遵循小潮气量低压通气，维持氧合，允许高碳酸血症的原则，并做好相应的护理工作。

3. 保持室内空气清新、温湿度适宜，定时通风。避免患者接触刺激性气体或过敏原，戒烟酒。患者应多饮水，进食流质或半流质，避免冷、硬、辣和油炸食物，防止食用如蟹、虾和木瓜等可能导致过敏的食物。

4. 了解患者的心理状态，通过解释、暗示和说服等多种方式转移注意力，缓解焦虑和紧张情绪，使患者树立战胜疾病的信心。

七、健康教育

1. 了解生活环境中的过敏原，并避免接触诱发因素。患者应避免吸入异味气体、花粉和烟尘等，在花粉和霉菌高峰季节减少外出；保持室内空气清新，避免在居室内放置皮毛和花草。

2. 指导患者正确使用吸入气雾剂，并进行自我监测。患者日间喘息症状每周发作少于2次，不影响活动和睡眠，使用缓解药物的次数少于每周2次表示哮喘控制良好；若近日日间喘息症状超过每周2次，并影响活动和睡眠，或夜间哮喘症状超过每月2次，应及时复诊。

3. 注意保暖、戒烟，并预防上呼吸道感染。同时，避免暴露于冷空气中，避免接触呼吸道感染患者。

4. 合理安排生活起居、饮食和运动，保证充足睡眠，坚持锻炼，增强抵抗力，避免情绪激动、劳累和剧烈运动。

5. 熟知自己的治疗方案，如用药名称、用法和用量，并随身携带药物。同时，在哮喘发作时正确及时应用平喘气雾剂，若用药后症状仍无法缓解应立即就医。

第三节 老年重症肺炎的护理

肺炎（pneumonia）是终末气道、肺泡和肺间质的炎症，可因病原微生物、免疫损伤、理化因素、药物或过敏所致。若肺炎患者病情加重，引起脓毒症，出现急性呼吸衰竭、休克或器官功能障碍时则称为重症肺炎。

老年人因呼吸系统功能退化，全身免疫防御能力降低，口咽部定植细菌增加等多种因素影响，其肺炎的发病率和病死率较青年人高。引起老年肺炎的病因复杂，加之患者起病隐匿且症状不典型，因此易误诊为上呼吸道感染、慢性支气管炎或急腹症。此外，由于老年肺炎患者常合并糖尿病、脑血管疾病或心肺疾病，所以较青年人易进展为重症肺炎。

一、病因

根据感染的病原体，肺炎可以分为细菌性肺炎、病毒性肺炎等；根据患者的病变部位，可分为大叶性（肺泡性）肺炎、小叶性（支气管性）肺炎和间质性肺炎；根据发病时居住的环境，肺炎可以分为社区获得性肺炎（community acquired penumonia，CAP）和医院内获得性肺炎（hospital acquired pneumonia，HAP）。肺炎的分类见图 3-2。

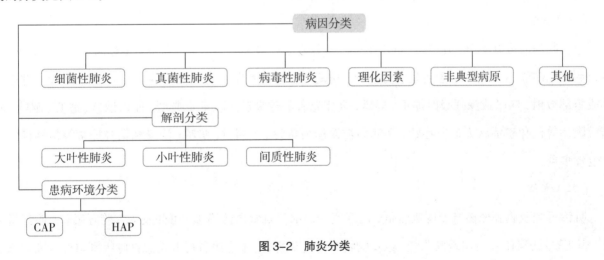

图 3-2　肺炎分类

老年人的肺炎通常为厌氧菌和需氧菌混合感染，或是细菌和真菌的混合感染。患者在医院外发生的肺实质感染性炎症，包括入院后在平均潜伏期内发病的肺炎称为 CAP，也称院外肺炎，老年 CAP 的常见病原体是肺炎链球菌、金黄色葡萄球菌、流感嗜血杆菌、呼吸道合胞病毒、流感 A 型或 B 型病毒。

患者入院时不存在肺炎、也不在肺炎的潜伏期内，但入院 48 h 后发生的肺炎或出院 48 h 内发生的肺炎称为 HAP，也称院内肺炎。老年 HAP 常见的病原体是需氧的革兰氏阴性杆菌和革兰氏阳性球菌。在需氧的革兰氏阴性杆菌中，以铜绿假单胞菌、大肠杆菌、肺炎克雷伯杆菌和变形杆菌多见。而在革兰氏阳性球菌中，则以耐甲氧西林金黄色葡萄球菌多见。HAP中最常见的是呼吸机相关肺炎（ventilator associated pneumonia，VAP），其是指气管插管或气管切开患者在接受机械通气48 h后发生的肺炎，包括撤机、拔管48 h内出现的肺炎，肺炎链球菌、流感嗜血杆菌、铜绿假单胞菌和鲍曼不动杆菌为VAP常见致病菌。

二、发病机制

肺炎的发生由病原体及宿主两个因素决定。宿主呼吸道的正常防御机制可保持其气管隆突以下的呼吸道为无菌状态，但老年人全身及呼吸道局部的免疫防御能力下降，所以是肺炎的易感染群体。若侵入的病原体数量多、毒力强，则可导致老年人罹患肺炎。

病原体可经由以下几种途径致社区获得性肺炎：①血流播散；②空气吸入；③上呼吸道定植菌的误吸；④邻近感染部位扩散。医院获得性肺炎通常由胃食管反流引起胃肠道定植菌的误吸，及经人工气道吸入口咽部定植菌引起。

病原体到达下呼吸道后大量生长繁殖，引起肺泡毛细血管水肿、充血，肺泡内细胞浸润及纤维蛋白渗出。大多数的肺炎治愈后肺的结构与功能均可恢复，多无瘢痕遗留，但铜绿假单胞菌、肺炎克雷白杆菌及金黄色葡萄球菌等可导致肺组织坏死，并形成空洞。

三、临床表现

（一）症状

患者起病前可有淋雨、劳累和受凉等诱因，常伴有上呼吸道感染的前驱症状。多起病急，可有寒战、高热，伴肌肉酸痛、心率增快。患者呈急性病容，病变严重时可有发绀或呼吸困难。可出现患侧胸痛，并向肩部或腹部放射，咳嗽或深呼吸时加重。但是，老年患者的呼吸道症状常不典型，而以纳差、恶心、呕吐、腹痛或腹泻等消化道症状为首发症状，因此易被误诊为急腹症。同时，嗜睡、淡漠和精神异常等精神神经症状也较多见。

（二）体征

听诊可闻及胸膜摩擦音及呼吸音低，出现实变的部位触觉语颤增强、可闻及支气管呼吸音，叩诊呈浊音。病变累及膈肌时，可出现肠胀气；累及胸膜时可出现胸痛。重症患者可并发急性呼吸窘迫综合征和感染性休克，从而出现心律失常、心力衰竭和弥漫性血管内凝血等相应体征。

（三）并发症

1. 感染性休克 休克早期可出现烦躁、心率增快、肢端湿冷、尿量减少、血压可正常和脉压小。进一步发展可出现血压低、紫绀或无尿。

2. 胸膜炎和胸腔积液 最常见的胸膜炎症状为胸痛，深呼吸时加重，还可表现为呼吸浅快、气促、胸闷和呼吸困难。听诊可闻及胸膜摩擦音。当胸腔积液大量增多时，患者的胸痛可消失，同时大量胸腔积液可引起呼吸困难，而致患侧呼吸音低。

3.肺脓肿　急性发病者可有高热、咳嗽和咳脓臭痰，偶有咯血。慢性肺脓肿患者可有不规则发热、贫血、消瘦和杵状指（趾）等表现。体格检查显示病变部位叩诊为浊音、呼吸音减低，且随脓肿增大出现空瓮音；病变累及胸膜可及胸膜摩擦音；出现胸腔积液时可出现胸腔积液体征。

4.呼吸衰竭　主要为缺氧及二氧化碳潴留的表现，如发绀、气促、球结膜充血水肿、精神神经症状和肺性脑病等。

四、辅助检查

1.实验室检查：血常规检查以明确细菌感染还是病毒感染。通过血气分析可明确是否存在呼吸衰竭；通过血生化检查，可明确患者是否出现肝肾功能损害；通过 C 反应蛋白、降钙素原和血沉等检测判断机体是否存在全身炎症反应、细菌感染或脓毒症。血清学检测，如抗原、抗体的检测，用以检测某些不易或无法培养的特殊病原体，如支原体、衣原体或病毒等。

2.影像学检查：胸部 X 线、CT 或 MRI 等，可明确病变部位、性质、范围和程度。

3.病原学检测：痰涂片检查及痰培养检查是最简便的明确病原体的方法，且为无创检测。痰涂片染色可快速明确有无细菌及粗略分辨出细菌类型，有助于初始的经验性抗生素治疗；经人工气道、纤维支气管镜吸引、支气管肺泡灌洗、防污染样本毛刷或经皮肺穿刺活检可获取下呼吸道分泌物或标本，并可进行痰培养和细菌敏感试验；血或胸腔积液培养用以明确有无血源性感染或脓胸；对于常规方法无法明确诊断，尤其伴有结节或肿块性病变患者，可进行经皮肺穿刺活检。

五、治疗原则

早期进行抗生素治疗是重症肺炎治疗的关键。对于高度怀疑肺炎但病原体不明的重症感染者，应首先选用抗菌力强、抗菌谱广的药物进行经验性治疗。待病原体明确后，再根据药物敏感性试验的结果进行针对性治疗。对复杂、混合及耐药菌感染的重症者，需联合应用抗生素，并根据患者体重、肝肾功能合理调整抗菌素的剂量。抗生素治疗的疗程应根据患者感染的病原体、病情及临床治疗反应采取个体化原则。通常，CAP 抗生素疗程至少 5 d，需在患者临床症状稳定，且 48~72 h 无发热后方可停药。而 HAP 的疗程通常为 2~4 w。

此外，重症肺炎患者应加强营养支持；及时纠正水、电解质和酸碱失衡；加强氧疗、痰液引流和呼吸支持，必要时予以激素治疗。患者病情进展至多器官功能衰竭时，可考虑为其进行器官功能支持治疗。

六、护理措施

（一）紧急救护

1.患者取半卧位，并卧床休息，休克患者取中凹位。

2.留置尿管，监测患者出入量。同时连接心电监护仪，监测患者生命体征。当患者脉搏氧饱和度＜90%者，给予氧气吸入。

3.病情评估

（1）症状和体征评估：评估患者呼吸系统症状和体征，如呼吸频率；有无咳嗽、咳痰、紫绀和呼吸困难；痰液颜色、性状和量，有无胸痛、胸腔积液和肌肉酸痛；双肺呼吸音；评估有无消化道症状，如纳差、恶心、呕吐、腹痛或腹泻等；评估有无感染性休克、神经精神症状、心力衰竭或弥漫性血管内凝血等临床症状或体征。

（2）既往史和伴随用药评估：了解患者既往有无感染史、心肺疾病、糖尿病、脓胸、肺栓塞或肺水肿等；近1年是否有住院史；近期是否使用过抗生素、免疫抑制药或进行机械通气；是否长期吸烟、嗜酒或进食障碍等。

（3）辅助检查评估：动脉采血进行血气分析，评估患者是否存在低氧血症和呼吸衰竭；进行血生化和常规检查，评估患者肺炎的病原体是细菌感染还是病毒，以及是否存在器官功能障碍或衰竭。当白细胞＞$11×10^9$/L，中性粒细胞＞80%，并有核左移或中毒颗粒时患者为细菌感染；当白细胞正常，或＜$4×10^9$/L，淋巴细胞比例升高时常为病毒感染。C反应蛋白是机体受到病原体入侵或组织损伤时肝细胞合成的急性期蛋白之一，其水平升高可提示患者可能存在全身炎症反应；降钙素原升高常提示细菌感染。

胸部X线和CT检查可评估肺炎的性质、部位、范围和程度。如大叶性（肺泡性）肺炎，病原体先引起肺泡炎症并扩散至其他肺泡，引起部分或整个肺段、肺叶的实质炎症，胸部X线可见实变阴影累及肺段或肺叶。而小叶性肺炎，病原体沿支气管进入体内，导致细支气管、终末细支气管及肺泡炎症，肺内听诊可闻及湿啰音，但却无实变体征；胸部X线可见不规则斑片状阴影沿肺纹理分布，边缘模糊，无实变，常累及下叶。间质性肺病主要是弥漫性肺实质、肺泡炎及间质纤维化，胸X线显示弥漫性浸润影。

（4）病情严重程度评估：当肺炎患者存在以下1项或1项以上者考虑为重症肺炎：动脉收缩压＜90 mmHg；呼吸频率≥30次/min；PaO_2＜60 mmHg、PaO_2/FiO_2＜300；胸部影像学检查提示病变累及多个肺叶，或入院48 h内病变扩大≥50%；尿量＜20 mL/h，提示患者病情危重。

临床上常使用CURB-65评分系统来判定肺炎严重程度，以此决定患者是否需要入住医院或ICU进行治疗。C（confusion）表示意识障碍，即患者新出现的对人、时间地点及定向力障碍；U（uremia）表示氮质血症，尿素氮＞7 mmol/dL；R（respiratory rate）代表呼吸频率＞30次/min；B（blood pressure）代表低血压，即收缩压＜90 mmHg、舒张压＜60 mmHg；65为患者年龄，即患者年龄超过65岁。患者达到标准的每一项时得 1 分,当总分为 2 分及以上时需住院治疗,3 分以上时应入住 ICU 进行治疗。

4. 患者体温 < 35℃时注意保暖;当体温 > 38℃时,进行物理降温,可给予冰袋和酒精擦浴。若患者体温 > 38.5℃时,应遵医嘱予以退热药。

(二)留取痰和血标本,协助医生进行病原学检测

1. 留取痰液标本,进行病原学检测。

(1)准确收集痰标本:老年人口咽部细菌定植率高,所以留取痰标本前应嘱患者彻底清洁口腔以减少口咽部定植菌的污染,并用力咳出呼吸道深部痰液,以清晨第一次咳痰为佳。痰少或咳出困难者可采用高渗盐水雾化吸入导痰。对气管插管或神志不清者,护士在口腔护理后以负压吸引法吸痰留取痰标本。通常留取 3~5 口痰液,3~5 mL。某些特殊菌,如分枝杆菌需留取 5~10 mL 痰液。一般护士应连续收集 3 次痰标本,以提高检出率。

(2)妥善保存痰标本:收集的痰标本应置于无菌容器中,通常为无吸水性的干燥塑料或玻璃器皿。收集痰标本后,立即用盖子密封,并准确标注患者姓名、住院号及留取时间。

(3)及时送检痰标本:因延迟送检可降低葡萄球菌、肺炎链球菌以及革兰氏阴性杆菌的检出率。所以,夏季标本应在 2 h 内送检,冬季可在 4 h 内送检。无法及时送检的标本应置于 4℃保存,并于 24 h 内送检。

(4)评估是否获得满意的痰液标本:痰标本检查包括痰涂片检查、痰革兰氏染色检查、痰培养检查和痰液直接免疫荧光抗体检查等。在进行痰培养前,应先进行痰涂片检测。合格痰标本在痰涂片检测中显示,鳞状上皮细胞 < 10 个 / 高倍视野、多核白细胞 > 25 个 /HP。若痰标本不合格,护士应重新留取。痰标本合格后才可继续行痰涂片染色和痰培养检查。痰涂片染色可快速明确有无细菌及粗略分辨出细菌类型,有助于初始的经验性抗生素治疗。在痰培养中,优势菌中度以上生长(≥+++);或痰培养少量生长,但与痰涂片染色结果一致,如肺炎链球菌、流感杆菌和卡他莫拉菌;或入院 3 d 内多次培养到相同细菌,为有意义的痰培养结果,可用于指导临床治疗。而培养出草绿色链球菌、表皮葡萄球菌、非致病奈瑟菌和类白喉杆菌等上呼吸道正常菌群或多种病原菌少量生长时,为无意义的痰培养结果,护士需重新留取痰标本。

2. 纤维支气管镜气道清理及采集标本的护理。

(1)明确适应证及禁忌证:纤维支气管镜检查是呼吸内科重要的诊疗技术,广泛应用于气管或肺部的炎症、肿瘤及损伤等的诊断和治疗。对于重症肺炎患者,纤维支气管镜不仅可以采集痰液标本用于明确诊断,还可以充分清理气道,以清除蓄积痰液,从而有利于病变部位炎症的吸收及消散。但纤维支气管镜检查会对患者造成一定程度的刺激,对于严重心肺功能障碍、严重出血倾向或活动性大咯血、严重心律失常、器官功能衰竭、AMI 及疑有主动脉瘤等患者可能会使病情恶化甚至危及生命,应谨慎使用。护士在操作前应充分了解患者的病史,避免出现严重并发症。

(2)术前护理:护士首先向患者解释操作的必要性和注意事项;了解既往无麻醉药过敏史、高血压、心脏病、哮喘或鼻衄等;了解有无出血倾向,并检测血常规和凝血功能;检查患者牙齿有无松动,有义齿者协

助患者提前取下；术前患者需禁食 4 h，气管插管者可予以胃肠减压排空胃内容物，以防止误吸；术前 0.5 h 肌内注射阿托品 0.5 mg，以减弱咳嗽反射和减少气道分泌物；精神紧张者可肌内注射安定 10 mg；避免使用吗啡等抑制呼吸的药物；准备好物品和药品，如气管镜、光源、吸引器、标本盒、肾上腺素和生理盐水等。

（3）术中配合：2% 利多卡因 5 mL 分 3~4 次行咽部局部麻醉，0.5% 麻黄素滴鼻 3~4 次，使鼻腔毛细血管收缩，以减少操作过程中鼻出血；帮助患者取仰卧位；操作过程中护士应密切监测患者生命体征，发现异常及时告知医生并协助医生进行处理；观察患者有无恶心、咳嗽、紫绀和呼吸困难等不适，发生上述不适时及时向其解释并告知处理方法，使其配合检查；及时清除口腔分泌物，保持上呼吸道通畅；控制吸引器压力及吸引时间，维持负压引力 ≤ 147 mmHg，吸引时间 ≤ 15 s，以防止出血及缺氧。配合医生处理术中常见的并发症。

①出血：包括鼻出血、气道黏膜出血等，可因吸引管的吸引力过大、剧烈咳嗽、操作损伤等引起。量少时，无需特殊处理；出血量较多者，可通过气管镜注入麻黄碱、肾上腺素和止血药等使局部血管收缩达到止血目的。同时，嘱患者侧头，防止血液误吸或阻塞气道引起窒息。

②低氧血症：与操作时通气量及气体交换面积减少有关。操作中护士应予以患者高流量吸氧并密切监测患者的血氧饱和度，一旦发现异常，及时告知医生暂停操作。

③心脏并发症：常为窦性心动过速、早搏和室上性心动过速等，多不需特殊处理。而严重的心律失常，如心脏停搏或心室颤动等常发生于既往有严重心脏病变患者，故术前护士应仔细了解患者病史，尽量避免对此类患者进行操作。若仍需进行纤维支气管镜检查或治疗，术中应严密监测患者生命体征和心律变化，一旦发生应立即告知医生停止操作，进行相关救治。

④喉头水肿、喉痉挛及支气管痉挛：多因麻醉不足或操作刺激所致，多发生于既往哮喘或喘息性慢性支气管炎者，常为一过性。患者发生上述并发症时可暂停操作，嘱患者放松，必要时予以抗组胺药或糖皮质激素。

（4）术后护理：术后 30 min 内严密监测患者生命体征，及有无咯血、发绀和呼吸困难等气管镜相关并发症。吸取的痰液及支气管肺泡灌洗液标本较普通痰标本有更高的病原体检出率，所以护士应妥善处理标本，并及时送检。因声门麻醉作用尚未消失，术后 2 h 内，患者应禁食水以免发生呛咳或误吸。

3. 留取血培养标本，进行病原学检测和抗生素敏感试验。

（1）准确掌握采血时机：血培养标本通常在使用抗菌药物之前采集。如患者已使用抗菌药物进行治疗，护士应在下次抗生素给药前采集。因为细菌常在患者寒战发热前 1 h 入血，所以护士应密切监测患者体温变化，以便掌握采集血培养标本的最佳时机。通常，24 h 内护士应采集血标本 3 次，并尽量在患者寒战时采集。

（2）正确选择采血部位：血标本采集通常采取静脉穿刺法，但应避免从动脉或静脉留置导管处取血，以防止导管污染。护士应严格遵守无菌原则，采血前以皮肤消毒剂擦拭静脉穿刺部位 30 s 以上，并以无碘消毒剂，如75%酒精消毒无菌血培养瓶橡皮塞，待瓶塞干燥后方可注入血液标本。

（3）采血时遵守"双瓶双侧"原则：24 h内采集的3次血标本应在不同部位采集，以提高培养阳性率。即两次采血应从两侧上肢静脉分别采集、注入，第三次血培养则应从下肢静脉采集。成人每次取血10~20 mL。

（4）按规定及时送检：标本接种到培养瓶后，应轻轻颠倒混匀以防血液凝固。此外，标本应在2 h内送检。不能在规定时间内送检者，应室温保存，切勿冷藏，否则会致某些病原微生物死亡。

（三）抗生素应用护理

1. 准确进行药物敏感性试验。用药前护士应详细询问患者用药史和过敏史。大部分抗生素使用前均需要做皮肤敏感性试验，而皮肤敏感性试验的准确性直接影响药物的使用。所以，护士应准确进行药物敏感试验，避免假阳性和假阴性结果的出现。假阳性多与以下因素有关：药物中杂质过多；药物溶液中降解产物过多；皮试液的浓度过大或温度过低；溶媒因素；医护人员误判；操作时药液注入过多或消毒液消毒未干进针；患者对消毒液过敏；对局部疼痛刺激过度敏感；性别及年龄差异；或处于生理周期等。假阴性可见于使用糖皮质激素或抗组胺类药；皮试液浓度过低和进针过深等。配制皮试液时护士应仔细阅读说明书，采用正确的稀释方法，确保皮试液浓度的准确；稀释药液时应尽可能混匀；尽量保证现配现用，以防止溶液放置时间长，药物成分分解过多，致敏物质增多。若必须保存，应将其置于冰箱2~4℃保存，24 h内用完。此外，皮试结果应由双人进行判定。

2. 准确配制抗生素。溶媒是影响抗生素稳定性的重要因素，常用的溶媒包括葡萄糖、生理盐水和注射用水等。护士应根据药品说明书，选择适宜的溶媒；对于粉剂药物，静脉输注后应以定量溶媒稀释冲洗药瓶及输液瓶，以减少药物残留。

3. 严格遵守药物配伍禁忌。有配伍禁忌的药物不能加入同一注射器或液体中。如青霉素类和维生素C、庆大霉素、氨茶碱等合用会失效；头孢哌酮或舒巴坦钠与阿米卡星合用会产生沉淀或失效；头孢噻肟钠与葡萄糖合用会出现沉淀；环丙沙星与氨茶碱合用会出现沉淀等。

4. 严格遵守给药时间、间隔次数。抗生素分为时间依赖性和浓度依赖性两种，前者如头孢菌素类、碳青霉烯类，需多次给药；后者如喹诺酮、氨基糖苷类等，通常每日给药一次即可。抗生素输注时间与药物半衰期有关，对于杀菌类抗生素尤其是繁殖期杀菌剂，需在最短时间内形成高血药浓度，以发挥最大药效。因此护士应掌握抗生素的药代动力学特点，并严格掌握给药时间和次数，从而最大限度地发挥抗生素疗效，并减轻其不良反应。

5. 及时评估抗生素疗效。应用抗生素后48~72 h，护士应对治疗效果进行评价。若病情无改善或恶化者，应重新评估病情，如抗生素治疗方案是否正确，有无耐药，是否存在肺感染或肺外感染，是否出现并发症等。必要时重新进行细菌及影像学检查，以便医生根据实验室结果及时调整治疗方案。

6. 密切观察抗生素使用后的不良反应。不同抗生素会产生不同的不良反应，主要包括神经系统、血液系统、肝肾功能损伤、消化道反应和二重感染等。不良反应不仅可影响抗菌药物使用，更可危及患者生命。护士应加强观察，及时发现及处理患者在抗生素使用过程中的不良反应。例如，患者肾功能受损时，3代头孢菌素会延长半衰期，致使患者肾功能进一步损伤。此时，护士应密切监测患者肾功能的变化，及时通知医生根据肌酐清除率调整抗生素使用剂量。

7. 密切观察患者有无菌群失调和二重感染。广谱抗生素在杀死致病菌的同时也杀死了人体正常寄生的敏感菌，使患者体内不敏感菌、耐药菌成为优势菌群，再加上外来菌的侵入，可能引起患者菌群失调或二重感染。所以抗生素治疗期间护士应密切观察患者大小便情况，定期将患者口腔、尿、粪和痰等标本送检，以便进行细菌和真菌培养。患者如果出现肠炎、尿路感染或脓毒症等症状，如腹泻、口腔白斑和脓尿等，应及时通知医生调整抗生素治疗方案。

（四）雾化吸入的护理

雾化吸入是利用气体射流原理将液体撞击成微小颗粒，通过气流进入呼吸道，予以气道湿化，并可同时加用药物，达到局部抗炎、解痉和化痰的目的。由于其直接作用于病变部位，用药量小，见效快，不良反应少，所以是全身治疗的辅助和补充。其适用于：①气管插管或气管切开术后，以湿化人工气道；②上呼吸道急性炎症；③各种原因所致肺感染痰液黏稠，不易咳出；④支气管哮喘急性发作。但急性肺水肿者忌用。开放式面罩为最常用的雾化方式。雾化吸入时，雾滴在呼吸道中的沉降部位由其大小决定，通常 $1\sim5\ \mu m$ 雾滴可沉积在细支气管及肺泡，最适于肺炎患者。

1. 雾化治疗前应充分向患者解释告知，以使患者配合治疗。治疗前患者应尽量先将痰液咳出以免妨碍雾滴进入。雾化吸入时，患者应取坐位、半坐位或将床头抬高30°。治疗时患者吸气应慢而深，在吸气末梢停顿以促进雾滴深入。

2. 根据患者病情合理选择雾化液。雾化液需具有水溶性、无刺激性、无毒性、不易引起过敏、能适应组织的胶体渗透压等特点。0.45%盐水主要用于湿化痰液；α^-糜蛋白酶、氨溴索等祛痰剂可稀释痰液，促进患者排痰；异丙肾上腺素、激素、沙丁胺醇和异丙托溴铵等，可使支气管扩张，缓解患者气道痉挛。通常，护士应根据患者病情特点，联合应用多种雾化液，以加强疗效。

3. 护士应当日配制雾化液，并严格掌握吸入剂量。每次雾化吸入的药量应稀释至 30~50 mL，每次吸入10~20 min，每日 1~6 次。如使用雾化液过多应计入液体入量，防止用量过大引起患者肺水肿或水中毒。长期雾化吸入者，应警惕湿化过度所致的痰液增多，加重患者缺氧，或使咳痰无力患者发生气道梗阻。

4. 加强口、鼻和咽的护理，并做好雾化器的消毒，防止雾滴带细菌进入肺泡导致呼吸道感染。

5. 吸入期间密切观察病情变化，预防雾化吸入的不良反应。雾化吸入异丙肾上腺素可引起心律失常。而大量使用生理盐水进行雾化吸入后，患者可因水钠过度吸收诱发或加重心力衰竭。所以患者雾化吸入期间，护士应密切观察患者病情变化。若患者出现咳嗽、气促和心律失常时应立即停止雾化，待患者缓解后方可继续。此外，患者可因药物吸入量过大、雾化吸入时间过长引起反射性的支气管痉挛。所以支气管哮喘患者进行雾化吸入时，护士应以小剂量起始，待患者无不良反应后再逐渐加量。特别是联合吸入支气管扩张药，护士在治疗起始应密切观察患者有无呛咳或支气管痉挛。分泌物干稠的患者，在雾化后气管内分泌物会吸水膨胀，从而加重支气管堵塞，致使患者呼吸困难加重，此时护士应及时降低吸入雾量；雾化吸入时水蒸气可减少氧气进入，从而加重患者缺氧，所以对严重低氧血症的患者，护士须先增加患者的吸氧流量，并将雾化时间缩短至每次 5 min 左右。

6. 雾化治疗后 1~2 h 内护士加强胸部物理治疗，以利气道内分泌物的排出。

（五）胸部物理治疗的护理

胸部物理治疗是用物理的技术使痰液松动，清除呼吸道分泌物的治疗方法，包括体位引流、胸部扣拍与振动、咳嗽和呼吸锻炼等。胸部物理治疗可有效降低气道阻力，促进肺复张，增加肺顺应性，减少局部损伤和细菌侵袭力，改善通气和氧合状况。因老年重症肺炎患者常出现无力咳嗽或因咳嗽而致体力衰竭、分泌物过多、分泌物滞留和分泌物阻塞引起肺不张、慢性阻塞性肺疾病等，故胸部理疗对其改善病情尤为重要。对于头颈部损伤、颅内高压、近期行肺、胸廓或食道手术，误吸高危患者，支气管胸膜瘘，气胸，安置心脏起搏器，心律失常，血流动力学不稳，肺出血及咯血，胸部皮肤破溃、感染和皮下气肿患者等应禁用。

1. 准确掌握治疗时机。胸部物理治疗每天可进行 2~3 次，每次 0.5 h。因患者夜间咳嗽少、分泌物易潴留，故清晨，特别是雾化治疗后 1~2 h 内进行胸部物理治疗效果好。而患者进餐后、发生胃潴留时则不宜进行。

2. 治疗前应对患者进行评估，包括病史回顾及体格检查。病史回顾可明确患者有无胸部外伤史、手术史或心脏病史；体格检查包括患者有无胸壁疼痛、疼痛的部位、性质及程度；有无肋骨骨折；咳痰的难易程度、痰液的量及性状；患者病变部位及配合情况，患者呼吸状态和双肺呼吸音等。

3. 操作前护士应充分向患者告知治疗目的及注意事项，给患者示范指导，鼓励患者自己加强练习。

4. 治疗期间护士应密切观察患者主观感受，如有无胸痛、呼吸困难等；观察氧合状况、呼吸状态和生命体征。如患者出现呼吸动度降低、频率及节律异常和发绀等及时停止物理治疗。

5. 治疗后护士应及时进行效果评价，如患者症状有无减轻、氧合是否改善、肺部听诊痰鸣音是否减少等，并做相应记录。

6. 严格掌握物理治疗的常用方法及其注意事项。

（1）体位引流：根据病变部位及需要，协助患者采取合适的体位，以促进肺内分泌物排出。重症患者头低位时易引起呼吸困难，应慎用。

（2）拍背：通过拍打产生的振动，减少气管壁的分泌物附着，促进其排出。护士将手弯成弓形，五指并拢，以腕部为支点，以大小鱼际肌配合完成拍打。扣拍幅度以 10 cm 左右为宜，并沿着支气管走向由外向内扣拍，频率约 60 次 /min，每个治疗部位持续 3~5 min，病变重的部位可适当延长时间。拍背应于餐后 1 h 后进行；治疗过程中护士以薄衣物覆盖患者背部，防止皮肤损伤；禁止在伤口或胸腔引流处拍背，避免患者产生疼痛及不适。

（3）震颤：是将细微抖动的压力间歇性地作用于胸部，产生波能使呼吸道黏膜表面的分泌物松弛液化，并对其产生定向推挤、震颤，促进其排出。震颤频率初始可设置为5~25 Hz，根据患者耐受情况及治疗反应逐渐增加。其可与拍背联合使用，加强疗效。

（4）咳嗽及刺激性咳嗽：正常咳嗽反射时声门关闭，胸内压急剧上升，声门突然开启产生高速气流，迅速将空气及分泌物排出体外，是祛除肺内分泌物的重要机制。咳嗽时，患者先缓慢深吸气，继而屏气1 s，然后张口咳嗽。此外，咳嗽时患者应收缩腹肌，以达到有效咳嗽的目的。

（5）气道抽吸：对于不能咳嗽或咳嗽无力的患者，可采用气道抽吸来刺激咳嗽反射出现。但抽吸过程中可能出现缺氧、气道黏膜损伤和心律失常等，所以护士应严密监测患者病情变化；气道抽吸时护士动作应轻柔；严格无菌操作；先吸鼻腔再吸口腔；抽吸时间及频率由患者情况而定。

（六）一般护理

1. 保持病房内环境整洁安静及空气清新，定时进行室内通风，但避免患者直接吹风受凉。维持室内湿度在60％左右，室温在18~22℃。

2. 将患者床头抬高30°~45°，以减少患者误吸的危险。选择合适的漱口溶液，加强口腔护理，抑制细菌的生长和口腔溃疡的发生，以减少口腔定植菌的吸入。

3. 耐心向患者讲解疾病的相关知识，说明各项检查及护理操作的目的，取得患者理解及配合，消除患者紧张、焦虑情绪，树立战胜疾病的信心。

4. 对可疑传染性或特殊病原体感染者，应予以隔离，并加强消毒护理，防止交叉感染及暴发流行。

5. 诊疗器械，特别是呼吸治疗器应严格进行消毒、灭菌。在患者治疗期间护士应严格执行无菌技术操作，并加强医护人员手卫生，预防交叉感染。

6. 尽可能缩短人工气道留置时间和机械通气时间。需气管插管时优先考虑经口插管，以减少因经鼻插管导致的鼻窦炎。人工气道患者建议行声门下吸引，进行肠内营养时优选经鼻肠管喂养。

七、健康教育

1. 患者应避免淋雨受寒、劳累，戒烟戒酒，避免出入公共场合，同时，积极防治上呼吸道感染。长期卧床者加强翻身、拍背，促进痰液引流。

2. 让患者及其家属了解肺炎相关知识，包括其病因及诱因。遵医嘱规律用药，并定期复诊。出现咳嗽、咳痰、高热和胸痛等表现时及时就医。

3. 患者应进食高蛋白、高热量、易消化、富含维生素的清淡食物，并注意多饮水。此外，应少食温热生痰的食物，如牛肉、羊肉等。

4. 给予患者作息指导。如患者高热时应卧床休息，以保证足够睡眠，在退热后方可于室内进行适量活动，但应防止受凉。

5. 指导患者适当参加体育锻炼，增加抵抗力。年老体弱、慢性病患者等易感人群可予以肺炎球菌疫苗、流感疫苗注射，以增强机体特异性免疫力。

第四节 老年肺栓塞的护理

肺栓塞（pulmonary embolism，PE）是各种栓子，如血栓、脂肪和空气等堵塞肺动脉，导致肺循环和呼吸功能障碍的病理生理综合征。若肺栓塞后患者受累的动脉所支配的肺组织因缺血而坏死，称为肺梗死（pulmonary infarction，PI）。在肺栓塞中，多数栓子来源于外周静脉、右心房或右心室的血栓，从而引起的肺血栓栓塞（pulmonary thromboembolism，PTE）。在肺血栓栓塞中，血栓以来自下肢或骨盆的深静脉血栓（deep venous thrombosis，DVT）最常见。

因老年人血流缓慢，常存在高血压、动脉粥样硬化、恶性肿瘤、长期卧床和手术等血栓栓塞的高危因素，故随着年龄的增长，肺栓塞的发病率呈上升趋势，80 岁以上的老年人发病率约为中青年的 8 倍。此外，老年患者心肺储备功能差，感觉减退，故其发病时多无典型临床表现，所以老年肺栓塞患者易被漏诊或误诊。若肺栓塞患者不能得到及时有效的救治，其病死率高达 30%，故其成为继肿瘤和心血管疾病之后第三位的致死性病变，被称为老年人的沉默杀手。

一、病因

老年肺栓塞常见的栓子是静脉血栓和肿瘤细胞团。因此，导致静脉血栓栓塞的病因，如静脉血液淤滞、血管内皮损伤和获得性血液高凝状态都可以导致肺栓塞。其中，卧床＞72 h、静坐不动（如经济舱综合征）、高龄、腹腔镜术后、肥胖和静脉曲张等均是易患因素。而膝关节镜术后、恶性肿瘤、激素替代治疗、既往患有下肢静脉血栓、严重的呼吸衰竭或心力衰竭等是中等易患因素。髋部骨折、髋关节置换术后、下肢骨折、严重创伤、脊髓损伤和开腹术后等是强易患因素。

静脉血栓最初是由血小板聚集形成的。在初始血栓形成后，纤维蛋白、血小板和红细胞逐渐形成血凝块从而形成红色血栓，当血凝块增大后会脱落，同时生理性纤溶系统会促进血栓破裂。脱落后的血栓或破裂的血栓均可随血液流至肺动脉，从而导致肺血栓栓塞。

二、发病机制

肺栓塞的病理改变主要是肺动脉机械性堵塞，及其引发的肺动脉和右心系统的改变，从而导致患者出现循环和呼吸症状。栓塞的部位包括肺动脉主干、主肺动脉、肺叶动脉和肺小动脉。若栓子堵塞 2 个或 2 个以上的肺叶动脉称为大面积肺栓塞。而患有心肺疾病的老年患者即使发生肺小动脉栓塞，即栓子堵塞肺亚段动脉或其分支，也可出现严重的症状或体征。

老年人血流缓慢，当患有慢性心力衰竭、恶性肿瘤等疾病时，机体凝血、抗凝及纤溶系统的平衡受到破坏，导致促凝物质入血，凝血因子增加，而抗凝血酶Ⅲ减少、纤维蛋白溶解活力减弱，患者的血液呈继发性高凝状态；当患者合并手术、创伤等致血管内皮损伤因素时，导致前列环素释放减少，从而促进血液凝固及血栓形成。

静脉血栓通常在下肢静脉、盆腔静脉或下腔静脉形成，也可在上肢静脉、右心房或右心室形成。当栓子脱落并随血流到达肺动脉时，导致肺动脉栓塞，从而影响患者的呼吸循环功能。栓子进入肺循环后，首先引起肺动脉机械性堵塞，导致患者肺循环阻力增加、肺动脉压力增高、右心室前后负荷加重和心输出量下降，严重者可导致患者出现右心功能衰竭。同时，肺栓塞可引起肺血管内皮损伤，从而激活血小板，并促进内皮素、血管紧张素Ⅱ、组织胺和 5- 羟色胺等缩血管物质的释放，引起广泛的肺小动脉收缩及冠状动脉痉挛，从而进一步加重右心室后负荷及冠状动脉缺血，严重时可引起心源性休克。无心脏和呼吸疾病的患者，这些病理生理改变只有在肺动脉阻塞超过 50% 时才出现。

肺栓塞后受累部位有通气无血流，这导致通气 / 血流比值失调，使患者出现气体交换紊乱。此外，血栓释放的 5- 羟色胺、组织胺等活性物质可导致支气管痉挛，气道阻力增加，引起患者呼吸困难；也可导致肺血流减少或终止使肺泡表面活性物质生成减少，肺泡塌陷或变形，从而引起肺不张、肺水肿甚至肺出血。

三、临床表现

（一）症状

肺栓塞的临床表现与栓子大小、发病缓急及患者的心肺储备相关，因此其临床表现多样，且缺乏特异性。部分深静脉血栓患者可伴无症状性肺栓塞，但大部分肺栓塞的临床表现通常为劳力性呼吸困难、胸膜痛、咳嗽、咯血、呼吸急促、心动过速、冷汗、晕厥或发热等非特异性症状。而大面积肺栓塞可导致患者出现低血压和脑供血不足，因此其首发症状可为晕厥，患者也可出现濒死感、胸骨后不适，或急性肺心病的临床表现。伴有 DVT 者可出现病变肢体肿胀增粗、疼痛和皮肤色素沉着等。虽然呼吸困难、胸痛及咯血是肺梗死三联征，但通常近 2/3 的患者不出现肺梗死的典型症状。

（二）体征

肺栓塞患者致右心负荷增加可出现以下体征：心率增快，通常大于 90 次 /min；颈静脉充盈；肝脏增大；肝颈静脉反流征；下肢水肿；肺动脉瓣区第二心音亢进或分裂；三尖瓣区收缩期杂音。肺栓塞累及范围较大时，胸部可闻及干湿啰音、哮鸣音、心包摩擦音及胸膜摩擦音等。伴 DVT 的患者病变肢体周径较对侧增加＞ 1 cm，或下肢静脉曲张。

四、辅助检查

1. 实验室检查：动脉血气分析是诊断 PE 的筛选指标。典型表现为 PaO_2 及 $PaCO_2$ 降低、呼吸性碱中毒及肺泡动脉氧压差增加，但部分患者可无异常。血 DD 可反映继发性纤维蛋白溶解的程度，是诊断 PE 的间接指标,以及溶栓治疗的监测指标。

2. 影像学检查:通过 UCG 检查患者有无肺动脉高压和右心功能不全。通过肺强化 CT 和肺通气 / 灌注核素扫描明确有无肺动脉栓塞,及肺动脉栓塞的部位。通过下肢静脉血管超声检查明确有无 DVT。

五、治疗原则

肺栓塞的治疗原则主要是根据患者病变范围及程度选择不同的治疗方案,以达到挽救生命、血管再通、控制病情和预防复发的目的。对于出现休克、多器官功能衰竭的肺栓塞患者,或血流动力学稳定但出现右心负荷加重的大面积或次大面积肺栓塞的患者,应紧急进行对症处理,并及时予以溶栓治疗使血管再通。若患者存在溶栓禁忌或溶栓治疗无效,可采用肺动脉血栓摘除术进行治疗。对血流动力学稳定、右心功能正常的轻中度肺栓塞患者,可予以抗凝治疗,以防止血栓蔓延及复发。

对于有肺栓塞风险的高危患者,如恶性肿瘤或大手术后,应采取预防性抗凝治疗,以预防肺栓塞。对存在抗凝、溶栓禁忌证或预防性抗凝失败的高危患者可置入下腔静脉滤器来预防肺栓塞。

六、护理措施

（一）紧急救护

1. 患者应绝对卧床休息,勿用力翻身。肢体肿胀者抬高患肢至心脏平面以上 20~30 cm,以促进血液回流。伴 DVT 的患者患侧肢体应避免过度屈曲和挤压,同时禁止按摩,以防止血栓脱落。

2. 焦虑烦躁、胸痛者,遵医嘱适当予以吗啡等镇静、镇痛药,但休克者禁用。

3. 予以 4~6 L/min 的高流量吸氧,当患者合并呼吸衰竭时予以机械通气,但应警惕呼吸末正压所致的静脉回心血量降低,加重右心衰竭。为避免抗凝或溶栓过程中出现大出血,行机械辅助呼吸的患者应避免行气管切开术。

4. 血流动力学不稳定者应建立至少两条静脉通道进行抢救,予以多巴胺、多巴酚丁胺等正性肌力药物通过静脉泵静脉输入,并根据血压变化及时调节速度。同时,控制液体负荷在 500 mL 内,以免过度扩容加重右室扩大。

5. 病情评估

（1）症状和体征评估:观察患者有无晕厥、发绀和呼吸困难,警惕呼吸衰竭的出现;评估患者四肢皮色、皮温,有无四肢湿冷、冷汗和血压下降,警惕休克的发生;定期测量双下肢周径,观察局部皮肤改变,警惕 DVT 进展;监测 24 h 出入量,警惕液体治疗不当所致容量不足或心力衰竭。

（2）既往史和伴随用药评估:了解既往有无长期卧床史、静坐不动或静脉曲张;既往有无血栓、骨折、心力衰竭、房颤和恶性肿瘤等病史;既往有无膝关节镜、髋关节置换或腹部手术史;既往有无服用糖皮质激素、胺碘酮、别嘌呤醇、巴比妥或奎尼丁。

（3）辅助检查评估：进行动脉血气、DD、血常规、止血和凝血功能、ECG、UCG 和肺强化 CT 检查，以了解肺患者梗塞的部位、程度，以及患者心肺功能。当患者血气分析显示 PaO_2 降低、$PaCO_2$ 降低、呼吸性碱中毒及肺泡动脉氧压差增加，常提示患者存在肺栓塞；肺栓塞患者心电图检查常无特异性发现，部分患者可出现典型 S I Q Ⅲ T Ⅲ 改变，即 I 导联深 S 波，Ⅲ 导联 Q 波及 T 波倒置。当胸部 X 线显示底边朝向胸膜的楔形影，周围伴胸腔积液时常提示患者发生肺梗死。若患者血 DD < 500 ng/L，且无炎症、肿瘤、心肌梗死和创伤等因素存在，即可排除肺栓塞；患者进行溶栓治疗时，在溶栓早期 DD 含量明显上升而后逐渐下降至正常，提示溶栓治疗有效。

（二）抗凝治疗的护理

抗凝治疗可有效防止血栓蔓延及复发，是高危患者溶栓后序贯治疗或中低危患者的基本治疗。

1. 评估患者有无抗凝禁忌证。取血检测患者血常规、凝血功能和肝肾功能。仔细询问患者既往有无出血性疾病。若患者血小板检查正常；近期无颅内出血、活动性内出血等出血性疾病；无严重肝肾功能损害即可进行抗凝治疗。

2. 根据患者病情选择抗凝药及其使用途径、剂量。常用的抗凝药包括肝素、低分子肝素及华法林。肝素因其不经肾脏代谢且抗凝作用易被等量的鱼精蛋白中和，所以可用于肾功能不全或出血的高危患者，一般通过微量注射泵静脉注入，负荷量为 80 U/kg，维持剂量为 18 U/（kg·h）。低分子肝素是通过皮下注射给药，每日一次或两次使用，可产生与肝素相同的抗凝效果，但无需监测 APTT。华法林是拮抗维生素 K 的口服抗凝药，起效较慢，需与肝素或低分子肝素重叠使用，老年患者由 5 mg 起始，使用期间需根据 INR 及时调整口服剂量。

3. 监测患者止血和凝血功能，并根据监测结果及时调整抗凝治疗方案。经静脉注射泵泵入肝素的患者需每 6 h 监测一次 APTT，并根据 APTT 的监测结果及时调整肝素输入速度，使 APTT 维持在对照值的 1.5~2.0 倍（45~60 s）。当 APTT < 1.2 倍（35）时，护士应首先静脉推入 80 U/kg，然后增加输入速度 4 IU/（kg·h）；当 APTT 在 1.2~1.5 倍（35~45 s）时，应先静脉推入 40 U/kg 再次，然后增加 2 U/（kg·h）；当 APTT 在 1.5~2.3 倍（46~70 s）时，维持原剂量；当 APTT 在 2.3~3.0 倍（71~90 s）时，将维持量减少 2 U/（kg·h）；当 APTT > 3.0 倍（90 s）时，应停药 1 h，随后减量 3 U/（kg·h）继续给药。

在肝素使用第一天时，患者即口服华法林，并与肝素或低分子肝素重叠使用 3~5 d，至 INR 达到 2.0~3.0 两天后才能停用肝素。患者口服华法林时需持续服用 3~6 个月，而对无诱因的或暂时可逆性诱因的初发肺栓塞患者一般至少服用 12 个月。对无诱因复发或长期存在高危因素的肺栓塞患者，以及急性肺栓塞所致慢性血栓栓塞性肺动脉高压患者均需长期进行抗凝治疗。因胺碘酮、别嘌呤醇、西咪替丁或奎尼丁等可增强华法林的抗凝作用，而巴比妥、糖皮质激素、饮酒或富含维生素 K 的食物可降低其抗凝作用，因此患者服药期间应每月监测一次 INR，以便及时根据检测结果调整药物使用剂量。

4. 及时发现抗凝治疗的并发症，做好对症护理。

（1）出血：对于高危 DVT 或 PE 患者出现轻微出血而凝血功能在正常范围时，无需立即减量或停药，但需密切观察及监测有无严重出血症状。当患者发生严重出血时，则需立即停药，同时予以血浆、凝血酶原复合物及维生素 K$_1$ 等进行止血治疗。

（2）肝素诱导的血小板减少症（heparin induced thrombocytopenia，HIT）：HIT 可分为 I 型和 II 型。I 型 HIT 与肝素直接激活血小板有关，病情轻，血小板计数常轻度下降，且可自行恢复；II 型 HIT 由免疫因素介导，病情重，血小板计数常严重下降，易合并广泛的动、静脉血栓形成。HIT 多发生于应用肝素 5 d 后，部分患者血液中可检出血小板因子 4（platelet factor-4，PF4）。应用肝素相关药物期间，密切监测血小板计数是预防 HIT 最重要的措施。当血小板 < $50×10^9$/L 时应立即停用肝素等相关药物。对于必须抗凝治疗的患者，可改用阿加曲班或重组水蛭素等治疗。对于血小板 > $50×10^9$/L 的患者，可在衡量病情后决定是否停用肝素等药物。

（三）溶栓治疗的护理

与抗凝治疗相比，溶栓治疗可以更快地使血栓溶解，有效降低肺动脉高压，改善肺的灌注。通常在患者发病或复发后 2 周内进行。溶栓治疗越早开始，效果越好。

1. 评估患者有无溶栓禁忌证。溶栓治疗适用于肺动脉血管床被血栓堵塞 50% 以上者；或肺血管床被血栓堵塞 20% 以上，但患者合并有心肺等基础病；休克、持续低血压等血流动力学不稳定者，或低氧血症者。但这些患者若伴有颅内出血或不明原因的脑卒中；6 个月内缺血性脑卒中；中枢神经系统肿瘤或损伤；3 周内大创伤、手术；1 个月内消化道出血；存在明确的活动性出血应禁止进行溶栓治疗。而 6 个月内短暂性脑缺血发作；应用抗凝药；无法压迫的血管穿刺；创伤性心肺复苏；未控制的高血压（收缩压 > 180 mmHg）；重症肝病；感染性心内膜炎；消化性溃疡活动期为溶栓相对禁忌证，在衡量利弊后亦可予溶栓治疗。

2. 根据病情选择溶栓药和输入方式。溶栓常用药为链激酶、尿激酶和重组型组织性纤溶蛋白酶原激活物（recombinant tissue-type plasminogen activator，rt-PA）。三者均可激活血浆纤溶酶原，使其转化为纤溶酶，从而使血浆纤维蛋白降解，血凝块溶解。尿激酶的负荷剂量为 4400 U/Kg，先以静脉缓慢注射 10 min，继之以 4400U/（Kg·h）维持 12~24 h，也可进行快速给药，即 300 万 U 静脉 2 h 内输入。链激酶的负荷剂量为 25 万 U 静脉缓脉滴注 30min，然后以 10 万 U/h 维持静脉输入 12~24 h，也可以快速给药，即 150 万 U 静脉输入 2 h。rt-PA 以 100 mg 静脉输入 2 h 或 0.6 mg/Kg 静脉输入 15 min。

3. 密切监测溶栓并发症，及时进行对症护理。

（1）过敏反应：链激酶可引起过敏反应，使用前应遵医嘱予以异丙嗪、地塞米松等预防。溶栓期间护士应密切观察有无过敏反应。若患者突发面色苍白、意识模糊及血压下降，应立即予以抗过敏、抗休克治疗。溶栓后观察患者有无皮疹、瘙痒等不适反应。

（2）出血：密切观察患者有无皮肤黏膜出血点、鼻出血、牙龈出血、咯血、血尿及便血等。若患者出现上述症状,护士应及时完善血常规及凝血功能等相关检查,必要时遵医嘱予以输注血浆、纤维蛋白原或凝血酶原复合物等对症止血治疗。溶栓期间护士应尽量避免或减少有创操作。静脉穿刺时应避免反复穿刺同一静脉,并尽量使用留置针,避免穿刺肢体受压及注射其他药物。在注射或穿刺部位拔针后应局部压迫10~15 min 或更长时间。

4.溶栓早期,患者不宜下床活动,以免部分溶解的血栓脱落,引起栓塞,因此患者应绝对卧床2~3周。

5.溶栓期间为保证药物匀速进入体内,溶栓药需以一条溶栓专用通道输液泵泵入,并选择患肢远端的静脉进行输入。

6.肺栓塞溶栓治疗多以固定剂量给药,且不同时进行抗凝治疗,因此无需监测患者的凝血和止血功能。但溶栓结束2~4 h 后应检测 APTT。当 APTT 在 2 倍(60 s)时,进行肝素抗凝治疗。

(四)一般护理

1.患者治疗期间应戒烟戒酒,清淡饮食,多食高纤维素易消化饮食,少量多餐,以免引起腹胀。同时避免挖鼻、剔牙。还需应用软毛牙刷以防止牙龈出血。

2.保持大便通畅,必要时予以缓泻剂。同时,减少排便用力、咳嗽等动作,以免导致栓子脱落或增加腹内压阻碍下肢静脉血液回流。

3.高危患者避免长时间保持坐卧位。急性期后鼓励卧床患者进行床上肢体活动,无法自主活动的患者予以被动肢体活动、抬高下肢、穿弹力袜、或应用加压充气泵等来促进血液回流。病情允许时协助患者早期下床活动。患者首次下床活动需护士陪伴,以防再次发生肺栓塞。而下床后患者一旦突发胸痛、胸闷、晕厥等,应立即告知医生,积极救治。

4.患者病情允许时可适当增加液体入量,以稀释血液。此外,伴有高脂血症、糖尿病等患者应密切监测相关指标,积极治疗原发病。

5.对患者予以心理安慰,减少焦虑及恐惧。

七、健康教育

1.向患者充分讲解 DVT 及肺栓塞的危险因素、症状和危害,提高患者的警惕性。

2.对存在危险因素的患者,一旦出现一侧肢体疼痛肿胀、胸痛、呼吸困难和咳血等表现应及时就诊。

3.长时间乘坐飞机、汽车,应衣着宽松、多饮水,同时定时活动肢体,以防止 DVT 或肺栓塞发生。

4.应用抗凝药期间应定期复查凝血指标。自我观察出血倾向;避免肌内注射或进行剧烈运动;用软毛牙刷刷牙,且刷牙时动作应轻柔,以避免牙龈出血;随身携带抗凝药物使用卡,并注明疾病诊断、药品和剂量等;必须行有创检查或操作前,应提前告知医生目前治疗方案,以采取预防措施,防止大出血的发生。

(崔 洁 王 颖 张加艳 裴 丽)

张某某，女，65 岁，既往体健。前几日因家中亲属感冒，一周前张某出现发热，轻微咳嗽，自认为"普通感冒"未予治疗，近日患者出现喘憋，不能平卧而就诊。

主诉：发热 1 周，喘憋 2 天

现病史：患者一周前接触感冒患者后出现发热，体温最高 39℃伴轻微咳嗽。自服"感冒药物"（具体不详）。近 2 日患者逐渐出现喘憋进行性加重而就诊。

护理评估：

患者既往体健，接触上感患者后发病，症状进行性加重。

血常规：WBC5.9×10^9/L，L67%。

肝功能：白蛋白 25 g/L；

血气分析：$PaCO_2$25 mmHg，$PaO_2$55 mmHg。

ECG：窦性心动过速；

胸片：见图 3-3。

诊断：呼吸衰竭、肺感染

入院后患者出现呼吸衰竭进行性加重，予以气管插管呼吸机辅助呼吸，予泰能进行抗感染治疗。一周后患者体温逐渐下降，但突然出现呼吸困难，查胸 X 线，提示气胸。予以胸腔闭式引流，控制气道压力，第 13 天拔除气管插管，第 15 天拔除引流管。住院第 20 天后，进行床旁胸 X 线检查，如图 3-4 所示，并转入呼吸科继续治疗。在转入呼吸科后 10 天患者治愈出院。

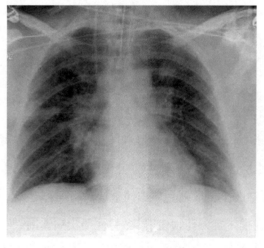

图 3-3 入院第 2 天胸部 X 线

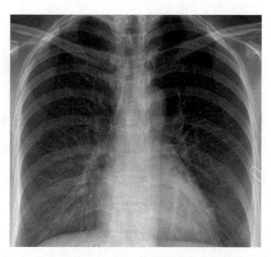

图 3-4 入院第 20 天胸部 X 线

第四章

老年消化系统急重症的护理

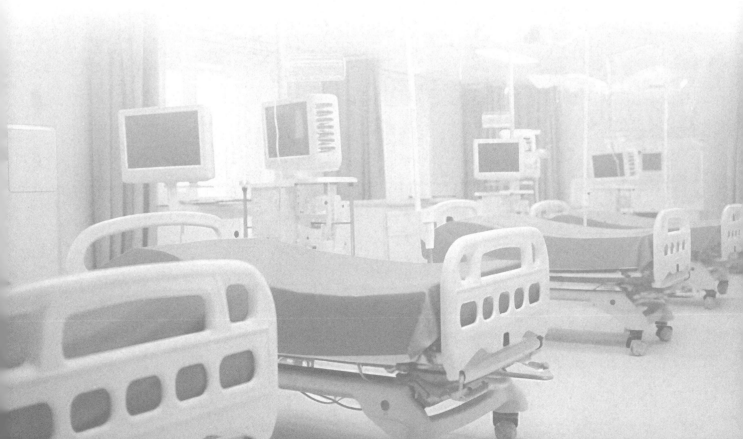

第一节 老年腹痛的护理

腹痛（abdominal pain）是由于各种原因导致的腹腔内组织发生病变或受到强烈刺激而引起的腹部疼痛。它是一种主观感觉，也是门急诊患者最常见的临床症状。腹痛的病因极为复杂，炎症、溃疡、肿瘤、梗阻、出血、穿孔和创伤等多种疾病均可引起。老年患者由于自身机能减退，对疼痛感知较为迟钝，加之老年患者多长期患有慢性疾病，所以腹痛及其伴随症状、体征的发现易被滞后。同时，老年人对腹痛的特点，如腹痛产生的起始时间、腹痛部位、腹痛性质和腹痛持续时间等的表述常不清晰，这就给医护人员的诊治增加了难度。因腹痛就诊的老年患者属高危人群，常需尽快明确诊断，并及时进行手术治疗，以避免引发腹膜炎、中毒性休克或器官功能衰竭等并发症。

一、病因

腹痛按照病程分为急性腹痛和慢性腹痛。其病因多由腹腔内器官病变、盆腔器官病变及全身性疾病所致。临床上，老年患者腹痛以炎症、溃疡、穿孔、破裂、阻塞和扭转、肿瘤血管栓塞最为常见。腹腔内器官病变引起的腹痛见于胆囊炎、胰腺炎、胃或十二指肠溃疡、溃疡性结肠炎、胃癌、肝癌、肠道肿瘤、妇科肿瘤及肠系膜血管栓塞等；而腹腔外器官病变，如 AMI、心包炎、PE、胸膜炎和心绞痛也可引起腹痛。此外，中毒、腹型癫痫或神经官能症等全身性疾病也可伴有腹痛症状。老年患者腹痛常见病因如图 4-1。

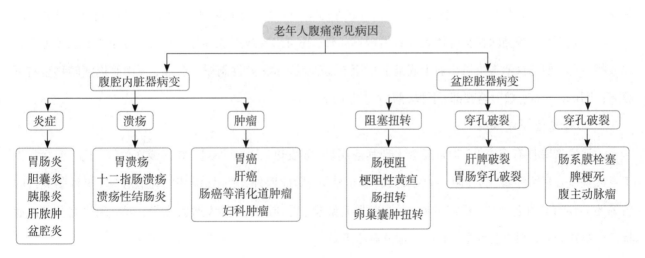

图 4-1 老年腹痛患者常见病因

二、发病机制

组织在炎症、缺血、缺氧或坏死情况下，可释放一些激活痛觉受体的刺激物和促进局部平滑肌收缩的化学物质，从而引起疼痛。腹腔内痛觉受体主要分布于空腔器官壁内、实质器官包膜内、黏膜和系膜，其可感受张力、伸拉、胃酸及肠液等。被激活的痛觉受体释放痛觉冲动信号后，沿器官传入神经纤维，再传至相应的脊髓平面引起疼痛。因此，腹部疼痛呈现一定的脊髓阶段性并在体表上分布与反映，如肝、胆、胰病变引起的腹痛，可传入脊髓的胸5~9，主要表现在腹中线和脐之间的疼痛；小肠、阑尾及升结肠病变引起的腹痛，则传入脊髓的胸8~11及腰1，表现为脐周疼痛。另外，器官的神经分布与走形不同，如胃、小肠、肝及胆的神经呈对称性双侧分布，而卵巢和输尿管的神经在侧面走行。当机体发生急腹症时，这些部位的痛觉神经和支配急性病变器官的神经会通过同一脊髓段的同一神经元传递至大脑，引起机体误判，并产生放射痛。

三、临床表现

（一）腹痛

1. 部位：腹痛常位于中上腹、下腹，也可出现全腹痛或脐周痛。如胃、十二指肠病变，表现为中上腹痛；肝胆病变为右上腹痛；结肠病变为左下腹痛；弥漫性腹膜炎为全腹痛；膀胱及盆腔病变为下腹部疼痛；阑尾炎通常为脐周痛，伴转移性右下腹痛；而缺血性肠病虽可表现广泛腹痛，但定位不明确。

2. 性质和程度：腹痛主要表现为压痛、胀痛、绞痛、灼痛、刺痛及剧痛等。而疾病不同，腹痛的疼痛程度也是完全不同的，如胃、十二指肠溃疡穿孔表现为突发的刀割样中上腹剧痛；胆结石可伴有隐痛、胀痛或灼痛；弥漫性腹膜炎可表现为广泛的持续腹部剧痛，严重者可出现板状腹。

3. 诱因：腹痛的诱因主要包括饮食、运动及创伤等。饮食方面，如暴饮暴食可诱发急性胃扩张或急性胰腺炎；饮食不洁可诱发急性坏死性肠炎；饱餐后立即运动，可诱发阑尾炎。创伤可致肝脾破裂或肠破裂等。

4. 放射部位：腹痛除在腹部体表位置出现疼痛外，还可出现放射性疼痛。出现放射痛的部位多为肩背部或腰背部，如急性胆囊炎可由右上腹痛放射至右肩胛或背部；急性阑尾炎腹痛，可由脐周痛转移至右下腹痛；夹层动脉瘤可放射至腰部、下腹、腹股沟及下肢。

（二）伴随症状或体征

就诊患者除伴有腹痛外，通常还会出现其他症状，如发热、恶心、呕吐、腹泻或血便等，这些症状常见于炎性病变、恶性肿瘤、肠梗阻、胰腺炎及胃肠道感染。除此以外，消化道溃疡、血管栓塞、炎性肠炎或肿瘤等还会伴有鲜红色血便。重症患者，如腹腔器官破裂、胃肠道穿孔并发腹膜炎等，可出现休克及贫血症状，而AMI患者，则为上腹痛伴心律失常及血压下降。

四、辅助检查

1. 实验室检查：通过检查血细胞、尿蛋白、肝功能、肾功能及电解质来协助诊断与判断病情。如血白细胞总数及中性粒细胞增高提示炎性病变；尿中出现红细胞、白细胞及蛋白时提示患者存在泌尿系统损伤或感染；脓血便提示肠道感染；血淀粉酶增高提示胰腺炎。若进行腹腔穿刺，应及时对穿刺液进行酶学、细菌学和免疫学等实验室检查，以便及时寻找病因。

2. 影像学检查：包括 X 线检查、B 超及 CT 等。在腹痛的诊断中，腹部 X 线平片检查最为常用。若胃肠道穿孔，腹部 X 线平片则显示膈下游离气体；而肠梗阻则出现肠腔扩张积气及液平面。B 超和 CT 对肝、胆、胰疾病的鉴别诊断有重要意义。

3. 内镜检查：结直肠镜检查是诊断肠道肿瘤和癌前病变最简便、安全且有效的检查方法，而经内镜行胰胆管造影是胰腺及胆道系统疾病诊断的主要手段。对胃、十二指肠疾病患者则可行胃镜检查用以明确诊断。

五、治疗原则

腹痛可由多种疾病引起，所以治疗腹痛首先是查明病因，再进行针对性的治疗与护理。对于病因不明确的急性腹痛患者，严禁使用止痛药或麻醉药，以免掩盖病情。针对疾病引起的腹痛，可给予患者内科治疗或手术治疗，如肝脏肿瘤和腹主动脉瘤均可引起患者大出血，所以在维持患者循环系统稳定的前提下，医护人员应紧急实施手术治疗。而对于胃十二指肠溃疡穿孔、阑尾穿孔所致的急性弥漫性腹膜炎的老年患者，则应尽早明确病变部位，并通过腹腔手术来减轻感染；对于腹腔外疾患引起的腹痛，如心绞痛、糖尿病和肾上腺衰竭等，则应及时进行对症治疗。

六、护理措施

（一）紧急救护

1. 根据病情给予患者半卧位、中凹位或平卧位。急性剧烈腹痛患者应取半坐卧位，促使腹腔渗液积聚在盆腔，以利于炎症局限、改善呼吸和缓解疼痛；烦躁不安者在给予半卧位的同时，护士还应采取防护措施，必要时给予约束，预防其坠床或发生意外伤害；腹膜炎伴休克患者应采取中凹体位；腹主动脉瘤患者则应取平卧位，并应绝对卧床休息，避免剧烈活动，以防腹主动脉瘤破裂出血，致使病情加重。

2. 应用解痉药缓解疼痛。缓解疼痛是治疗腹痛的首要措施，目的在于避免因过度疼痛而导致休克。但在未明确疾病诊断前，护理人员仅可用阿托品或山莨菪碱等解痉药为患者减轻疼痛，禁止使用吗啡、盐酸哌替啶或其他镇痛药，以免掩盖患者腹部症状或体征，延误诊断。与此同时，禁忌为患者灌肠及使用泻药，以防止患者因肠损伤而加重腹腔感染。

3. 病情评估

（1）症状和体征评估：老年人由于机体功能衰退，腹肌不发达，反应迟钝等原因，往往对腹部疼痛的部位、性质以及程度不能准确描述。因此，护士可通过疼痛评估工具对患者疼痛进行评估，从而及时准确地了解患者疼痛程度。目前，常用的疼痛评估工具有单维度和多维度两大类。单维度量表是基于患者主观判断而进行测量评估的，常选用面部表情疼痛量表（face oain scale，FPS）；而多维度量表是依据主观行为和客观生理指标进行综合评估，常选用45区体表面积评分法（45 body area rating score，BARS-45）。此外，护士还应依据患者病情定期对其腹痛部位、发作时间、频率、性质、有无转移性疼痛及疼痛缓解的诱因进行评估。如在饱餐或进食油腻食物后出现腹痛，或于夜间睡眠期间出现的腹痛应考虑为胆囊炎或胆管炎，其多为上腹部持续或间断钝痛、腹胀或剧烈绞痛，呈阵发性加剧，可放射至右肩胛及腰背部；而腹主动脉瘤引起的腹痛多位于脐周及中上腹部，且伴有典型的三联症表现，即剧烈腹痛或腰背部疼痛、低血压或休克、腹部搏动性肿物；若患者近期出现腹部或腰部剧烈疼痛，多预示瘤体濒临破裂；若患者出现口渴、手足湿冷、皮肤苍白、心悸、头晕等低血容量性休克的表现时，常提示动脉瘤破裂，患者可在较短时间内出现意识丧失、呼吸心搏骤停；而动脉瘤若侵犯腰椎时，患者还可出现腰骶部疼痛；当患者腹痛症状较重而体征不明显时，护士应需考虑其是否存在胸膜炎、糖尿病酮症酸中毒、AMI或主动脉夹层动脉瘤等疾病。

（2）既往病史与伴随用药评估：了解患者既往有无慢性溃疡性结肠炎、胃十二指肠溃疡、胆囊炎或胰腺炎病史；既往有无冠心病、高血压、糖尿病或肾衰竭等病史；既往是否服用巴比妥、苯妥英钠、硝苯地平或倍他乐克等药物；既往有无外伤或手术史。

（3）辅助检查评估：老年人以腹痛就诊时，通过实验室、影像学和内镜等检查即可排除常见的腹部疾患，如消化系统肿瘤、溃疡、肠梗阻及胆道疾患，还可以明确患者是否合并高血压、糖尿病及冠心病等。虽然腹痛主要因腹腔器官疾患引起，但在神经反射作用下，腹腔外疾患也可引起腹痛。如老年人右侧胸腔积液可出现急性胆囊炎的临床表现，发热、右上腹痛和Murphy征阳性等。此时通过胸部X线检查即可对其进行鉴别。而对于腹主动脉瘤的患者，通过腹部CT检查可发现腹主动脉壁内是否存在钙化和血栓，以及动脉瘤破裂形成的腹膜后积血或血肿。

4. 在上述病情评估的基础上，应及时对腹主动脉瘤、急性弥漫性腹膜炎和急性胆道炎症引起的腹痛进行救护。而胰腺炎、肠梗阻和绞窄性疝的救护见本章相应章节。

（二）腹主动脉瘤破裂的救护

在导致65岁以上老年人死亡的疾病中，腹主动脉瘤破裂居第13位，且病死率高达65%~85%。患者能否存活取决于动脉瘤的位置、大小以及患者能否得到及时的救治。如瘤体前壁开放式破裂，血液可进入腹腔，并导致患者迅速死亡；而瘤体破口较小或经后外侧壁流入后腹膜，可通过液体复苏来快速补充体液，从而有效减轻因瘤体出血而引发的休克症状，为行主动脉钳闭术、瘤体切除术、人工血管植入术或腔内修补术创造机会，提高患者的存活概率。主要救护措施如下。

1. 建立静脉通路。护士应迅速建立至少两条静脉通路，有条件者可行中心静脉置管，以便于静脉药物的输入，以及进行中心静脉压监测。

2. 进行液体复苏。在保证患者意识的前提下尽量减少补液量，同时液体应以血制品或胶体液为主，并且保持患者收缩压在80~100 mmHg。慎用血管活性药，以免血压升高引起主动脉瘤再次破裂。

3. 做好术前准备。在进行液体复苏的同时，积极进行术前准备，以便患者能尽早进行手术治疗。

（三）急性弥漫性腹膜炎的救护

1. 禁食水并行胃肠减压。患者在禁食水的同时应立即留置胃管，并持续进行负压引流，以便吸出胃内残存物和气体，从而改善胃和肠壁的血液循环，减少消化道内容物流入腹腔，进而减轻腹胀和腹痛。

2. 合理应用镇痛药。对已明确诊断的患者，遵医嘱落实止痛措施以缓解患者腹痛。护士应根据患者病情进展及腹痛评估结果，合理使用镇痛药，并注意观察药物不良反应。如观察老年患者在使用阿片类镇痛药时，是否出现口干、恶心、呕吐或尿潴留，以及嗜睡、昏迷或呼吸抑制等神经精神症状。在使用止痛药同时，护士还应密切观察患者疼痛缓解情况。

3. 迅速建立静脉通路。护士在为患者建立静脉通路的同时，应及时根据医嘱为患者补充水和电解质。同时，准确记录出入量，密切观察患者生命体征的变化。

4. 做好开腹探查术的护理。进行手术的目的是根据原发病灶的位置和性质采取不同的手术方式，借以祛除病因、避免腹腔内再感染。例如，结肠憩室或肿瘤引起的穿孔应切除病变部位，同时行近端造口；直肠病变，可在切除病变的同时行直肠残端封闭。此外，还应在术中配合医生用大量温盐水对患者腹腔进行清洗，并在左右横膈膜下、肝下、左右结肠留置腹腔引流管。术后患者返回 ICU，护士还应做好引流管的护理。

5. 及时应用抗生素控制感染。护士应配合医生对术中的切除物、胃肠引流液、腹腔冲洗液和血液进行细菌学检查。因急性弥漫性腹膜炎多为需氧菌和厌氧菌的混合感染，所以在细菌培养结果出来之前，护士应及时评价患者肝肾功能情况，并根据医嘱及时经静脉联合应用大剂量广谱抗生素，如 β 内酰胺抗生素联合二代头孢菌素，或喹诺酮类联合应用氨基糖甙类抗生素。待细菌培养结果出来后，根据药敏试验结果及时调整抗生素的用药方案。

（四）急性胆囊炎和胆管炎的救护

1. 做好术前准备。80% 急性胆囊炎是由结石嵌顿在胆囊颈或胆囊管中引起。若不及时治疗可导致胆囊穿孔，并继发胆源性肠梗阻或胆汁性腹膜炎；急性胆管炎若不及时处理，患者可出现脓毒性休克，并继发多器官功能衰竭。对明确诊断且腹痛剧烈的患者，护士可遵医嘱落实止痛措施以缓解腹痛，但需注意评估镇痛效果并观察不良反应。若患者出现腹痛加重或腹痛性质改变，且经一般对症处理后腹痛不能缓解，需警惕胆源性肠梗阻或胆汁性腹膜炎的出现。对行禁食治疗的患者，护士应为其留置胃管并进行胃肠减压，以吸出胃内残存物，减少胃肠内的积气与积液，从而减轻患者的腹胀和腹痛。此外，护士还应迅速建立静脉通路，遵医嘱经静脉补充水和电解质，以维持水、电解质及酸碱平衡。

2. 做好胆囊切除术和胆总管引流术的护理。护士应密切观察腹部切口愈合情况，做好 T 管和腹部引流管的护理。观察患者有无胆瘘、肝下血肿、肝下积液和腹壁脓肿等并发症。

（五）一般护理

1.护士应根据患者病因和疼痛部位来协助其采取相应的体位，以减轻患者腹痛程度。此外，还应给患者提供温湿度适宜且舒适安静的病室环境。

2.急腹症患者在解除原发病的前提下，对轻中度腹痛患者可通过物理疗法达到止痛、镇静效果。

3.评估患者营养状况，做好营养支持护理。患者不能经口进食或行胃肠减压时，在通过静脉补充水和电解质的同时，护士还应根据医嘱为患者及时补充能量、维生素和氨基酸，以改善患者的营养状态。

4.腹痛是一种主观感觉，个体对腹痛的感受既与疾病的性质、病情严重程度有关，也与患者对疼痛的耐受性和心理状况有关。急性剧烈腹痛，持续存在或反复出现的慢性腹痛及预后不良的癌性疼痛，均可能使患者产生焦虑、紧张、恐惧或低落的情绪。因此，护理人员应对患者和家属进行细致全面的心理评估，在取得家属配合的前提下，有针对性地对患者进行心理疏导，以减轻其紧张恐惧的心理，增强患者对疼痛的耐受性。

七、健康教育

腹痛初愈时，不宜进食生冷食物，并节制饮食，做到定时定量，餐后不剧烈活动；针对引起腹痛的病因，护理人员应教会患者缓解或预防腹痛的方法，如消化性溃疡的患者，应讲解引发溃疡疼痛的诱因，使患者在日常生活中能够加以注意，并坚持服药。此外，还要叮嘱患者生活要规律，注意寒温适宜，避免外邪侵袭，特别要注意腹部保暖。

第二节 老年腹泻的护理

腹泻（diarrhea）是指排便次数增加、粪质稀薄、水分增加，可伴有黏液、脓血或未消化的食物。同时，腹泻还常伴有排便紧迫感、失禁、腹部或肛门不适等症状。

随着增龄，老年人肠道微生物菌群的物种减少，相对丰度降低。同时，老年人机体代偿功能、免疫能力和内环境平衡能力也随之降低，成为腹泻的主要易感人群。此外，老年人常患有高血压、糖尿病或动脉粥样硬化等慢性病，所以一旦发生腹泻极易出现水电解质酸碱失衡，若不能得到及时、准确的救治，往往会继发休克、感染、心脑血管疾病或多器官功能衰竭。

一、病因

腹泻根据病程长短可分为急性和慢性腹泻；根据发病原因可分为感染性腹泻、非感染性腹泻（如肿瘤性腹泻、消化不良性腹泻、吸收障碍性腹泻、食物中毒或过敏性腹泻、药物作用或化学品中毒性腹泻和功能性腹泻等）；根据病理生理特点分为渗透或吸收不良性、分泌性、渗出性和肠动力紊乱性腹泻。

定植在人体胃肠道内的微生物可产生多种益于人体的代谢产物，并参与人体的代谢。正常微生物群还可在人体胃肠道黏膜内建立生物屏障，对胃肠道内外免疫系统的发育、激活产生重要作用。随着增龄，肠道微生物菌群构成的多样性下降、丰度降低，这不仅会导致机体的免疫、代谢、消化和吸收能力降低，还会导致肠道内菌群失调，过路菌群侵入聚集。所以，老年患者腹泻多为肠道感染性腹泻、功能性腹泻，以及吸收不良综合征等。此外，老年人患有肠道恶性肿瘤、慢性胰腺炎、肝硬化、胆囊炎或胆石症等消化系统疾病，以及肾上腺皮质功能减退、胃泌素瘤、糖尿病或尿毒症等疾病时，也会导致腹泻。所以，导致老年人腹泻的病因具有特殊性、复杂性和多样性等特点。老年人腹泻常见病因见图 4-2。

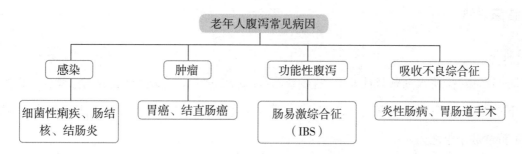

图 4-2 老年腹泻患者常见病因

二、发病机制

（一）感染性腹泻

全身性感染累及肠道或肠道内细菌、病毒、寄生虫和真菌的侵袭导致肠黏膜炎症，炎性渗出物可使肠内渗透压增高，肠黏膜受损，水、电解质等吸收障碍；黏膜炎症还可产生前列腺素，刺激胃肠道，使老年人胃肠蠕动加快，从而导致腹泻。

（二）吸收不良综合征

各种原因致小肠营养物质吸收不良而引起的综合征，如小肠大部分切除、肠黏膜吸收障碍等。老年人吸收不良综合征多与其消化系统退行性变化相关，主要表现为腹胀、腹痛和腹泻等。发生机制为老年人小肠微绒毛变短、肠黏膜吸收面积减小和胰腺萎缩等造成小肠内细菌增多，导致营养物质吸收不完全、肠黏膜充血水肿。此外，老年人肠黏膜退行性变亦可引起肠道消化和吸收功能降低，肠道内未吸收物质增多，渗透压升高，促使腹泻加重。

（三）肠道病变

肝、胆和胰的病变可使肠腔内呈高渗状态，促使血浆中的水分透过肠黏膜进入肠腔，稀释肠内容物，从而导致腹泻。此外，肠炎、胃肠道手术缩短了食糜与水分在肠内的停留时间，致使营养物质在肠道内吸收不完全从而引起腹泻。

（四）功能性腹泻

功能性腹泻是指无任何细菌、病毒感染引起的腹泻。目前，功能性腹泻与腹泻型肠易激综合征尚未加以区分，且发病机制不明确。功能性腹泻者小肠转运加快，使未完全消化的食物残渣进入结肠，若食物残渣中含有短链碳水化合物和肽链，其被肠道菌群分解为短链脂肪酸前渗透性强，从而使患者肠腔内水分增多，最终导致腹泻。此外，女性患者在应激状态或焦虑状态下，其直肠敏感性增加可导致肠蠕动的频率增加，从而出现腹泻。

三、临床表现

（一）腹泻

1. 胃肠道症状：排便次数频繁且量少。直肠或乙状结肠的病变常表现为便意频繁、粪少且伴里急后重、下腹或左下腹疼痛；特殊的炎性肠病，如溃疡性结肠炎、克罗恩病以及肠易激综合征等引起的腹泻呈间歇性发作，可持续数十年之久。

2. 粪便性状与次数：细菌性肠道感染起病急、腹泻次数频繁且多伴有发热，直肠和（或）乙状结肠病变的腹泻多有便意频繁和里急后重，粪便颜色较深，有黏液，且排出少量气体，多呈胶冻样；小肠病变的腹泻无里急后重，色较淡，且粪便稀烂呈液状；慢性胰腺炎和小肠吸收不良者的粪便呈油腻状，多泡沫，含有食物残渣；霍乱所致的腹泻呈米泔水样；而肠结核和肠激惹综合征常有腹泻和便秘交替的现象。

3.肠鸣音：腹泻患者肠鸣音亢进，并有气过水声的现象。

（二）伴随症状或体征

伴发热者可见于急性细菌性痢疾、伤寒或副伤寒、肠结核等引起的腹泻；伴消瘦、腹部包块者多见于消化道肿瘤、克罗恩病或吸收不良综合征引起的腹泻；伴皮疹或皮下出血，多见于伤寒、过敏性紫癜或败血症等引起的腹泻；伴关节痛或肿胀者可见于克罗恩病、慢性非特异性溃疡性结肠炎和 Whipple 病等引起的腹泻；伴重度失水者多见细菌性食物中毒引起的腹泻。

四、辅助检查

1.实验室检查：新鲜粪便检查是诊断急、慢性腹泻的重要方法。其中，便常规检查可发现血、白细胞、脂肪滴或未消化食物等；便培养可发现致病微生物等。若一次便培养呈阴性，不能表明无感染，需进行多次便培养。

2.影像学检查：X 线钡剂检查和腹部平片均可显示胃肠道病变及运动功能状态；而 B 超、CT、MRI 及血管造影对吸收不良性腹泻、分泌性腹泻和消化系统肿瘤具有辅助诊断价值；直肠镜和结肠镜活检对相应肠段的病变具有诊断价值。

3.其他检查：胰腺外分泌功能实验可检测腹泻是否由胰腺疾病所致；小肠功能实验可检测小肠吸收功能，是否存在吸收不良的情况。

五、治疗原则

腹泻可由多种疾病引起，因此需在维持患者生命体征平稳的基础上，尽快完善病史采集、体格检查及辅助检查，以明确腹泻病因，并及时根据病因进行针对性的治疗。对于吸收不良综合征和功能性腹泻患者，在进行营养评估的基础上，应及时为患者补充水、电解质、维生素和氨基酸等营养物质，以纠正患者水、电解质和酸碱平衡紊乱，以及营养失衡；对于炎性肠病、胃肠肿瘤等引起的腹泻，治疗多采用药物与手术治疗相结合的方法，在维持患者营养状况的前提下尽早进行手术治疗，以祛除病因。

六、护理措施

（一）紧急救护

1.起病急、全身症状明显的患者应卧床休息，注意腹部保暖，并经口补充水分。

2.尽快为严重脱水、营养不良的腹泻者建立静脉通路，并遵医嘱进行静脉补液。

3.病情评估

（1）症状和体征评估：评估患者腹泻的时间、频次，粪便的性质、气味；有无食欲降低、呕吐、失禁、腹痛或便血等胃肠道症状；有无低热、高热（39~40℃）或体温不升；有无精神萎靡、烦躁不安，昏迷或惊厥等神经精神症状；有无皮肤干燥、少尿或四肢湿冷等重度脱水症状。

（2）既往史和用药评估：评估患者既往有无细菌性痢疾、伤寒、副伤寒、肠结核；既往有无克罗恩病、慢性非特异性溃疡性结肠炎或 Whipple 等疾病；既往有无过敏性紫癜、脓毒症、甲状腺功能亢进、糖尿病或系统性红斑狼疮；既往有无慢性胃炎、肝炎、肝硬化或胆囊炎等疾病；既往是否服用河豚、毒蕈、银杏或甘草等；既往是否服用氨苄西林、头孢菌素、四环素、克林霉素、秋水仙碱、乳果糖或甲氨蝶呤等。

（3）辅助检查评估：如细菌性痢疾可通过了解便常规和便培养来确定细菌感染种类；炎性肠病患者可通过肠镜和化验室检查进一步明确诊断；对不能明确诊断原发病因的患者，还应及时评估相关化验指标及影像学检查结果。

（二）及时补液，纠正水电解质酸碱失衡

轻症患者主要采取口服补液，如口服糖盐水或米汤加盐溶液等，宜少量多次口服；重症患者应按照脱水程度确定补液总量，按照酸中毒程度及低血钾情况，确定补液种类。遵循先快后慢，先盐后糖，见尿补钾的补液原则。第 1 个 24 h 只需补充 1/2 的量，第二日再综合考虑患者情况给予补充其余的 1/2。对于重度脱水、低血容量性休克和严重酸中毒的患者，应先扩容及时纠正代谢性酸中毒，再继续补充患者的生理需要量、已丧失量和继续丧失量，从而恢复和维持血容量，促进肾功能的恢复。在纠正脱水过程中，护士还应注意补液速度和患者血清钾浓度，避免诱发心力衰竭、肺水肿等并发症。

（三）饮食护理

轻症不伴呕吐者，可不禁食，但饮食应以少渣、易消化的流质、半流质或软食为主，避免生冷、多纤维及味道浓烈的刺激性食物；重症伴呕吐频繁者，应禁食。患者禁食期间可少量多次喂食糖盐水、肠内营养剂，或经静脉补充液体。

（四）应用微生态调节剂期间的护理

微生态调节剂是利用正常微生物或促进微生物生长的物质制成的。由于其能快速恢复肠道微生态平衡，因此可用于老年人腹泻的治疗。虽然微生态制剂种类繁多，但作用机制大体相似，主要是通过增殖人体胃肠道内的双歧杆菌、乳酸杆菌等有益菌群，来迅速改善人体消化道内环境，如促进有益菌在消化道内优势菌的地位，抑制腐败菌，如产气产酸梭状芽孢杆菌等的生长。同时，微生态调节剂还能产生大量生理活性物质来调节肠道 pH 值、杀灭致病菌、阻遏腐败产物生成、抑制内源致癌物的产生和吸收，以此来调节人体肠道内的微生态平衡。护士在使用微生态调节剂时，应注意以下几点。

1. 根据患者疾病特点和微生态制剂的生物学特性来选择活菌制剂或死菌制剂。微生态调节剂为活菌制剂时不宜与抗生素同时服用，若需同时服用抗生素时，应选用死菌制剂或其代谢产物，如乐托尔及乳酸菌素片等。活菌制剂因不能耐受胃酸，故应饭后服用；而死菌制剂可耐受胃酸，饭前和饭后服用均可。若患者需服用胃蛋白酶合剂等酸性药，应在服用酸性药 1 h 后再服用微生态制剂。收敛类药可影响活菌制剂活性，故与蒙脱石类止泻药合用时,应先服用蒙脱石散,再服用微生态制剂。避免与果导片、石蜡油、蓖麻油和甘露醇等合用。

2.指导患者用温水送服。益生菌产生作用的适宜温度是37~41℃之间,因此护士应告知患者用40℃的温水或温牛奶服用。

（五）应用消化道黏膜保护剂期间的护理

消化道黏膜屏障保护剂的作用是加强、修复消化道的黏膜屏障,同时固定、清除多种病原体。该药在服后可均匀地覆盖在整个肠腔表面,并能维持6 h左右。临床常用的消化道黏膜保护剂是蒙脱石散,其成分为天然蒙脱石微粒粉剂。蒙脱石散不仅对消化道黏膜有保护作用,而且对消化道内的病毒、致病菌及其产生的毒素有固定和抑制作用,使其能随肠蠕动排出体外。在腹泻早期,如难以分辨感染性腹泻或非感染性腹泻时,可用消化道黏膜保护剂来保护腹泻患者的消化道黏膜,改善消化道细胞的吸收和分泌功能,从而减少患者水电解质的丢失,进一步增强黏膜屏障对攻击因子的防御功能,同时平衡肠道的正常菌群。由于蒙脱石微粒粉剂不会进入患者的血液循环,所以不会对老年患者的肝功能、肾功能、心功能和神经功能产生损害。但需注意,老年患者出现脱水症状时,应先进行补液,然后再服用消化道黏膜保护剂或微生态调节剂。

（六）一般护理

1.频繁排便及粪水刺激,患者肛周的皮肤易出现糜烂、感染,故保持患者肛周皮肤的清洁干燥是护理的重点。护士应指导患者在便后用温水清洗,必要时可用红霉素软膏或皮肤保护膜对肛周皮肤进行保护。患者肛周出现糜烂、感染时,护士应及时对伤口进行换药、并清除坏死组织。

2.重症腹泻伴呕吐的老年患者,应注意避免患者发生呛咳和误吸。

3.意识欠清、不能配合的患者应及时禁食水,行胃肠减压,并做好口腔护理。

4.怀疑患者为感染性腹泻时,应做好床旁隔离,避免交叉感染。

5.对出现精神紧张、焦虑或担忧预后的患者,进行心理护理,以稳定患者情绪,鼓励其积极配合。

七、健康教育

1.根据患者的病情给予健康教育指导,使患者了解疾病的病因、治疗方法和护理措施,以及疾病的发展和预后,提高患者对疾病的认知度。

2.腹泻患者应少量多餐,进少渣、低脂、易消化的流食或半流质饮食,避免生冷、刺激性食物,忌脂肪、粗纤维、乳类或豆类等产气食物。此外,嘱患者多饮水,以防频繁腹泻引起脱水。

3.腹部保暖,尤其换季时,避免受凉而再次腹泻。必要时可用热水袋热敷,以缓解腹泻时伴随的腹痛症状。

4.应按时随诊,定期复查,遵医嘱服药,不随意吃药,特别是抗生素。

第三节　老年黄疸的护理

黄疸（jaundice）是高胆红素血症的临床表现，即血液中胆红素增高使皮肤、巩膜、黏膜，以及其他组织和体液发生黄染的现象。正常血液中胆红素浓度为 0.3~1.0 mg/dL，主要为非结合胆红素。黄疸不是一个独立疾病，而是由多种疾病所致，多见于肝胆胰病变。老年黄疸患者具有"三多一重"的特点，三多即肿瘤病变多、药物引起的多、延误发现的多，一重则是由急性肝炎引起的黄疸患者病情重。由于黄疸发病病因不同，临床表现多种多样，加之老年患者机体反应迟钝，症状和体征不明显，所以老年黄疸还具有少、迟、难的特点，即患者主诉少，就诊迟，难早期诊断明确的特点。

一、病因

黄疸既是症状也是体征，由于血清中胆红素升高致使皮肤、黏膜和巩膜发黄。按照病因可将黄疸分为溶血性黄疸、肝细胞性黄疸、胆汁淤积性黄疸和先天性非溶血性黄疸，以前三类最多见。按照胆红素性质可将黄疸分为非结合性胆红素增高为主的黄疸和结合胆红素增高为主的黄疸。

在老年患者中，以结合胆红素增高引起的黄疸较为常见，是由于疾病引起肝外胆管阻塞所致，如胆结石、胰头癌等疾病，也可由肝内胆管结石引起肝内胆管阻塞所致。此外肝炎、药物性肝病等也可引起肝内胆汁淤积，从而造成结合胆红素增高，引起黄疸（图 4-3）。

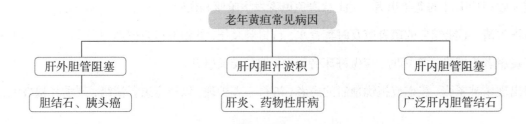

图 4-3　老年黄疸患者常见病因

二、发病机制

（一）胆汁淤积性黄疸

胆汁淤积性黄疸根据引起胆汁淤积的解剖部位，可分为肝外阻塞、肝内阻塞和肝内胆汁淤积三种。肝内阻塞性胆汁淤积性黄疸多由肝内泥沙样结石、癌栓或华支睾吸虫引起肝内胆管阻塞所致。而肝外阻塞性胆汁淤积性黄疸多由胆总管结石、狭窄、炎性水肿和肿瘤等阻塞胆管所致。由于胆道阻塞，阻塞上方的胆管内压力升高，胆管扩张，使小胆管与毛细胆管破裂，胆汁直接进入体循环，使血液中直接胆红素浓度增高。

此外，毛细胆管型病毒性肝炎、药物性胆汁淤积、妊娠期复发性黄疸和原发性胆汁性肝硬化等疾病可导致胆汁的生成和分泌障碍，毛细胆管通透性增加，胆汁浓缩和淤积，胆道内胆盐沉淀与胆栓形成。这导致肝内胆汁淤积，致使较多的结合胆红素反流血液循环中。

（二）肝细胞性黄疸

肝细胞性黄疸是指由于各种肝病致肝细胞广泛受损而引起的黄疸，如病毒性肝炎、肝硬化等。肝细胞损伤后可妨碍胆红素的摄取、结合和排泄，使非结合胆红素滞留于血液中，结合胆红素因排泄障碍不能正常地排入胆管内而返流入血，引起黄疸。

（三）溶血性黄疸

红细胞在短时间内被大量破坏，释放的非结合胆红素大大超过肝细胞的处理能力，从而出现黄疸。另一方面，溶血导致贫血、缺氧以及红细胞破坏，进而生成毒性产物，使肝细胞对胆红素的代谢能力降低，导致非结合胆红素滞留在血液中而出现黄疸。凡是能引起红细胞破坏的疾病，均能引发溶血性黄疸，而老年人溶血性黄疸多因血型不合的输血或自身免疫性贫血所致。

三、临床表现

（一）发热

患者发热的程度多因黄疸的病因而有所不同，如病毒性肝炎表现为低热；胆道系统感染表现为中等以上程度发热，并伴有寒战、白细胞升高；癌性黄疸尤其是肝癌可伴有高热。

（二）腹痛

胆石症多先有腹痛症状，当结石阻塞胆管时才会出现黄疸。病毒性肝炎者可有肝区隐痛或胀痛；肝外伤或肝癌多有持续性肝区胀痛；肝外伤致肝脏破裂时，可引起剧烈腹痛。

（三）消化系统症状

常伴有食欲减退、呕吐、恶心、腹泻等症状。

（四）皮肤瘙痒

胆汁淤积性黄疸常伴有明显的皮肤瘙痒，其原因可能与胆汁酸或胆盐刺激皮肤的神经末梢有关，且皮肤颜色呈暗黄，甚至黄绿色，持续时间较长；溶血性黄疸的患者皮肤呈浅柠檬色；肝细胞性黄疸患者的皮肤、黏膜呈浅黄或深黄色。

（五）尿粪颜色的改变

胆汁淤积性黄疸尿液呈浓茶色，粪便为浅灰色或陶土色；溶血性黄疸急性发作时尿液呈酱油色，粪便颜色加深。胆汁淤积性黄疸、肝细胞性黄疸和溶血性黄疸的鉴别，如表4-1。

表 4-1　胆汁淤积性黄疸、肝细胞性黄疸和溶血性黄疸的鉴别

分类	皮肤	粪便	尿液	全身表现
胆汁淤积性黄疸	暗黄或黄绿	颜色变浅 完全梗阻时为白陶土色	颜色加深	有皮肤瘙痒和出血倾向
肝细胞性黄疸	浅黄或深黄	颜色不变或变浅	颜色加深	肝区不适、肝功能减退
溶血性黄疸	浅柠檬黄色	颜色加深	急性期呈酱油色	急性溶血:高热、头痛、腰背痛,贫血,可发生肾衰 慢性溶血:贫血、脾大

四、辅助检查

1. 实验室检查:包括胆红素代谢试验、血清蛋白测定与蛋白电泳、血清酶活力测定,以及血清总胆固醇、胆固醇酯测定等。其中,通过胆红素代谢试验来鉴别黄疸病因;通过血清蛋白测定了解肝细胞的损伤程度;通过血清酶检查了解肝脏的病理状态;通过血清总胆固醇检查了解肝细胞脂质代谢情况。此外,通过血氨、血常规以及骨髓图片的检查,了解患者是否存在肝性脑病、有无贫血,并对溶血原因进行鉴别。

2. 影像学检查:影像学检查包括 B 超、CT、MRI 和内镜逆行胰胆管造影（endoscopic retrograde cholangiopancreatography,ERCP）等。B 超检查作为黄疸鉴别诊断的首选,能清楚地显示出胆囊和肝脏的大小、外形、有无畸形、结石、炎症及肿瘤等,并能探测肝脏内外胆管及其分支有无扩张或梗阻。CT 可提示有无胆道梗阻及梗阻部位,对黄疸的鉴别也具有较大的价值。MRI 检查可以更全面地显示肝脏横切面、纵切面、矢状面以及病变情况。而 ERCP 是经十二指肠将导管插入胆管和 / 或胰管内进行造影,适用于无胆管扩张、十二指肠壶腹及胰腺病变者,是目前公认的诊断胰胆管疾病的金标准。

五、治疗原则

只有消除病因后,黄疸才能减轻或消退。所以,黄疸的治疗原则是尽快完善病史采集、体格检查及辅助检查,以明确引起黄疸原因,并及时根据病因进行针对性的治疗。

黄疸系胆汁淤积所致时,经超声和 CT 检查确定梗阻原因及部位后,尽快实施手术治疗,如胆道切开取石术,胆管切开减压和 T 管引流术,以解除胆道梗阻。若患者无手术适应证,则可在 ERCP 的基础上行十二指肠乳头括约肌切开术、内镜下鼻胆汁引流术或支架术,以及内镜下胆汁内引流术等介入治疗,以减轻患者痛苦。若患者为癌性梗阻或胆管外新生物压迫所致的黄疸,应尽早行肿物切除术。对于无需手术的患者,应行 T 管引流术以减轻患者胆道梗阻的症状。

黄疸系溶血所致时,应积极消除引起溶血的病因,如暂停输血、停用引起溶血的药物和避免精神刺激等。同时应用抗生素控制感染,应用糖皮质激素减轻感染对造血系统的损害和肺水肿,应用利尿药和碳酸氢钠防止血红蛋白在肾小管的沉积,应用肝素预防弥漫性血管内凝血。

对于肝细胞性黄疸应通过乳果糖、乳梨醇或山梨醇促进肠内毒物排出体外；通过精氨酸、门冬氨酸和谷氨酸促进体内氨代谢；此外，输注同型血和血清白蛋白，可补充凝血因子、纠正低蛋白血症和提高患者免疫力；给予能量合剂、胰岛素、葡萄糖和促肝细胞生长素促进肝细胞再生和肝功能恢复。若黄疸为中毒性肝炎所致，可应用还原型谷胱甘肽，维持肝细胞正常代谢和细胞膜的完整。

六、护理措施

（一）紧急救护

1. 清醒患者应给予半卧位，并嘱其卧床休息，以减轻肝脏负担和腹部疼痛。对于出现躁狂、意识障碍的患者应给予平卧位，并及时做好安全防护措施，以防止患者坠床。

2. 氧气吸入，纠正患者低氧血症，并增加门静脉供氧量，促进肝功能恢复。

3. 迅速建立静脉通路，及时纠正患者水、电解质和酸碱失衡。患者因恶心、呕吐、腹泻、肝硬化、腹水和肝性脑病等均可导致缺水、低钾血症、低氯性碱中毒和低钠血症。若患者合并肾功能衰竭，还可出现高钾血症。因此护士在为患者补液时，应满足其生理需要，以不诱发脑水肿，加重心脏和肾脏负担为原则。同时严格记录出入量，每日补液量以患者前1日的尿量加500 mL为宜。

4. 停用一切有损害肝脏功能、肾功能和引起溶血的药物，如含氯药物、止痛药、镇静药和催眠药等。同时，避免输入库存血和使用排钾利尿药。

5. 病情评估

（1）症状和体征评估：护士根据患者皮肤黏膜的色泽可初步判断黄疸的病因或种类，如患者皮肤与巩膜呈柠檬色，多提示为溶血性黄疸；呈浅黄色或金黄色，多提示为肝细胞性黄疸；呈暗黄色或黄绿色，多提示为梗阻性黄疸，且梗阻时间越长黄绿色愈明显。除评估黄疸色泽外，护士还应评估患者尿、粪便的颜色。当患者尿色深如浓茶，粪便颜色变淡，提示患者为梗阻性黄疸；当患者粪便似陶土色时，则提示胆道完全阻塞；当患者尿如酱油色，粪便颜色加深，则提示为溶血性黄疸；当患者尿色轻度加深，粪便色泽呈浅黄色，则提示为肝细胞性黄疸。另外，护士还应评估患者有无发热、腹痛、腹胀、恶心、呕吐、腹水、意识障碍和出血倾向。例如，患者出现寒战高热，腹部剧烈绞痛，烦躁、谵妄和嗜睡等意识障碍，以及血压下降、脉搏细速和少尿等休克症状时，提示患者为急性梗阻性化脓性胆管炎。若患者先发热，后出现黄疸，多提示急性溶血；若患者黄疸进行性加重，且出现消瘦乏力、右上腹隐痛或胀痛，肝脾肿大，多提示肝、胰或壶腹部恶性肿瘤所致的阻塞性黄疸。

（2）既往病史和伴随用药评估：评估患者既往有无胆囊炎、胆石症、胰腺炎、壶腹部癌、肝炎、肝硬化、风湿性瓣膜病、动脉硬化、支原体肺炎和高血压等疾病；评估患者既往使用安定、氟烷、异烟肼、氯霉素、苯妥英钠、秋水仙碱、三环类抗抑郁药、磺胺类和大环内酯类抗生素的情况；评估患者近期是否受凉、劳累、情绪激动或输血；若患者在冬季发病，有受凉病史，且在四肢末端、鼻尖、面颊、耳廓、口唇或耳轮等暴露部位呈青紫色或灰白色，局部有冷感、麻木感，触觉、痛觉和温度觉消失，常提示患者发生冷凝集综合征。

（3）辅助检查评估：根据胆红素代谢试验、血常规、骨髓象、肝功能、肾功能、血氨和出凝血时间等实验室检查，以及胰胆管造影、腹部 CT 和 B 超等影像学检查鉴别黄疸的原因。溶血性黄疸可表现为间接胆红素明显升高，结合胆红素轻度升高，血红蛋白含量与红细胞计数减少，血涂片检查可见破碎或异形红细胞、网织红细胞及晚幼红细胞增加；若患者冷凝集素试验呈阳性，常提示胆汁淤积性黄疸，患者可表现为结合胆红素值明显升高，间接胆红素值轻度升高，且碱性磷酸酶、γ—谷氨酰转肽酶、5'—核苷酸酶和乳酸脱氢酶升高；若患者出现丙氨酸氨基转移酶、门冬氨酸氨基转移酶和腺苷脱氨酶升高，多提示患者肝功能严重受损；而肝细胞性黄疸则表现为胆红素升高，丙氨酸氨基转移酶升高。患者凝血酶原时间延长，若注射维生素 K_1 或 K_3 24~48 h 后凝血酶原时间缩短多为阻塞性黄疸，若凝血酶原时间在注射后无显著变化多为肝细胞性黄疸；若 CT 或 MRI 显示肝体积缩小、肝实质内出现结节样病灶、门静脉血管扩张、食管和胃底增厚则考虑患者为肝硬化和门脉高压。

6. 在上述病情评估的基础上，针对胆汁淤积性黄疸的患者，护士应积极为其进行术前准备，并做好术后护理；不能进行手术者应协助医生为患者进行介入治疗，以缓解其胆道梗阻症状。对于肝细胞性黄疸的患者的救护见第十章第四节。

（二）溶血性黄疸的救护

1. 患者发生溶血性黄疸后，大量血红蛋白会沉积在肾小管。护士应联合使用多巴胺、甘露醇和呋塞米，每 4 h 给药 1 次，保证患者尿量在 100 mL/h 以上，直至血红蛋白尿消失为止。同时为患者输入 5% 碳酸氢钠 250 mL 以碱化尿液，从而促进血红蛋白结晶溶解，防止血红蛋白阻塞肾小管。

2. 应用低或中分子右旋糖酐和晶体液，并保障患者每日补液量在 3000 mL 以上，防止患者发生休克，并预防急性肾衰竭。

3. 对因机体免疫功能紊乱，或输入 ABO 血型不合导致的免疫性溶血反应的患者，应通过静脉给予糖皮质激素，以稳定红细胞膜，减轻补体介导的溶血反应。

4. 当患者出现呼吸急促、紫绀和血样痰，两肺闻及湿啰音，血氧浓度低于 60 mmHg 时，考虑其发生急性肺损伤。护士应及时为患者提高氧流量，保证其氧饱和度维持在 90% 以上。同时，给予糖皮质激素、抗组胺药和利尿药，减少肺泡分泌和渗出。若患者低氧血症不能缓解，应及时协助医生进行气管插管和机械辅助呼吸。

5. 大量红细胞被破坏后将导致血管内促凝物质增加，患者易发生血栓和弥漫性血管内凝血。因此应及时为患者输入 5000U 肝素，并以 500 U/h 的速度维持 24 h。

（三）梗阻性黄疸的救护

1. 内镜下胆汁引流术和支架术的护理 内镜下胆汁引流术和支架术对患者损伤小，且能明确梗阻的部位、程度和长度。留置引流管或放置支架能迅速解除患者胆道梗阻，降低胰胆管内压力，减轻黄疸症状，从而减少肝功能损害，发挥胆汁在肠道内的正常生理作用，有利于患者消化和吸收功能的恢复。内镜下胆汁引流术和支架术适用于急性化脓性梗阻性胆管炎、ERCP 后或碎石后预防结石嵌顿及胆管感染、原发或转移性良、恶性肿瘤所致的胆管梗阻、急性胆源性胰腺炎、创伤性或医源性胆管狭窄或胆瘘。但急性胃炎、急性胆道感染、对碘过敏者、心肺功能不全、频发心绞痛、食管或贲门狭窄致内窥镜不能通过、胆总管空肠吻合术后、重度食管静脉曲张并有出血倾向者，禁止行内镜下检查。而年老体弱、重症胆管炎和明显食管胃底静脉曲张患者则只能行内镜检查，不能放置支架。此外，在内镜下胆汁引流术和支架术时，护士应做好以下护理。

（1）为患者做好术前准备：术前护士应为患者取血，以检测患者的血常规、出凝血时间和血型。术前 1 d 做碘过敏试验，术前 4 h 禁食，术前 15~30 min 为患者肌内注射地西泮和山莨菪碱，减少呼吸道和口腔内分泌物。

（2）术中护士应配合医生抽出淤积胆汁，随后注射造影剂。注意尽可能选择胆管增粗显著、引流胆系最丰富的胆管进行引流。同时密切监测患者生命体征变化。

（3）内镜治疗后，患者应禁食 2 h，卧床休息 24 h，预防性使用抗生素 3 d。禁食 2 h 后，且无恶心呕吐等症状，患者可经口进食。

（4）术后护士应密切观察患者生命体征及大便颜色。在术后 3 h 内，及次日清晨进行便潜血试验和血淀粉酶浓度检查，及时发现有无出血、胰腺炎和胆瘘等并发症。

（5）妥善固定鼻胆管，并保持引流通畅。同时密切观察并准确记录引流出的胆汁颜色、性状和量。

（四）一般护理

1. 当患者继发肝功能损伤后，凝血酶原、纤维蛋白酶原和其他凝血因子生成受到抑制，若同时合并脾功能亢进，则更易发生出血倾向。因此护士为患者进行任何操作时，动作要轻柔，防止皮肤黏膜损伤。此外，由于胆汁中的胆盐淤积在皮肤，可引起患者皮肤瘙痒，护士应告知患者不可用手搔抓皮肤，以免将皮肤抓破引起出血和感染等并发症。根据患者情况，指导患者进行温水擦浴，以保持皮肤清洁干燥，但忌用碱性肥皂。嘱患者穿棉质、柔软、吸水性强的内衣，剪短指甲，避免抓伤皮肤，若皮肤破损可用水胶体敷料给予保护。严重瘙痒者可外涂 2%~3% 碳酸氢钠溶液，同时协助患者口服抗组胺类止痒药物。老年患者还应定时翻身，预防压力性损伤的发生。

2. 老年人在寒冷季节进行室外劳动或活动时应注意保暖。

3. 评估患者精神状态、皮肤颜色及尿色等，以及巩膜黄染变化，并详细记录黄疸部位、色泽及程度。护理人员应关注老年患者的表情、意识状态，若患者出现表情淡漠或昏迷，应及时配合医生给予处理。对出现烦躁不安者，应慎用镇静药治疗。对抽搐昏迷者应采取保护措施，并保持呼吸道通畅，防止坠床发生。

4. 无腹水患者多饮水，饮食应清淡并富含高维生素，以促进胆红素排出。对于肝细胞性黄疸患者原则上给予高蛋白、高热量、高维生素、低脂肪饮食。但注意肝昏迷时，要限制患者蛋白质的摄入。

5.消化不良及皮肤瘙痒会影响患者的日常生活，使其产生急躁、悲观等不良情绪。因此医护人员应向患者做好心理疏导，并详细讲解疾病相关知识。

七、健康指导

根据病因合理安排饮食。患者应以清淡、易消化食物为主，保证营养均衡，适当进食粗纤维，多饮水，多吃水果，保持大小便通畅，有助于减轻黄疸。在保证患者充分休息的同时，保持皮肤清洁干燥。此外，护士还应叮嘱患者定期到门诊进行复查。

第四节 老年消化道出血的护理

消化道出血是临床常见的症状之一，根据出血部位可分为上消化道出血和下消化道出血。上消化道出血是指屈氏韧带以上的食管、胃、十二指肠、胰和胆的出血，以及胃空肠吻合术后的空肠上段所致的出血；屈氏韧带以下的肠道出血称为下消化道出血。临床上根据出血量和出血速度将消化道出血分为慢性隐性出血、慢性显性出血和急性出血。消化道出血的临床表现取决于出血的部位、性质、出血量和速度。其预后与患者的年龄、心肾功能密切相关。因老年人胃黏膜萎缩并伴有血管粥样硬化，发生消化道急性出血后，血管壁自行收缩止血的能力较青年人差，所以其出血常不易自行停止。在消化道出血中，急性大量出血的病死率约占10%，而60岁以上老年人上消化道的出血病死率高于中青年人，占30%~50%。

一、病因

消化道出血可因消化道本身炎症、机械性损伤、血管病变或肿瘤等因素引起，也可因邻近器官的病变或全身性疾病累及所致。老年人消化道出血以溃疡病引起的上消化道出血多见。

（一）上消化道出血的病因

上消化道出血的病因较多，其中常见的病因有消化性溃疡、急性糜烂出血性胃炎、食管—胃底静脉曲张破裂和胃癌。这些占上消化道出血的80%~90%。

1.上消化道疾病

（1）食管疾病和损伤：①食管疾病，如反流性食管炎、食管憩室炎、食管癌或食管消化性溃疡；②食管物理性损伤，如食管贲门黏膜撕裂综合征、器械检查所致的损伤、食管异物或放射性损伤；③食管化学性损伤，如强酸、强碱或其他化学品引起的损伤。

（2）胃十二指肠疾病：常见消化性溃疡、急性糜烂出血性胃炎、慢性胃炎、急性胃扩张、胃十二指肠肿瘤、胃部手术后病变、胃血管瘤、动静脉畸形等。此外，老年人因药物使用不当也会引起上消化道出血。

（3）空肠疾病：胃肠吻合术后空肠溃疡或空肠克罗恩病等。

2.门静脉高压引起的疾病：门静脉高压引起食管—胃底静脉曲张破裂出血。

3.上消化道邻近器官或组织疾病

（1）肝胆疾病：胆囊、胆管结石或肿瘤、胆道蛔虫症、肝癌、肝脓肿或肝动脉瘤破入胆道等。

（2）胰腺疾病：胰腺癌、急性胰腺炎并发脓肿溃破入十二指肠等。

（3）其他：腹主动脉瘤、肝或脾动脉瘤破裂入食管、胃或十二指肠等。

4. 全身性疾病

（1）血液疾病：白血病、再生障碍性贫血、血小板减少性紫癜、血友病、弥散性血管内凝血及其他凝血机制障碍等。

（2）尿毒症。

（3）血管性疾病：动脉粥样硬化、过敏性紫癜等。

（4）风湿性疾病：结节性多动脉炎、系统性红斑狼疮等。

（5）应激相关胃黏膜损伤：严重感染、休克、创伤、手术、精神刺激、脑血管意外或其他颅内病变、肺源性心脏病、急性呼吸窘迫综合征和心力衰竭等应激状态下，发生急性糜烂出血性胃炎，以及应激性溃疡引起的急性胃黏膜损伤，统称为应激相关胃黏膜损伤，均可引起大出血。

（6）急性传染性疾病：肾综合征出血热、钩端螺旋体病、暴发性肝炎等。

（二）下消化道出血的病因

下消化道出血最常见的病因为大肠癌和大肠息肉，其次是肠道炎性疾病和血管病变。

1. 肛管疾病：痔、肛裂及肛瘘等。

2. 直肠疾病：直肠损伤、肿瘤、非特异性直肠炎、结肠性直肠炎、邻近器官的恶性肿瘤或脓肿侵入直肠等。

3. 结肠疾病：菌痢、阿米巴痢疾、慢性非特异性溃疡性结肠炎、息肉、癌肿或血管畸形。

4. 小肠疾病：急性出血性坏死性肠炎、肠结核、克罗恩病、肠套叠或小肠肿瘤。

二、发病机制

消化道出血多由消化性溃疡、肠道恶性肿瘤和胆道系统疾病引起。溃疡引起的消化道出血多因溃疡反复发作累及到黏膜下层的血管，导致血管破裂而诱发出血。肠道恶性肿瘤引起的消化道出血多见于胃癌，这与肿瘤的持续发展侵及黏膜下层血管或瘤体血管有关。

少量出血的患者可出现粪便隐血试验阳性、呕血或黑便。呕血多呈棕褐色，这是血液在胃酸作用形成正铁血红蛋白所致。若呕血量大，血液与胃内的胃酸接触时间短，则呕出的血液多为鲜红色，并伴有血块。黑便的形成与血红蛋白的铁与肠内硫化物形成硫化铁有关。大量出血会导致组织血液灌注减少和细胞缺氧。因缺氧、代谢性酸中毒和代谢产物的蓄积，造成微循环血液淤滞，毛细血管网静水压升高、通透性增加，这使得血浆外渗、血液浓缩和回心血量减少，从而影响心、脑和肾等重要器官的血液供应，最终形成不可逆转的休克，导致患者死亡。血容量减少导致肾血流量及肾小球滤过率下降，引起血尿素氮增高。此外，大量血液淤积在肠道内，血中蛋白被肠消化吸收，也会导致血尿素氮升高，此时称为肠性氮质血症。

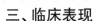

三、临床表现

（一）呕血、黑便和便血

这是消化道出血的特征性表现。上消化道出血均有黑便，但不一定有呕血。粪便的颜色及性质与出血量和速度有关。出血量大且速度快时，血液在肠内推进快，粪便可呈暗红甚至鲜红色，此时应与下消化道出血进行鉴别；反之，空肠、回肠的出血如出血量不大，在肠内停留时间较长，可表现为黑便，需与上消化道出血鉴别。

（二）组织缺血症状

消化道大量出血时，因循环血容量急剧减少，静脉回心血量不足，患者可出现头昏、心悸、乏力、出汗、口渴及晕厥等一系列组织缺血的症状，严重者可发生急性周围循环衰竭。其程度轻重因出血量大小和失血速度快慢而异。

（三）发热

大量出血后，多数患者在 24 h 内会出现发热，但一般不超过 38.5℃，可持续 3~5 d。其发热机制可能与循环血容量减少、急性周围循环衰竭致体温调节中枢功能障碍有关，失血性贫血亦为影响因素之一。临床上还应注意有无肺感染或其他部位感染引起的发热。

（四）氮质血症

氮质血症可分为肠源性、肾前性和肾性氮质血症。血尿素氮多在一次出血后数小时上升，24~48 h 达到高峰，一般不超过 14.3 mmol/L（40 mg/dL），3~4 d 可恢复正常。出血过多导致周围循环衰竭时，肾血流量和肾小球滤过率减少，造成氮质潴留，这是血尿素氮增高的肾前性因素。若无活动性出血，且血容量已基本补足，但尿量仍少，血尿素氮不能降至正常，则应考虑是否存在因严重而持久的休克造成急性肾衰竭，或失血加重原有肾损害而继发肾衰竭。

三、辅助检查

1. 实验室检查：通过血常规、肝功能、血尿素氮和便潜血等实验室检查评估失血量，动态观察有无活动性出血，并判断治疗效果。

2. 影像学检查：通过 X 线钡剂造影、动脉造影和放射性核素扫描等检查评估出血病因和出血部位。X 线钡剂造影检查主要适用于不宜或不愿进行内镜检查者、胃镜检查未发现出血原因者、排除十二指肠降段以下的小肠段有出血病灶者。处于抢救阶段且不能配合的活动性出血患者，宜在出血停止且病情基本稳定数天后，再进行此检查。放射性核素扫描或选择性动脉造影适用于内镜检查或 X 线钡剂造影未确诊且反复出血者，通过动脉造影可协助确定出血部位，如腹腔动脉、肠系膜上动脉造影。

3. 内镜检查：内镜检查是明确消化道出血病因的首选方法。患者在出血后 24~48 h 内行内镜检查，可直接确定出血部位,明确出血病因,同时可直接对出血灶止血治疗。其中,胶囊内镜对排除小肠病变引起的出血具有特殊意义。

四、治疗原则

消化道出血为临床急症之一,应及时采取措施进行抢救,如止血,补充血容量,纠正水、电解质和酸碱失衡,预防和治疗失血性休克等。对消化性溃疡和急性胃黏膜损伤引起的出血,还应使用 H_2 受体拮抗药或质子泵阻滞药,保证胃内 pH 值处于较高水平,以利于血小板聚集并激活血浆凝血因子。对于静脉曲张破裂出血者可使用血管升压素、生长抑素、硬化剂或组织黏合剂等进行注射止血,以及食管曲张静脉套扎术止血、气囊压迫止血。同时,针对病因进行内镜介入和手术治疗,如对消化性溃疡的患者进行内镜直视下的物理性、机械性和药物性止血。物理性止血主要为激光、高频、微波和热探头热凝止血;机械性止血主要为金属夹、橡皮圈套扎止血;药物止血主要为止血药局部喷洒或注射硬化剂止血。少数不能行内镜或手术止血的严重大出血患者,可选择肠系膜动脉造影确定出血病灶,并给予血管栓塞治疗。对于下消化道大出血患者,可通过动脉插管,注射血管收缩药或止血药物。若患者出血量大且循环系统不稳定,应及早进行手术治疗。

五、护理措施

(一)紧急救护

1.给予患者平卧位和氧气吸入。

2.迅速建立两条静脉通路,必要时置入中心静脉导管行容量复苏。在快速输入生理盐水和林格氏液后,若患者血压改善效果较差,可补充羟乙基淀粉、白蛋白等胶体液或浓缩红细胞。在容量复苏过程中,护士应密切监测患者的血红蛋白,并维持在 10 g/L 以上,以保证老年患者重要器官的氧供需求。与此同时,护士应密切监测患者的血压、尿量和中心静脉压,并及时根据监测指标调整输液速度和输液量,避免短时间内快速、大量输液而诱发急性心力衰竭。在出血早期,应维持血细胞比容在 25%~30% 之间,不宜应用血管活性药物来维持血压,以免使门脉高压患者因门脉压力升高引发持续出血。但若在补充血容量后,患者血流动力学仍不稳定,此时护士可根据医嘱输入升压药物。

3.病情评估

(1)症状与体征评估:评估患者有无呕吐、便秘等诱发消化道出血的原因,同时观察患者呕吐物、排泄物颜色,以及有无失血性休克的症状。消化道出血的典型症状为呕血和黑便,出血部位在幽门以上常有呕血和黑便,在幽门以下则仅有黑便。若出血量少而速度慢的幽门以上病变,亦可仅见黑便。但出血量大、速度快的幽门以下病变,可因血液反流入胃出现呕血。此外,患者呕吐物颜色由黑转为鲜红、黑便次数增多或颜色转为暗红色,血红蛋白浓度及红细胞计数下降,则提示患者发生持续出血或再次出血。

护士应严密观察患者的心率、血压或中心静脉压及每小时尿量。若患者出现脉搏细速、脉压变小，血压一过性升高又迅速下降等症状时，说明患者处于失血性休克早期；而患者出现面色苍白、口唇发绀、呼吸急促、皮肤湿冷、呈灰白色或紫灰花斑，施压后褪色经久不能恢复，精神萎靡或烦躁不安、反应迟钝、意识模糊，心率加快超过 120 次 /min，收缩压降至 80 mmHg 以下，脉压差低于 25~30 mmHg，尿量减少等临床表现时，则提示患者处于休克晚期。此外，护理人员还应评估患者有无肝病面容、蜘蛛痣、肝掌和腹壁静脉曲张等肝硬化的皮肤表现，以及有无淋巴结肿大和腹部包块等。

（2）既往史和伴随用药评估：评估患者既往有无出血史、有无肝炎、溃疡病、出凝血障碍、肿瘤和手术史等，以及有无服用阿司匹林、激素、抗凝药和非甾体类抗生素等药物。

（3）辅助检查评估：患者出血早期，血红蛋白浓度、红细胞计数与血细胞比容变化不明显，3~4 h 后组织液渗入血管内，血液稀释，此时患者出现失血性贫血的血象。贫血程度受失血量、出血前有无贫血及出血后液体平衡状态等因素影响。通常出血 24 h 内网织红细胞增高，出血停止后可逐渐降至正常，但若出血不止则网状红细胞可持续升高；白细胞计数在出血后 2~5 h 升高，可达（10~20）×10^9/L，出血停止后 2~3 d 恢复正常，但肝硬化脾功能亢进患者白细胞计数可不升高。此时，在患者血流动力学稳定后，可通过内镜检查、腹腔动脉造影或 X 线钡剂造影检查明确出血原因和部位。

（二）药物止血的护理

1. 血管升压素的护理。血管升压素又称抗利尿激素，是从哺乳动物垂体中提取的激素。其主要作用于肾远曲小管和集合管，促进水的重吸收。较大剂量的升压素能直接收缩内脏小动脉及毛细血管，从而减少肝脏内的血流量，降低门静脉压力，同时有利于血管破裂处血栓形成，从而达到止血效果。血管升压素药效维持时间短，且会降低冠状动脉血流量、促进内脏平滑肌收缩，易诱发心绞痛、小肠坏死、高血压、急性胰腺炎和低钠血症等不良反应。因此，血管升压素仅用于食管静脉曲张破裂导致的上消化道出血的急性期治疗。三甘氨酰基赖氨酸升压素（特利升压素），是人工合成的升压素前体药物，其对门静脉血压的作用与血管升压素相同，但对动脉血压的影响较血管升压素小，近年来临床常用特利升压素替代垂体后叶素来治疗上消化道大出血。使用时，护士先经静脉推注 2 mg，然后每 4~6 h，以 1~2 mg 的维持剂量静脉推注或静脉泵泵入，直到患者出血得以控制。但每日最大剂量不应超过 120~150 μg/kg，且连续使用不超过48 h。在静脉注射时，护士应缓慢推注，注射速度不应少于 1 min，并联合静脉输入硝酸甘油以提高疗效、减少不良反应发生。除此以外，在使用过程中，护士还应密切监测患者血压、血钠和血钾的变化。当患者出现腹部疼痛、痉挛、头痛、面色苍白和心前区疼痛等临床表现时，应及时通知医生减少特利升压素的输入剂量或停药。

2. 生长激素释放抑制素的护理。目前，用于消化道止血的生长激素释放抑制素（生长抑素）主要包括天然生长抑素（施他宁）和人工合成的生长抑素衍生物（奥曲肽）两种。两种生长抑素不仅可抑制胃泌素、胃酸和胃蛋白酶的分泌，而且还直接作用于内脏血管平滑肌，通过抑制血管活性肠肽等血管扩张物质来减少流入门静脉的血流量与内脏血流。在降低门静脉与侧支循环血流压力的同时，生长抑素不会引起体循环动脉血压的显著变化，因而可以治疗食管静脉曲张、消化性溃疡和贲门黏膜撕裂所导致的上消化道出血。通常，护士先缓慢静脉注射 250 μg 的生长抑素，然后经静脉泵以 250~500 μg/h 速度泵入，并维持 2~3 d，但应避免输入速度超过 50 μg/min。护士还应密切观察患者有无恶心、呕吐、眩晕和脸红等副反应。由于生长抑素还能抑制胰岛素及胰高血糖素的释放，所以在应用生长抑素期间，护士应密切监测患者的血糖变化，以免引起低血糖。尽管有研究表明生长抑素及其衍生物对门脉高压所致的上消化道出血治疗效果优于血管升压素，但不能长时间用药。所以在患者大出血得到控制后，应及时进行内镜下止血治疗。

3. 抑酸药的护理。血凝块在 pH < 5 的胃液中很难形成，原因是在酸性环境下血小板黏附和聚集能力减弱，且纤维蛋白凝块容易被降解。因此，在消化性溃疡、糜烂性胃炎和应激性溃疡等上消化道大出血时，需要应用抑酸药或抗酸药来提高患者胃内 pH 值，从而促进血小板聚集和纤维蛋白凝块形成，以利于止血并预防患者再次出血的发生。

常用抑酸药包括 H_2 受体拮抗药，如西米替丁、雷尼替丁；质子泵抑制药，如奥美拉唑、雷贝拉唑；常用的抗酸药物是氢氧化铝凝胶。H_2 受体拮抗药长期使用易产生耐药性，不能完全抑制胃酸分泌，而质子泵抑制药却可以通过酶的活性来抑制胃酸分泌，使胃内 pH > 6，且抑酸作用持久，患者不易产生耐药性。所以，目前临床常用质子泵抑制药作为上消化道出血患者进行内镜止血前后的辅助治疗。首次应用奥美拉唑时，护士应先以 80 mg 的冲击剂量进行静脉注射，再以 8 mg/h 的维持剂量持续静脉泵入，以维持患者胃内 pH 在较高水平，待患者出血停止后改为口服。在使用过程中，护士应密切观察患者有无头晕、口干、失眠、疲倦、嗜睡、乏力、腹痛、腹胀、食欲减退、恶心、腹泻、皮疹和皮肤瘙痒等不良反应。

（三）气囊压迫止血的护理

应用三或四腔两囊管，能快速压迫食管或胃底破裂的静脉，对中、小食管静脉曲张破裂导致的上消化道出血效果显著，但气囊放气后患者再出血率较高，且容易并发食管溃疡和吸入性肺炎，所以其仅作为上消化道出血的临时急救措施，为内镜止血创造条件。

1. 插管前护士应仔细检查气囊，确保各气囊通畅、无漏气，并分别做好标记。然后抽尽食管、胃气囊内的气体，涂上石蜡油备用。

2. 插管中协助医生为患者做鼻咽喉部的局部麻醉，再经鼻腔将导管插至胃内。抽出胃内容物证实导管在胃内后，向胃囊内注 150~200 mL 气体，封闭管口，并缓慢向外牵引导管，使胃囊压迫胃底曲张静脉。若出血不止，则再向食管囊注约 100 mL 气体，然后封闭管口，使气囊压迫食管下段的曲张静脉，并在管端悬以 0.5 kg 的重物进行牵引，然后用生理盐水冲洗，并观察胃内容物颜色，判断气囊管的止血效果。

3. 放置三腔管后，患者应保持侧卧位或头偏行于一侧，便于吐出唾液。若患者不能自行吐出，护士应及时用吸痰管为患者吸出唾液。

4. 每 4~6 h 放气一次，每次放气 5~30 min，防止黏膜受压出现糜烂、出血和坏死。在每次放气时，应先抽空食管囊，再抽空胃囊。充气时，则应先充胃囊，再充食管囊。

5. 妥善固定三腔管，防止滑脱或气囊破损。患者若出现恶心、胸骨下不适，则适当调整气囊的位置；若患者出现烦躁不安、紫绀和呼吸困难等症状，常提示气囊向上移位堵塞气道，此时应及时剪断气囊管的牵引，并放出胃囊和食管囊内的气体。

6. 患者保留管道 24 h 后，生命体征维持平稳，且胃内不再有出血可考虑拔管。拔管前患者应口服液状石蜡 20~30 mL，防止气囊摩擦消化道黏膜，诱发再次出血。

（四）内镜止血的护理

曲张静脉破裂出血主要通过内镜下注射硬化剂、曲张静脉结扎和血管内注射组织胶等方法止血。常用的硬化剂有 5% 鱼肝油酸钠、1% 乙氧硬化醇和无水乙醇等。注射方法包括曲张静脉内注射、静脉旁注射或联合注射。其机制是通过注射硬化剂引起局部黏膜炎症和纤维化以及静脉血栓栓塞血管腔，从而达到止血的效果。曲张静脉结扎主要是通过将结扎橡胶圈套扎在曲张静脉根部，使其发生无菌性炎症、坏死和血管内壁纤维化，从而导致静脉血管固缩与消失。组织胶被注射入血管内后会迅速凝固，从而导致血管阻塞。消化性溃疡者除可以在内镜下进行金属夹、橡皮圈套扎等机械性止血，以及向溃疡底部注射纤维素胶、硬化剂或肾上腺素外，还可进行热探针、电凝、微波和激光等热凝治疗。其主要是通过加热使溃疡部位组织水肿、蛋白凝固和血管收缩，从而促使血液凝固。

1. 通常患者在出血后 24~48 h 内行内镜检查，在明确出血部位、原因和程度后进行止血治疗。但若患者合并肝性脑病，或血流动力学不稳定，则不宜进行内镜检查和止血治疗，此外，活动性大出血的患者在内镜检查或止血治疗时会使内镜视野不清，因此这类患者也不宜进行内镜检查和止血治疗。

2. 术前护士应为患者取血，检测患者血常规、出凝血时间和血型。为减轻患者紧张和焦虑情绪以及减少其口腔和呼吸道分泌物的产生，术前 15~30 min 护士应为患者肌内注射地西泮和山莨菪碱。

3. 术中，护士配合医生冲洗血凝块，并进行负压吸引。同时，密切监测患者的生命体征。

4. 内镜止血治疗后，患者应禁食 12 h，卧床休息 24 h，预防性使用抗生素 3 d，并服用抑酸药和胃黏膜保护药。在禁食 12 后，患者无呕血和黑便，可进冷流质食物。

5. 内镜止血治疗后，护士在密切观察患者生命体征的同时，还应观察患者有无胸骨后疼痛、吞咽困难和低热等症状。这些症状主要是由于注射硬化剂引起的，多在治疗后 2~3 d 消失。但若患者出现消化道溃疡或穿孔、继发食管狭窄、血管栓塞和再出血等并发症时，护士应及时通知医生进行对症处理。

（五）一般护理

1. 根据出血情况指导患者卧床休息或进行床旁活动。轻症患者可在床旁活动，但应注意观察患者有无活动性出血倾向；重症大出血患者应绝对卧床休息，头偏向一侧避免误吸发生。在指导患者进行床旁活动时，患者在坐起或站立时动作应缓慢，若出现头晕、心慌或出汗，应立即卧床休息。

2. 患者留置胃管期间应做好口腔护理，以保持口腔清洁。

3. 做好消化道出血患者的饮食护理。少量出血无呕吐的患者可进温凉、清淡饮食。而大量呕血伴恶心、呕吐的患者应禁食禁水，在出血停止后 24 h 内，可进营养丰富、无刺激性的半流质或软食，量由少到多，此后可逐渐改为正常饮食。患者饮食应规律，避免暴饮暴食、进食粗糙及刺激性食物。此外，应戒烟、戒酒。肝功能不良的患者禁止使用苯巴比妥、吗啡类药物。

六、健康教育

引起消化道出血的病因较多，护士应帮助患者和家属掌握相关疾病的诱发因素、治疗方法和护理措施，以及消化道出血的早期征象。例如，帮助老年患者养成定期观察大便颜色的习惯，以便患者能早期发现，及时去医院就诊。

消化道出血的患者饮食应规律，多食富含维生素 K 和铁的食物，如紫甘蓝、菠菜和猪肝等，忌食葱、蒜、辣椒等刺激胃肠道黏膜的食物。烹调食物时宜采取蒸、煮、烩、炖等烹调方式，少用煎、炒、烹、炸等烹调方式，同时忌暴饮暴食，忌烟酒、浓茶和咖啡。

第五节　老年重症急性胰腺炎的护理

急性胰腺炎（acute pancreatitis）是胰腺分泌的消化酶消化自身胰腺及其周围组织引起的急性化学性炎症，是临床常见的急腹症。重症急性胰腺炎（severe acute pancreatitis，SAP）属于急性胰腺炎的一种，表现为胰腺出血坏死，从而继发感染、腹膜炎及休克等并发症，又称为出血性坏死性胰腺炎，此类胰腺炎约占急性胰腺炎的20%，具有病情急、并发症多和病死率高等特点。随着社会老龄化及老年人胆管疾病和高脂血症发病率的增加，老年人存在胰腺位置降低、胰管直径增粗、胰泡萎缩、纤维化增加及储备功能下降等多种诱发因素，使得老年重症急性胰腺炎的发病率呈上升趋势。

一、病因

SAP病因复杂，且病因尚未完全明确，多数是其他疾病的继发表现，其中约有80%的患者存在胆道疾病或过量饮酒史。在国内，40%~50%的SAP由胆道疾病引起，而在欧美国家因酗酒引起的占到55%。SAP的病因分为胆道疾病、过量饮酒、十二指肠液反流和创伤等。

（一）胆道疾病

引发SAP的胆道疾病有胆囊结石、胆道结石、胆道蛔虫、胆道感染及胆道肿瘤。由于胆总管下端及主胰管共同开口于十二指肠乳头，当胆总管下端发生阻塞或Oddi括约肌痉挛时，可使感染的胆汁逆流入胰管或胆胰出口，梗阻致胰管内高压，引起胰腺组织损害发生胰腺水肿、出血或坏死。

（二）过量饮酒

酒精不但能直接损害胰腺细胞，还能刺激胰腺分泌，引起十二指肠乳头水肿及Oddi括约肌痉挛，使胰液、胆汁引流受阻造成胰管内压力增高，破坏胰腺组织。

（三）十二指肠液返流

十二指肠乳头附近病变致十二指肠压力增高时，十二指肠液可逆流至胰管，其中肠激酶等物质可激活胰液中的磷脂酶A及各种分解蛋白酶，从而消化自身胰腺组织。

（四）创伤

一些侵袭性操作，如ERCP、内镜经Vater壶腹胆管取石术、腹部外伤及手术等可直接或间接引起胰腺损伤。

（五）其他

一些非特异性因素如暴饮暴食、药物因素、高脂血症、高钙血症、内分泌和遗传因素等也可引发SAP。

二、发病机制

SAP 的发病机制目前尚未完全阐明，认可度相对较高的为胰腺自身消化理论。该理论认为，胰酶被激活是引起胰腺局部炎症的先决条件。正常情况下，胰腺本身存在生理防御屏障，以避免自身消化。但在各种致病因素作用下，胰腺腺泡内大量胰蛋白酶原被激活，进而有活性的胰蛋白酶激活蛋白酶原，如弹力蛋白酶原、激肽缓释酶原和糜蛋白酶原等，消化酶与活性物质共同作用，导致胰腺实质及邻近组织自身消化。而胰腺细胞的损伤与坏死又促进消化酶和其他活性物质的释放，从而形成恶性循环。活化的消化酶、活性物质及液化的坏死组织，经血液循环、淋巴管转移至全身，从而引起全身多器官功能障碍，成为 SAP 多种并发症和致死的主要原因。

三、临床表现

（一）腹痛

腹痛是 SAP 的主要表现和首发症状，常突然发生，可为钝痛、刀割样痛、钻痛或绞痛，进食后加剧，一般镇痛药不能缓解。疼痛多在中上腹，可向腰背部呈束带状放射，弯腰抱膝位可缓解。SAP 腹痛剧烈，持续时间较长，可引起全腹痛。需注意的是，年老体弱患者可无明显腹痛，常以突然休克、昏迷甚至猝死为主要表现。

（二）恶心、呕吐

常与腹痛伴发，为早期症状。呕吐物为胃内容物、胆汁或咖啡渣样液体，呕吐后腹痛多不缓解。呕吐可能与炎症累及胃后壁、麻痹性肠梗阻、肠道胀气或腹膜炎有关。

（三）腹胀

可由腹膜炎或腹膜后间隙炎症浸润引起肠麻痹所致。患者伴发肠扩张或肠麻痹，停止排便排气。

（四）腹部肿块和腹膜炎

部分 SAP 患者由于炎症包裹粘连，渗出物积聚在小网膜囊，或形成脓肿，或发生假性胰腺囊肿，可在上腹部扪及界限不清的包块。此外，SAP 患者可出现明显的压痛、反跳痛和肌紧张，涉及范围较广时甚至延及全腹，伴有移动性浊音阳性，肠鸣音减弱或消失。

（五）皮下出血

见于部分 SAP 患者。胰液外溢经腹膜渗至皮下，溶解皮下脂肪，使毛细血管破裂出血。患者一侧或双侧腰部、季肋部和下腹部皮肤出现大片青紫色瘀斑，称 Grey-Turner 征；若出现在脐周，称 Cullen 征，当 Turner 征和 Cullen 征出现时，提示患者预后较差。

（六）黄疸

结石嵌顿或胰头肿大压迫胆总管时可出现黄疸。

（七）发热

较轻的急性水肿性胰腺炎不发热或轻度发热，合并胆道感染的胰腺炎常伴有寒战与高热。而重症胰腺炎为高热持续不退，尤其在胰腺或腹腔内有继发感染时，发热类型多呈弛张热。

（八）休克及其他器官损害

重症患者可出现烦躁不安、皮肤苍白湿冷、脉搏细速及血压下降等休克症状，这与血管扩张，通透性增加，及有效循环血容量不足有关。重症胰腺炎还可导致急性呼吸窘迫综合征、肾衰竭、心力衰竭、消化道出血、凝血异常、脓毒及真菌感染等。

四、辅助检查

1. 实验室检查：血清淀粉酶和血清脂肪酶均是诊断 SAP 最常用的指标，但血清脂肪酶特异性较高且持续时间较长，对就诊较晚的患者具有重要诊断价值。此外，SAP 患者早期血白细胞增高、中性粒细胞明显增多，可超过 $20×10^9/L$；C 反应蛋白、胰蛋白酶原激活肽、胰腺炎相关蛋白等也可升高。

2. 影像学检查：腹部 B 超、X 线检查和 CT 均常用于 SAP 的检查。B 超检查是用来诊断胰腺疾病的主要方法之一，当超声显示粗大的强回声时常提示胰腺坏死、出血；X 线检查可发现左下肺不张、左侧胸腔积液、左膈肌抬高及急性左心衰所致的肺水肿等；腹部平片可排除胃穿孔、肠梗阻等急腹症，为急性胰腺炎提供有力的证据；增强 CT 检查是确定急性坏死性胰腺炎的金标准，可对病情严重程度和是否存在并发症进行评估，是目前临床诊断胰腺坏死的最佳方法。

五、治疗原则

迄今，SAP 的治疗还没有特效药物，医护人员只能根据患者的病情采取综合性的支持治疗，并预防和控制 SAP 急性反应期对患者器官功能的损害。如，补充血容量，纠正水电解质酸碱失衡，纠正低氧血症，解痉镇痛，全胃肠外营养为患者提供营养支持等。同时，可通过禁食和胃肠减压，以及 H_2 受体阻滞药、抗胆碱药、生长抑素和胰酶抑制药等来抑制胰腺外分泌，预防性应用抗生素预防胰腺坏死后的继发感染。对于合并腹腔室综合征，且腹腔内压力超过 30 mmHg 的患者，及时进行腹腔引流和灌洗，以便减轻腹腔内压力，清除胰腺及周围坏死组织，有效中止 SAP 急性期的全身中毒反应。此外，早期为患者进行连续性静脉血液滤过，不仅可以及时清除炎性介质，减轻或阻止炎症因子对患者组织器官的损伤，还可防止机体内水分过多，造成组织间质水肿。

SAP 患者是否需要进行外科手术治疗一直存在争议，但手术对于重症胰腺炎是一个不可缺少的治疗方法，其遵循的原则是宜小不宜大、宜迟不宜早和能不手术尽可能不手术的原则。对于胰腺假性囊肿直径 > 6 cm 且伴有症状，或囊肿直径 < 6 cm，但发病后病情逐渐加重，体积增大的患者，可先行坏死组织清除和引流术，以防止感染和休克，但宜在发病两周后实施手术。而对于胰腺脓肿和胰腺坏死继发感染的患者

应及早进行急诊手术治疗。

六、护理措施

（一）紧急救护

1. 协助患者取屈膝弯腰卧位，以减轻疼痛，降低机体代谢率，增加腹部器官的血流量，促进组织修复，并拉好床档防止患者坠床。休克患者应给予中凹位。

2. 给予氧气吸入，纠正患者低氧血症。急性呼吸窘迫综合征（acute respiratory distress syndrome，ARDS）在老年重症胰腺炎患者中较易发生，因此护士应密切观察患者呼吸形态、频率和皮肤黏膜有无紫绀等症状。若患者出现进行性呼吸窘迫、过度换气和紫绀等症状，且呼吸 > 28 次 / 分、$PaO_2 ≤ 60$ mmHg 时，护士应为患者提高吸氧浓度至 60%。若患者 30 min 后缺氧症状仍不能缓解，则提示患者并发 ARDS。此时应及时通知医生，协助进行机械辅助呼吸。

3. 禁食水、留置胃管并进行胃肠减压，以减轻胃潴留和腹胀，同时减少胃液进入十二指肠，从而减少胰酶的分泌，降低消化酶对胰腺的自溶。

4. 进行容量复苏。在 SAP 早期，患者由于呕吐、禁食和血管内液体大量漏入腹膜腔、肺间质和软组织中，循环血量急剧减少，因此早期进行容量复苏可有效防止患者出现多器官功能衰竭。一般情况下，第一天应为患者补液 3000~8000 mL，且第一个 6 h 内补充当日补液量的 1/3~1/2。对于已出现休克的患者，补液量应达到 60~160 mL/kg。此后 3 日，补液量应控制在 4500~6000 mL/d，以维持患者血液动力学稳定，如心率 < 90 次 /min、平均动脉压 > 60 mmHg，动脉血乳酸 < 2 mmol/L。在增加液体供给时还应适当应用利尿药，以保证患者每天尿量达到 1500~3000 mL。若患者并发肺间质水肿、间质性脑水肿或急性腹腔间室综合征，护士应通过减慢输液来减缓容量复苏的速度，同时增加胶体液的输入比例。

5. 病情评估

（1）症状与体征评估：对于 SAP 的患者，其病情在发病后数小时内可迅速加重，致使全身出现炎症反应综合征和多器官功能衰竭。因此护士在评估患者腹痛、腹胀、呕吐、肠鸣音变化和排便情况，以及有无 Grey-Turner 征和 Cullen 征外，还应密切评估患者有无少尿、心动过速和血压下降等休克临床表现，以及有无心、肾和肺等器官功能损害的症状和体征，并应用急性生理和慢性健康评分来动态监测患者器官的功能状态。与此同时，在进行容量复苏过程中，护士还应密切监测患者有无体重增加、喘息性呼吸困难和腹腔积液等临床表现，以便及时发现毛细血管渗漏综合征。

（2）既往史和伴随用药评估：评估患者既往有无酗酒、胆石症、胰腺损伤、胆总管囊肿、高脂血症或壶腹部周围癌。既往有无行内镜逆行胰胆管造影术、括约肌成形术、总胆管探查术或腰部主动脉造影术等；以及患者既往是否服用解热镇痛药、降脂药、降糖药或降压药等。

（3）辅助检查评估：护士应密切监测患者血尿淀粉酶、血细胞计数、血红蛋白、红细胞比容、血糖、血气、血清钙和腹腔内压的变化，以及胸部 X 线、胰腺 CT 和腹腔内压检查的结果，以便对患者病情进行评估。如患者症状体征未减轻，淀粉酶升高后突然下降，常提示胰腺出现严重坏死；若患者血清淀粉酶持续升高，提示出现假性囊肿等并发症；若患者在禁食情况下血糖超过 10 mmol/L，且血清钙明显下降，并低于 2.0 mmol/L，则提示患者胰腺出现广泛坏死；若患者出现喘息性呼吸困难、两肺闻及哮鸣音或高调干性啰音，胸部 X 线显示肺纹理增粗、边缘模糊不清，出现支气管袖口征，常提示患者并发间质性肺水肿；若患者腹腔内压超过 25 mmHg 或 30 cmH_2O，同时伴有低氧血症、少尿、无尿、低血压或酸中毒等症状或体征时，则提示患者腹腔内压力升高并导致心、肺、肾和脑等多器官功能障碍，出现腹腔间室综合征。此外，患者 CT 检查结果显示胰腺弥漫性肿大、胰周出现炎性改变，胰腺实质内或胰周出现多个液体积聚，常提示患者出现并发症且预后不良，病死风险高。

（二）应用胰酶抑制药期间的护理

在禁食、胃肠减压、应用 H_2 受体阻滞药、抗胆碱药和生长抑素来抑制胰液分泌的同时，护士还应及时应用抑肽酶、乌司他丁、甲磺酸加贝酯和新鲜冰冻血浆来抑制胰酶的活化。抑肽酶主要是通过丝氨酸活性部分与蛋白酶形成抑肽酶—蛋白酶复合物来抑制胰蛋白酶、纤溶酶和血浆及组织中的血管舒缓素的合成与分泌，从而阻止胰脏中活性蛋白酶原与胰蛋白酶原的激活。在应用抑肽酶前，护士应静脉给予患者 H_1 或 H_2 受体拮抗药来预防过敏反应的发生。若患者初次应用抑肽酶，护士应先给予其抑肽酶初始剂量 1 mg，并观察 10 min。若 10 min 内患者未出现过敏反应再将剩余剂量全部注入。为准确控制注射速度可选用注射泵泵入药物，首日剂量为 100 万 U 且注射速度 < 2 mL/min，待患者症状得以改善后可将剂量降至 20~50 万 U/d；为避免过敏反应的发生，在输入过程中护士应密切观察患者有无皮疹、瘙痒、呼吸困难、恶心和心动过速等过敏反应症状。若发生过敏时，护士应立即停药并及时通知医生进行对症处理。而蛋白酶抑制药乌司他丁是从健康成年男性新鲜尿液中分离纯化出来的一种糖蛋白，其对胰蛋白酶、α—糜蛋白酶、粒细胞弹性蛋白酶和纤溶酶等多种酶有抑制作用，同时还具有清除氧自由基及抑制炎症介质释放的作用。一般经静脉输入 100 万 U/d，待症状改善后改为 50 万 U/d。加贝酯是一种非肽类蛋白抑制药，可抑制胰蛋白酶、激肽释放酶、纤维蛋白溶酶和凝血酶等蛋白酶的活性，一般经静脉输入的剂量为 300 mg/d，待症状改善后改为 100 mg/d，6~10 日为一个疗程。乌司他丁和加贝脂均可导致患者注射部位疼痛、皮肤发红、轻度浅表静脉炎等刺激症状。因此护士在为患者静脉注射时，应严格遵守静脉注射原则并确保药液注入血管内，并及时更换注射部位，预防静脉炎的发生。此外，二者还可诱发过敏反应。所以，在使用过程中应密切观察患者有无皮疹、颜面潮红、胸闷、呼吸困难和血压下降等过敏症状，一旦发现立即停药，并及时通知医生进行对症处理。

（三）营养支持的护理

通过禁食、胃肠减压和应用 H_2 受体阻滞药等措施来减少 SAP 患者胃液对胰酶分泌的刺激作用，从而保证胰腺处于"休息"状态。但为了保证患者在应激状态下的营养需求，同时防止肠道衰竭的发生，护士应为患者做好全胃肠外营养和肠内营养的护理。急性期的 SAP 患者以分解代谢为主，因此应以葡萄糖和脂肪乳作为主要能源供应，在不增加代谢负荷的基础上，还可给予患者谷氨酰胺、精氨酸或 ω 多不饱和脂肪酸以增加肠道免疫功能，从而达到减少肠道细菌移位的目的。

经空肠内输入营养物质，不仅可避免营养素对胰腺的刺激，还可避免 SAP 患者发生肠道功能衰竭，继而预防胰腺感染和多器官衰竭的发生。经空肠管饲的途径主要包括经鼻留置空肠管或进行空肠造瘘。在留置鼻空肠管时，护士在每次行管饲前后均需确保空肠管留置在空肠内，并妥善固定防止喂养管移位或滑脱。早期肠内营养剂以低甘油三酯和氨基酸为主，能量供应控制在 20~25 kal/（kg·d），此外还需添加谷氨酰胺以维持肠黏膜的完整性。而在肠内营养后期，护士应为患者添加可溶性膳食纤维，以维持肠道细胞的形态和功能并预防腹泻。

（四）缓解腹腔内高压的护理

肠麻痹、胰腺坏死和腹腔间隙水肿均可使腹腔内压力升高，患者腹腔内压一旦超过 25 mmHg 或 30 cmH$_2$O，则可诱发腹腔间室综合征，出现心动过速、腹部膨胀、腹壁张力增加、少尿、无尿、中心静脉压升高或低血压等症状或体征。为有效缓解和降低腹腔内高压，护士可将留置尿管与换能器连接，通过测量膀胱内压来间接了解患者腹腔压力变化。测量时，护士应协助患者仰卧位，并将换能器置于其耻骨联合水平位置，同时确保患者膀胱处于排空状态；然后向患者膀胱内注入 37~40℃生理盐水 50 mL，注射过程中应避免速度过快，以防患者出现膀胱痉挛，影响测量的准确性。若患者腹腔内压超过 25 mmHg 或 30 cmH$_2$O，且患者出现腹腔间室综合征的临床表现，应及时通知医生进行腹腔减压；若患者腹腔内高压是由腹腔积液和腹膜水肿引起的，应协助医生经腹腔镜行腹腔引流和灌洗，以稀释和清除患者腹腔内渗液，减轻患者炎性反应；若患者腹腔内高压是由肠麻痹引起，在做好禁食、胃肠减压和静脉营养护理的同时，还应经空肠内输入营养物质，促使肠道功能恢复。

（五）一般护理

1. 当 SAP 患者发生继发感染时，护士应为其进行物理和药物降温。降温过程中注意监测患者体温、心率变化，防止降温过快或过低而发生意外；并且密切观察用药效果和反应，同时做好皮肤及口腔护理，保持患者衣物、床单及被褥干燥整洁，口腔清洁。

2. SAP 非手术治疗期间，常留置胃管进行胃肠减压，留置十二指肠营养管进行肠内营养，因此护士应做好胃管和十二指肠营养管的护理。若患者行外科手术治疗，术后常留置多根引流管，如胃管、腹腔双套管、T 型管、胰引流管和导尿管等，护士应确保各管路的通畅性与稳定性，避免管路脱落、受压和弯曲，且均贴好明显标识。胃管固定时松紧度应适宜，并注意观察鼻及口咽部的皮肤黏膜，防止压力性损伤；此外，护士还应密切观察引流液的颜色、量及性状，并及时倾倒引流液，更换负压吸引器以及引流袋；严格遵守无菌操作原则，防止逆行感染。

3. 在 SAP 患者中，30%~70% 会出现胰腺感染。为预防继发感染，在 SAP 患者入院 48 h 内，护士应遵医嘱给予其广谱抗生素。胰腺感染的致病菌多为大肠杆菌和厌氧菌，通常应用抗生素联合用药方案进行治疗和预防，10~14 d 左右为一疗程。在根据患者病情选择抗生素时，应选取脂溶性高、血清蛋白结合率低的抗生素，从而使其能有效通过血胰屏障，提高在胰腺中的血药浓度，如喹诺酮类联合甲硝唑，或三代头孢联合克林霉素。

4. SAP 发病突然，腹痛剧烈，易使患者产生焦虑、恐惧情绪。因此护士应做好患者的健康教育和心理疏导，帮助患者缓解紧张、焦虑情绪，使其积极配合治疗。

七、健康教育

向患者及家属讲解 SAP 的病因和诱因，并嘱其规律进食，且应少量多餐，忌暴饮暴食以及摄入高脂肪食物。胰腺炎渗出物 3~6 个月后才能被完全吸收，此期间患者若出现腹痛、腹胀、呕血及腹部肿块增大等表现时，应及时就诊。此外，若患者为胆源性胰腺炎，在胰腺炎病情得到基本控制后，可考虑进行手术治疗，以彻底去除胰腺炎的诱发因素。

第六节　老年食管异物、破裂的护理

食管异物是食管疾病中较为多见的急症之一，多因异物经口咽下后滞留在食管内导致，临床上好发于儿童、自杀未遂、意识不清或自身患有食管病变的成人或老年人。老年人发生食管异物以吞入义齿多见，这与老年人视力下降、咀嚼功能减退、口腔感觉迟钝以及疼痛敏感性差等有关。异物被吞入食管后，老年患者的症状常不典型，往往迁延多日才来就诊。此时，医护人员若处理不当或不及时，可导致患者继发食管破裂、纵隔感染和主动脉破裂等严重并发症，甚至危及患者生命。

一、病因

食管异物的病因较多，但多数是因吞入异物引起的，如纽扣、螺丝钉、钱币、发卡、小玩具、肉团及骨头等。若义齿松动及义齿佩戴不适等也可导致异物吞入。患者患有食管疾病，如食管狭窄、痉挛或食管贲门癌等，可导致食管管腔变细，异物极易卡在食管病变处。此外，精神疾病也是导致食管异物发生的主要原因。

食管破裂的病因包括枪伤、刺伤、食管或胸部钝挫伤、手术误伤、胃镜损伤、胃管损伤或误吞异物等。此外，食管破裂还可由吞服腐蚀性药物及自发性破裂引起。

二、发病机制

人体正常吞咽时，咽的缩肌自上而下依次收缩，将食团推向食管。同时咽和喉上提，舌根后压，会厌封闭喉口，食团进入食管内。因咽肌的力量强大，能把较大且不规则的物体送入食管，而食管上段的肌肉力量较弱，且存在生理性狭窄，所以任何物体均可进入食管，并发生嵌顿。异物嵌顿于食管后，食管局部黏膜发生水肿和炎症反应，若异物光滑、无刺激且食管梗阻不完全时，可表现为局部炎症和黏膜轻度肿胀；若异物较尖锐损伤食管黏膜致使炎症扩散，导致食管周围炎、纵隔炎，严重者食管穿孔破裂，并引起纵隔感染与胸腔内化脓性感染。当破溃波及主动脉弓时，还可引起患者大出血，导致其死亡。

三、临床表现

由于异物的种类、形态、大小及存留时间长短不同，患者的临床表现也不尽相同。患者主要表现为疼痛、吞咽困难、异物感、流涎及拒食等，继发感染后还可伴有食管脓肿、呼吸道感染、呛咳、发热以及呼吸困难等，严重者可危及生命。

（一）疼痛

食管异物停留在环咽肌部及其下方，患者可出现中等疼痛。若患者能指出疼痛部位，并有触痛感，甚至不能转颈，常提示异物位于食管上端；若患者主诉胸骨后或背部疼痛，常提示异物位于胸段食管；疼痛感较轻且伴上腹部疼痛或不适，可提示异物位于食管下段。

（二）吞咽困难

患者若吞入小且扁平的异物，食管不会完全阻塞，故患者吞咽时产生的痛感较轻；若吞入异物较大或合并感染时，食管发生反射性痉挛，患者常会出现吞咽时伴剧痛，或吞咽困难，严重时出现饮水困难、恶心和呕吐等症状。

（三）呼吸道症状

食管吞入较大异物时，异物会压迫气管后壁；而吞入的异物位于食管上口或上段，且未完全进入食管时，外露的异物会压迫喉部。此时患者因唾液潴留并误吸气管内，会出现咳嗽、发绀和呼吸困难等症状，严重者可导致窒息死亡。

（四）特异表现

食管异物的患者在饮水时，面部出现痛苦表情或不敢下咽，并出现转头缩颈等动作，这提示吞入的异物呈尖形且已嵌于颈部食管。

（五）并发症

吞入粗糙不规则或尖锐的异物时，若不及时取出可使患者继发食管感染、食管破裂穿孔。食管破裂穿孔分为颈段、胸段和腹段食管破裂穿孔，主要表现为呕吐、胸痛和皮下气肿三联征。颈段食管破裂时，患者表现为颈部疼痛、僵直，呕吐和呼吸困难，呕吐物为血性胃内容物，触诊可发现颈硬和捻发音；胸段食管破裂时可直接引起纵隔感染，最终导致纵隔气肿和纵隔炎；穿孔波及至胸膜腔时还可引起液气胸；腹段食管破裂时，患者将会出现上腹部腹膜炎症状和体征。

四、辅助检查

1. 实验室检查：通过血常规检查可了解食管破裂患者有无感染。通过血气分析和血生化检查了解患者有无水解质酸碱失衡；通过血型、凝血功能和血免疫学检查为患者做好术前准备。

2. 影像学检查：X线检查和食管钡餐检查用以判断异物的种类、大小、形态、位置及与食管接触的关系，如图4-4所示。当患者疑似为食管破裂时，行食管碘油造影即可明确破口位置以及是否合并食管癌、食管憩室等病变。CT检查对于检测食管细小异物较X线更有价值。

3. 诊断性穿刺：诊断性穿刺用以了解患者有无食管破裂，以及液气胸。

4. 内镜检查：当X线检查和食管钡餐检查不能明确诊断，或需要与其他疾病鉴别时，可根据患者病情进行内镜检查。胃镜检查，不仅可以明确诊断，还可将异物取出，是食管异物内镜检查的首选。食管镜检查对于部分患者，如异物病史明确，但X线检查不能确诊，药物治疗症状不明显者较为有效。

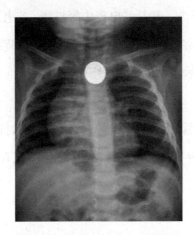

图4-4　食管异物的X线检查

五、治疗原则

临床上，吞入小且光滑的异物较为多见，若患者无明显不适，则不会造成严重后果。此时，可嘱患者多吃粗纤维的食物，或服用泻药以利于异物排出；但若异物较大或较尖锐时，异物极易造成患者食管破裂、穿孔，并继发出血或感染，所以需立即就医。

10%~20%的食管异物经食管镜或胃镜就可被安全取出。但若食管镜下取异物失败或异物位于主动脉弓附近、异物已穿透食管壁，或患者继发纵隔气肿、纵隔脓肿、脓胸或气胸时，应及时进行手术治疗。如，食管异物穿孔后导致患者颈部脓肿，应行颈侧切开引流术；而异物嵌顿较紧、刺入大血管或已穿破食管壁、合并纵隔脓肿等胸科病变时，应行胸部探查术，以及食管裂口单纯修补术、食管破口一期修补与缝合口组织覆盖加强术，或食管部分切除及食管胃吻合术等。

六、护理措施

（一）紧急救护

1.食管异物一经确诊，应立即嘱患者禁食水。防止异物吞咽时损伤食管，或食物存留在上方食管内，引起感染或感染加重。

2.病情评估

（1）症状和体征评估：评估患者吞入异物的种类；评估患者疼痛的部位和程度，以及有无吞咽困难、呼吸困难、皮下气肿和腹膜刺激征等临床表现。患者出现吞咽疼痛，常提示食管异物对食管壁损伤的程度。若患者疼痛剧烈则表明异物已损伤食管肌层；若患者表现为颈部疼痛、僵直，呕吐和呼吸困难，且呕吐物为血性胃内容物，触诊发现颈硬和捻发音，常提示颈段食管破裂；若患者出现胸骨后或上胸部剧烈疼痛、高热、寒战等全身中毒症状，则提示胸段食管破裂引起纵隔气肿和纵隔炎；若患者表现为患侧胸痛、呼吸困难及紫绀等症状,则提示患者发生食管穿孔,并出现液气胸。

(2)既往史和伴随用药评估:评估患者既往有无食管炎、咳嗽、自发性气胸、食管损伤、食管癌、食管憩室和精神疾患;既往有无酗酒以及安装义齿的情况;既往使用镇静药或神经系统药物情况。

(3)辅助检查评估:若患者吞入假牙、剪刀、打火机等异物,通过 X 线检查即可明确诊断;若患者吞入鸡骨、鱼刺、鸡肉或胶囊等异物,可做食管钡餐检查;若患者胸腔穿刺抽出含食物的血性酸味液体,常提示食管已发生破裂,此时患者可行食管造影检查。当 X 线检查阴性或食管造影等检查不能排除异物存在时,患者可在局部麻醉下进行食管镜或胃镜检查;若患者白细胞增高且 X 线检查显示液气胸,常提示患者食管异物继发食管破裂,并出现食管气管瘘和胸腔感染。

3.建立静脉通路,积极纠正水、电解质及酸碱平衡紊乱。有感染症状的患者,护士还应及时遵医嘱给予其抗生素治疗。

(二)上消化道内镜异物取出术的护理

对于有食管异物,确认不能自行排出的患者,可经上消化道内镜取出。食管镜检查取异物是治疗食管异物的主要方法,且对于较大、较硬的异物更显优势。上消化道内镜异物取出术前,患者应行 X 线检查或食管钡餐检查,明确食管异物的种类、大小、数目和部位。

1.严格掌握适应证和禁忌证。内镜取食管异物成功率高,且并发症少。但对于停留时间长、嵌顿于黏膜、食管壁且处于主动脉弓附近,造成食管溃疡的异物,应在排除食管穿孔后再行上消化道内镜取出术。若患者存在脊柱严重畸形、咽部炎症,或处于支气管哮喘发作期,或伴有严重心血管、肺或脑部疾病,则不宜进行上消化道内镜异物取出术;对于精神异常或智力低下的患者,护士应协助医生在全身麻醉下行内镜检查并取出异物。

2.做好术前护理。术前应检测患者血常规、出凝血时间和血型。术前 30 min 为患者肌内注射地西泮和山莨菪碱,以减少患者的紧张和焦虑心情,同时减少呼吸道和口腔内分泌物的产生。

3.术中协助医生摘取异物。对于食管内异物不规则、带钩刺或过大的患者应为其留置咽食管套管,以避免内镜反复插入造成喉部水肿或撕裂,同时避免强行摘取;对于短棒型异物应协助医生用圈套器摘取;对于鸡骨、硬币或金属盖,则可用网篮或鳄鱼口钳摘取。

4.密切观察患者有无术后并发症。术后护士应密切观察患者有无咽部水肿、撕裂,食管有无穿孔破裂以及食管—气管吻合口瘘等并发症。

(三)食管破裂的救护

1.严格掌握食管异物、破裂行手术治疗的适应证和禁忌证。食管异物、破裂的手术指征为食管镜下取异物失败、位于主动脉弓附近的尖锐异物、异物穿透食管壁发生纵隔气肿、纵隔脓肿、脓胸或气胸等。但对于破裂穿孔局限于纵隔或颈椎前间隙、渗出物能经食管引流,且无全身感染症状者可采取禁食、留置胃肠减压管和抗生素等非手术治疗。

2. 积极完善术前准备。食管异物、破裂穿孔易导致纵隔或胸腔感染。若患者在 24~36 h 内能够得到对症治疗，病死率将明显降低。若超过 36 h 才得到救治，胸腔感染会加重，患者病死率随之升高。所以，护士应为患者做好术前准备，如备皮、核血和留置胃管等，此外，还应做好吸氧、补液和胸腔穿刺引流的护理，以改善患者呼吸和循环功能。

3. 密切观察患者有无术后并发症。术后患者常规采取平卧位，意识清醒后改为半卧位，除体位改变外，还要密切观察患者有无胸腔感染。因老年人反应能力低下，发生感染后，临床表现隐匿，常无体温升高、胸痛等症状，所以护士在密切监测患者生命体征的同时，还应观察胃管和胸腔闭式引流管中引流物的颜色、性状和量。若患者出现体温升高、胸痛、呼吸困难和心律失常等临床表现，应立即通知医生，并协助医生做好抢救工作。

（四）一般护理

1. 食管异物确诊后，应立即嘱患者卧床休息。特别是尖锐带钩异物嵌顿于食管的患者，应绝对卧床，防止活动时异物刺伤主动脉，从而引起严重的并发症。

2. 向患者讲解内镜或手术治疗的过程，消除其焦虑与恐惧心理，并积极配合治疗。

3. 建立静脉通路，密切观察患者的病情变化，及时补充营养，维持水电解质平衡。

4. 做好饮食护理。异物完整取出且无明显黏膜损伤者，患者可于术后 6~12 h 进流质饮食，2~3 d 逐渐过渡为普通饮食；对于异物停留时间较长，食管黏膜损伤较重或炎症反应严重者，患者在禁食 24~48 h 后，可考虑逐渐进流质或半流质饮食。患者禁食期间，应给予静脉补液及全身支持治疗。食管异物、破裂穿孔行手术治疗的患者，术后严格禁食水，待肠蠕动恢复后拔除胃管，拔除胃管 24 h 后试饮水。若饮水无呛咳，可进食少量清流质，然后依次过渡到流质、半流质和软食，术后 3 w 可进普食。

七、健康教育

进食时，做到细嚼慢咽，注意力集中，不能边进食边说笑。在进食带有骨头的鸡肉、鸭肉及鱼肉时，应尽量将骨或刺剔除，避免与饭菜混吃，以减少和避免食管异物的再次发生。全身麻醉或昏迷患者如有义齿，应及时取出。有义齿或牙齿松动的老人，应定期到口腔门诊检查、修补，以免在进食、睡眠、醉酒或食用黏性大的食物时牙齿或义齿脱落，并导致误吞。误咽异物后，切忌强行吞咽食物，以免加重食管损伤，增加手术难度。发生食管异物后，应立即就诊，以免引起感染。

第七节 老年急性肠缺血的护理

急性肠缺血是由各种原因引起肠道急性或慢性血流灌注不足、回流受阻，导致肠壁缺血坏死和肠管运动功能障碍的一种综合征。急性肠缺血常见于老年人，患者主要表现为腹痛和便血。虽然急性肠缺血较为罕见，但却是一种严重的腹部疾病，常需排除急性腹痛常见的病因后才能明确诊断，因此早期诊断较为困难。此外，本病症状与体征常不相符，即患者出现大段肠坏死才会出现腹膜刺激征，所以易被误诊。

一、病因

引起肠缺血的病因包括动脉或静脉内血栓形成、肠腔内压力增高、小血管病变和低血流状态。源于动脉或静脉血栓阻塞的肠缺血，称为梗阻性肠缺血。

（一）动脉或静脉内血栓栓塞

40%肠缺血是由动脉供血受阻而引起的。动脉硬化性阻塞或动脉狭窄可导致肠系膜下动脉形成血栓。血栓形成后，栓子通常堵塞于肠系膜上动脉自然狭窄部，如结肠中动脉分支处或更远部位；而血栓多发生在有粥样硬化的肠系膜上动脉主干近端约 1 cm 长的范围内，这将使肠系膜上下动脉狭窄出现供血不足。此外，体循环的各种栓子，如心肌梗死后的附壁血栓、心瓣膜病、心房纤颤及心内膜炎等形成的血栓也可进入肠系膜上动脉，导致相应肠段供血不足。因肠道静脉回流的交通支较多。所以静脉阻塞引起的肠缺血情况较少见，多继发于腹腔感染、肝硬化门静脉高压致血流瘀滞、真性红细胞增多症、高凝状态及外伤或手术造成血管损伤等。

（二）低血流状态

30%肠缺血是由低血流状态引起的。充血性心力衰竭、心肌梗死、心律失常和休克等导致血压迅速下降。当血压低于肠小动脉临界的闭合压力时，肠道内血流速度迅速下降，出现低血流状态，致使肠道缺血。

（三）小血管病变

7%的肠缺血是由毛细血管阻塞引起的，如结节性多动脉炎、淀粉样变性和类风湿等，均可导致肠道毛细血管阻塞，引起肠缺血。

（四）肠腔内压力升高

结肠癌、肠粘连、粪块堵塞和吻合口狭窄等疾病可使肠壁受压或肌紧张，进而导致腹腔内压升高，肠壁内血流减少，最终引起肠缺血。

二、发病机制

各种原因引起肠道供血不足均会使堵塞血管的远端分支发生痉挛，堵塞处的肠黏膜及黏膜下层出现损伤，继而向浆膜发展，最终导致肠缺血性坏疽。肠黏膜坏死后，大量富含蛋白质的液体渗透至肠腔和腹腔，导致细菌入侵，最终出现水、电解质酸碱失衡，继发感染、腹膜炎和中毒性休克等症状。

急性肠缺血可发生于肠道的任何部位，但以左半结肠多见，特别是结肠脾曲、降结肠和乙状结肠。肠缺血的急性期，肠腔以积液扩张为主，肠黏膜可出现褐色瘀斑、出血灶和片状坏死。此时，肠黏膜的超微结构发生变化，如上皮细胞坏死、黏膜固有层水肿、炎性细胞浸润和黏膜下层毛细血管扩张。若缺血后短时间内动脉血流恢复，小肠仍可具有活力，但会有明显的再灌注损伤；若缺血后长时间内动脉血流不能恢复，肠管平滑肌与浆膜可坏死，并出现腹膜炎，随后患者可发生大量液体丢失及代谢性酸中毒，甚至发生休克。

三、临床表现

患者的临床表现因血管阻塞的部位、性质和发生过程缓急有所不同。血管阻塞发生过程越急、范围越广，患者症状越严重，动脉阻塞相较于静脉阻塞，起病急且病情更为严重。

（一）腹痛

剧烈的腹部绞痛是初始症状，药物治疗一般难以缓解，可呈全腹性或局限性。早期腹痛多因肠痉挛所致，发生肠坏死后疼痛多呈持续性。

（二）呕吐

患者呕吐频繁，且呕吐物多为血性。

（三）血便

半数以上患者会出现鲜血便或潜血便。

（四）腹部体征

患者的早期症状与腹部体征不相称，这是急性肠缺血疾病的独特症状。患者起初腹软不胀、有轻压痛，随后腹部逐渐膨胀、压痛明显、肠鸣音消失，出现腹膜刺激征，提示已发生肠坏死，警惕休克征象的出现。

四、辅助检查

1. 实验室检查 患者血常规检查时，白细胞计数通常在 $20 \times 10^9/L$ 以上，并存在血液浓缩和代谢性酸中毒。

2. 影像学检查 CT 检查是诊断本病的首选方法。通过 CT 平扫和增强 CT 检查，可了解肠系膜血管内栓子情况、肠壁厚度及肠腔扩张情况。X 线检查在早期仅显示肠腔轻度或中度胀气，当肠坏死时腹腔内有大量积液，平片显示密度增高。选择性血管造影能鉴别动脉缺血与静脉血栓的形成，并有助于了解患者血管的走形和分布。

五、治疗原则

一旦确诊或高度可疑患者急性肠缺血为动脉血栓栓塞导致的，应在补液、纠正水电解质酸碱失衡和肝素抗凝基础上，果断进行开腹探查术。其目的是切除坏死肠段，重建消化道的血运。根据术中所见，手术可以选择取栓或 / 和肠切除术。在肠切除中，肠切除范围要超过病变部位 15~25 cm，相应系膜也要一并做扇形切除。而对于静脉血栓或栓塞导致的急性肠缺血，若患者没有腹膜刺激症状，可以给予补充血容量、抗感染、胃肠减压和抗凝等保守治疗。若患者出现腹膜刺激症状或肠梗死症状时，则需要立即进行手术治疗。由低心排或肠系膜血流量减少导致的无梗阻性急性肠缺血，在排除肠系膜阻塞后可应用罂粟碱来缓解肠系膜血管的痉挛。但若患者出现腹部感染或严重休克症状，则应立即实施剖腹探查术。

六、护理

（一）紧急救护

1. 患者应卧床休息、禁食，并留置胃管进行胃肠减压术。

2. 给予患者持续低流量吸氧，减轻肠道缺氧性损伤。

3. 迅速建立静脉通道，并进行补液、输血治疗，以纠正水、电解质和酸碱平衡失调或休克症状，同时应用抗生素，预防腹腔感染。

4. 病情评估

（1）症状和体征评估：护士通过疼痛评估工具对患者疼痛程度进行评估。同时评估患者腹痛的部位、发作时间、频次和性质，及有无转移性疼痛等。若患者表现为脐周或上腹部疼痛，改变体位后可缓解，并在痉挛性疼痛后伴排便和呕吐，则提示出现动脉性肠缺血并伴发肠梗死；若患者腹痛不明显，且多为餐后绞痛，腹泻、呕吐和腹胀等症状在腹痛持续数周后出现，这说明患者可能为静脉血栓性肠缺血。若患者出现发热、心率加快和血便等症状，往往表明已发生肠管坏死。

（2）既往史和伴随用药评估：评估患者既往有无 AMI、心律失常、心脏瓣膜病、结节性多动脉炎、淀粉样变性、血小板增多症、结肠癌和类风湿；既往有无血管手术或肠切除术史；既往有无使用洋地黄、糖皮质激素、免疫抑制药和甘油灌肠等情况。

（3）辅助检查评估：患者腹部 CT 扫描显示肠壁增厚、肠胀气、肠系膜脂肪浸润、反应性腹水和门静脉回流，常提示出现急性肠缺血；若患者选择性动脉造影显示动脉主干出现粥样硬化斑块、狭窄，造影剂中断或肠腔内造影剂漏出，也提示患者发生急性肠缺血。

5. 静脉输入肝素，预防新血栓形成。患者一经确诊为肠系膜动脉血栓，在术前和术后都应使用肝素进行抗凝治疗。术前静脉输入肝素，目的是预防肠系膜血管内血栓继续蔓延，术后继续应用肝素是为了预防血栓栓塞再次发生。若患者可经口进食，可改用口服抗凝药预防血栓。其护理措施见第二章第三节。

（二）血管扩张药的护理

在使用肝素预防血栓形成的同时，还可使用血管扩张药来缓解肠血管痉挛。罂粟碱对血管、心脏或消化道平滑肌的痉挛有明显的抑制作用，通常以 30~60 mg/h 经静脉持续泵入。此时护士应注意以下内容。

1. 密切监护患者的血流动力学变化，当患者出现低血压、眩晕时，应及时减慢输入速度或停药。

2. 密切监测患者心率和心律变化。静脉输入罂粟碱可抑制房室和室内传导，致使诱发患者出现严重的心律失常。当患者出现严重的心律失常时，应及时停药，并遵医嘱给予抗心律失常药物。

3. 定期监测患者皮肤黏膜颜色、肝功能和眼压。当患者出现恶心、呕吐和黄疸，同时伴丙氨酸氨基酸转移酶、碱性磷酸酶、门冬氨酸氨基转移酶和胆红素升高时，考虑患者出现肝功能衰竭，应立即停药；当患者出现视力模糊或复视时，考虑患者眼压升高，应减慢输入速度或停药。

（三）血运重建术的术后护理

1. 监测生命体征。肠系膜血栓形成一经诊断，应积极采取手术治疗，切除所有坏死肠管及其系膜。若患者腹腔渗液较多，说明体内水电解质平衡已被破坏。因此术后护士还应连续监测生命体征以及出入量。

2. 密切观察术后患者腹部症状改善情况，以便及时发现有无血栓复发。手术切除坏死肠管和肠系膜后，仍有可能因血栓栓塞再次引发急性肠缺血。其特征为消失后的腹胀再度出现，或出现压痛、反跳痛和肌紧张等腹膜炎体征。护士可通过观察患者腹部症状和体征，及早发现是否有急性肠缺血复发。

3. 持续应用抗凝药物的护理。术后应用抗凝药是治疗急性肠缺血的重要环节，可有效降低术后复发率和病死率。应用抗凝药期间，需定期复查患者凝血功能，并根据患者凝血功能及时调整药物剂量。抗凝治疗过程中，护士在进行各项护理操作时动作应轻柔；适当延长穿刺部位的压迫时间；注意观察患者有无牙龈出血、皮下瘀斑等出血倾向；叮嘱患者避免与硬物碰撞。

4. 做好引流管和胃肠减压的护理。护士应保持引流管的通畅，严密观察引流液的性质、颜色及量；保持胃肠减压有效吸引，以减轻患者腹胀、预防吻合口瘘。

（四）一般护理

1. 急性肠系膜缺血性疾病起病急骤，病情发展迅速，病势凶险，患者及家属常表现出紧张、焦虑及恐惧心理。因此，护理人员应给予患者心理疏导，解除患者忧虑，提高其心理承受能力，并积极配合治疗。

2. 保持患者皮肤清洁干燥，预防压力性损伤发生。在病情允许的情况下，指导患者进行肢体被动活动，促进血液循环，减少肺部并发症及下肢静脉血栓形成。

3. 在肛门排气后，护士可给予患者少量饮水，无不适后可进食少量流质，循序渐进恢复至普食。饮食应以富含维生素、高热量和易消化的高蛋白食物为主，忌食油腻食物，以及生冷、过硬、过辣或过热等刺激性食物。

七、健康指导

患者术后仍需持续服用抗凝药 3~6 个月，所以应定期到医院复查，根据凝血功能检测结果及时调整抗凝药物剂量。服药期间患者应避免外伤，并注意观察有无自发性出血的倾向。若患者出现腹痛且呈阵发性绞痛时，应立即就诊，以防肠梗阻或肠粘连的发生。

第八节　老年绞窄性肠梗阻的护理

肠内容物不能顺利通过肠道称为肠梗阻。按照肠梗阻的病因可分为机械性肠梗阻、动力性肠梗阻和血运性肠梗阻。按照肠管有无血液循环障碍，可分为单纯性肠梗阻和绞窄性肠梗阻。绞窄性肠梗阻（strangulated intestinal obstruction，SIO）是指具有血液供应障碍且伴有并发症存在的肠梗阻，主要由肠系膜血管受压、血栓形成或栓塞直接引起，也可由机械性肠梗阻发展而来。因增龄，老年人多患有心脑血管疾病，血液流动缓慢及血管管腔变窄，这易导致血栓形成和（或）栓塞，从而增加了SIO的发病概率。SIO发生较长时间后，会使大量血浆丢失，导致低血容量休克，同时肠壁供血受阻，出现坏死，最终发生中毒性休克，甚至死亡。

一、病因

（一）机械性因素

机械性因素是SIO最常见的病因，包括肠腔堵塞、肠管外受压及肠管病变。肠腔堵塞可由胆结石、寄生虫及粪块而引起肠管堵塞或嵌顿；肠管外受压可由腹腔肿瘤压迫、粘连和肠扭转等引起；肠管病变可由先天性闭锁、肠肿瘤和结核等引起。

（二）麻痹性或动力性因素

主要是由于神经反射或毒素刺激导致肠壁丧失蠕动能力和肠壁血液供应出现障碍，常见于腹部手术后、腹膜炎、低钾血症及感染性休克等情况。

（三）血管性因素

多由肠系膜血管病变引起，见于系膜血管受压或血栓形成等导致肠壁缺血，从而影响肠道蠕动功能。

二、发病机制

SIO不但有肠祥阻滞现象，同时肠系膜血运也受到阻碍，其导致的后果远比单纯性肠梗阻严重，如不及时抢救，往往会发生血压下降及肠坏死，甚至死亡。其发生的一系列病理生理改变主要包括局部和全身反应。

发生梗阻后，梗阻以上的肠管因有大量的积气和积液，肠管常伴有明显扩张，肠壁反而变薄，梗阻部位越低，时间越长，肠管扩张越显著。而梗阻部位以下的肠管则空虚、瘪陷或存少量粪便。

肠管扩张后，肠腔内压力增高，肠壁毛细血管及小静脉受压致回流障碍，继而出现肠壁充血水肿，呈暗红色；由于组织缺氧，毛细血管的通透性增加，肠腔及腹腔内可见少量血性液体渗出。随着肠腔内压力继续升高，继而出现动脉血供受阻，可见小血栓形成。肠壁因缺氧缺血失去活力，肠壁变薄。当肠壁变得非常薄时，肠壁组织会发生血运障碍，可发生肠壁坏死、中毒、休克以及循环衰竭等。由于肠腔内容物、细菌毒素及坏死组织分解产物等渗入腹腔，可导致肠管坏死穿孔和腹膜炎。

随着肠管不断扩张，肠腔内积气积液致腹内压力增高使膈肌上抬，并阻碍下腔静脉回流，心排出量减少，严重者可影响呼吸循环功能；由于梗阻以上肠管黏膜吸收障碍，肠道内的分泌液不能被吸收而潴留在肠腔内，加上肠壁血液回流受阻致肠壁水肿，血浆渗出至肠腔及腹腔内，加重体液丢失。这些病理改变可造成机体严重脱水，血液浓缩及血流量减少，从而引起水、电解质及酸碱平衡紊乱；由于肠管血运障碍，细菌大量繁殖产生多种毒素经腹膜吸收后可引起全身中毒。

三、临床表现

（一）症状

1. 腹痛：腹痛是 SIO 常见的临床表现，也是患者最初的主诉。SIO 的患者腹痛发作急骤，起初为持续性剧烈腹痛，也可呈阵发性加剧，但不会出现间歇期；若 SIO 患者出现腰背部疼痛时，则提示已出现腹膜炎。

2. 呕吐：SIO 患者呕吐出现较早，呈持续性、剧烈及频繁的呕吐，呕吐物多呈棕褐色或血色，但腹痛、呕吐与肠蠕动亢进无直接关系。腹痛剧烈或呕吐频繁时，肠蠕动未必有亢进现象，甚至肠蠕动有时可完全消失。

3. 腹胀：与梗阻部位有关，相较于腹痛和呕吐症状出现的时间较晚，多呈不对称性，腹部可触及局部隆起或压痛的包块。除肠系膜血管栓塞性肠梗阻晚期外，其他的 SIO 通常无显著的腹胀症状。

4. 便血：由于肠管坏死，毛细血管壁通透性增高，大量血性液体渗入肠腔，可由肛门排出血性或"果酱样"便。

（二）体征

1. 腹部体征：腹胀多呈不对称性，触诊时腹部有局部隆起、固定压痛并伴明显的腹膜刺激征，听诊时肠鸣音减弱或完全消失；腹部可出现移动性浊音。

2. 全身体征：患者发生 SIO 时，可出现体温上升、低血压和脉率显著增快的现象。若患者出现发热与休克等症状时，提示发生肠穿孔及腹膜炎。

四、辅助检查

1. 实验室检查：包括血常规、尿常规、血气、电解质分析和血生化检查等。主要用于发现患者有无炎症，以及水、电解质和酸碱失衡。

2. 影像学检查：胃肠道钡餐造影、腹部 X 线和 CT 检查用以发现梗阻的原因、部位和程度等。小肠梗阻的 X 线检可显示小肠扩张，伴有梗阻近端肠管内的气液平面，一般在梗阻 4~6 h 后出现。梗阻时间越长，部位越低，气液平面越多。CT可显示腹部X线平片和胃肠道钡餐造影所无法显示的肠壁、肠腔外、肠系膜及腹腔内间隙等情况，因此在判断梗阻病因、部位和有无出现绞窄等方面具有显著的优越性。目前，螺旋CT已成为明确梗阻病因以及是否存在绞窄的首选检查方法。见图4-5。

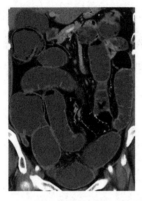 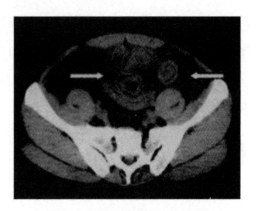

图4-5A　绞窄性肠梗阻CT检查　　　　图4-5B　绞窄性肠梗阻CT检查

图4-5　绞窄性肠梗阻CT检查

五、治疗原则

绞窄性肠梗阻一旦诊断明确，若无手术禁忌证，应及早进行手术治疗，以降低病死率。手术治疗的目的是在保证患者生命安全的前提下，在最短的时间内以最简单的方法解除梗阻、恢复肠腔通畅。

SIO的手术方式应根据肠管的血运情况确定。一般先全面探查，解除引起梗阻的原因，再通过肠壁色泽、肠系膜动脉搏动和刺激肠壁后肠壁的收缩情况来判断肠管有无生机。若解除梗阻后，肠系膜小动脉恢复搏动，肠管颜色由暗黑转为鲜红，肠壁受刺激后出现收缩，则提示肠管血液循环恢复，只需解除梗阻即可。若肠管呈现黑色并塌陷、肠壁受刺激后无收缩反应，相应的肠系膜小动脉无搏动，说明肠管已失去生机，必须予以切除，然后行肠吻合术。

老年人特别是高龄老人，手术的首要目的是切除原发病灶，以解除梗阻、改善患者生活质量，不宜选择扩大根治术。所以，根据老年人的病情特点选择适当的术式不仅可以最大程度地降低手术对老年人的损伤，还可降低老年人术后并发症的发生率。

六、护理措施

（一）紧急救护

1.迅速建立静脉通路，纠正急性缺水。肠梗阻后，患者出现频繁呕吐，且肠液积聚在肠腔内，导致患者出现严重的等渗性缺水。因此护士应首先为患者建立静脉通路，及时输入平衡盐液或等渗盐水来纠正缺水。

2.禁食水,并进行胃肠减压。肠梗阻后,梗阻上段膨胀,肠内容物出现反流,引起恶心、呕吐等症状。此时,护士应为患者留置胃管,并行胃肠减压术,以减轻肠梗阻。

3.给予解痉药物 根据患者病情和腹痛程度给予阿托品、东莨菪碱等解痉药物。禁止使用吗啡和哌替啶等镇痛药,以免掩盖患者病情。

4.病情评估

(1)症状和体征评估:护士应根据患者症状与体征判断梗阻部位、性质和程度。绞窄性肠梗阻的患者腹痛多为持续剧烈绞痛且呕吐剧烈频繁。若患者呕吐与腹痛症状同时出现,呕吐物中含食物与胆汁,且呕吐后腹痛明显减轻,常提示发生了高位肠梗阻;若呕吐出现较腹痛晚,且含有粪臭味,多提示患者为低位肠梗阻。此外,若患者排出血性或"果酱样"便,常提示出现肠管坏死;若患者短时间内出现心动过速、低血压、意识障碍、心律不齐、少尿或无尿等症状,则提示发生了低血容量性休克。

(2)既往史和伴随用药评估:评估患者既往有无胆囊炎、胰腺炎、AMI、阑尾炎、Meckel憩室、胃溃疡、慢性便秘和结肠炎等疾病;有无腹部手术或外伤史;既往使用吗啡类镇痛药、镇静催眠药和非甾体类抗生素的情况。

(3)辅助检查评估:绞窄性肠梗阻合并腹膜炎,患者多有白细胞增高($> 20×10^9/L$)及中性粒细胞比例增加($> 80\%$)的现象。患者早期因等渗性缺水,血清Na^+和K^+的浓度仍可在正常范围内,但由于酸性物质的持续堆积可导致代谢性酸中毒;若考虑患者为肠腔坏死并继发腹膜炎时,腹腔穿刺液可见大量红细胞或大便潜血试验阳性;绞窄性肠梗阻患者的X线检查腹部呈圆形或分叶状软组织肿块影,个别膨胀固定的肠袢呈"C"字扩张或"咖啡豆征",呈孤立存在且不因时间改变位置;若X线检查膈下出现游离气体,则高度怀疑患者绞窄后继发肠穿孔。

(二)术后护理

1.麻醉未清醒前,患者去枕平卧,头偏向一侧,以防止误吸;清醒后取半卧位,一方面有利于腹腔炎性渗出物积聚于盆腔,防止发生膈下感染。另一方面有利于减轻腹壁切口张力,减少伤口疼痛,促进切口愈合。

2.保持呼吸通畅,及时清除呼吸道分泌物。给予氧气吸入,必要时可进行气管插管或气管切开。

3.做好胃肠减压术与腹腔引流的护理。密切观察引流液的颜色、性状和量,定时倾倒液体,妥善固定以保持引流通畅,防止管道脱落或弯折。此外,护士还应密切观察患者术后有无发热、腹痛、腹胀,以及腹壁切口有无红肿。如患者腹腔引流管周围流出带粪臭味的液体,同时出现压痛、反跳痛和肌紧张,则提示腹腔内可能出现感染及肠瘘,应立即通知医生。

4.做好饮食护理。在肠蠕动恢复前,患者应禁食水。在禁食水期间,可行胃肠外营养。待患者肠功能恢复,停止胃肠减压后,可进少量流质饮食。若进食后无呕吐及其他不适,可于3日后进半流质饮食,10日后进软食。但肠切除吻合术后患者的进食时间应视具体情况而定。

（三）一般护理

1.患者在禁食及胃肠减压期间应保持口腔清洁，避免细菌入侵繁衍，造成口腔炎及腮腺炎。因此，护士应为患者每日进行口腔护理两次，漱口三次，若患者出现呕吐，在呕吐后应用温开水漱口。

2.术后早期进行活动。术后6 h，应鼓励患者进行床上活动，如深呼吸、四肢主动活动及间歇翻身等；术后第1~2 d，患者可试行离床进行活动，如先坐在床边做深呼吸和咳嗽，再在床旁站立并缓慢走动，逐渐增加次数。早期下床活动一方面可增加肺通气量，使呼吸道分泌物易于咳出，减少肺部感染，有利于伤口愈合；另一方面还能预防下肢静脉瘀血，减少深静脉血栓形成，以便于肠蠕动和膀胱收缩功能的恢复，减少腹胀和尿潴留的发生。

七、健康教育

鼓励患者术后早期下床活动，以促进肠功能恢复，防止肠粘连。出院后，养成良好饮食习惯，多吃富含维生素、易消化的食物，忌暴饮暴食，禁食过硬、过热和过辣等刺激性食物，避免腹部受凉和餐后剧烈运动。同时，保持心情愉悦，适量增加体育锻炼。如出现腹痛、腹胀或呕吐等不适时，及时到医院就诊。

第九节 老年绞窄性疝的护理

疝多发生在腹部，可分为腹外疝和腹内疝，但以腹外疝多见。腹外疝（hernia）是指腹腔内脏器从腹壁缺损、薄弱点或孔隙突出于体外。根据临床表现及是否有并发症，腹外疝又分为单纯性或可复性疝、难复性疝、嵌顿性疝及绞窄性疝。嵌顿性疝未能及时解除，疝内容物可因血供障碍而出现坏死，即为绞窄性疝（strangulated hernia）。老年人常患一些腹内压升高的慢性疾病，如慢性咳嗽、哮喘、慢性支气管炎、便秘或前列腺增生等。腹内压长期升高，加之腹壁肌肉薄弱，所以老年人腹内脏器更易向腹壁薄弱区域移位。此外老年人对疼痛感觉迟钝，所以当其发生绞窄性疝时往往会无明显的腹痛，易被延误诊治。这就会诱使进一步出现 SIO、弥漫性腹膜炎或脓粪性蜂窝组织炎等严重并发症。

一、病因

（一）腹壁强度降低

腹壁强度降低包括先天性原因和后天性原因。精索或子宫圆韧带穿过腹股沟管、股动静脉穿过股管、脐血管穿过脐环及腹白线发育不全等均属于先天性原因；而手术切口愈合不良、外伤、感染、久病卧床、老龄和肥胖等可导致腹部的肌肉萎缩、是腹壁强度降低的后天性原因。

（二）腹内压力增高

剧烈咳嗽、习惯性便秘、排尿困难和腹水等均可导致腹内压力增高。通常，腹内压增高但腹壁强度正常不会发生腹部疝，腹内压力升高只是发生腹部疝的诱发因素。

二、发病机制

绞窄性疝是腹外疝最严重的一种类型，多由嵌顿性疝发展而来。当腹内压突然升高时，疝内容物经疝囊颈进入疝囊。随后疝囊颈弹性回缩，疝内容物不能还纳，并在疝环处受到挤压，出现血液循环障碍。受挤压时，疝内容物内静脉回流受阻，因其内的动脉压力较高，可以克服疝环压力，所以疝内容物的动脉血液供应未受影响，疝内容物因静脉回流受阻而出现肿胀、瘀血及微循环障碍，并导致毛细血管通透性增加，组织液渗出。随着疝环处疝内容物受压进一步加重，导致疝内容物的动脉供血减少甚至停止，进而发展为绞窄性疝，疝内容物相继发生缺血坏死，并引发穿孔、腹膜炎及肠瘘等并发症。

三、临床表现

患者的临床表现因疝内容物被压迫的程度和内容物的性质而异。其临床表现主要为疼痛，且多为绞痛。局部可发现坚实发硬的肿块，并有明显压痛；当疝内容物为肠管时，可伴有腹痛、腹胀、恶心、呕吐、停止排气排便等机械性肠梗阻症状；当肠管坏死穿孔时，疼痛可因疝块压力骤降而暂时有所缓解。肠坏死可致肠穿孔和腹膜炎，严重时可发生脓毒症。

四、辅助检查

1. 实验室检查：疝内容物感染时，可致白细胞升高或潜血试验阳性。

2. 影像学检查：X线检查可见肠梗阻征象，即在腹部包块附近出现多个气液平面聚集；腹部平片可见大肠显著扩张伴乙状结肠截断征；超声检查可提示肠梗阻的严重程度，若在疝内容物周围及腹腔肠间隙出现积液，则提示肠绞窄或向绞窄性疝过渡。通过超声检查，还可对鞘膜积液、隐睾、淋巴结肿大及精索囊肿等疾病进行鉴别。

五、治疗原则

绞窄性疝一旦诊断明确，若患者无禁忌证，应立即进行手术治疗。而老年人发生疝嵌顿时，由于疝环弹性差，不仅手法复位成功率低，而且存在假性复位或肠管破裂的风险。因此，只要患者条件允许，应及时进行手术治疗，以预防绞窄性疝的发生。

绞窄性疝的手术治疗宜选择疝修补术。这不仅有利于预防术后切口感染，也可预防疝的复发。若患者全身状况欠佳、局部化脓状况明显或有肠壁穿孔，在行肠切除吻合术后应只做疝囊高位结扎术；若患者全身状况良好、局部化脓症状不严重且无肠穿孔，可选择进行疝修补术。

绞窄性疝治疗成功的关键是术中正确判断疝内容物的活力，然后根据判断结果决定是否进行肠切除吻合术。若术中发现肠管呈黑紫色、失去弹性和光泽，肠系膜内无动脉搏动，肠管受刺激后无蠕动，即判定为肠管坏死，应行肠切除吻合术。老年人的组织器官趋于老化，若手术中对疝内容物是否存活的判断不十分确切时，宁可将可疑的疝内容物切除，也不可抱侥幸心理，盲目将疝内容物还纳。另外，如果疝囊内的肠管较多，应警惕出现逆行绞窄疝（WaydL疝）。逆行绞窄疝是多段肠管同时从疝囊口脱入至疝囊中，而腹腔内连接疝囊中肠管的部分肠管已坏死，手术时可见疝囊中的肠管血运尚属良好，但腹腔内已有肠管发生坏死。所以，手术中不仅要检查疝囊内肠管的生命力，还要仔细探查腹腔内连接的肠管是否坏死，以免将坏死的肠管遗漏在腹腔内，从而引发腹膜炎。

六、护理措施

（一）紧急救护

1. 迅速建立静脉通路，纠正水、电解质和酸碱失衡。绞窄性疝常导致机械性肠梗阻，致使患者出现水、电解质和酸碱失衡。因此护士应首先为患者建立静脉通路，及时输入平衡盐溶液、等渗盐水和碱性液体，并补充电解质。

2. 禁食水，进行胃肠减压，以减轻患者肠梗阻症状。

3. 疼痛剧烈者可根据医嘱予以解痉药物。

4. 病情评估

（1）临床症状和体征评估：老年人机体反应能力差，痛觉迟钝，绞窄性疝尤其是绞窄性股疝多无典型的症状，容易被误诊。当疝内容物不是肠管时，患者不会出现肠梗阻的临床表现，即使受累的是肠管，若发生绞窄的仅部分肠管，肠腔也可不发生阻塞，此时称为部分绞窄疝，即 Richter 疝。所以，对于老年患者，护士必须仔细检查其腹股沟是否有肿块存在，同时评估患者有无恶心、呕吐和腹胀等肠梗阻的症状与体征，以及有无腹膜炎的临床表现，以便医生及早做出正确诊断。

（2）既往史和伴随用药评估：评估患者既往有无慢性咳嗽、哮喘、慢性支气管炎、老年便秘、前列腺癌、消化道出血、结肠癌或睾丸附睾炎等疾病；既往有无腹部手术或外伤史。

（3）辅助检查评估：因绞窄性疝会诱发肠梗阻、急性弥漫性腹膜炎或脓粪性蜂窝组织炎，因此患者会出现白细胞增高、中性粒细胞比例增加、代谢性酸中毒，腹腔穿刺液可见大量红细胞，X 线检查也可出现气液平面。

5. 进行术前准备，如备皮、核对血型、灌肠和导尿等。

（二）术后护理

1. 卧床休息，避免过早下床活动。术后患者应保持平卧位，膝下垫一软枕，使膝、髋关节微屈，保持肢体功能位，以松弛腹股沟切口的张力，减少腹腔内压力，从而有利于切口愈合，减轻切口疼痛。次日患者可将体位改为半卧位，3~5 d 后可离床活动。年老体弱、复发性疝及绞窄性疝等患者应适当延迟下床活动时间。

2. 预防阴囊水肿。因阴囊位置较低且松弛，渗血及渗液易在此处积聚导致肿胀。所以术后应密切观察患者阴囊肿胀的情况，同时用丁字带将其托起，或在阴囊处放冰袋冷敷来预防阴囊水肿。

3. 预防腹部切口感染。根据患者病情合理使用抗生素，并保持患者切口敷料和皮肤清洁干燥，避免大小便污染切口和刺激皮肤。发现敷料污染或脱落应及时更换。此外，还应观察患者体温和脉搏的变化，以及切口有无红、肿和疼痛等感染征象，一旦发现应尽早通知医生进行对症处理。

（三）一般护理

1. 避免使腹内压增高的危险因素。如患者在咳嗽时，护士应指导患者用双手掌按压与保护切口，以免缝线撕脱影响治疗效果，延长愈合时间。给予患者缓泻药，以预防便秘。

2. 做好饮食护理。若患者术后 6~12 h 无恶心呕吐等症状，可进少量流食，并逐步过渡为半流食、软食至普食。因患者术后卧床时间较长，肠蠕动较慢，极易发生便秘，因此应嘱患者多饮水，多吃蔬菜和水果。但行肠切除吻合术者，术后应禁食，待肠蠕动恢复后方可逐渐进食。

七、健康教育

出院后逐渐增加活动量,3个月内避免重体力劳动或提举重物。饮食宜清淡,多吃粗纤维的食物,忌食辛辣刺激食物,以免引起便秘。出现便秘时及时应用通便药物,且避免用力排便。戒烟戒酒,同时注意保暖,以防受凉而引起咳嗽。咳嗽时用手掌按压切口部位,以免缝线撕脱。定期到门诊复查,若发现腹部有包块、腹胀及腹痛等症状时应及早去医院诊治。

(魏 力 王幼琳 高亚翠 姜玉波)

案例讨论

患者,男,68岁,10 h前进食油腻食物后突发中上腹及左上腹部疼痛,呈持续性胀痛,阵发性加剧,无放射痛,伴恶心、呕吐数次,为非喷射性,呕吐物为胃内容物,无畏寒发热,肛门有少许排便排气,至当地医院就诊查血淀粉酶 1600 U/L,上腹部 CT 示急性胰腺炎,给予奥克及奥曲肽等治疗,病情无好转,转至本院。既往急性胰腺炎史一年,高血压史十余年,最高血压 180/100 mmHg,平时口服卡托普利治疗。2 型糖尿病史八年,平时口服二甲双胍治疗。无药物、食物过敏史,无家族史,无遗传病史。

主诉:上腹部疼痛 10 h

体格检查:精神萎靡,痛苦貌,心律 120 次 /min,律齐,腹平软,中上腹及左上腹部压痛明显,无反跳痛,腹肌稍紧,肠鸣音减弱,0~2 次 /min。患者恶心呕吐数次,有体液不足及电解质紊乱的危险。疼痛剧烈,心理紧张恐惧。T: 36.2℃,P: 120 次 /min,R: 20 次 /min,Bp: 130/70mmHg。

实验室检查

血常规:白细胞 21.93×10⁹/L,红细胞 6.56×10¹²/L,血红蛋白 199 g/L,血小板 86×10⁹/L,中性粒细胞比例 92.81%。

血生化:谷丙转氨酶 125 U/L,谷草转氨酶 102 U/L,尿素 12.5 umol/L,肌酐 159 umol/L,总胆红素 36.7 umol/L,血糖 15.5 umol/L,血淀粉酶 1350 U/L,C 反应蛋白 262 μg/L。

动脉血气:pH 7.263,PCO_2 36.5 mmHg,PO_2 105 mmHg,BE −11 mmol/L。

诊断:急性胰腺炎(重症);2 型糖尿病;高血压 3 级;代谢性酸中毒。

思考题:该患者的急救护理措施有哪些?

第五章

老年神经精神急重症的护理

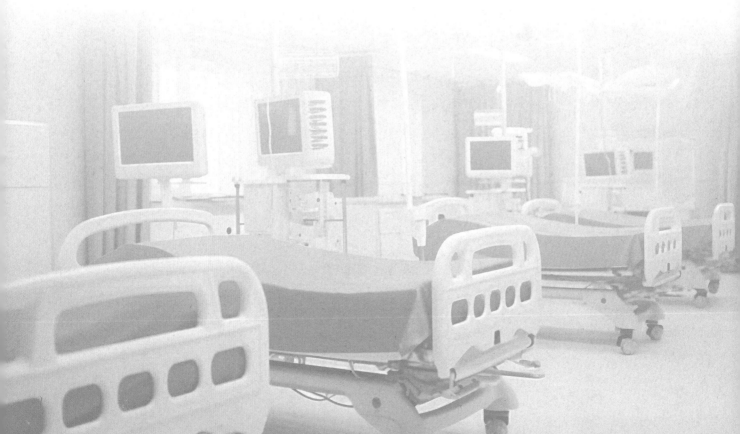

第一节 老年晕厥的护理

晕厥（syncope）是一过性全脑血液低灌注导致的短暂意识丧失（transient loss of consciousness，TLOC），特点为发生迅速、一过性和自限性，并能够完全恢复。晕厥发作前可有先兆症状，如黑蒙、乏力和出汗等。发作时，肌张力降低不能维持正常体位，瘫倒或者跌倒在地。约有 50% 的人一生中发生过 1 次晕厥。但多数晕厥者在短暂意识丧失后可自然苏醒，脉搏和血压也能迅速恢复正常。所以晕厥仅占急诊患者的 1%~3%，因晕厥而住院的患者只占 6%。老年人常合并心脑血管疾病，服用的药也较多，如镇静安眠药、降压药和抗抑郁药等，这些均增加老年人晕厥的风险。老年人晕厥发病率较年轻人高，为 2%~6%，且多为心源性晕厥和脑源性晕厥。晕厥常常不可预料地发生，而老年人晕厥后易发生跌倒，常会导致颅脑外伤、骨折，若救治不及时可导致伤残，甚至病亡。

一、病因

根据发病原因晕厥分为神经介导性晕厥（反射性晕厥）、心源性晕厥、直立性低血压（orthostatic hypotension，OH）晕厥和脑源性晕厥。心源性晕厥又分为心律失常性晕厥和心肺器质病变性晕厥。在老年人中，晕厥以心源性及神经介导性居多，直立性低血压亦不少见，其中心源性晕厥自限性差，预后不良，且病死率较高。老年患者晕厥常见病因见图 5-1。

晕厥发作的诱因包括疼痛、情绪紧张、恐惧、疲劳、紧张、突然转头、衣领过紧、由卧位或蹲位突然站立、咳嗽或排尿等。

二、发病机制

晕厥可由多种疾病导致，但其病理生理改变的核心是脑血流灌注减少。脑源性晕厥，如脑动脉硬化、脑动脉栓塞、脑动脉炎、颈椎病或高血压等可引起脑动脉痉挛、脑血管狭窄或椎底动脉舒缩障碍，引起脑广泛供血不足或血流中断，出现缺氧性损害，从而引起晕厥。

心源性晕厥、神经介导性晕厥和直立性晕厥则是血压降低，导致脑供血不足或中断。动脉收缩压在平卧位时下降至 50~60 mmHg，或在直立位状态下降 30~45 mmHg 即可导致脑血流中断，而脑血流中断 6~8 s 后即可因意识丧失而发生晕厥。脑血流中断，大脑皮质、基底核－下丘脑、中脑、脑桥和延髓依次出现缺氧性损害，甚至导致呼吸心跳停止。

导致血压降低的原因主要是心排血量减少和外周阻力降低。心源性晕厥主要是心肺疾病，如快速和慢速心律失常，以及肺栓塞、肺动脉高压和主动脉瓣狭窄等器质性病变，导致心脏每搏排血量减少、静脉回流减少或心脏停搏，最终导致心排血量减少，脑组织缺血缺氧。反射性晕厥和直立性晕厥，主要是体位骤变、脊髓空洞症、多发性神经根炎、颈动脉窦附近病变或下腔静脉综合征等引起迷走神经兴奋，使患者心率减慢、心排血量减少和血压下降所致。此外，也可引起交感缩血管反射活动降低，从而导致血管舒张、外周血管阻力降低使得回心血量减少、血压下降，最终导致脑供血不足产生晕厥。

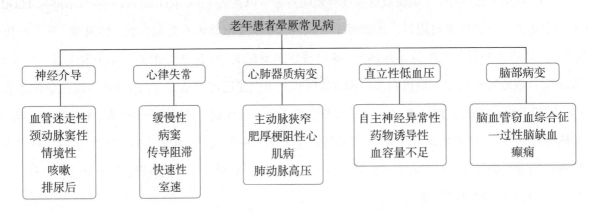

图 5-1　老年患者晕厥常见病因

三、临床表现

根据晕厥的临床表现，将其分为晕厥前期、晕厥期和恢复期。

1. 晕厥前期：发生前数分钟通常会有一些先兆症状，如头晕、乏力、恶心、焦虑、恍惚或肢体发软等。外周血管收缩还可使面色苍白，M-胆碱能神经功能亢进可出现大汗淋漓、心动过速。膀胱和胃肠道活动过度而致尿急和便意。此时，若患者平卧或采取头低位，可使前期症状减轻或不发生晕厥。

2. 晕厥期：患者表现为意识丧失，可持续数秒或数分钟，同时伴有血压下降、脉搏细弱、瞳孔散大、呼吸急促、面色苍白或紫绀、呼吸困难。脑循环障碍者可出现颜面潮红、呼吸减慢，且有鼾声。若心脏停搏 15s 以上，可出现抽搐、大小便失禁。发作期间可表现为心率加快或心率减慢，过度换气者常伴手和面部麻木、刺痛。

3. 恢复期：短暂意识丧失后患者可自然苏醒。苏醒后可留有头晕、头痛、恶心、乏力、面色苍白等症状。经休息，这些症状可消失。脑源性晕厥者可出现偏瘫、肢体麻木或语言障碍等后遗症。

四、辅助检查

1. 实验室检查：血生化、电解质和心肌酶检查用以判断有无低血糖、过度换气、心肌梗死、低钠血症、低钾血症、低镁血症或肝肾功能不全；血细胞比容和血常规等可判断有无贫血。

2. 影像学检查：胸部 X 线检查用以检查患者有无肺部疾病。头部、胸部、腹部 CT 和 MRI 检查用以明确有无脑、胸和腹部器质性疾病。UCG 用来检查患者有无包括瓣膜病在内的器质性心脏病。

3.颈动脉窦按摩试验：颈动脉窦内的压力感受器受到刺激时会使迷走神经兴奋，心脏和血管受到抑制，出现收缩压下降、窦性心率减慢和或房室传导缓慢。颈动脉窦按摩试验有助于诊断颈动脉窦性晕厥。其按摩加压点在下颌角水平的颈动脉搏动处，按摩加压时间应持续 5~10 s。颈动脉窦按摩的正常反应是窦性心律的暂时下降或房室传导缓慢，或两者同时出现。颈动脉窦过敏指按摩引起心脏抑制，即窦性停搏 > 3 s；血管抑制，即收缩压下降 ≥ 50 mmHg。不推荐对存在颈动脉杂音或怀疑颈动脉血管疾病的老年患者进行该项检查。

4.直立倾斜试验：是被广泛接受的评估晕厥患者的标准性诊断性试验，有助于诊断血管迷走性晕厥。患者仰卧 5 min，然后站立于倾斜角度 60° 以上的木板床上，直至出现阳性反应或完成 45 min 全程。阳性标准为：患者由平卧变倾斜位后一段时间内发生晕厥或先兆晕厥，同时伴有以下情况之一即为阳性：①舒张压 < 50 mmHg，或收缩压 < 80 mmHg，或平均下降 25% 以上；②窦性心动过缓或停搏 > 3 s 以上；③一过性Ⅱ度以上房室传导阻滞或交界性心律。

5.其他检查：动态心电图检查适用于晕厥发作频繁的患者。植入式心电事件记录仪用于发作不频繁的患者。对不明原因晕厥患者可行电生理检查，但不作为常规使用。Valsalva 动作、深呼吸试验、24 h 动态血压监测，有助于鉴别自主神经功能障碍在晕厥发生中的作用。

五、治疗原则

对无心血管疾病的年轻患者，多为血管迷走神经性晕厥，其晕厥多由生理或情感因素刺激引起，症状可完全消失，可不予特殊处理。对于患有心脑血管疾病的晕厥患者，特别是老年患者在其发作前期，应积极采取措施，如将立位或坐位改为平卧位，抬高下肢等以改善脑灌注，避免晕厥发作。在晕厥期，针对患者心律失常、呼吸困难、血容量不足、低血糖、贫血、电解质紊乱或中毒等给予对症支持治疗。待患者意识完全恢复后，完善检查以明确发病原因，然后针对病因给予药物或手术治疗。如心源性晕厥者，通过安装起搏器来纠正缓慢性心律失常；通过药物、安装起搏器或射频消融术来治疗快速性心律失常；通过肥厚心肌切除术治疗肥厚型梗阻性心肌病，达到降低病死率、预防复发和改善生活质量的目的。

六、护理措施

（一）紧急救护

1.将患者置于平卧位，抬高下肢过胸，解开领扣，头偏向一侧。同时注意保暖。

2.迅速建立静脉输液通路，行血压、呼吸、脉搏和心电图监测。同时，给予氧气吸入。

3.病情评估

（1）症状和体征评估：评估患者意识丧失的持续时间和程度；评估患者有无血压下降、脉搏细弱、瞳孔散大、呼吸急促、面色苍白或紫绀、呼吸困难等；评估患者有无抽搐、大小便失禁；评估患者有无偏瘫、肢体麻木或语言障碍等。

（2）既往史和伴随用药评估：评估患者既往有无癫痫病史；有无脑外伤、脑出血、脑肿瘤或脑梗死等；既往有无动脉炎、颈动脉窦周围淋巴结炎、胆绞痛或电解质紊乱；既往有无偏头痛、低血糖或癔症；既往是否服用地西泮、苯妥英钠、苯巴比妥、氯丙嗪或胍乙啶等药。

（3）辅助检查评估：通过头颅、胸部、腹部 CT 及 MRI 判断患者有无器质性疾病。通过血压、血生化和腰椎穿刺等检查明确患者有无高血压、糖尿病和脑血管病。通过颈动脉窦按摩试验、直立倾斜试验或超声心动鉴别患者晕厥是否由颈动脉窦疾病或心脏器质性疾病引起。

（二）维持循环功能稳定的护理

对于患有心脑血管疾病的晕厥患者，其晕厥主要是血压降低导致脑供血不足所致。所以护士应遵医嘱快速经静脉给予生理盐水、人白蛋白来维持血容量，静脉泵入多巴胺、多巴酚丁胺等升压药来提升患者血压。对心动过缓者给予阿托品或异丙肾上腺素等药，或安装临时起搏器来提高心率。对于快速性心律失常患者，予以电除颤或抗心律失常药；对心肌梗死患者，应积极进行溶栓、抗凝治疗；对心跳呼吸骤停者，则应立即进行心肺复苏。其护理措施详见第二章老年循环系统急重症的护理。

（三）一般护理

1. 患者意识恢复前，不得经口进食。意识恢复后给予适量饮水，对低血糖的患者给予含糖饮料，大量出汗者给予含盐饮料。

2. 反射性晕厥的患者尽量避免诱发因素，如闷热、潮湿或拥挤环境，以及疲劳、空腹、失眠或紧张等。咳嗽性晕厥者避免剧烈咳嗽。排尿性晕厥患者宜坐位排便，且排尿时勿屏气，以免刺激迷走神经导致心排血量减少、血压下降。

3. 直立性晕厥患者应保证水和盐的充足摄入，睡眠时头部抬高10°。避免长时间站立，变换体位时不宜过急过猛。停用或减少可引起体位性低血压的药，如利尿药、血管扩张药，必要时可使用盐酸米多君来改善症状。进行等长肌肉收缩运动，如蹲坐练习，或者穿用弹力袜以促进下肢静脉回流。进行家庭倾斜训练减少晕厥的发作。

4. 做好晕厥好转后护理。患者意识恢复后不要急于站起，以免再次晕厥。应卧床休息，待无力感消失后，才能坐起或站立。对发作时大量出汗者，护士应及时为患者更换干燥衣物、被服。

5. 做好患者和家属的心理护理，使患者从高度紧张中松弛下来，避免过度紧张、恐惧。

七、健康教育

1. 晕厥是日常生活中常见的症状，多见于年轻体弱女性、老年人、有心脑血管疾病的患者。发作时常有明显诱因，如情绪紧张、天气闷热、空气污浊、疲劳或突然转头等。护士应指导患者认识晕厥的病因和危险因素，规律生活，尽量避免危险因素诱发晕厥。

2.指导患者早期识别晕厥前驱症状和正确处理方式。患者晕厥前，可出现头晕、恶心、上腹不适、面色苍白或肢体发软等症状。此时，应及时坐下或躺下，将下肢抬高，来改善脑灌注，避免晕厥发作。

3.老年患者压力感受器及血管舒缩调节敏感性降低，维持细胞外液能力降低，且常合并多种疾病，这使得老年人较年轻人、儿童更易发生晕厥。老年人发生晕厥后易发生骨折或其他损伤。所以，经常发生晕厥的老年人，应该在浴室地板和浴缸里铺上垫子，房间地毯应尽可能大。户外散步最好选在柔软平整的地面上。老年人长时间站立比行走更容易诱发晕厥发作，因此应尽量避免长时间站立。老年人有头晕、黑蒙等晕厥先兆时，应立即下蹲或者平卧、头偏向一侧，以防止摔伤。

第二节　老年癫痫持续状态的护理

癫痫是一组由不同病因导致的脑部神经元高度同步化异常放电的临床综合征。癫痫持续状态（status epilepticus，SE）或称癫痫状态，传统定义指"癫痫连续发作之间意识尚未完全恢复又频繁再发，或发作持续 30 min 以上未自行停止"。而今国际上更倾向于将单次癫痫发作持续 5 min 以上或 2 次以上发作，发作间期意识未能完全恢复均定义为癫痫持续状态，该定义更有利于对患者的早期识别和处理。癫痫持续状态年发病率为 20~73/10 万人，人群发病率呈双峰样分布，以 1 岁以下和 60 岁以上人群中的发病率最高。此外，老人癫痫的发病率也随年龄增加，癫痫在 65~69 岁人群中的年发病率为 85/10 万人，而在 80 岁以上人群中的年发病率为 159/10 万人。癫痫持续状态的病死率和致残率高，是神经科常见急重症。处于癫痫状态的患者若不能得到及时救治，可因高热、循环衰竭或神经元兴奋性损伤导致不可逆的脑损伤，甚至死亡。

一、病因

SE 最常见的原因是不恰当停用抗癫痫药或脑器质性病变。脑器质性病变包括脑外伤、脑肿瘤、脑出血、脑梗死或脑炎等，患者既往可有癫痫病史，也可以 SE 为首发症状。发热、感染、一氧化碳或百草枯中毒，以及低钠、低钙和低镁血症等严重的电解质紊乱亦可引发 SE。

患者既往患有癫痫，当突然停药、减量、不及时或未遵医嘱服药或多次漏服药物，以及遇到过度疲劳、饮酒、妊娠及分娩等诱发因素时也可出现 SE。

二、发病机制

目前认为 SE 的发生与脑内致痫灶兴奋及周围抑制失调有关。致痫灶周围区域可抑制痫性发作，使其持续一定时间后停止，当周围区域抑制减弱，痫性活动在皮质突触环内长期运转，可导致部分性持续发作。痫性活动由皮质通过下行纤维投射至丘脑及中脑网状结构，可引起意识丧失，再由弥散性丘脑系统传布到整个大脑皮质，引起全面性强直-阵挛发作。

SE 发作过程中，神经元持续放电，脑的代谢率、耗氧量和葡萄糖摄取率成倍增加。兴奋性神经递质过度释放，对神经元产生兴奋毒性损伤。反复发作可造成神经元的不可逆性损伤和死亡。惊厥性 SE 时，患者同时有强烈而持续的肌肉抽动，导致体温升高、心律失常、肺动脉压力升高和肺水肿，导致体内氧、能量耗竭，导致代谢性酸中毒、高血钾、高血糖、高肌酸激酶，甚至引起肝肾等重要器官衰竭。由于脑血流灌注不足，致脑水肿和颅压增高，加剧脑损伤。

三、临床表现

任何类型的癫痫均可出现 SE。按照是否累及全身，SE 可分为全身性 SE 和部分性 SE。其中，全身强直 – 阵挛性 SE 最常见、最危险。

（一）全身性癫痫持续状态

1. 全身惊厥性癫痫持续状态：包括强直 – 阵挛性 SE（大发作）、强直性 SE、阵挛性 SE、肌阵挛性 SE。

（1）强直 – 阵挛性癫痫持续状态：反复的全身强直 – 阵挛发作，两次发作间期意识不清，或一次发作持续较长时间，发作可持续数个小时至数天。发作可由部分性发作发展演变而来，也可开始即表现为全身强直 – 阵挛发作。发作常伴有严重的自主神经症状，同时还常伴有瞳孔散大、对光反射消失、角膜反射消失。可出现病理反射，也可出现脑缺氧、充血、水肿，重则形成脑疝，致患者死亡或呈去皮质状态。另外，此种 SE 常可导致一系列的并发症，如呼吸循环衰竭、电解质紊乱或继发感染。

（2）强直性癫痫持续状态：患者主要表现为意识障碍，间有强直性发作或肌阵挛、不典型失神、失张力发作等其他类型癫痫发作。

（3）阵挛性癫痫持续状态：患者主要表现为阵挛性发作，长时间持续后患者出现意识障碍，甚至昏迷。

（4）肌阵挛性癫痫持续状态：多发生于肝性、肾性或中毒性脑病晚期患者，主要表现为反复性、局灶或多灶性、节律性肌阵挛。肌阵挛发作时肌肉呈跳动样抽动，连续数小时或数天，多无意识障碍。

2. 全身非惊厥性癫痫持续状态：主要是指失神 SE，发作特点表现为意识障碍。患者也可突然表现为缄默不语、少动、定向障碍、意识模糊或频发短暂失神。发作时脑电图（electroencephalogram，EEG）持续出现两侧同步性、对称性、对称性 3 次 /s 的棘慢波，短者持续数分钟，长者持续数日。

（二）部分性癫痫持续状态

1. 部分性惊厥性癫痫持续状态：临床表现以反复的局部颜面或躯体持续抽搐为特征，发作时意识清醒，脑电图上有相应脑区局限性放电。Rasmussen 综合征患者除早期出现肌阵挛及其他形式发作外，伴进行性弥漫性神经系统损害表现。

2. 部分非惊厥性癫痫持续状态：指复杂部分性 SE，又称精神运动 SE，患者表现为长时间持续性的自动症及精神错乱状态，有时与失神 SE 很相似，需要依靠病史和脑电图特点来鉴别。

四、辅助检查

1. 实验室检查：血常规检查用以除外感染或血液系统疾病导致症状性 SE。血生化检查用以排除低血糖、糖尿病酮症酸中毒、低血钠，以及慢性肝肾功能不全和一氧化碳中毒等所致代谢性脑病 SE。

2. 影像学检查：胸部 X 线检查用以检查患者有无肺部疾病。头部 CT 和 MRI 检查用以明确有无器质性脑部疾病。

3.脑电图检查：EEG 是诊断癫痫最重要的辅助检查方法，常规 EEG、视频 EEG 和动态 EEG 监测可显示尖波、棘波、尖－慢波、棘－慢波等痫性波形，有助于癫痫的诊断。

五、治疗原则

癫痫持续状态持续时间越长，神经系统损害越严重，发生慢性癫痫发作的可能性越大。所以癫痫持续状态必须迅速处理，争取 30 min 内终止发作。癫痫持续状态治疗首先是应用起效快、作用强、不良反应小的药物来控制癫痫发作。在癫痫持续状态发作的 5~20 min 内，主要用咪达唑仑、劳拉西泮或地西泮等苯二氮䓬类镇静药。若 20 min 内癫痫持续状态不能被有效控制，应给予丙戊酸钠、苯巴比妥、苯妥英钠或左乙拉西坦等抗癫痫药。若抗癫痫药仍不能有效控制癫痫持续状态发作，患者需在严密监护下经静脉给予麻醉药，防止惊厥时间过长导致不可逆的脑损伤。同时，给予患者生命支持，以维持患者生命体征稳定，避免发生脑水肿、酸中毒、肺部感染或呼吸循环衰竭等并发症。

六、护理措施

（一）紧急救护

1.立即将患者平卧，头偏向一侧，清除口腔分泌物。在避免摔伤的同时，防止窒息和误吸。取下眼镜和义齿，将手边的柔软物垫在患者头下；将牙垫或厚纱布垫在上下臼齿之间，以防咬伤舌、口唇及颊部，但不可强行塞入。抽搐发作时，适度扶住患者手脚，以防受伤，但不可用力按压其肢体，以免造成骨折、肌肉撕裂及关节脱位。此外，加床档防护，防止患者坠床。

2.迅速建立静脉输液通路，行血压、呼吸、脉搏和心电图监测。同时，给予氧气吸入。

3.病情评估

（1）症状和体征评估：观察患者有无瞳孔散大、对光反射消失、角膜反射消失；有无 Babinski 征、Oppenheim 征、Gordon 征等病理反射；有无呕吐、视神经盘水肿、瞳孔散大、对光反射消失、进行性意识障碍或去大脑强直等颅内压增高、脑疝症状或体征。

（2）既往史和伴随用药评估：评估患者既往有无癫痫病史；有无脑外伤、脑出血、脑肿瘤、脑梗死或脑炎等；既往有无一氧化碳或百草枯中毒，以及低钠、低钙和低镁血症等严重电解质紊乱；既往有无偏头痛、低血糖或癔症；既往是否服用地西泮、苯妥英钠或苯巴比妥等抗癫痫药。

（3）辅助检查评估：通过头颅 CT 及 MRI 判断患者有无脑部疾病。通过血常规、血生化和腰椎穿刺等检查明确患者有无颅内感染、糖尿病、电解质紊乱等。通过 EEG 监测患者有无痫性波形。

（二）给予镇静药和抗癫痫药，快速终止癫痫持续状态的护理

地西泮是治疗各型癫痫持续状态的首选药。通常，10 mg 地西泮经静脉注射，10~20 min 内可酌情重复一次，也可用 10 mg 咪达唑仑进行肌内注射。初始苯二氮䓬类药治疗失败后，第二阶段可选择丙戊酸，以

15~45 mg/kg 静脉注射，然后以 1~2 mg/（kg·h）的速度通过注射泵经静脉泵入。也可用苯巴比妥、苯妥英钠或左乙拉西坦静脉注射。第三阶段经静脉输注咪达唑仑、异丙酚或戊巴比妥等麻醉药，以持续脑电图监测呈现爆发 - 抑制模式或电静息为目标。

持续药物镇静和苯二氮卓类药护理见第十二章第六节和第十一章第九节。抗癫痫药的护理主要是：

1. 向患者和家属介绍用药的原则。严格按医嘱用药，勿自行减量、调节滴速、停药、更换用药，告知患者和家属不遵守用药原则是导致 SE 或难治性癫痫最重要的危险因素。

2. 用药监测。苯妥英钠常见不良反应包括胃肠道症状、毛发增多、齿龈增生、粒细胞减少和肝损害等。苯巴比妥常见不良反应包括嗜睡、小脑征、复视、认知和行为异常。丙戊酸钠常见的不良反应包括肥胖、毛发减少、嗜睡、震颤和肝损伤等。患者用药前应做血、尿常规和肝、肾功能检查，用药期间应监测血药浓度并定期复查相关项目，以便及时发现不良反应。

（三）预防并发症的护理

痫性发作使得肌肉剧烈运动，而全身肌肉的剧烈运动会大量耗氧，造成心、脑和肾等全身重要器官缺氧性损害。此外，肌肉剧烈运动可引起乳酸堆积，以及低血糖、低血钠或低血钙等代谢紊乱。所以，护士应遵医嘱应用甘露醇、地塞米松防治脑水肿；应用抗生素控制感染；必要时给予机械辅助通气、营养支持，及时纠正水电解质酸碱失衡。

（四）一般护理

1. SE 终止后，患者应当规律口服抗癫痫药，不要擅自停药、减量或更换用药，以免诱发 SE。

2. 体温管理。SE 常伴有感染性发热或中枢性发热，使机体基础代谢率增高，脑组织耗氧量增加，以致脑水肿加重。护士可通过温水擦浴、将冰帽和冰袋置于肢体大动脉搏动处等措施为患者进行物理降温。此外，根据医嘱应用解热镇痛药为患者进行药物降温。

3. 给予清淡、富营养和易消化饮食，避免暴饮暴食、辛辣刺激性食物，戒烟酒，保持良好饮食习惯。顽固性 SE 时，应留置胃管并行胃肠减压，以排空胃内容物，防止误吸。

4. 保证充足睡眠，避免过度劳累。病情允许的患者适当参加体力和脑力活动，但应注意劳逸结合。

5. 保持情绪稳定，避免受到精神刺激。鼓励患者积极参与各种社交活动，承担力所能及的社会工作。鼓励家属关爱、理解和帮助患者，减轻患者的精神负担。

七、健康教育

1. 癫痫的病因病机复杂多样，是难以治愈的慢性病，且致痫条件与衰老过程相关，癫痫发作时易发生意外伤害。因此，护士应向患者及其家属详细介绍有关本病的基本知识，以及发作时家庭紧急救护方法，如出现先兆时应立即就地平躺、头下垫软物；发作时不能强行按压患者肢体，应将患者头偏向一侧，松解领口和裤带，以保持呼吸道通畅。同时，呼叫 120，及时将患者送至医院进行救治。

2.应嘱咐患者不能随意停药、减少剂量和更改用药品种。

3.培养患者良好的生活习惯，避免过饱，保证睡眠，避免情绪冲动。戒烟酒，不食辛辣刺激性食物，不饮用咖啡、浓茶等兴奋性饮料。避免过度体力、脑力劳动，尽量避免攀高、游泳、驾驶车辆或独处于存在潜在危险的场所。

第三节　老年脑卒中的护理

脑卒中（cerebral stroke）是一种急性脑血管疾病，又称"中风""脑血管意外"，已成为我国国民首位死亡原因。脑卒中包括缺血性和出血性卒中，是脑部血管突然破裂或因血管阻塞导致血液不能流入大脑，而引起的脑组织损伤。其中，缺血性脑卒中发病率高于出血性脑卒中，男性脑卒中发病率高于女性，75 岁以上老年人的脑卒中发病率是 45~54 岁人群的 5~8 倍。脑卒中发生后，50%~70% 的患者留有严重残疾，严重影响患者生活质量，且极易复发。因此，脑卒中具有高发病率、高致残率、高病死率及高复发率的特点。

一、病因

缺血性脑卒中主要以脑血栓形成和脑栓塞多见。其中，脑血栓形成最常见的病因是脑动脉粥样硬化。而脑栓塞最常见的病因是房颤等心脏病引起的附壁血栓脱落。出血性卒中包括脑出血和蛛网膜下腔出血。其中，脑出血最常见的原因是高血压合并细小动脉硬化，而蛛网膜下腔出血最常见的病因是颅内动脉瘤和脑血管畸形。老年人脑卒中以脑血栓形成和脑出血更为多见。

除直接因素外，某些危险因素也会增加脑卒中的发病率。这些危险因素包括年龄、性别、种族、遗传等不可干预的危险因素，以及高血压、糖尿病、血脂异常、肥胖、不健康饮食、缺乏体力活动、吸烟、高同型半胱氨酸血症、雌激素替代疗法等可干预的危险因素。其中，高血压是脑卒中最重要的危险因素。另外，危险因素越多，脑卒中发病率也就越高。

二、发病机制

缺血性脑卒中是局部脑组织因血液循环障碍，缺血、缺氧而发生的坏死。其中脑血栓形成主要是由于供应脑部血液的动脉出现粥样硬化和血栓形成，使管腔狭窄甚至闭塞，导致局灶性急性脑供血不足而发病；脑栓塞则是因异常物体，如固体、液体或气体，沿血液循环进入脑动脉或供应脑血液循环的颈部动脉，造成血流阻断或血流量骤减而产生相应支配区域脑组织坏死。

出血性卒中分为两种，脑出血和蛛网膜下腔出血。长期高血压导致脑细小动脉发生玻璃样变和纤维素性坏死，血管壁弹性减弱甚至形成微小动脉瘤。当情绪激动、用力过度等使血压骤然升高时，血管破裂出血，引发脑出血。脑出血后形成的血肿和周围组织水肿，引起颅内压增高，严重者可诱发脑疝。蛛网膜下腔出血则是颅内存在动脉瘤或动静脉畸形，病变血管可自发出血或因血压骤升而破裂，血液流入蛛网膜下腔所致。出血量决定出血性脑卒中的严重程度，出血性脑卒中病死率远高于缺血性脑卒中。

三、临床表现

（一）缺血性脑卒中

1. 脑血栓形成：约 25% 的老人发病前有短暂性脑缺血发作史，多在睡眠或安静状态下起病。发病时一般意识清醒，局灶性神经系统损伤表现多在数小时或 1~3 d 内达高峰。主要表现有主观症状、脑神经症状和躯体症状。主观症状包括头痛、头晕、眩晕、恶心呕吐、运动性和（或）感觉性失语。脑神经症状包括眼向病灶侧凝视、中枢性面瘫、舌瘫、假性延髓性麻痹（如饮水呛咳和吞咽困难）等。躯体症状包括肢体偏瘫、偏身感觉减退、步态不稳、肢体无力、大小便失禁等。若主干血管急性闭塞，可发生脑水肿和意识障碍。

2. 脑栓塞：老年脑栓塞发作急骤，多在活动中发病，无前驱症状，意识障碍和癫痫发生率高，神经系统体征不典型。部分患者有脑外多处栓塞症状和体征，如肺栓塞、肾栓塞或下肢动脉栓塞等。

3. 无症状性脑梗死：患者既往无脑梗死病史，缺乏脑梗死相关症状体征，但在颅脑 MRI 或 CT 可有脑软化灶或脑梗死灶。在 65 岁以上的人群中，无症状性脑梗死发生率达 28%。

（二）出血性脑卒中

1. 脑出血：患者多在体力活动或情绪激动时发病，多无前驱症状。发病后，临床症状在数分钟至数小时达到高峰，包括肢体瘫痪、失语等局灶定位症状，及剧烈头痛、喷射性呕吐和意识障碍等全脑症状。临床症状严重程度取决于出血部位及出血量。

（1）内囊出血：常出现三偏征，即偏瘫、偏身感觉障碍和同向性偏盲，可出现意识障碍和失语。

（2）丘脑出血：患者两眼同向运动不能或两眼向上运动受限，处于向下视，犹如"日落"状。瞳孔变小或不等大，对光反射迟钝或消失，血肿压迫丘脑下部出现高热、脉搏增快及血压升高，预后不良。

（3）脑桥出血：通常，患者发病突然，呈深昏迷状态，无任何预感或头痛，可在数小时内死亡。出血量 ＞ 5 mL 时，血液可破入第四脑室，患者急速陷入昏迷，双侧呈现针尖样瞳孔。

（4）小脑出血：患者多突然起病，表现为眩晕、频繁呕吐和枕部头痛，一侧上下肢共济失调而无明显偏瘫，可出现眼球震颤。大量出血引起进行性颅内压增高，很快进入昏迷状态，患者多在 48 h 内因枕骨大孔疝而死亡。

2. 蛛网膜下腔出血：任何年龄均可发病。常由动脉瘤破裂所致，多在剧烈活动中或活动后出现爆裂性、局限性或全头部剧痛，呈持续性或进行性加重，典型临床表现为突然发生剧烈头痛、恶心、呕吐和脑膜刺激征。

四、辅助检查

1. 实验室检查：血液检查包括血常规、血糖、血脂、凝血功能等。这些检查有助于发现脑卒中危险因素，也有助于鉴别病因。

2. 影像学检查：脑 CT 检查最常用，对出血性卒中诊断准确率为 100%，对缺血性卒中的诊断准确率在 85% 以上。但需要注意缺血性卒中 24 h 内 CT 一般无改变，约 24 h 后才能见到缺血造成的低密度灶。脑出血为发病后颅内即刻出现边界清楚、均匀的高密度影像，蛛网膜下腔出血则表现为蛛网膜下腔出现高密度影像。脑部 MRI 也是重要的检查手段。功能性 MRI，如弥散加权成像可以在发病 2 h 内显示缺血组织的部位、范围，诊断早期梗死敏感度为 88%~100%，特异度达 95%~100%。头颈部磁共振血管成像或高分辨 MRI 可以全程显示颈动脉，其中高分辨 MRI 对粥样斑块病理成分的分析更有帮助。数字减影血管造影对缺血性血管病、动脉瘤、动静脉畸形、烟雾病的诊断有重要意义，为脑血管疾病检查的金标准，但属于有创检查，不宜作为常规。

3. 颈动脉超声和经颅多普勒超声检查：为无创检查，可作为诊断颈内动脉起始段和颅内动脉狭窄、闭塞的筛选手段。

4. 脑脊液检查：腰椎穿刺进行脑脊液检查对蛛网膜下腔出血最具诊断价值，患者脑脊液呈现均一血性，且压力增高。但重症脑出血患者应避免此项检查，以避免脑疝发生。

五、治疗原则

卒中患者均应收入卒中单元进行早期、个体化和整体化治疗。缺血性脑卒中急性期治疗主要包括：使用重组组织型纤溶酶原激活药或尿激酶进行早期溶栓治疗，使血管再通；调控血压，以保证脑部血流灌注；使用甘露醇等防治脑水肿以降低颅内压；采用亚低温、自由基清除药等进行脑保护，以减轻缺血性脑损伤。出血性脑卒中治疗包括：应用糖皮质激素、利尿药和脱水药控制脑水肿，以降低颅内压，避免脑疝；应用降压药调控血压，维持脑血流灌注，减少再出血风险；外科手术清除血肿等。

六、护理措施

（一）紧急救护

1. 将患者置于平卧位，并将床头抬高 15~30°。对烦躁谵妄患者，加床档防护，以免其坠床，必要时使用约束带适当约束。

2. 迅速建立静脉输液通路，给予氧气吸入，进行血压、呼吸、脉搏和 ECG 监测。

3. 病情评估

（1）症状和体征评估：评估患者有无头痛、头晕、恶心、呕吐；评估患者意识状态；评估患者有无运动性失语、感觉性失语、凝视、面瘫、舌瘫、饮水呛咳或吞咽困难等脑神经症状；评估患者有无偏瘫、偏盲或偏身感觉减退，以及步态不稳、肢体无力、大小便失禁等躯体症状；有无颅内压增高症状或体征。当患者以局灶性定位症状为主时，如肢体瘫痪、失语或共济失调等，多为缺血性脑卒中。脑出血患者除局灶定位症状外，往往伴随剧烈头痛、喷射性呕吐和意识障碍等全脑症状。蛛网膜下腔出血患者则突然出现爆裂性、局限性或全头部剧痛，呈持续性或进行性加重，脑膜刺激征阳性为其特征性表现。应用院前卒中评估工具，如辛辛那提院前卒中量表（cincinnati prehospital stroke scale，CPSS）、洛杉矶院前卒中量表（Los Angeles prehospital stroke screen，LAPSS）和面臂语言试验（face arm speech test，FAST）可辅助急救人员提高卒中识别效率。

（2）既往病史和伴随用药评估：了解患者有无高血压、糖尿病、高脂血症、冠心病和脑动脉瘤家族史；了解患者既往血压、血糖、血脂的控制方法和控制水平；了解患者有无服用抗血小板、抗凝药或抗癫痫药等。

（3）辅助检查评估：评估患者CT是否出现高密度或低密度影，磁共振弥散加权成像和磁共振血管成像是否提示脑血管狭窄部位，以及腰椎穿刺结果等。

4.中枢性高热患者给予物理和药物降温。出血性脑卒中较缺血性脑卒中更易出现中枢性高热，尤以脑室、脑桥和蛛网膜下腔出血多见，常由出血和周围水肿直接影响体温调节中枢所致，或者血小板释放的5-羟色胺等物质刺激体温调节中枢所致。大面积脑梗死患者也易引起中枢性高热。患者体温常超过38℃，甚至可高达40~41℃。护士在为患者进行物理降温的同时，还应遵医嘱为患者使用乙酰水杨酸、吲哚美辛或双氯芬酸等解热镇痛药，进行药物降温。

解热镇痛药可引起皮疹、荨麻疹、粒细胞减少等过敏反应，还可引起出血时间延长、恶心、呕吐、肝损害或上消化道出血等。所以护士在密切观察物理和药物降温效果的同时，还应观察患者有无不良反应。若患者出现呕血、黑便或荨麻疹，应及时通知医生停药，并协助医生对症进行处理。

5.降低颅内压，维持脑灌注和预防脑疝。脑卒中可引起脑水肿和颅内压增高，严重颅内压增高患者则可引起脑疝。所以护士应遵医嘱及时为患者使用甘露醇、甘油果糖和呋塞米来降低颅内高压。其护理措施详见本章第四节。

6.应用降压药控制血压。约70%缺血性脑卒中患者急性期会出现血压升高。而出血性脑卒中患者会出现反射性血压升高。对于脑出血患者须行血压控制，控制收缩压≤140 mmHg，以防止血肿扩大，降低病死率；对于缺血性脑卒中的患者，应密切监测血压，溶栓和（或）机械取栓的患者应该加强术前和术后血压监测，避免血压过度、过快波动。护士应根据医嘱使用降压药，并密切监测患者血压，防止降压过快导致脑供血不足。同时，密切观察患者有无不良反应，若患者出现血压迅速升高或下降、心律失常、抽搐或少尿时，及时通知医生调整药物。

（二）缺血性脑卒中患者溶栓的护理

缺血性脑卒中溶栓治疗的窗口期为3~4 h。在此期间内为患者应用溶栓药可有效改善急性缺血性脑卒中的结局，从而降低致残率和病死率。

缺血性脑卒中溶栓治疗主要用于出现神经功能缺损症状，且在窗口期内的患者。但近3个月内有颅脑外伤史、颅脑手术史、脑出血、脑肿瘤、脑血管畸形或出血倾向，或收缩压≥180 mmHg、舒张压≥100 mmHg患者，禁忌进行溶栓治疗。目前常用溶栓药是重组组织型纤溶酶原激活药。若患者症状出现在3~6 h内，可考虑用尿激酶溶栓。

重组组织型纤溶酶原激活药推荐剂量是 0.9 mg/kg，其中 10% 在最初 1 min 内静脉推注，其余 90% 溶于 0.9% 生理盐水 100 mL 内进行静脉滴注。尿激酶推荐剂量为 100~150 万 IU 溶于 0.9% 生理盐水 200 mL，持续静脉滴注。

溶栓治疗期间及结束后 2 h 内，护士应每 15 min 测量一次血压，并评估患者神经功能。3~6 h 内每半小时测量一次血压，并评估患者神经功能。7~24 h 内，每小时测量一次血压，并评估患者神经功能。若患者溶栓期间出现恶心、呕吐和头痛等神经功能症状加重情况应及时停药，并行颅脑 CT 检查。若患者收缩压 ≥ 180 mmHg 或舒张压 ≥ 100 mmHg，应及时进行降压治疗。此外，用药前及用药期间监测患者凝血功能，并尽量避免损伤性操作。同时，密切注意患者皮肤黏膜有无瘀斑、尿血、便血等出血症状。若患者出现出血症状，应及时通知医生停药，并对症处理。静脉输液应减少穿刺次数，以减少注射部位出血概率，输液完毕，应延长按压时间，确认无出血后方可停止按压。

（三）出血性脑卒中患者手术治疗的护理

出血性脑卒中患者，大脑出血量大于 30 mL，或小脑出血量大于 10 mL 或颅内压明显增高内科治疗无效者可考虑进行手术治疗。长时间血肿压迫可导致脑细胞功能受损，并出现严重并发症。所以出血性脑卒中患者若考虑手术治疗，应在内科保守治疗的基础上尽早进行。常用的手术方式包括开颅血肿清除术、穿刺抽吸血肿术或脑室穿刺引流术。

护士术前应遵医嘱为患者进行核血备血，以及皮肤、肠道和尿路准备。术后妥善安置引流管，密切监测患者的生命体征、瞳孔和意识状态；维持水电解质酸碱平衡；应用利尿药和脱水药防止颅内压过高；术后应监测患者的血压，并控制性降压以防止再次出血。此外，还应监测患者各重要器官的功能，维持水电解质平衡，早期进行功能锻炼，防治术后并发症。

（四）一般护理

1. 卧床休息，避免引起血压和颅内压增高的因素。蛛网膜下腔出血的患者需要绝对卧床休息 4~6 w。

2. 脑卒中患者常出现抑郁、易激惹和焦虑等情感障碍，若患者出现失眠、多梦或早醒，紧张、忧虑或悲观，食欲减退、体重下降，生活不能自理，注意力不集中，记忆力下降或容易激惹等，要多与患者进行有效的沟通，帮助其树立战胜疾病的信心，同时遵医嘱给予抗抑郁药。

3. 做好急性期患者的康复护理，脑卒中急性期是指脑卒中患者生命体征稳定，神经系统症状不再进展后的 12~48 h 到发病后 14 d。脑卒中可引起肢体麻痹、瘫痪，以及构音、吞咽和情绪障碍。急性期康复护理包括良肢位摆放，肢体关节活动度练习等。同时，应筛查患者是否存在认知功能障碍、吞咽功能障碍、构音障碍、感觉功能障碍或运动功能障碍。对存在功能障碍的患者及时制订康复训练计划，促进患者各项功能康复。

4. 根据患者病情提供适宜饮食，吞咽功能正常的患者给予低盐、低脂、高蛋白、高维生素饮食。糖尿病患者要给予糖尿病饮食。轻度吞咽困难的患者应给予半流质饮食，中重度吞咽功能障碍的患者应留置胃管，进行鼻饲饮食。

5. 做好基础护理，预防肺感染、消化道应激性溃疡和肾衰竭等并发症。协助患者翻身、拍背。清醒的患者鼓励进行有效咳嗽、咳痰，年老体弱、无力咳嗽或昏迷、舌根后坠的患者应及时进行吸痰，以预防肺部感染。做好口腔护理，保持患者皮肤清洁、干燥和完整，预防压力性皮肤损伤。保持大小便通畅，每日用温水清洗会阴，以保持会阴部清洁，预防尿路感染。

6. 遵医嘱使用阿司匹林、双嘧达莫或氯吡格雷抑制血小板凝聚，降低缺血性脑卒中患者的血液黏稠度，改善微循环；应用脑蛋白水解物、胞二磷胆碱、三磷酸腺苷和辅酶 A 等改善脑代谢，促进脑功能恢复。

七、健康教育

1. 积极治疗糖尿病、高脂血症、高血压或冠心病等可导致脑卒中的疾病。控制血压对预防脑卒中的效果尤为显著。通常，65~79 岁老年人的血压不应超过 150/90 mmHg，如患者能耐受，还应进一步降低至 140/90 mmHg 以下。80 岁以上的老人，血压一般降至 150/90 mmHg 以下。

2. 保持良好心态和乐观情绪，避免过于激动。戒烟、戒酒，防止劳累，适度运动。

3. 饮食做到低脂、低盐和低糖，少吃动物内脏，多吃富含纤维素的蔬菜，以及水果和豆制品。避免用力排便，以防止颅内压升高，诱发小血管破裂，引发出血性脑卒中，可适当服用缓泻药。

4. 教会患者快速识别脑卒中。2016 年，我国专家提出中国人群卒中快速识别工具"中风 1-2-0"，即指：1 看：1 张脸不对称，口角歪斜；2 查：2 只手臂，平行举起，单侧无力；0：（聆）听语言，言语不清，表达困难。如果有以上任何突发症状，应立刻拨打急救电话 120 或 999。

第四节　老年颅内高压的护理

颅内高压（intracranial hypertension）是指颅脑损伤、脑肿瘤、脑血管病、脑积水、脑卒中及颅内炎症等致病因素使颅腔内容物体积增大，导致颅内压持续超过正常上限，从而引起头痛、呕吐、意识障碍、血压升高及脉搏变缓的临床综合征。当成人颅内压持续增高至 15 mmHg 以上，临床上即可诊断为颅内高压。颅内高压常表现为头痛、呕吐和视神经乳头水肿三大症状。按照升高幅度，颅内高压分为：轻度增高，即颅内压升高至 15~20 mmHg；中度增高，即颅内压升高至 20~40 mmHg；重度增高，即颅内压超过 40 mmHg。颅内压持续增高时，颅腔内脑组织渐渐向低压区移动，当脑组织移入到生理孔道或空隙时，患者出现相应症状或体征，此时称之为脑疝（cerebral hernia）。脑疝是极其凶险的急重症，可在短时间内夺走患者的生命。老年患者在颅内高压早期往往症状不典型，不能得到及时救治，导致颅内压持续升高，促使脑组织移动，所以极易形成脑疝。

一、病因

1. 颅腔内容物的体积和量增加　脑组织体积增大，如创伤性脑损伤、硬膜下出血、硬膜外出血、脑实质出血等。颅内占位性病变，如脑肿瘤、脑脓肿以及颅内血肿等，占据了颅内空间，使颅内容积相对变小。此外，脑血流量增加也可引起颅内压增高，如血液中二氧化碳蓄积致脑血管扩张、胸腹挤压伤致上腔静脉压力剧增，使脑静脉回流受阻。

2. 颅腔容积减少　因先天性畸形或颅骨骨折导致颅腔容积变小，从而引起颅内高压，如颅底凹陷症、狭颅症和凹陷性颅骨骨折等。

二、发病机制

颅内压（intracranial pressure，ICP）是指颅腔内容物对颅壁产生的压力。颅内空间是一个恒定的封闭空间。颅腔内容物 80% 为脑组织，10% 为脑脊液，10% 为血液。正常情况下 ICP 具有自动调节机制，当颅内容量轻度增多时，可通过脑脊液和脑血流量的调节维持 ICP 稳定，一般来说，颅腔内容物容积增加 5%，尚可获得代偿，超过 8%~10% 时则出现明显的 ICP 增高。各种原因导致脑脊液、脑血容量、脑组织及其他成分的增加，超过自身调节代偿能力时，临床即可出现颅内高压。导致 ICP 增高的原因如图 5-2 所示，在引起 ICP 增高的各种原因中，老年人以脑血管意外和颅脑肿瘤多见。

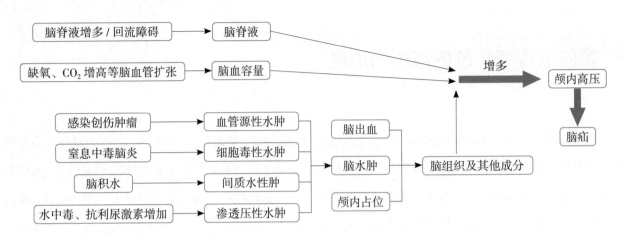

图 5-2 颅内高压病因

ICP 轻度增高时,机体可通过血管扩张,降低血管阻力的自动调节反应,来维持脑血流量的稳定。如果 ICP 不断增高,超过脑血管自动调节能力,脑血流量随之急剧下降,造成脑缺血缺氧。当 ICP 升至接近平均动脉压的水平时,颅内血流几乎完全停止,患者会处于严重的脑缺血缺氧状态。ICP 增高使脑血流量降低,脑组织缺血、缺氧,脑的体积增大,会加重脑水肿。此外,ICP 增高可使脑组织由高压区向低压区移动,部分脑组织被挤入颅内生理空间或裂隙,从而产生脑疝。脑疝是 ICP 增高的危象和引起死亡的主要原因。

三、临床表现

头痛、呕吐、视神经乳头水肿是颅内高压的典型临床表现,此外还包括意识障碍、库欣反应(Cushing response)、胃肠道功能紊乱、呼吸和心跳停止等。

1. 头痛:最常见症状,发生率 80%~90%。以早晨或晚间较重,多在额部及颞部,可从颈枕部向前方放射至眼眶。头痛程度随 ICP 的增高而进行性加重。当用力、咳嗽、弯腰或低头活动时常头痛加重。头痛性质以胀痛和撕裂痛为多见。

2. 呕吐:头痛剧烈时可伴有恶心和呕吐,呕吐呈喷射性,有时可导致水电解质紊乱和体重减轻。

3. 视神经乳头水肿:是 ICP 增高最主要的体征,发生率 60%~70%。表现为视神经乳头充血,边缘模糊不清,中央凹陷消失,视盘隆起,静脉怒张。患者主诉可有一过性视物模糊、色觉异常等。若视神经乳头水肿长期存在,则视盘颜色苍白,视力减退,视野向心缩小,称为视神经继发性萎缩。颅内压增高若不能及时解除,患者视力恢复困难,甚至失明。

4. 意识障碍:ICP 急剧增高时可致患者昏迷,或不同程度的意识障碍,如意识模糊、嗜睡等。慢性 ICP 增高时,轻者可出现记忆力减退、注意力不集中,重者可呈进行性痴呆、情感淡漠和大小便失禁,而老年患者以精神症状较为多见。

5. 库欣反应:ICP 急剧增高时,患者出现库欣反应,即心跳和脉搏缓慢、呼吸深慢,血压升高,又称"两慢一高"。这种临床表现多见于急性颅内压增高患者,慢性者则不明显。

6.脑疝：当颅内压急剧增高到一定程度时，可形成脑疝。由于脑疝压迫，使血液循环及脑脊液循环受阻，进一步加剧颅内高压，最终危及生命。常见的脑疝有两类，即小脑幕切迹疝及枕骨大孔疝。小脑幕切迹疝通常是一侧大脑半球占位性病变引起颅内高压，致使颞叶海马、钩回进入小脑幕切迹孔下方，压迫同侧动眼神经和中脑。患者呈进行性意识障碍，病变侧瞳孔扩大、对光反射消失，病情进一步恶化时出现双侧瞳孔散大、去大脑强直，最终呼吸、心跳停止。枕骨大孔疝主要见于颅后窝病变，是小脑扁桃体由枕骨大孔进入椎管内，致使延髓受压，患者主要表现为突然昏迷、呼吸停止和双瞳孔散大，随后心跳停止而死亡。

7.其他：胃肠道功能紊乱和出血，可能与ICP增高引起的下丘脑自主神经中枢缺血和消化道黏膜血管收缩有关，患者表现为呕血、黑便。神经源性肺水肿，可能与下丘脑、延髓受压导致 α- 肾上腺能神经活性增强有关。患者可表现为呼吸急促、痰鸣，并有大量泡沫状血性痰液。

四、辅助检查

1.影像学检查：头颅CT及MRI用以判断颅内高压的病因，注意有无软化、萎缩、积水、畸形、血肿、出血或梗死等。

2.颅内压监测：包括有创颅内压监测及无创颅内压监测。其中有创颅内压监测为"金标准"，监测部位选择的顺序依次为脑室内、脑实质、硬膜下和硬膜外。无创颅内压监测包括眼压计测量眼内压，眼部超声测量视神经鞘直径。也可用经颅多普勒超声检测，但其准确性有待进一步提高。

3.腰椎穿刺：可以直接进行颅内压力测定，同时获取脑脊液作病理学检查。但腰椎穿刺可能引发脑疝。因此，有明显颅内高压症状及体征的患者禁忌此项检查。

五、治疗原则

颅内高压是多种疾病引起的临床综合征，若救治不及时常可导致脑疝，致使患者在短时间内出现呼吸心搏骤停。因此颅内高压的治疗首先是应用甘露醇、甘油果糖和呋塞米等利尿脱水药来降低ICP。同时，应用地塞米松、泼尼松等糖皮质激素来稳定脑细胞膜、保护和修复血脑屏障，并降低毛细血管通透性。若颅内压持续增高，还可采取过度通气、亚低温冬眠和侧脑室脑脊液引流等措施来降低颅内压。在降低颅内压的同时，积极完善病史采集、体格检查和辅助检查，以便早期识别颅内高压的病因，并进行祛除病因的治疗，如颅内血肿清除术、脑室腹腔分流术或颅内肿瘤切除术等。

六、护理措施

（一）紧急救护

1.患者宜取半卧位，同时将床头抬高30°，以促进颅内静脉回流，使脑水肿减轻、颅内压降低，脑循环代谢得到改善。

2.给予患者低流量氧气吸入，以改善脑缺氧，促进脑血管收缩，减轻脑水肿。

3.病情评估

（1）伴随症状和体征评估：护士应评估患者头痛的部位、性质和程度，以及诱发因素；有无恶心和呕吐、体重减轻；有无视物模糊、色觉异常、视力减退或视野向心缩小，甚至失明；有无库欣反应，有无意识障碍，以及意识障碍的程度。意识评估可用格拉斯哥昏迷评分（glasgow coma score, GCS）进行评估，见表5-1。GCS评分总分3~15分。13~14分提示轻度昏迷，预后最好；9~12分提示中度昏迷，预后较好；3~8分提示重度昏迷，预后最差。

（2）既往病史和伴随用药评估：了解患者既往有无高血压、糖尿病；有无胸、腹或颅脑外伤；有无感染、脓毒症、肾衰竭或肝性脑病等。评估患者既往有无服用抗肿瘤药、抗癫痫药、利尿药或降压药等；有无吸烟史或饮酒史。

（3）辅助检查评估：通过头颅CT及MRI判断患者脑沟有无变浅，有无脑室、脑池缩小以及脑结构变性等。通过血常规、血生化和腰椎穿刺等检查明确患者有无颅内感染，是否合并高血压、糖尿病及冠心病等。

表5-1 格拉斯哥昏迷评分（GCS量表）

睁眼反应	评分	语言反应	评分	运动反应	评分
自动睁眼	4	回答正确	5	遵嘱反应	6
呼唤睁眼	3	语言错乱	4	刺痛定位	5
刺痛睁眼	2	只能说出字、词	3	刺痛躲避	4
无反应	1	只能发音	2	刺痛屈曲	3
		无发音	1	刺痛过伸	2
				无动作	1

（二）及时脱水，有效降低颅内压

及时、适量地脱水可有效地降低颅内压，这也是急性颅内高压抢救成功的关键。临床上常首选25%甘露醇来降低颅内压，常规剂量为0.25~1 g/kg，经外周或中心静脉导管在10~20 min的时间内静脉输入。近年来发现，高渗盐降低颅内压幅度和持续时间较甘露醇更具优势，应用也较多。但也需注意，长期、大量输注渗透性利尿药引发的药物不良反应，如充血性心力衰竭、高钠血症和渗透性脑病等。

髓袢利尿药呋噻米是颅内高压伴有心、肾功能障碍者的首选药，它与甘露醇有协同作用，可减少甘露醇的用量，并延长其用药间隔时间。人白蛋白、冻干血浆和β^-七叶皂苷钠等胶体药，可单独或与脱水药联合应用。对重症患者也可应用苯巴比妥、硫喷妥钠等麻醉镇静药进行持续镇静，从而降低脑代谢和耗氧率，改善细胞膜的通透性，提高机体对脑缺血缺氧的耐受性。

甘露醇、呋噻米的应用护理见第十二章第四节，人白蛋白的护理见第十二章第五节。持续药物镇静的护理见第十二章第六节和第十一章第九节。

（三）脑疝的护理

当患者出现剧烈头痛、喷射性呕吐、烦躁不安、血压高、脉搏慢、意识障碍进行性加重、双侧瞳孔不等大和呼吸不规则等脑疝的先兆表现时，应立即通知医生，并配合医生进行抢救，如协助进行气管切开，进行机械辅助呼吸等，并做好相应的护理工作。

（四）手术护理

严重颅内压增高或已出现急性脑疝时，应紧急进行手术治疗。临床常见的手术方式有颅内血肿清除术、去骨瓣减压术、病损部位切除术、侧脑室穿刺脑脊液引流术等。护士应遵医嘱做好术前准备和术后护理。对安放脑室引流管者，注意观察引流是否通畅，观察并记录引流液的颜色、性状和引流量，发现引流不通畅或患者颅内压急骤升高时，及时通知医生。

（五）一般护理

1. 及时清除患者呼吸道分泌物，以保持患者呼吸道通畅。舌后坠患者及时置入口咽通气道。为呕吐患者及时清除其口腔内的呕吐物，避免误吸。

2. 定时翻身拍背，避免肺部感染，搬运及为患者翻身时，应动作轻柔。

3. 避免引起颅内压升高的因素。颅内压增高患者的胸部物理治疗，如吸痰、拍背、体位引流、震动排痰，时间应尽可能控制在 30 min 内。嘱患者保持情绪稳定，避免情绪激动，尽量避免用力、低头、打喷嚏和剧烈咳嗽等动作。对于躁动不安者尽快分析原因，采取有效处理措施，但不可强制约束。及时控制癫痫发作。

4. 患者出现中枢性高热时，进行物理降温，将冰帽置于中枢性高热患者头部，同时对患者全身大血管进行冰敷，或用冰毯降温，必要时可采用冬眠疗法。

5. 患者不能自主经口进食时，给予管饲饮食。管饲饮食期间，注意观察患者有无胃潴留、腹泻、便秘或反流等并发症，并适当限制补液量。

6. 给予患者润肠通便药，以保持大便通畅，防止便秘。若患者 3 d 未排大便，应根据医嘱予轻泻药或低压灌肠，禁用高压及大量液体灌肠。

七、健康教育

1. 保持乐观积极的态度，积极配合治疗，遵医嘱按时服药。

2. 绝对卧床休息，勿随意起床活动。

3. 避免用力排便、用力咳嗽和情绪激动等诱发颅内压升高的因素。

4. 出现不明原因、进行性加重的头痛，或外伤后剧烈头痛伴呕吐时，应及时就诊。

第五节　老年 ICU 获得性谵妄的护理

ICU 获得性谵妄是 ICU 内患者在疾病、手术和疼痛等多种因素共同作用下，机体发生急性、短暂、可逆性大脑功能异常。其主要特征为注意缺陷和认知改变，为 ICU 常见的急性临床综合征。普通病房住院患者也可发生谵妄，但其发生率仅为 3%~42%，ICU 内患者谵妄的发生率可高达 67%，ICU 内需要机械通气的患者谵妄发生率则更高。

ICU 获得性谵妄可发生于任何年龄段的患者，但以老年患者居多，其发生率约为 70%。ICU 获得性谵妄持续时间受多种因素的影响，如疾病严重程度、缺氧、睡眠剥夺和特殊治疗等。通常，患者在入住 ICU 第 2 日开始发生谵妄，平均持续 4.2 d。患者一旦发生谵妄，会引发多种并发症，从而导致住院时间延长、治疗费用及护理时数增加，这不仅会影响患者预后及远期生存质量，还会增加病死率。

一、病因

ICU 获得性谵妄是多种病因相互作用的结果，可分为易感因素、诱发因素、与疾病相关因素及与治疗相关因素四类。

1. 易感因素：高龄、认知障碍、衰弱、药物 / 酒精依赖、听力 / 视力障碍、罹患多种躯体疾病等是常见的易感因素。这些因素与患者既往健康状况直接相关，本次发病前已存在，且不能通过治疗和护理消除或降低其对谵妄的影响，或者即使采取积极的措施进行干预，需要较长时间方能减轻其影响。在这些易感因素中，认知障碍的影响最明显，认知障碍程度越重，患者发生谵妄的风险越高。

2. 诱发因素：在原有疾病基础上，诱发患者发生谵妄的因素，如疼痛、焦虑、抑郁、身体约束、留置导尿、睡眠障碍、噪音和药物等。其中，疼痛、焦虑和抑郁是诱发 ICU 获得性谵妄的重要因素。

3. 疾病相关因素：急性疾病本身就会造成脑功能异常，如脓毒症、创伤、休克、呼吸衰竭和电解质紊乱等。

4. 治疗相关因素：ICU 患者需使用多种治疗手段，如持续性血液净化、体外膜肺氧合、机械辅助通气和持续药物镇痛镇静等。目前，关于持续药物镇痛镇静与 ICU 获得性谵妄发生的相关性尚未确定，但撤除镇痛镇静药后患者常会发生谵妄。

5. 其他因素：急诊住院或频繁住院患者容易发生 ICU 获得性谵妄。

二、发病机制

关于谵妄发生的机制尚未明确，主要与神经炎性反应有关。手术、麻醉、低血糖、低血氧、中毒、癫痫、感染和脑卒中、高血压脑病、脑损伤和脑膜炎等均可引发机体的炎症反应。炎症反应产生的炎症因子，如白介素 -1、白介素 -6 和肿瘤坏死因子等，通过迷走神经的传入神经通路、血脑屏障或直接弥散等途径进入至杏仁核、海马、脑干、丘脑、大脑非优势半球的顶叶和前额叶皮质等，导致神经元功能紊乱，引起乙酰胆碱释放减少或多巴胺、去甲肾上腺素和 $\gamma-$ 氨基丁酸等释放增加，从而引起谵妄。

三、临床表现

通常，患者发生谵妄前会出现前驱症状，如睡眠紊乱、疲劳、对声光过度敏感、抑郁、焦虑、躁动和易激惹等，这些表现在老年谵妄患者中尤为突出。随后，患者突然进入谵妄状态。谵妄患者临床表现波动大，一天内在傍晚及夜间症状更加明显，故称之为"日落效应"。

注意缺陷和认知障碍是谵妄的主要特征，其中注意缺陷是谵妄的首要症状。患者表现为注意力不集中，对周围环境高度警觉，且出现注意力保持、分配和转移障碍。如对任何刺激会不加区别地注意，或者微不足道的刺激比重要的刺激更受注意；认知障碍则主要包括睡眠 - 觉醒周期紊乱、记忆缺失、定向力障碍、理解力障碍、语言和思维障碍、被害妄想、幻觉、情感不稳定、自制力下降。患者白天过度嗜睡，夜间不安宁且意识模糊，导致正常日夜的节律颠倒。对地点和时间出现定向障碍，并产生二重记忆错误，如将人物和地点替换，或将前后两件事误认为是同时发生的。不能觉察发生在周围的事件，且出现幻视幻听。不能理顺各种象征，执行有顺序的活动及组织目标指向性行为。语言障碍表现为散漫、离题、累赘、犹豫或命名错误等。思维障碍表现为思维、推理和判断力下降。患者还可表现为行为及情绪异常，出现被害妄想、人格改变、激动、恐惧、焦虑、欣快、抑郁或淡漠无情等。

依据患者临床表现特点，可将谵妄分 5 个临床亚型：

1. 活动亢进型：患者主要表现为激越躁动，如对周围环境高度警觉，烦躁不安和易激动，可有幻觉、妄想、思维障碍或攻击性等精神病性症状，最容易被发现。

2. 活动抑制型：患者主要表现为精神活动抑制，表现为睡眠增多、表情淡漠、语速及动作缓慢，因症状不易被察觉，易被漏诊。

3. 混合型谵妄：表现为上述两种谵妄类型交替出现，反复波动。

4. 亚综合征型：表现为部分谵妄症状，只符合部分诊断标准，常被忽视。

5. 迁延型或持续型谵妄：相对较少，多见于既往存在认知功能障碍的患者，或谵妄继发于颅内新发病变者。

四、辅助检查

1. 实验室检查：包括血常规、尿常规、血糖、血电解质、动脉血气分析、肝肾功能和 C- 反应蛋白等，用以检查患者有无感染、中毒、糖尿病或脑血管疾病等。

2.影像学检查：头、胸和腹部CT及MRI等，用以判断谵妄的病因。

3.脑电图：用于鉴别谵妄是否由颅内病变或肝性脑病引起。通常，颅内病变引起的谵妄多为局灶性慢波、不对称δ活动及阵发性棘波或尖波等。肝性脑病引起的谵妄多为三相波或周期性偏侧痫样波。

4.筛查量表：包括ICU意识模糊评估法、重症监护谵妄筛查量表、3 min谵妄诊断量表和4项谵妄快速诊断量表。其中，ICU意识模糊评估法和重症监护谵妄筛查量表是目前常用，且较为可靠的评估工具。

（1）ICU意识模糊评估法（confusion assessment method for the intensive care unit，CAM–ICU）：该量表从患者意识状态急性改变或反复波动、注意力障碍、意识水平改变和思维混乱四个方面进行评估，见表5-2。ICU意识模糊评估法的优点为评估条目少、简单易行、用时较短。因此，目前被广泛应用于ICU获得性谵妄评估中，尤其适用于气管插管和不能交流的患者。其不足之处是评估结果只能做出阳性和阴性的定性诊断。

（2）重症监护谵妄筛查量表（intensive care delirium screening checklist，ICDSC）：该量表从意识、注意力、定向力等八个方面进行评估，见表5-3。重症监护谵妄筛查量表的优点为对谵妄筛查的阳性率高，且可以将谵妄划分为临床谵妄和亚临床谵妄。其不足之处为不能用于对机械通气患者谵妄的评估。

五、治疗原则

谵妄的治疗主要是在维持生命体征平稳的基础上，通过药物治疗尽快控制患者的激越行为。同时，积极完善病史采集、体格检查和辅助检查，以便早期发现谵妄的病因，并进行祛除病因的治疗。谵妄的药物治疗是应用安定、氯硝西泮或阿普唑仑等苯二氮卓类药来改善患者烦躁不安、易激动和攻击性等激越行为。对严重激越的谵妄患者，且苯二氮卓类药治疗无效时，可使用抗精神病药进行治疗。常用抗精神病药为氟哌啶醇、喹硫平、奥氮平和利培酮等。以上药物宜从小剂量开始，根据谵妄改善情况及不良反应情况逐渐增加剂量，一般治疗1~2 w，谵妄消失2 d后可逐渐停药。对全身麻醉或机械通气并需要镇静的患者，推荐右旋美托咪啶进行镇静治疗。对活动抑制型谵妄患者可通过认知刺激、改善环境等非药物治疗来改善患者谵妄状态。

六、护理措施

（一）紧急救护

1.ICU获得性谵妄患者多发生于入住ICU的第2天。此时，患者往往病情较重，身上可能有多种侵入性管道同时进行治疗。无论躁动型、混合型还是缄默型谵妄患者，均会存在不同程度的认知障碍，均会存在不同程度的安全风险，如非计划性拔管、坠床等。护理人员应加强床旁监测，妥善固定引流管，以防非计划拔管事件的发生，必要时使用约束工具并确保有效。

2.病情评估

（1）症状和体征评估：评估患者有无注意指向、集中、持续和转移能力降低，如微不足道的刺激即可引起患者注意，对环境高度警觉，但认识清晰度降低。评估患者有无认知功能障碍，如有无知觉歪曲、错觉和幻觉；有无妄想、时间定向障碍；有无即刻回忆和近记忆受损等；有无睡眠－觉醒周期紊乱。当患者出现这些症状，且症状在短时间内发生、起伏变化大可考虑患者发生了谵妄。

表 5-2　ICU 意识模糊评估表（CAM-ICU）

特征 1：意识状态急性改变或波动	阳性标准
患者的意识状态是否与基线状态不同？或在过去 24 h 内，患者的意识状态是否有任何波动？表现为 RASS[①]、GCS[②]或既往谵妄评估得分的波动	任何问题答案为"是"
特征 2：注意力障碍	
数字法检查注意力： 指导语：跟患者说"我要给您读 10 个数字，任何时候当您听到数字 8 时，就捏一下我的手表示"，然后用正常的语调朗读下列数字，每个数字间隔 3 s 6859838847 当读到数字 8 患者没有捏手或读到其他数字时患者做出捏手动作，均计为错误	错误数＞2
特征 3：意识水平改变	
如果 RASS 的实际得分不是 0 分（清醒且平静）为阳性	RASS 不为"0"
特征 4：思维混乱	
是非题：当患者回答错误时，记录错误的个数 （1）石头是否能浮出水面上？　（2）海里是否有鱼？ （3）1 斤是否比 2 斤重？　（4）您是否能用榔头钉钉子？ 执行指令： 跟患者说"伸出这几根手指"（检查者在患者面前伸出 2 根手指），然后说"现在用另一只手伸出同样多的手指"（这次检查者不做示范）。 如果患者只有一只手能动，第二个指令改为要求患者"再增加一个手指" 如果患者不能成功执行全部指令，记录 1 个错误	错误总数＞1

注：① RASS 评分：Richmond 躁动－镇静评分（Richmond agitation-sedation scale）；② GCS 评分：格拉斯哥昏迷评分（Glasgow coma scale）

（2）既往史和伴随用药评估：评估患者既往有无糖尿病、水电解质酸碱代谢失衡、肝衰竭、肾衰竭、细菌性心内膜炎或艾滋病等；既往有无阿尔茨海默病、脑膜炎、癫痫、高血压脑病、帕金森或脑卒中等；评估患者既往有无精神分裂症、抑郁、躁狂、孤独症等精神病史；评估患者既往有无服用抗胆碱能药、抗组胺药、抗抑郁药、镇静催眠药、镇痛药及抗精神病药；既往有无饮酒、吸烟。

（3）辅助检查评估：通过实验室检查评估患者有无糖尿病、感染、水电解质和酸碱失衡等；通过 CT、MRI 和 EEG 检查评估患者有无颅脑、心脏和胰腺等器质性病变。根据患者病情选用合适评估工具以识别谵妄，并判断谵妄的类型。其中，CAM-ICU 量表满足特征 1 和 2，且至少满足特征 3 或 4 其中的 1 条即可判断为谵妄。ICDSC 量表≥ 4 分则提示存在谵妄。

表 5-3　重症监护谵妄筛查量表（ICDSC）

项目	评估标准	分值	
意识水平变化	躁动不安，RASS1~4 分	是	否
	近期未使用镇静剂下，患者轻度镇静状态		
注意力不集中	不能按指令活动或说话，容易被外界刺激打扰	是	否
定向力障碍	是否能够识别姓名、地点、日期和护理人员	是	否
幻觉、幻想性精神病障碍	患者存在幻觉或错觉，害怕周围人或物品	是	否
精神运动性兴奋或迟缓	躁动需要使用镇静剂或过于安静	是	否
不恰当的言语和情绪	言语行为混乱、不连贯、不恰当；情感不适当	是	否
睡眠 – 觉醒周期失调	夜间睡眠少于 4 h 或频繁醒来；或白天处于睡眠状态	是	否
症状波动	以上症状波动大于 24 h	是	否

注：每个症状评估"是"为 1 分，"否"为 0 分；总分 8 分，≥ 4 分为谵妄。

（二）应用镇静和抗精神病药治疗期间的护理

ICU 获得性谵妄是可逆的神经元功能失调，但若持续存在会影响患者原发病的治疗，引发多种并发症，导致患者住院时间延长、治疗费用增加。所以应积极进行药物治疗，来改善患者谵妄症状。

谵妄的药物治疗主要包括镇静药和抗精神病药治疗。镇静药的护理见第十二章第六节和第十一章第九节。在抗精神病药治疗中，对 ICU 获得性谵妄患者通常采用氟哌啶醇经静脉注射。氟哌啶醇为丁酰苯类抗精神病药，其可阻断中枢神经的多巴胺受体，促进脑内多巴胺的转化，具有抗幻觉、妄想、兴奋和躁动的作用。氟哌啶醇可引起迟发性运动障碍、过敏、类帕金森病、血压降低或心律失常等不良反应。护士在遵医嘱为患者进行静脉注射过程中，应严密监测患者的心率、血压和心电图变化，当患者出现低血压、心律失常、过敏或类帕金森病时及时通知医生，并根据医嘱停药或减量。

（三）一般护理

1. ICU 内应安装新风系统，温湿度适宜，保证自然光线，标识清晰，并为患者提供大号数字显示的时钟和日历。

2. 做好患者的睡眠管理。ICU 内仪器报警、灯光刺激以及医护人员间的交流均会影响 ICU 内患者的睡眠。睡眠紊乱可诱发 ICU 获得性谵妄，且极易加重谵妄患者的认知障碍。所以，护理人员应通过以下措施来改善患者的睡眠：降低仪器报警音量，集中进行各项治疗和护理操作，夜间为清醒患者佩戴耳塞和眼罩，及时关闭大灯、开启睡眠灯，避免反复翻动患者，根据医嘱及时使用助眠药，以避免诱发或加重 ICU 获得性谵妄。

3. 进行活动指导。在患者病情允许的情况下，尽早移除静脉置管、尿管、肢体束缚及其他固定装置，开展躯体康复训练,并将患者转至普通病房。

4.加强与患者的沟通。通过介绍环境和工作人员,床旁放置家人或纪念照片,鼓励患者主动与医护人员沟通,优化ICU探陪制度来增加家属与患者接触机会,让患者感受到鼓励和支持。

七、健康教育

1.疾病相关知识的普及。ICU获得性谵妄是可逆的神经元功能失调,多数患者预后良好。病程平均2 w,但老年患者可能持续半年或更长时间。护士应加强对患者家庭成员或照顾者谵妄相关知识的培训,如谵妄的诱发因素、临床表现和预防措施等,使其能尽量早期识别谵妄。

2.患者在谵妄状态改善后需继续通过口服氟哌啶醇或氯硝基安定来维持治疗效果,待谵妄症状消失2日后可逐渐停药。患者服药期间,家庭成员或照顾者需严密观察患者的意识变化,以便准确评估治疗效果,及时发现患者有无出现迟发性运动障碍、过敏或类帕金森病等不良反应。

3.鼓励患者采用语言或非语言的方式与家属沟通,协助卧床患者主动或被动活动。在谵妄症状消失后,部分ICU获得性谵妄患者可能出现生活能力下降、认知水平降低或痴呆,需要加强生活护理。

第六节　老年脑死亡的护理

脑死亡（brain death）指包括脑干在内的全脑功能不可逆转的丧失，患者呈无反应性昏迷，意识、脑干反射和自主呼吸丧失。20世纪50年代以前，心肺死亡是判定死亡的唯一标准。随着机械通气和心肺复苏技术的发展，许多心脏停搏和呼吸停止的危重症患者得以在体外生命支持技术的辅助下长时间维持呼吸和循环，而脑功能可能永久性丧失。随着医学研究和认识的不断深化，死亡标准逐步向脑死亡转换。脑死亡是否等同于真正死亡一直存有争议，这涉及多学科的观点和视角，包括医学、宗教、文化和哲学等。因脑死亡一旦发生，是不可逆的。对脑死亡患者继续进行"抢救"，从医学角度讲，是对有限卫生资源的一种浪费。所以，实施脑死亡有利于节约医疗资源，减轻家属、医院和社会的负担。此外，从符合脑死亡患者中获取器官，也将有利于挽救终末期器官衰竭患者的生命。

一、病因

1. 原发性脑损伤：如外伤、脑卒中、脑炎、脑膜炎和肿瘤等，造成脑组织、脑细胞严重破坏，失去生理功能。

2. 继发性脑损伤：如全身性疾病引起循环或呼吸系统功能障碍，导致脑缺氧；某些继发性、代谢性脑病所致的弥漫性脑损害；脑灌注压下降引起代谢性酸中毒，使脑细胞缺血缺氧加重，致使脑细胞坏死，最后导致脑死亡。

二、发病机制

脑组织是全身对缺氧最敏感的器官，一般缺氧4~6 min就会导致不可逆损伤。脑死亡后患者自主呼吸停止，无自主性的肌肉活动，瞳孔散大，对光反应消失。但是，脑死亡后心跳还会存在一段时间，如果用药和呼吸机等支持治疗，全身其他器官还会存活一段时间。

三、临床表现

1. 深昏迷：患者完全丧失意识，对于外界刺激没有反应。

2. 脑干反射消失：包括瞳孔对光反射、角膜反射、头眼反射、前庭眼反射和咳嗽反射，五项脑干反射全部消失。

3. 无自主呼吸：患者无自主呼吸，需呼吸机维持。

四、辅助检查

1. 实验室检查：通过血生化、血常规和电解质等检查明确患者昏迷是否由肝衰竭、肾衰竭、酸碱平衡紊乱、高血糖或低血糖所致。

2. 影像学检查：通过经颅多普勒超声检查，以及颅 CT 和 MRI 检查判断患者昏迷是否由脑出血、脑梗死或脑外伤引起。

3. 脑电图和短潜伏期体感诱发电位：用来检查患者的脑电活动和脑干功能，用以判断患者有无脑死亡。

4. 自主呼吸激发试验：判断患者有无自主呼吸，用以评估患者昏迷是否为脑死亡。

五、治疗原则

脑死亡判定成立前后的治疗原则不尽相同。脑死亡之前称为"救治生命"，治疗目的在于逆转受损的脑功能，以维持血压保证脑组织血流供应为重点。但脑死亡确诊后，如果后续有器官捐献和移植，治疗方向往往转为维持并优化器官功能，以满足移植的需要，此时称之为"救治器官"，主要是保证供者中枢外器官的血流氧合和功能，维持供者血流动力学稳定，预防感染和多器官功能衰竭，从而减轻供者器官再灌注损伤，提高移植成功率。

六、护理措施

（一）脑死亡判定的护理

1. 协助脑死亡判定起始点的确定：脑死亡是一个结果，同时也是一个过程。脑损伤患者是否达到脑死亡前，护士需要进行预判定，主要包括：

（1）自主呼吸：观察呼吸机是否显示无自主呼吸。

（2）意识：评估是否为深昏迷，拇指分别强力压迫患者两侧眶上切迹或针刺面部，患者面部无任何肌肉活动，且 GCS 评分为 3 分时，可认定为深昏迷。

（3）脑干反射：每 15 min 检查瞳孔对光反射。给患者吸痰时，关注患者是否有咳嗽反射。结合患者无自主呼吸、深昏迷、脑干反射中的瞳孔对光反射和咳嗽反射消失可预判为脑死亡，及时通知医生进一步明确。

2. 脑死亡判定前的护理

（1）皮肤准备：EEG 检查需黏头皮电极。为降低电极间电阻，减少判定脑死亡电静息时的干扰，护士应为患者剃去头发，并清洁头部皮肤。

（2）仪器准备：脑死亡判定操作需要在患者床头正上方进行，患者床头常放置呼吸机、输液架和输液泵等。所以在判定开始前，护士需要在床头整理出大约 50 cm 宽度的操作空间，并撤除床头挡板，妥善安置呼吸机的管路。

3. 脑死亡判定中的护理

（1）临床死亡判定的护理：进行角膜反射检查时，协助医生准备好无菌棉签。进行前庭眼反射检查时，提前将 1 袋 0.9% 生理盐水 100 mL 放置在 4℃ 冰箱中预冷。进行咳嗽反射检查时，准备好吸痰装置和吸痰管，协助医生撤除呼吸机，使用吸痰管对气管黏膜刺激，协助观察有无咳嗽反射。

（2）脑死亡确认试验的护理

①脑电图：按照国际 10-20 系统安放电极，协助医生将患者头部抬起，并在患者枕后安放电极。由于 EEG 对外来干扰比较敏感，在脑电监测的 30 min 内，尽量减少接触患者。应用气垫床的患者，应暂停气垫 30 min。

②体感诱发电位：需要在患者的双侧腕部放置刺激电极，因此不宜在双侧腕部放置留置针，尤其是桡动脉，可选择足背动脉放置留置针。由于患者双侧锁骨中点处上方需放置体感诱发电位的电极，为减少对波形的影响，若患者有锁骨下静脉穿刺置管，应改为股静脉穿刺置管。

③经颅多普勒超声：观察监护仪上的收缩压数值，收缩压 ≤ 90 mmHg 时及时通知医生，根据医嘱调整升压药的泵入速度。医生检测基底动脉时，协助医生将患者头部转向一侧，同时注意保持呼吸管路的通畅。

（3）自主呼吸激发试验的护理：自主呼吸激发试验是脑死亡判定的最后一步，也是脑死亡判定的核心试验。该项试验易引起患者缺氧，具有较高的风险。

试验先决条件是患者核心体温 ≥ 36.5℃，收缩压 ≥ 90 mmHg，动脉氧分压 ≥ 200 mmHg，动脉二氧化碳分压维持在 35~45 mmHg。慢性二氧化碳潴留者，动脉二氧化碳分压可 > 45 mmHg。

试验步骤：①检查抢救仪器和药品是否齐全，准备好模拟肺。准备鼻氧管，并连接好氧气；②第一次抽取股动脉或足背动脉血，进行血气分析；③调节呼吸机给氧浓度，给予患者 100% 纯氧 10~15 min，使其动脉氧分压 ≥ 200 mmHg，进行氧储备；④撤除呼吸机，转接鼻氧管给氧，流量 6 L/min；⑤鼻氧管给氧 8~10 min 后，第 2 次抽取动脉血，然后恢复机械通气。

在自主呼吸激发试验中，第 2 次血气抽取要求快速完成。如患者出现血氧持续下降或血压难以维持等情况时，应及时恢复机械通气，中止自主呼吸激发试验。待血氧恢复平稳后，再次进行自主呼吸激发试验。

4. 脑死亡判定的标准

（1）临床判定：以下三项均具备可临床判定为脑死亡。①深昏迷；②脑干反射消失；③无自主呼吸：依赖呼吸机维持通气，自主呼吸激发试验证实无自主呼吸。

（2）确认试验：包括 EEG、短潜伏期体感诱发电位和经颅多普勒超声。

①EEG 长时程显示电静息状态，即患者超过 30 min 的脑电波活动 ≤ 2 μV，符合脑电图脑死亡判定标准。

②短潜伏期体感诱发电位显示，正中神经显示双侧 N9 和（或）N13 存在，而 P14、N18 和 N20 消失，符合脑死亡判定标准。

③经颅多普勒超声显示颅内前循环和后循环血流呈振荡波、尖小收缩波或血流信号消失。间隔 30 min，检测 2 次，均符合经颅多普勒超声脑死亡的判定标准。

（3）判定标准：在满足脑死亡判定先决条件的前提下，3 项临床判定和 2 项确认试验完整无疑，并均符合脑死亡判定标准，即可判定为脑死亡。如果临床判定缺项或有疑问，再增加一项确认试验项目，并在首次判定 6 h 后再次判定。再次判定应至少完成一次自主呼吸激发试验，证实无自主呼吸，复判结果符合脑死亡判定标准，即可确认为脑死亡。

5. 脑死亡判定后的护理：由于脑死亡判定需进行自主呼吸激发试验，而在撤除呼吸机后 8~10 min 内，患者可能会出现二氧化碳潴留或高碳酸血症。所以在撤除机械通气后，护士应密切观察患者生命体征变化，恢复机械通气后应定期进行动脉血气监测，以便了解患者有无二氧化碳潴留或酸中毒等。恢复呼吸机支持后应适当加大每分通气量，以便加快患者体内二氧化碳的排出。根据血气检查结果和医嘱，及时给予患者 5% 碳酸氢钠溶液 100~250 mL，以纠正酸中毒。

（二）脑死亡患者器官捐献前的护理

脑死亡器官捐献患者由于其病情较重、病情变化迅速，一旦救治不及时，可能导致捐献的供体未捐献就失活。因此应对脑死亡供体的患者进行严密的监测，并给予专人护理。

1. 维持生命体征稳定。脑死亡供体的患者常因缺氧、感染和水电解质酸碱平衡紊乱等原因而出现生命体征不稳定。所以应继续保留动脉和中心静脉置管，进行有创血流动力学监测。应用血管活性药，如多巴胺及去甲肾上腺素等，并及时补充晶体液和胶体液来维持循环功能稳定。

2. 预防院内感染。对于潜在和已经签署器官捐献患者，将其安排在正压层流的独立病房实施保护性隔离护理。护士在操作前严格手消毒，预防院内感染。脑死亡供者随着时间的延续，发生坠积性肺炎、呼吸机相关性肺炎的可能性增加。所以，护士应将患者床头抬高 30°~40°，定时检查气管导管固定是否妥善；每 4 h 检查胃潴留量，并及时清理口腔分泌物；及时倾倒呼吸机的冷凝水、更换呼吸机管路以及人工鼻，在为患者吸痰时严格无菌操作。

3. 维护患者器官功能

（1）维护肾脏功能：护士应认真记录每小时尿量。在未使用脱水药情况下，尿量持续性增多伴血钠增高，要考虑患者发生中枢性尿崩症，应及时通知医生，并遵医嘱对症进行处理。同时，为充分保证肾脏的血流灌注，减轻肾脏缺血再灌注损伤，护士应根据患者的血压与中心静脉压，适时调整血管活性药输注速度。

（2）维护肝脏功能：按医嘱准确予以保肝药，进行肝功能监测，了解肝功能变化。

（3）维护心脏功能：遵医嘱监测中心静脉压，并将患者的中心静脉压保持在 5~12 cmH$_2$O，血压尽量 ≥ 90/60 mmHg，平均动脉压 ≥ 60 mmHg。

（4）保护眼角膜：可应用 0.9% 氯化钠溶液冲洗、涂擦红霉素眼药膏保护患者眼角膜。对于眼睑不能闭合者，可予眼部凝胶覆盖。

（5）加强基础护理：为患者变换体位时应缓慢进行，将患者的头部、肩部、腰部保持在同一轴线上；通过漱口液清洗口腔、充分吸痰、口腔冲洗等方法进行口腔护理；对于发热者，积极进行物理降温和药物降温；做好静脉输液通路及气管插管、尿管、胃管和脑室引流管等的护理。

（6）营养支持：胃肠减压管中无明显出血征象时，积极进行肠内营养支持治疗，必要时可进行肠外营养。

七、健康教育

脑死亡的提出是人类在死亡观念上的重大改变。这一定义的实际应用具有重要的医学、法律、社会和伦理意义，有必要在社会上进行宣传教育，使人们逐步理解和认识新的死亡定义及其重要意义。

人体器官和组织捐献是我国法律赋予公民及潜在捐献者家属的一项自主选择权利。我国当前采用"选择捐献"的知情同意模式，遵循自愿无偿的原则。在与潜在捐献者家属进行沟通时，应注重沟通的专业性和有效性，尊重潜在捐献者及其家属的自主决策权和隐私权，帮助家属在充分知情的前提下自主做出合适的决定。

（仲悦萍　李英华　高亚翠　王幼琳）

案例讨论

患者，男，64岁。2天前无明显诱因出现右上肢无力，表现为精细动作困难，无头痛、头晕，无恶心、呕吐，无胸闷、憋气，就诊于医院急诊，查头CT示"右侧基底节区腔隙灶"。1天前，患者出现右下肢无力，查颅MRI示："左侧额颞顶枕叶及基底节区多发腔隙性梗塞"，患者为求进一步诊治收入神经内科。患者高血压病史2年，间断服用降压药，具体用药不详，未系统监测。否认食物、药物过敏史。无吸烟、饮酒史。育有1子1女，配偶及子女体健。

主诉： 右上肢无力2天，右下肢无力1天。

体格检查： 神清，言语含糊，查体欠配合。双瞳孔左：右=3：3mm，光反应（+），眼动到位，未及复视，未及眼震，视野检查不配合。右侧鼻唇沟浅，伸舌右偏，口角向左歪斜。右侧肢体肌力Ⅳ级，左侧肢体肌力Ⅴ级，肌张力正常，四肢腱反射（++），双巴氏征（-）。双侧深浅感觉对称存在，四肢共济不配合。双肺呼吸音粗，未闻及明显干、湿啰音，心音可，心律齐，未及明显病理性杂音，腹软，无压痛、反跳痛、肌紧张。双下肢水肿（-），双足背动脉搏动可。T 36.5℃，P 76次/min，R 18次/min，左侧Bp 146/75 mmHg，右侧Bp 142/70 mmHg。

实验室检查：

血常规：白细胞$4.45×10^9$/L，红细胞$4.48×10^{12}$/L，血红蛋白139 g/L，血小板$116×10^9$/L，中性粒细胞 比

例 76.70%。

血生化：谷丙转氨酶 7 U/L，谷草转氨酶 15 U/L，尿素 4.2 mmol/L，肌酐 94 umol/L，总胆红素 17.8 umol/L，血糖 5.4 mmol/L。

影像学检查：

颅 CT：1. 右侧基底节区腔隙灶 2. 脑白质稀疏 3. 脑萎缩。

颅 MRI：1. 左侧额颞顶枕叶及基底节区多发腔隙性梗塞 2. 双侧基底节区、左侧额叶多发软化灶 3. 脑白质稀疏 4. 脑萎缩。

诊断：脑梗死；高血压 3 级（极高危）

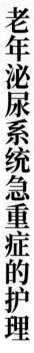

第六章

老年泌尿系统急重症的护理

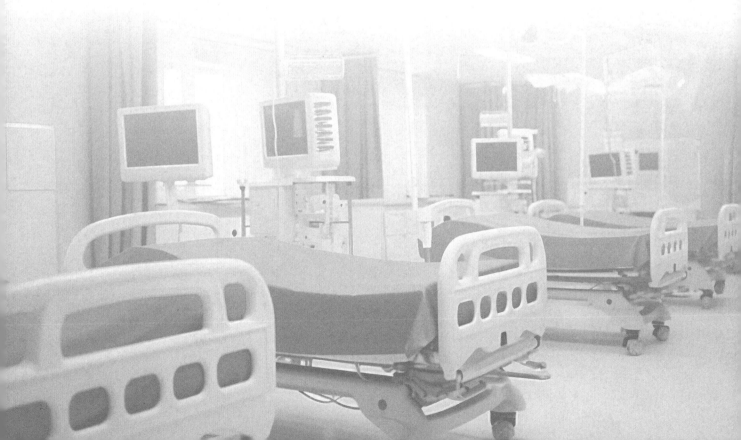

第一节 老年肾绞痛的护理

肾绞痛（renal colic）又称肾、输尿管绞痛，是泌尿外科最常见的急症。肾或输尿管的结石、狭窄、炎症或肿瘤可导致肾盂、输尿管平滑肌痉挛或管腔急性不完全梗阻，从而造成肾区阵发性剧烈疼痛，并沿输尿管向下腹、会阴、大腿内侧、睾丸或阴唇放射。

近年来，急性肾绞痛就诊的老年患者逐年增多，泌尿系统结石是其主要诱发因素。在疾病诊断过程中，因老年人痛阈升高，所以发生肾绞痛后疼痛程度低。肾绞痛伴有消化系统症状时，易与阑尾炎、胆囊炎或胰腺炎等其他急腹症混淆。另外，若患者既往患有糖尿病、前列腺增生或萎缩性尿道炎，发生肾绞痛时还易继发尿路感染或肾损害。

一、病因

1. 结石：结石嵌顿于肾、输尿管或向肾盂、肾盏或输尿管移动时引起平滑肌痉挛可引起绞痛，常在劳累、液体摄入不足或天气炎热时诱发。其中，输尿管结石引起的肾绞痛较肾结石更常见。此外，体外冲击波碎石后，粉碎的结石块或小血块向肾盂、输尿管移动时引起梗阻，也可引发肾绞痛。

2. 血块或坏死组织阻塞：肾结核或肿瘤侵入血管时，血管破裂出血或肿瘤脱落，血块及脱落组织引起输尿管急性梗阻，可导致肾绞痛。

3. 肾下垂或游走肾：因体位剧烈变动，如剧烈跑跳后，肾突然下垂导致肾蒂血管或输尿管扭曲，造成局部血液循环障碍甚至组织坏死，引起肾绞痛。

4. 炎症：肾盂或输尿管炎症及炎症时产生的脓块和脱落细胞可引起肾绞痛，常以女性多见。

5. 栓塞或血栓：肾动静脉主干或分支血栓形成或发生梗塞时，急性肾缺血可导致肾绞痛。

二、发病机制

炎症、结石、肿瘤或血块均可导致肾盂、输尿管急性梗阻。梗阻发生后，肾和输尿管内张力增加，富有感觉神经的肾包膜伸张，牵拉疼痛感受器，从而产生剧烈疼痛。同时，炎症、结石、肿瘤或血块还可导致肾盂和输尿管平滑肌出现水肿、缺血，使炎症递质增加，激活更多肾包膜疼痛感受器，而加重疼痛。

在肾盂和输尿管急性梗阻早期，肾脏血流增加，这会导致肾盂内压力进一步增高，肾绞痛加剧，使尿液增多。若肾、输尿管梗阻不能在短时间内缓解，肾脏血流和肾内压将逐渐衰减，导致肾小球滤过功能降低，患者出现无尿和严重代谢紊乱。同时，随着肾血流的变化，其在肾皮质和髓质也将重新分布。

三、临床表现

1.腹部绞痛：腰部或下腹部突然发生刀绞样剧烈疼痛，改变体位时不能缓解，并常伴恶心、呕吐和腹胀等消化系统症状。严重者，可出现面色苍白、大汗淋漓、脉搏细速和血压下降等神经性休克症状。通常，疼痛为单侧，从同侧肋脊角开始，沿输尿管走向向下腹部、腹股沟、大腿内侧、睾丸或阴唇放射，一般呈阵发性或持续性，从数分钟、数十分钟至数小时不等。部分患者疼痛时，仅表现为腰部酸胀或不适。另外，肾下垂患者肾绞痛时，疼痛为阵发性急性发作，时轻时重，时痛时止，且间歇时间不确定，称为狄特尔（Died）危象。

2.肾区压痛、叩击痛和尿道刺激症状：患者在患侧肾区和输尿管走行部位出现压痛和叩击痛，偶在健侧肾区出现疼痛，即"肾反射性疼痛"。部分患者可出现尿频、尿痛和肉眼血尿等尿道刺激症状。

四、辅助检查

1.实验室检查：尿常规和尿液细菌学检查，以明确有无血尿或脓尿。

2.影像学检查：B超检查用以明确结石的存在，并了解肾积水情况；尿路X线平片检查有无肾或输尿管结石，静脉尿路造影查明导致肾绞痛原因及病变部位；CT检查用以发现泌尿系统肿瘤，其对X线平片不显影的阴性结石及肿瘤等诊断较好，但一般不作为首选检查方法。

五、治疗原则

确诊肾绞痛后，根据患者的疼痛程度，应用抗胆碱能药解痉止痛或阿片类镇痛药来快速缓解疼痛，以及肾、输尿管平滑肌痉挛。伴有无尿、感染或代谢紊乱的患者应积极进行对症治疗，以减少肾损害。同时进一步明确病因，针对肿瘤、结石或感染等病因采取相应治疗措施。

六、护理措施

（一）紧急救护

1.卧床休息，可采取半卧位或舒适体位，限制水的摄入，以免加重肾绞痛。

2.病情评估

（1）症状和体征评估：护士采取视觉模拟评分或口述言语评分法对疼痛程度进行评估。同时，密切观察和准确记录患者肾绞痛发生的诱因、持续时间、性质、程度和疼痛的起始部位、有无放射痛，以及有无消化系统或尿道刺激征等伴随症状。

（2）既往病史和伴随用药评估：评估患者既往有无尿路结石、尿路感染或前列腺增生等泌尿系统疾病，以了解患者肾绞痛的原因；评估患者既往有无服用曲马多、阿托品、山莨菪碱、酚苄明、特拉唑嗪或非那雄胺等；评估患者对疼痛的耐受程度，及耐受程度对疼痛的表达有无影响。

（3）辅助检查评估：进行尿常规检测，检测尿液中有无红细胞、白细胞；采血检测患者肾功能、电解质；协助患者进行B超、尿路X线平片或CT检查，明确肾绞痛原因及有无上尿路扩张和肾积水。

（二）镇痛护理

1. 遵医嘱，应用非甾体类抗炎药、阿片类药或解痉药进行镇痛。首先应用酮咯酸、双氯芬酸钠或阿司匹林等非甾体抗炎药进行镇痛。若镇痛效果不佳，可选用阿哌替啶或吗啡等阿片类药镇痛，或联合用阿托品、山莨菪碱等抗胆碱药解除肾输尿管痉挛。其中，阿片类药有可能增加输尿管的张力，在肾绞痛不缓解时才考虑使用。抗胆碱药有可能减慢输尿管蠕动，不利于排石，不主张单独使用。

2. 密切观察镇痛效果及药物的不良反应。非甾体抗炎药主要通过抑制肾脏内前列腺素等疼痛递质的合成来减轻肾绞痛。此外，还可减轻局部水肿和炎症，并抑制因输尿管平滑肌兴奋引起的蠕动增加，从而降低输尿管内压力。但前列腺素减少会抑制肾血流、肾小球滤过滤和肾泌钾功能。所以，既往患有肾脏疾病的老年人可能诱发急性肾衰竭。因此，护士除观察患者用药后肾绞痛的变化情况外，还应密切监测患者尿量、血电解质和肾功能，及时发现患者有无继发肾功能损害。若患者应用非甾体抗炎药后肾绞痛不能缓解，可加用阿片类药或抗胆碱药。护士应密切观察患者用药后有无心动过速、面部潮红、多汗、口干和呼吸抑制等不良反应。此外，因阿托品可影响房水回流、增加眼压、使膀胱逼尿肌张力下降，加重排尿困难，所以青光眼和前列腺增生的老年患者禁用。

（三）一般护理

1. 心理护理。肾绞痛发作时安慰和鼓励患者，以稳定患者情绪，消除患者的紧张和恐惧。

2. 针刺或指压辅助镇痛。肾绞痛时，可取肾俞、志室、三阴交、天枢、昆仑和内关等穴位，采用指压或0.5%奴夫卡因2 mL穴位内封闭；或用拇指按压向患侧骶棘肌外缘、第三腰椎横突处以缓解疼痛。

3. 预防性使用抗生素，以预防尿路感染。

4. 呕吐频繁者或伴电解质紊乱者及时补充液体，纠正水、电解质和酸碱失衡。

5. 肾绞痛缓解后，及时针对病因进行治疗。遵医嘱及时进行除石、经皮肾穿刺造瘘或尿流改道术的护理。

七、健康教育

1. 预防结石。结石患者应多饮水，保持每日尿量在2000~3000 mL，以稀释尿液，减少尿中晶体形成；同时利于结石的排出，减少感染的机会。尤其是睡前和半夜饮水，效果更佳。指导患者养成良好的排尿习惯，不憋尿。尽早治疗尿路梗阻和感染等，以减少结石形成。伴甲状旁腺功能亢进时，应摘除腺瘤或增生组织。对已进行碎石治疗的患者，告知患者几周内将陆续排出结石碎块，注意尿中结石碎块的排出情况。此外，患者应减少脂肪、奶酪、糖类食品、橘子、菠菜、甜菜、果仁和动物内脏等高钙食物的摄入，预防结石生成。

2. 定期复查。原发疾病治疗后应定期进行尿液、X 线或 B 超检查, 观察有无结石或感染再发。

3. 及时就诊。嘱患者注意自我观察, 一旦再次出现肾绞痛, 应立即就诊。

第二节 老年急性尿潴留的护理

急性尿潴留是泌尿系统常见的急症，患者短时间出现尿闭，并产生下腹疼痛。主要表现为膀胱内尿液潴留，虽然尿意急迫，但尿液却不能自行排出。患者膀胱充盈肿胀，下腹膨隆，触诊可导致疼痛加剧和尿意加重。

10%~30% 的老年男性会发生急性尿潴留。这是因为老年男性多患有膀胱颈和尿路梗阻性疾病，长期尿路梗阻可导致膀胱代偿功能不全，残余尿量增加。另外，随着年龄增长，膀胱肌肉本身也会逐渐萎缩、变薄，并出现纤维组织增生，使膀胱容量减小，残余尿量增多。在炎症、损伤、麻醉或疼痛等诱发因素影响下，膀胱内感受器、膀胱逼尿肌或尿道括约肌等发生急性功能障碍或损伤，导致急性尿潴留。

一、病因

1. 机械性梗阻：机械性梗阻导致的急性尿潴留主要是由于膀胱或尿道内外的梗阻性病变所致。其中，膀胱或尿道外梗阻性疾病，包括前列腺增生、前列腺囊肿、前列腺肿瘤、骨盆骨折压迫尿道、盆腔内的巨大肿瘤或脓肿等。膀胱或尿道内梗阻性疾病，包括膀胱结石、尿道结石、尿道异物、后尿道瓣膜病、尿道狭窄，膀胱颈或尿道原发性肿瘤或被肿瘤浸润。因尿路感染、前列腺增生和尿石症是 65 岁以上老年患者常见的泌尿系统疾病，所以也是老年急性尿潴留的主要病因。

2. 动力性梗阻：动力性梗阻导致的急性尿潴留是由膀胱逼尿肌或尿道括约肌功能障碍引起的急性尿潴留，而膀胱和尿道本身无器质性梗阻病变。如脑卒中、昏迷、脑瘤、神经系统炎症、脊髓肿瘤和脑脊髓挫伤等引起中枢神经系统疾病和功能障碍；腹部外伤或手术后疼痛刺激引起反射性尿潴留；糖尿病导致的血管、神经损害，引起膀胱功能障碍；抗胆碱药或麻醉药引起的排尿障碍；不习惯卧床排尿等精神因素。

二、发病机制

膀胱内尿量增多使膀胱内压力增大，刺激膀胱内感受器，使副交感神经兴奋，引起膀胱逼尿肌收缩和尿道括约肌松弛，从而产生排尿。而尿道堵塞或尿道周围的机械压迫可引起膀胱出口压力突然增大，逼尿肌出现急性失代偿，造成尿液排出困难，导致急性尿潴留。另外，麻醉、疼痛、药物或神经系统疾病可引起膀胱感觉或运动神经受损，也可引起交感神经兴奋，导致膀胱出口阻力增加。这些因素均可引起膀胱括约肌收缩乏力，导致膀胱内尿液潴留，还可继发感染或结石。

尿液潴留使膀胱内压增高，导致输尿管末端与膀胱连接处的活瓣作用丧失，尿液从膀胱经输尿管返流至肾，引起肾积水和肾损害。此外，尿液潴留可引起膀胱组织发生炎性改变和血管扩张；膀胱壁神经传导异常；逼尿肌过度牵拉，出现缺血缺氧和再灌注损伤，并进一步导致逼尿肌不稳定和膀胱顺应性降低，使患者发生充溢性尿失禁。

三、临床表现

除原发疾病引起的尿路梗阻症状外，患者发生急性尿潴留前常有一些前驱症状，如排尿费力、尿流分叉、排尿中断、排尿滴沥或日夜尿比例改变。如病情进一步发展，患者可表现为尿意紧迫，但不能排尿，常设法采用变换体位或挤压膀胱等方式来促使尿液排出。患者下腹部耻骨上区隆起，可扪及胀满的膀胱，叩诊呈浊音，压之有胀痛感。在咳嗽或弯腰时腹内压增高促使尿液从膀胱溢出。

四、辅助检查

1. 实验室检查：通过血常规和血生化检查了解患者有无感染、肿瘤和肾功能障碍；通过尿常规、尿培养、脱落细胞和前列腺特异抗原检查用以了解患者有无泌尿系统疾病。

2. 影像学检查：通过腹部 X 线平片、B 超、CT、MRI、静脉尿路造影或尿道造影检查，来明确病因。

3. 直肠、肛门指诊：了解前列腺、直肠及盆腔情况。

4. 尿流率和尿流动力学检查：判断尿路梗阻的程度和原因。

五、治疗原则

对因低钾血症、膀胱结石或不习惯卧床等因素引起的尿潴留，通过对因处理，患者即可恢复自主排尿。因梗阻不能立刻解除，如前列腺增生、中枢神经系统疾病、骨盆骨折压迫尿道或盆腔内肿瘤引起的急性尿潴留，或病因不明的尿潴留，则应通过经尿道插管导尿或耻骨上膀胱穿刺置管术等来促使尿液尽快排出，待症状缓解后再进行进一步辅助检查，以明确病因。

经尿道插管导尿首先应选择的是气囊导尿管（Foley 导尿管），若患者经尿道导尿不成功或有禁忌，可放置弯头导尿管（Coudé 导尿管）。若留置 Coudé 导尿管失败，则可考虑使用尿道扩张器扩张尿道后沿导丝放置导尿管，或在膀胱镜直视下留置导丝，扩张尿道后放置尿管。尿道感染、脓肿或损伤者应立即行耻骨上膀胱穿刺造瘘。

六、护理措施

（一）紧急救护

1. 病情评估

（1）症状和体征评估：护士应评估患者发生急性尿潴留的时间；会阴、外生殖器或尿道口有无湿疹、出血、血肿或疤痕；下腹部耻骨上膀胱的胀满程度，压之是否有疼痛或尿意；尿潴留前有无排尿费力、排尿中

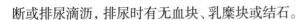

断或排尿滴沥，排尿时有无血块、乳糜块或结石。

（2）既往病史和伴随用药评估：评估患者既往有无结石病史、尿路感染或前列腺增生等泌尿系统疾病；既往有无脑卒中、糖尿病；既往有无使用M受体阻滞药、α受体激动药、抗抑郁药、抗组胺药、解热镇痛药、抗心律失常药、抗高血压药或阿片类镇痛药；既往有无外伤史、手术史；既往有无进行导尿、膀胱尿道镜或尿道扩张等。

（3）辅助检查评估：进行直肠指诊，检查有无前列腺或直肠肿物、直肠内有无粪块、肛门括约肌张力及骨盆肌随意收缩是否正常；采血检测患者肾功能、电解质和血糖等；收集患者尿液进行尿常规和细菌学检查，若患者尿内菌落数超过 10^5/mL，则提示患者存在尿路感染；尿动力学检查中，若最大尿流率小于10 mL/s 提示患者存在下尿路梗阻或神经源性膀胱；尿道造影有无发现尿道狭窄；膀胱镜检查有无发现膀胱结石或肿瘤。

（二）经尿道留置导尿管的护理

1. 掌握适应证和禁忌证。若患者存在尿道损伤应禁忌导尿。若患者存在骨盆骨折，应在导尿前行尿道造影以排除尿道损伤。而尿道狭窄，近期接受尿道或膀胱手术的患者在留置尿管时易导致尿道损伤、出血或插管失败，是经尿道留置尿管的相对禁忌证。

2. 留置尿管。尿液潴留于膀胱可使尿道干涩，导尿前可向尿道内注入消毒液体石蜡以润滑尿道。导尿过程中应严格遵循无菌原则，特别是需先进行尿道扩张或留置导丝放置导尿管的患者。留置尿管时应根据患者病情选择尿管。例如，尿道狭窄患者需选择细的导尿管；而前列腺增生的患者需选用粗的导尿管，以避免导尿管通过尿道前列腺部时发生扭折；对于有肉眼血尿的患者则应选用粗的三腔导尿管，这不仅有利于预防膀胱内血凝块阻塞尿管，也便于导尿后进行膀胱冲洗。对于尿道狭窄，近期接受尿道或膀胱手术的患者则可考虑使用 Coudé 导尿管。

3. 积极预防经尿道留置导尿管后的并发症。在置管后的第一个 10~15 min，护士应密切观察引流出的尿液颜色和量，并观察患者的血压变化。这是因为血尿、低血压和去梗阻后利尿是膀胱减压后的常见并发症，但无论是快速减压还是慢速减压都不能降低这些并发症的发生率。此外，尿路感染也是经尿道留置导尿管常见的并发症，应进行积极预防。护士应保证尿液收集系统密闭，尿袋位置低于尿道外口。除密切观察患者尿液的颜色和性状外，还需监测患者体温和血白细胞变化，同时鼓励患者多饮水以冲刷尿路，预防感染。在置导尿管 1~7 d 后遵医嘱及时拔除，以减少并发症发生。

（三）耻骨上膀胱穿刺造瘘的护理

1. 掌握适应证和禁忌证。耻骨上膀胱穿刺造瘘适用于急性尿潴留但无法从尿道插入导尿管的患者。既往有下腹部手术或盆腔放疗史、可能伴有瘢痕粘连、可疑膀胱肿瘤或有全身出血倾向的患者不适宜进行穿刺造瘘。

2. 护士术前应将患者置于头低足高的仰卧位，术中协助医生将导尿管置入膀胱切口内，术后将导尿管用皮肤缝线结扎固定。

3 术后密切观察造瘘口伤口周围渗血情况，并保持伤口敷料清洁干燥，及时换药。

4. 保持导管清洁通畅，术后每日应用生理盐水进行膀胱冲洗，每次 40~60 mL。如膀胱内感染较重可用呋喃西林或新霉素溶液进行膀胱冲洗；同时嘱患者多饮水，以预防感染和结石；若发现尿液引流不畅或漏尿，及时调整造瘘管位置或进行膀胱冲洗。

5. 保证引流袋低于膀胱，以防止尿液回流，并定期更换；同时，妥善固定造瘘管，以防止患者翻身时脱出，尿液渗到盆腔内。

（四）一般护理

1. 做好心理护理。老年患者发生尿潴留时不仅会出现羞涩、焦虑，还会对留置导尿或膀胱造瘘存在恐惧心理。护士应根据患者的年龄、性别、文化程度和性格特点为患者讲解治疗方法的重要性和必要性。

2. 对神经性排尿功能障碍的患者实施诱导排尿。护士可为患者关闭门窗，并用屏风遮挡，为患者建立隐蔽的排尿环境；协助患者取习惯的排尿姿势，如站位或蹲位；应用条件反射，如听流水声，或用温水冲洗会阴，以诱导患者自行排尿。

3. 可采用按摩膀胱区、点按关元穴、热敷耻骨上膀胱区及会阴、穴位注射新斯的明或热生理盐水低位灌肠等方法，来促进患者排尿。

4. 药物引起尿潴留的患者应及时停药，而对于低钾血症引起的尿潴留，在为患者及时补钾后，患者可自行恢复排尿。

七、健康教育

1. 指导患者养成及时排尿的习惯，教会其自我放松的方法以减轻紧张焦虑情绪。

2. 对长期留置造瘘管或导尿管的患者，指导其做好自我护理。一旦出现发热和尿液有异味等情况，应及时就诊。

3. 及时治疗糖尿病、膀胱结石和前列腺增生等疾病。

第三节 老年血尿的护理

人体正常的尿液中含有极少量的红细胞，显微镜下每高倍视野（high power field, HPF）中，未经离心的正常尿液可见红细胞不超过 2 个。若尿液中红细胞 ≥ 3 个/HFP 或离心尿中红细胞 > 5 个/HPF，或 12 h 尿 Addis 计数 > 50 万个，称为血尿。每升尿液含血量不足 1 mL 时，尿液颜色基本正常，只能在显微镜下看到红细胞，称为镜下血尿。每升尿液中含血量超过 1 mL 时，尿液会呈洗肉水样、暗红色或鲜红色，有时会出现血凝块，此时称为肉眼血尿。

因肉眼血尿就诊的患者约占泌尿科急诊患者的 30%，是泌尿科常见的急诊症状之一，且通常提示患者存在严重的器质性病变。在老年患者中，血尿多由泌尿系统肿瘤、炎症或结石所致，间歇性出现。因此，老年患者出现血尿后，即使在间歇期也应积极寻找病因并进行治疗，以免延误病情。

一、病因

泌尿系统疾病、心血管疾病和血液系统疾病等均可导致血尿，但泌尿系统疾病引起的血尿更常见。其中，老年男性患者血尿多是前列腺增生、输尿管结石或尿路感染所致，而老年女性患者多是尿路感染、膀胱肿瘤或肾肿瘤所致。老年人抵抗力低，外阴部自洁能力差，且常合并糖尿病，因此容易发生尿路感染。此外，老年人活动少，卧床时间较长，骨质疏松，骨中钙质游离出来，容易发生泌尿系统结石。若患者同时患有前列腺增生，则容易引起排尿不畅，而在用力排尿时结石刺激尿道黏膜，导致黏膜损伤从而产生血尿。导致老年患者血尿的常见病因见图 6-1。

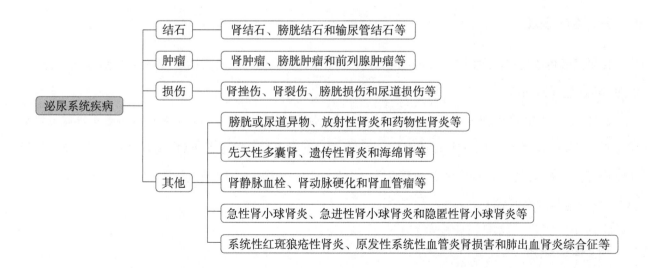

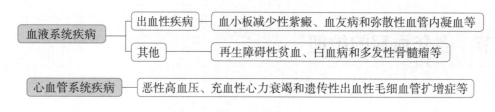

图 6-1 老年患者血尿的常见病因

二、发病机制

根据尿中红细胞形态和大小是否均匀一致，血尿可分为均一性血尿和多形性血尿。尿中红细胞大小一致，形态与外周血红细胞相似，红细胞内血红蛋白分布均匀者，为均一性血尿。若尿中红细胞大小不一致，形态呈起泡型、伪足型、面包圈样、靶形或花环状，每个细胞内血红蛋白分布不均匀，为多形性血尿。如果尿中两类红细胞混合存在，则称混合性血尿。

均一性血尿多是由于泌尿系统结石、狭窄或增生导致排尿困难，或直接刺激尿道黏膜引起肾或尿路血管破裂，导致血液直接进入尿液。而多形性血尿中，红细胞变形是由于红细胞穿过肾小球基膜时被挤压，导致损伤、变形，或者是红细胞通过肾小管时受到管腔内渗透压、pH 值、脂肪酸、溶血卵磷脂或胆酸等影响而导致血红蛋白变形。因此，多形性血尿多由于肾小球基底膜损伤、髓袢升支粗段低渗或红细胞膜电量减少，红细胞由肾单位进入尿液所致。若患者肾小球疾病并发严重肾小管功能受损、可能导致髓袢升支低渗区消失，尿中红细胞也可呈现为均一性。

此外，左心衰竭、脱水、大出血、肾小动脉狭窄和硬化栓塞等可导致肾脏血流量下降，引起肾单位缺血，造成基底膜损伤、通透性增加、肾小管坏死、肾小动脉血管壁坏死或肾梗死，从而导致血尿形成。血液系统疾病因凝血因子合成减少可导致皮肤、黏膜或器官出血，也会产生血尿。

三、临床表现

1. 尿液颜色改变：镜下血尿的尿液颜色无明显变化，肉眼血尿的尿液颜色尿可呈淡红色、洗肉水样、鲜红色、暗红色或酱油色。

2. 伴随症状和体征：血尿患者可伴有尿频、尿急、尿痛、尿流中断、尿流细和排尿困难等排尿异常症状；伴局部和放射疼痛症状，如腰痛或腹部、肾区不适，肋脊角及上输尿管压痛，肾区压痛或叩击痛，以及肾绞痛等；伴高热、恶心、呕吐、水肿或高血压等全身症状；伴蛋白尿、脓尿、乳糜尿、少尿或无尿等尿液颜色、性状或尿量改变的症状。

四、辅助检查

1. 实验室检查：通过尿三杯试验鉴别脓尿和血尿的病变部位及性质；通过新鲜尿沉渣相差显微镜，检查尿中红细胞形态，以判断出血部位；通过尿红细胞容积分布曲线判断血尿来源；通过血前列腺特异抗原、尿膀胱肿瘤抗原或核基质蛋白检查明确有无泌尿系统肿瘤。

2.影像学检查：腹部平片、B超或CT用于诊断前列腺增生、输尿管结石及泌尿系肿瘤等疾病。通过肾输尿管肾盂造影，判断肾脏的大小、形态以及排泄功能，并明确有无肾盂肾炎、肾结核和肾肿瘤等泌尿系统疾病。

五、治疗原则

对尿路结石、泌尿系统肿瘤或泌尿系统损伤导致的血尿患者及血尿导致贫血或血压下降的患者，应立即收入院治疗。进行药物止血，同时预防性应用抗生素以预防泌尿系统感染，并积极进行辅助检查，针对病因进行治疗。

六、护理措施

（一）紧急救护

1.患者卧床休息，避免剧烈活动。

2.静脉补液，必要时输入胶体液以维持循环系统稳定。同时嘱患者多饮水，以免血凝块堵塞尿道。

3.病情评估

（1）临床症状和体征评估：护士除评估患者尿液颜色外，还应观察尿液是否浑浊，有无血块，血尿出现的时间，与排尿的关系，以及伴随症状和体征。若尿液呈洗肉水样或血液状，则提示出血严重。排尿过程中若出现全程血尿，提示血尿来自肾脏或输尿管，是血液进入膀胱与尿液混合后排出的；若排尿起始段出现血尿，提示病变在后尿道；若排尿终末段出现血尿，提示出血部位在膀胱颈部、三角区或后尿道的前列腺和精囊腺。这是因为，排尿结束时膀胱收缩，病变部位受摩擦而导致出血。如患者出现血尿伴肾绞痛，并向下腹和大腿内侧放射，同时出现恶心、呕吐等消化系统症状，多提示为肾及输尿管结石引起的血尿；血尿伴尿流中断常由膀胱或尿道结石引起；血尿伴尿流细和排尿困难常见于前列腺炎、前列腺癌；血尿伴尿频、尿急、尿痛等尿路刺激症状，并有尿液混浊，见于膀胱炎和尿道炎；血尿伴腰痛或腹部、肾区不适，肋脊角及上输尿管压痛，肾区压痛、叩击痛和高热畏寒者，常见于肾盂肾炎；血尿伴耻骨上膀胱区不适或轻度压痛者，常为膀胱炎，严重时类似尿失禁；血尿伴水肿、高血压和蛋白尿，常见于肾小球肾炎；血尿伴单侧肾肿块，可见于肾肿瘤、肾积水或肾囊肿；血尿伴双侧肾肿大见于先天性多囊肾；血尿患者触及移动性肾脏时多见于肾下垂或游走肾。血尿伴皮肤黏膜及其他部位出血，常见于血液病和某些感染性疾病；血尿合并乳糜尿常见于丝虫病和慢性肾盂肾炎。

（2）既往病史和伴随用药评估：评估患者既往有无结石、肾炎、尿路感染、前列腺增生或多囊肾等泌尿系统疾病；评估患者既往有无血液系统疾病、充血性心力衰竭、外伤、高血压或糖尿病，以了解血尿产生的原因。评估患者既往有无服用大黄、利福平或抗凝药，有无进食红色蔬菜，以了解患者为真性血尿还是假性血尿。

（3）辅助检查评估：采集血标本检测患者肾功能、肝功能、电解质和血常规；采集患者尿标本进行尿常规、尿细菌学和相差显微镜检测，检测尿液中红细胞数量、形态，以及有无白细胞、蛋白或管型；协助患者进行 B 超、尿路 X 线平片或 CT 检查，明确血尿的原因。如患者肾脏发生形态改变，多为泌尿系统肿瘤；如 B 超显示呈强光团后伴声影，多提示为泌尿系统结石。

（二）药物止血的护理

遵医嘱为患者输入立止血、酚磺乙胺或卡络磺钠。立止血主要通过促进血管破损部位的血小板聚集，并释放凝血因子及血小板因子 3，促进出血部位的血栓形成和止血。酚磺乙胺主要通过增加血小板数目、增强血小板功能和血小板黏合力，以及降低毛细血管通透性来达到止血目的。卡络磺钠主要通过降低毛细血管的通透性来缩短凝血时间。

静脉滴注卡络磺钠或酚磺乙胺可引起注射部位红痛或皮疹，患者恶心、头痛、眩晕、暂时性低血压等。立止血是从蝮蛇的毒液中分离提取的酶类止血制剂，用药时应密切观察患者有无过敏反应。高龄、肥胖、高血脂、冠心病、糖尿病、血管病介入治疗后或心脏术后患者在使用止血药时，容易诱发血栓形成或肾损害。所以护士除密切监测患者血尿颜色的变化外，还要密切监测患者的凝血功能、血压、心率和肾功能变化，以免引起缩血管反应，从而诱发或加重患者高血压、冠心病、脑梗死，血栓形成或肾损害。

（三）膀胱冲洗的护理

尿中出血量大者应遵医嘱留置三腔尿管，为患者进行持续膀胱冲洗，以防血凝块堵塞尿路。在冲洗过程中护士应：

1. 严格无菌操作，保证引流通畅，防止感染。

2. 密切观察冲洗液的颜色，并根据冲洗液颜色调节冲洗速度。若冲洗液颜色鲜红，应加大冲洗速度；若冲洗液为淡红色或淡黄色，则应放慢冲洗速度。

3. 保证冲洗液温度控制在 35~38℃，以免低温造成膀胱痉挛。

4. 密切观察冲洗过程中患者有无膀胱痉挛和稀释性低钠血症。若患者出现腹部疼痛，应减慢冲洗速度，及时通知医生对膀胱痉挛进行处理。若患者出现恶心、呕吐、抽搐或昏迷等，应及时减慢冲洗速度，并通知医生给予对症处理，及时纠正稀释性低钠血症。

5. 准确记录冲洗液量和引流量，保证引流量大于冲洗量。

（四）一般护理

1. 保证患者充足的休息和睡眠，必要时可服用苯巴比妥、安定等镇静安眠药。

2. 患者饮食宜清淡、易消化，含充足的热量、蛋白质及维生素，但肾小球肾炎患者要限制饮食中蛋白质含量。

3. 泌尿系统结石或感染患者应大量饮水，以减少尿中盐类结晶，加快药物和结石排泄；肾小球肾炎或肾病综合征患者应严格限制饮水量。

4. 对泌尿系统结石患者，做好体外冲击波碎石、膀胱内镜或取石护理；对泌尿系统肿瘤患者，应做好肿瘤切除术的护理。

七、健康教育

1. 老年患者肾小管易形成憩室，导致尿中残留物与细菌堆积，细胞黏液分泌量减少，抗感染能力下降，因此出现血尿后易发生泌尿系统感染。所以护士应告知老年患者多饮水，勤排尿，感觉到尿意应立即去排尿，以减少尿液在膀胱内的存留时间，从而有效预防泌尿系统感染和膀胱肿瘤。

2. 保持情绪乐观，注意劳逸结合。避免剧烈运动，特别是肾囊肿或肾下垂的患者。

3. 每次排尿时应注意观察尿液的颜色和性状，若出现异常应立即去医院就诊。

第四节　老年急性间质性肾炎的护理

急性间质性肾炎（acute interstial nephritis，AIN），又称急性肾小管间质性肾炎，可由多种病因引起，短期内突然发病，以肾间质水肿、炎性细胞浸润为主要特点，但不伴肾小球和肾血管损害。

老龄会导致肾脏结构和功能改变，如肾间质体积增大，出现纤维化和肾小管间距增宽，被淋巴细胞、单核巨噬细胞浸润。若老年人合并高血压、糖尿病、动脉粥样硬化或长期服用多种药物，会促使肾间质纤维化加重，加快肾功能的减退。当遇到感染、服用肾毒性药或发生变态反应时，会诱发AIN。所以，老年人较青年人易患AIN。

AIN主要表现为突发急性肾衰竭。但因其致病因素较多，患者的临床表现各不相同，且症状常不典型，主要表现为发热、下腹部不适、腰部疼痛、遗尿或夜尿增多，所以老年患者易被误诊或漏诊。AIN的预后与年龄、疾病严重程度、患者发病前肾功能状况和发病后急性肾损伤的持续时间有关，若救治及时大多数患者肾功能可恢复，但少数患者可遗留肾损害或发展为肾衰竭。

一、病因

1. 药物：引起AIN的药物种类有很多，包括抗生素、非甾体抗炎药、利尿药、西咪替丁、别嘌呤醇和中药等。可引起AIN的抗生素包括青霉素、头孢菌素、氯霉素、磺胺、乙胺丁醇、异烟肼、红霉素、利福平、对氨基水杨酸、多黏菌素B、四环素和万古霉素等，但以磺胺类、头孢菌素、青霉素及其衍生物最常见。此外，多种药物混合使用也易导致AIN。

2. 感染：肾脏原发和继发性感染也可导致AIN，常见的病原体有大肠杆菌、副大肠杆菌、变形杆菌、铜绿假单胞菌、肠球菌、巨细胞病毒病、支原体和衣原体等。肾脏原发感染，如肾结核、肾盂肾炎和肾真菌感染等易导致AIN。而前列腺、膀胱、输尿管、尿道、结肠肿瘤，以及神经源性膀胱易引起泌尿系统梗阻和感染，从而诱发AIN。

3. 其他因素：抗肾小管基底膜抗体的肾小球肾炎、移植肾急性排异反应、系统性红斑狼疮和坏死性血管炎等会导致机体免疫能力下降，诱发AIN。此外，少数患者发生AIN时无法找到致病因素，此时称为AIN。

二、发病机制

AIN的发病机制尚不清楚，其可能与药物或感染引起的肾间质免疫损伤相关，也可能是由于病原体直接侵袭肾脏或药物毒性作用，引起肾间质水肿和炎症反应。在引发肾间质免疫损伤的同时，这些致病因素也可导致肾小球滤过率下降、肾小管急性坏死和肾实质广泛性出血坏死，最终引发急性肾衰竭。在电镜下可见肾间质水肿，被大量单核细胞和嗜酸性粒细胞浸润，以及少量嗜中性粒细胞浸润；炎症细胞可侵入肾小管壁，引起肾小管局灶性坏死；肾小球系膜增厚。免疫荧光检查可见肾间质和肾小管基底膜上有免疫球蛋白和补体沉积。

三、临床表现

1. 全身变态反应和感染：药物所致的 AIN 患者会出现药物热、药疹、过敏性关节炎、淋巴结肿大和肝功能损害等全身变态反应。患者多在用药后 3~5 d 出现发热、多型性鲜红色皮疹或红斑，主要累及躯干及近端肢体，并伴瘙痒，但历时短暂。感染所致的 AIN，主要表现为突然的寒战、高热、恶心、呕吐和头痛等脓毒症症状。

2. 肾损害：肾小球滤过率下降可导致患者出现少尿或无尿，血肌酐和尿素氮升高。肾小管损害导致重吸收功能受损，患者出现糖尿、蛋白尿、血尿或等渗尿；尿中钠离子增多；血嗜酸粒细胞增多和嗜酸性粒细胞尿；高氯性酸中毒和高钾血症；腰痛、肾区叩痛、尿路刺激征及排尿困难等症状。

四、辅助检查

1. 实验室检查：尿液检查用以发现患者有无血尿、白细胞尿、蛋白尿和白细胞管型等。血液检查用以发现患者有无感染、酸中毒、高钾血和氮质血症等。

2. 影像学检查：肾 B 超、肾输尿管膀胱摄影和静脉肾盂造影检查用以发现肾脏形态学变化。

3. 肾穿刺活检：发病 10 d 内行肾穿刺活检，用以发现患者肾脏的病理变化。

五、治疗原则

目前，AIN 尚无特异性的治疗方法，其主要治疗原则是停用引发 AIN 的药物、控制炎症反应、防止或减少肾功能损害。在维持水、电解质和酸碱平衡，选用敏感抗生素控制感染的同时，早期应用糖皮质激素可促进患者肾功能恢复。若患者肾功能出现进行性恶化，且对糖皮质激素不敏感，可加用细胞毒性药，并进行血液净化治疗。

六、护理措施

（一）紧急救护

1. 停用引起变态反应和肾脏毒性药物。

2. 病情评估

（1）临床症状和体征评估：评估患者有无尿路感染和全身感染症状，如肉眼血尿、蛋白尿、脓尿、少尿或无尿；有无下腹部不适、腰骶部疼痛、腰痛、肾区叩击痛或排尿困难；有无寒颤、发热、恶心、呕吐或食欲减退；有无淋巴结肿大、皮疹和关节炎。

（2）既往病史和伴随用药评估：评估患者既往有无服用苯氧甲西林、苯唑西林、氨苄西林、头孢噻吩钠、头孢噻肟钠、头孢他啶、头孢曲松、头孢克肟和头孢吡肟等β内酰胺类抗生素；既往有无服用磺胺嘧啶、磺胺甲恶唑、磺胺异恶唑或复方新诺明等磺胺类抗生素；既往有无服用阿司匹林、对乙酰氨基酚、吲哚美辛或布洛芬等非甾体类抗炎药；既往有无服用别嘌呤醇、西米替丁、呋噻米、异烟肼或氨苯喋啶；既往有无肾盂肾炎、肾结核、支原体肺炎、结节病或系统性红斑狼疮。

（3）辅助检查评估：尿液检查评估患者有无血尿、白细胞尿、蛋白尿、白细胞管型或嗜酸细胞尿等；血液学检查评估患者有无细菌、支原体或真菌感染，有无肝肾功能损害，有无水电解质酸碱失衡。若患者近期有用药史，出现发热、皮疹和血嗜酸性粒细胞升高80%等全身变态反应三联症，加上血尿素氮或肌酐升高，或尿中嗜酸性细胞占白细胞总数的5%，即可诊断为AIN。但若不能与急性肾小管坏死、急性肾小球肾炎或粥样硬化肾病鉴别，可协助医生通过肾穿刺活检来明确诊断。若肾间质出现局灶性或弥漫性炎症，单核细胞或浆细胞浸润，肾小管上皮细胞变性或在肾间质有免疫物质沉积，即可确诊为AIN。

3. 高热患者进行物理降温。

4. 建立静脉通路，维持患者水、电解质和酸碱平衡。

5. 对尿路感染或药物引起的AIN患者，应维持其每日尿量在1500~2000 mL，以促进肾毒性药的排出，预防尿路感染。

（二）应用抗生素控制感染的护理

对感染所致的感染性AIN，宜选用敏感抗生素来积极控制感染。在药物敏感试验结果出来前，护士应遵医嘱为患者静脉输入抗革兰阴性杆菌抗生素。这是因为感染所致的AIN大多由大肠杆菌引起。此外，选用的抗生素应该在肾内的有效浓度较高，避免使用对肾脏有毒性的抗生素。在使用抗生素前留取患者血液和尿液标本，进行血、尿细菌学检查和药物敏感试验。只有在单一用药失败、继发混合感染或出现耐药菌株时，才可考虑联合应用抗生素治疗，以避免联合用药加重对肾功能的损害。治疗过程中，护士应密切监测患者体温变化，积极进行营养支持，及时纠正水、电解质和酸碱失衡，控制血糖。待连续用药10~14d，尿路感染症状消失，且患者体温、血白细胞和C-反应蛋白恢复正常后，即可停药。

（三）应用糖皮质激素、细胞毒药和免疫抑制药期间的护理

由过敏或免疫反应引起的AIN，患病期间长时间少尿，肾穿刺活检显示肾间质炎症细胞弥漫性浸润或形成肉芽肿，肾功能急剧恶化、恢复延迟或已出现肾衰竭者，宜早期应用糖皮质激素以促进患者肾功能恢复、减少肾间质纤维化，缩短病程。此外，对特发性AIN，应口服糖皮质激素，但药物剂量不宜过大，疗程不宜过长。通常泼尼松起始剂量为1 mg/(kg·d)，总疗程为4~6周左右。若激素治疗2周后，患者肾功能没有明显好转，可以加用细胞毒药，如环磷酰胺，也可加用免疫抑制药，如环孢素A或酶酚酸酯。使用免疫抑制

药前患者必须已明确诊断，且肾活检显示肾间质未出现严重的纤维化。如果在服用细胞毒药或免疫抑制药5~6周后患者肾功能仍无明显改善，则应停药；如果肾小球滤过率有改善，则应继续服用细胞毒药或免疫抑制药1~2个月，但糖皮质激素需逐渐减量。

替代疗法可帮助恢复肾脏功能，包括腹膜透析、血液透析和持续性肾脏替代治疗。药物所致的AIN患者中，约1/3需进行透析治疗。若肾活检发现有抗小管基底膜抗体，在使用糖皮质激素或免疫抑制药治疗的同时还可行血浆置换。

（四）一般护理

1. 无论是否并发急性肾衰竭，患者均应卧床休息，并限制活动量，以减少肾脏负担。

2. 加强营养，给予清淡易消化、高热量和低蛋白的饮食。低蛋白饮食有利于减轻肾单位负荷，高热量食物可减少体内蛋白质分解。另外，避免食用可能致敏的虾、蟹等动物蛋白。

3. 鼓励患者多饮水，出汗后及时为患者更换衣被，并注意保暖。

七、健康教育

1. 避免剧烈运动。人体在进行剧烈体力活动时，可导致肾脏短暂性缺血，出现蛋白尿、血尿或管型尿。老年人肾脏功能已减退，所以应避免剧烈运动。

2. 老年人自身抵抗力差，易出现感染，且感染后其临床症状常不典型。因此当出现发热、咳嗽、尿频、尿急或尿痛等症状时，应及时就医。

3. 不擅自服药，特别是对肾脏有损害的药。需长期用药的患者应遵医嘱服药，并定期复查，及时遵医嘱调整药物用量。

第五节　老年肾病综合征的护理

肾病综合征（nephrotic syndrome，NS）是由多种原因引起的肾小球基膜通透性增加，导致患者出现持续大量的蛋白尿、严重低蛋白血症、水肿和（或）高脂血症的综合征。NS主要分为原发性和继发性两类。因肾小球病变引起的NS称为原发性NS，多见于儿童。因感染、肿瘤、结缔组织病、代谢性疾病或过敏性疾病引起NS的，称为继发性NS，多见于老年人。

因老年人器官功能减退，且易伴有高血压、糖尿病、前列腺增生或恶性肿瘤等疾病，在受凉或劳累后可诱发NS。患者往往起病隐匿，临床表现常不典型，加之老年人免疫功能低下，体内水分含量减少，主动脉瓣膜易钙化及狭窄，因此在其患NS后易合并感染、血栓栓塞和肾衰竭等并发症，治疗缓解率低，病死率高。

一、病因

1. 肾小球疾病：肾小球微小病变病、系膜增生性肾炎、局灶性节段性肾小球硬化、膜性肾病、系膜毛细血管性肾炎、毛细血管内增生性肾炎和毛细血管外增生性肾炎均可引起NS。老年人原发性NS病因以膜性肾病、微小病变病、增殖性肾炎和局灶性肾小球硬化常见。

2. 全身疾病：引起继发性NS的疾病包括淋巴瘤、胸腺瘤、结肠癌、肺癌、肾癌、乳腺癌或多发性骨髓瘤等肿瘤性疾病；糖尿病、淀粉样变性或黏液水肿等代谢性疾病；系统性红斑狼疮、皮肌炎、结节性多动脉炎、类风湿关节炎或疱疹性皮炎等系统性疾病或结缔组织病；巨细胞病毒、乙肝病毒、腺病毒、链球菌、肺炎双球菌或丝虫等引起的感染性疾病，以及肾动脉狭窄、肾静脉血栓形成、冷球蛋白血症、心包炎或慢性心力衰竭等疾病。其中，老年继发性NS多由多发性骨髓瘤、糖尿病、乙型肝炎、淀粉样变性、冷球蛋白血症和淋巴瘤引起。

二、发病机制

原发性和继发性NS均是由肾小球疾病或损害引起的，虽然其发病机制不尽相同，但可以认为是免疫复合物沉积在肾小球内，引起肾小球基底膜增厚、增宽、膜阴电荷减少，足突之间的裂孔隔膜分子结构或功能异常导致肾小球滤过膜通透性增加，大量蛋白从尿中流出，引起蛋白尿。例如，多发性骨髓瘤是骨髓内浆细胞异常增生，导致血液中增多的免疫球蛋白沉积在肾小管系膜和毛细血管壁，同时这些免疫球蛋白变性形成淀粉样轻链蛋白，也沉积在肾小管系膜和毛细血管壁。糖尿病患者中非酶糖化的终末产物会刺激肾小球系膜合成细胞外基质，细胞外基质聚集在肾小球内，引起肾小球基底膜增厚和基质增宽，系膜出现圆形或椭圆形结节，导致肾小球硬化和滤过率增高。此外，膜性肾病或恶性肿瘤可引起免疫复合物沉积在肾小球内，引起肾小球基底膜增厚、基底膜增宽、足突之间的裂孔隔膜分子结构或功能异常，而微小病病变引起细胞免疫紊乱，淋巴因子引起肾小球基底膜阴电荷减少，导致大量带阴离子电荷的血浆蛋白滤出，形成高选择性蛋白尿。

大量蛋白质由尿中丢失后导致血清蛋白浓度降低，此外蛋白质被肾小管重吸收后分解也会造成低蛋白血症。低蛋白血症导致血浆胶体渗透压降低，促使水分由血管内向组织间隙转移，同时刺激渗透压和容量感受器，促使抗利尿激素分泌，激活肾素 – 血管紧张素 – 醛固酮系统，使肾小管对水钠的重吸收增多，导致水、钠潴留，形成组织水肿，甚至胸水或腹水。血浆胶体渗透压下降不仅会导致水钠潴留，还会促进肝脏合成脂蛋白，患者出现高脂血症。因脂蛋白是高分子蛋白，所以不会从肾小球滤出，但其沉积在肾小球内会促使肾小球硬化和肾间质纤维化，从而加重肾损害。

三、临床表现

1. 蛋白尿：大量蛋白尿是 NS 的标志。患者尿蛋白常 > 3.5 g/d，严重者达十几克。

2. 低蛋白血症：大量血浆蛋白从尿中丢失，肝脏对蛋白合成增加但不足以代偿时，患者出现低蛋白血症，血浆白蛋白降低至 10~30 g/L。

3. 水肿：水肿是 NS 最突出的临床症状。患者表现为全身性、凹陷性水肿，初期多见于踝部，晨起时可出现眼睑和面部水肿。随着病程发展，水肿会遍及全身，出现胸水、腹水、心包积液和阴囊水肿。

4. 高脂血症：与肝脏合成脂蛋白增加和脂蛋白分解减少有关，大部分患者血胆固醇、低密度脂蛋白及甘油三酯浓度均升高。

5. 并发症

（1）感染：因免疫功能低下、低蛋白血症、应用免疫抑制药或糖皮质激素，患者多会并发呼吸道、腹部、皮肤及泌尿道感染，且起病隐匿，临床症状多不典型。

（2）血栓栓塞：在原发性 NS 中，患者抗凝血酶Ⅲ丢失增加，而凝血因子Ⅳ、Ⅴ、Ⅶ和血纤维蛋白原增多，患者血液处于高凝状态。另外，高脂血症会使患者血液黏稠度增加，二者均易引发下肢静脉、肾静脉、冠状动脉或肺动脉血栓栓塞。其中以肾静脉血栓最多见，另外，老年人下肢静脉和脑血管血栓的发生率也较高。

（3）急性肾衰竭：血浆胶体渗透压降低促使水分由血管内向组织间隙转移，导致血容量不足，引起肾血流量减少，诱发急性肾衰竭。另外，大量蛋白尿从肾小球滤出后会堵塞肾小管，导致肾小管功能紊乱，甚至缺血坏死，也会诱发急性肾衰竭。

四、辅助检查

1.实验室检查 尿常规和尿沉渣镜检导尿液检查用以发现患者有无蛋白尿、镜下血尿、脓尿和管型,尿中有无纤维蛋白原降解产物;血常规和血生化检查用以发现患者有无贫血、低蛋白血症、高脂血症和氮质血症。

2.影像学检查 B超、CT和MRI检查用以发现有无肺、结肠、胸腺或乳腺等肿瘤。

3.肾穿刺活检 明确肾小球和肾小管的病理变化。

4.骨髓穿刺和细胞学检查 发现骨髓中有无骨髓瘤细胞。

五、治疗原则

NS的治疗是主要是应用血管紧张素转换酶抑制药来改善肾小球局部血流动力学,尽快降低尿蛋白水平以减缓肾功能恶化,并应用呋塞米、螺内酯等利尿药来利尿消肿。同时,应用糖皮质激素来抑制白细胞吞噬、抑制细胞和体液免疫、降低肾小球基底膜通透性和抑制醛固酮和血管升压素分泌,从而达到消除蛋白尿和水肿,促进肾功能恢复的目的。对NS频繁复发,糖皮质激素依赖、耐药或出现严重不良反应的患者,可选用细胞毒药或免疫抑制药。此外,应通过使用敏感抗生素、血液滤过治疗和预防性应用抗凝药来预防和治疗并发症。

六、护理措施

(一)紧急救护

1.卧床休息以增加肾脏血流。同时,适当进行床上活动,预防下肢静脉血栓形成。

2.病情评估

(1)临床症状和体征评估:评估患者有无全身水肿和下肢局限性水肿;评估患者有无肉眼血尿、蛋白尿、脓尿、少尿或无尿;评估患者有无胸水、腹水或心包积液;评估患者有无高血压、发热、恶心、呕吐或食欲减退。当患者出现全身凹陷性水肿时,提示患者血浆蛋白 ≤ 25 g/L,出现胸水或腹水时提示血浆蛋白 ≤ 15 g/L。

(2)既往病史和伴随用药评估:评估患者既往有无应用利尿药、胰岛素或抗凝药;既往有无淋巴瘤、胸腺瘤、结肠癌、肺癌、肾癌、乳腺癌或多发性骨髓瘤等;既往有无糖尿病、淀粉样变性或黏液水肿;有无系统性红斑狼疮、皮肌炎、结节性多动脉炎、类风湿性关节炎或疱疹性皮炎;有无高血压、高血脂、乙型肝炎、肺炎、肾动脉狭窄、肾静脉血栓、冷球蛋白血症、心包炎或慢性心力衰竭等疾病。

(3)辅助检查评估:尿液检查评估患者有无血尿和蛋白尿;血液学检查评估患者有无感染、高脂血症、肾损害和水电解质酸碱失衡。若患者24 h尿蛋白定量 ≥ 3.5 g/d,且血清白蛋白 ≤ 30 g/L,即可诊断为NS。

若患者尿纤维蛋白原降解产物 < 1.25 μg/mL，多提示为微小病变型肾病所致的 NS。

3. 应用利尿药进行利尿消肿。呋噻米可抑制肾小管髓袢对 Na^+、Cl^- 和水的重吸收。通常，静脉注射较口服效果好，口服呋噻米起始剂量为 40 mg/d，无效时可逐渐增加口服剂量至 60~120 mg/d。静脉注射起始剂量为 20~40 mg，可每 2 h 追加剂量，维持剂量可达 100~120 mg。静脉给药不当会引起患者心脏停搏，甚至死亡，呋噻米应稀释后缓慢注射。此外，呋噻米可导致低钾血症、低氯血症、低氯性碱中毒和低钠血症，所以护士应严格记录患者出入量，密切监测患者电解质、肾功能和肝功能变化，观察患者有无皮疹和体位性低血压等不良反应。同时遵医嘱给予抗醛固酮利尿药，如螺内酯，通过抑制醛固酮分泌达到利尿、保钾和保钠的作用。

4. 应用血管紧张素转化酶抑制药来改善肾小球局部血流，快速减少蛋白尿。卡托普利是人工合成的非肽类血管紧张素转化酶抑制药，其主要作用于肾素 – 血管紧张素 – 醛固酮系统中的血管紧张素转换酶，阻止血管紧张素 I 转换为血管紧张素 II，降低血管紧张素 II 的浓度，使肾血管扩张、血流增加。因其扩张出球小动脉作用比扩张入球小动脉强，所以能有效降低肾小球滤过率和肾小球内高压。此外，其还能通过抑制醛固酮分泌来减少水钠潴留。卡托普利可导致患者出现血管性水肿、白细胞减少、咳嗽、过敏和低血压等不良反应，特别是与利尿药合用时降压作用会加强。在用药期间，护士应密切观察患者血白细胞、血压和电解质变化。当患者出现舌、声门或喉部血管神经性水肿时，应立即停药，并及时通知医生进行对症处理。

（二）应用糖皮质激素抑制免疫和炎症反应的护理

依据糖皮质激素的作用时间，可将其分为短效、中效和长效三类。NS 患者宜采用中效糖皮质激素，如泼尼松、氢化泼尼松或甲基氢化泼尼松。并遵循初始剂量足、减量速度慢和长期维持的用药原则。如波尼松的初始剂量为 1 mg/（kg·d），一般 40~60 mg，每日清晨服用一次，待 2~4 周患者蛋白尿和水肿完全消失后，以维持剂量服用 8~12 周。然后，以每次减少 10% 总量，每隔 3~7 d 减量一次的速度减量，当患者每日口服的波尼松总量减少至 20 mg 时，改为每次减少 2.5 mg，减至 0.4~0.5 mg/kg 时，以此为维持剂量服用 6~12 个月。

糖皮质激素可引起多种不良反应，如骨质疏松、胃及十二指肠出血、糖尿病、失眠和易激动等。所以护士要密切监测患者血糖、血脂、血压、粪便颜色和电解质的变化。同时，在患者治疗、减量和维持阶段，观察有无蛋白尿和水肿。在服药初始治疗阶段，若患者服用波尼松 6~8 周后，仍有尿蛋白和水肿，则认为患者为激素不敏感型 NS，应及时遵医嘱停药。在减量阶段，若患者再次出现蛋白尿和水肿，则认为患者为糖皮质激素依赖型 NS，应重新增加糖皮质激素的剂量，并加用细胞毒药或免疫抑制药。

（三）一般护理

1. NS 患者出现体温升高、中性粒细胞增多、咳嗽和肺湿啰音等感染症状时，护士应遵医嘱为其输入敏感、强效且无肾毒性的抗生素。

2. 当患者出现少尿、无尿及氮质血症时，遵医嘱进行扩容、利尿和碱化尿液等对症治疗。同时，积极进行血液滤过，以减轻进行性肾衰竭对患者的损害。

3. 当患者血清白蛋白＜20 g/L 时，遵医嘱为患者进行抗凝治疗，并密切监测患者凝血酶原时间。

4. 患者应进清淡、易消化、低脂的半流饮食。水肿明显时每天食盐摄入量应＜3 g。虽然高蛋白饮食会增加肾小球负担从而加重蛋白尿，但持续低蛋白血症会使患者抵抗力下降，所以 NS 患者每日蛋白摄入量为 1.0 g/kg。

5. 做好患者和家属心理护理，使其正确对待服用激素过程中出现的激动、烦躁和性格改变等中枢神经系统不良反应，以及满月脸、水牛背、向心性肥胖和多毛等外形改变。

七、健康教育

1. 注意合理饮食、适当活动和稳定情绪，以增强机体免疫力。避免受凉和过度疲劳，注意个人卫生以预防感染。

2. 严格按照医嘱用药，不擅自更改药物服用的剂量和时间。

3. 定期复查，监测尿常规、血脂、血浆蛋白、血压、血糖和电解质等变化，出现不良反应时及时就医。

（王幼琳　高亚翠　窦昊颖　程正楠）

案例讨论

谢某，男，70 岁，进行性排尿困难 4 年余，尿液无法排出 3 小时。

主诉： 进行性排尿困难 4 年余，尿液无法排出 3 小时。

现病史： 4 年前患者无明显诱因出现排尿费力，且呈进行性加重，伴夜尿增多，尿流分叉，排尿不尽感。于当地医院诊断为"前列腺增生"，给予对症治疗后症状有所好转。近来排尿困难症状加重，夜尿增多，约 5 次/晚，尿流变细。3 小时前出现排尿中断，伴下腹憋胀感，呈进行性加重，经急诊收入我院。患者下腹部耻骨上区隆起，叩诊呈浊音，胀痛感明显。

护理评估：

入院后评估患者会阴、外生殖器和尿道口无湿疹、出血、血肿或瘢痕，下腹耻骨上可见明显隆起，伴憋胀感，轻压有痛感。患者既往无尿道损伤，无手术史。

血常规：白细胞 8.0×10^9/L，红细胞 3.43×10^{12}/L，血红蛋白浓度 145 g/L，血小板数 289×10^9/L，中性粒细胞绝对值 7.62×10^9/L，单核细胞绝对值 0.5×10^9/L，淋巴细胞百分比 30.0%；

肾功能：尿素氮 6.0 mmol/L，肌酐 70 μmol/L，尿酸 300 μmol；

血糖：6.0 mmol/L；

尿常规：白细胞 0.4/ul，红细胞 1.6/ul，管型 0/ul，未受损红细胞百分比 98%；

泌尿系统彩超检查示：前列腺体积增大，大小 6.0×7.1×7.1 cm，包膜完整，未见明显异常回声，血流信号未见明显异常；

尿流率检查示：最大尿流率 9 mL/s；

前列腺特异性抗原测定：PSA3.5n g/mL。

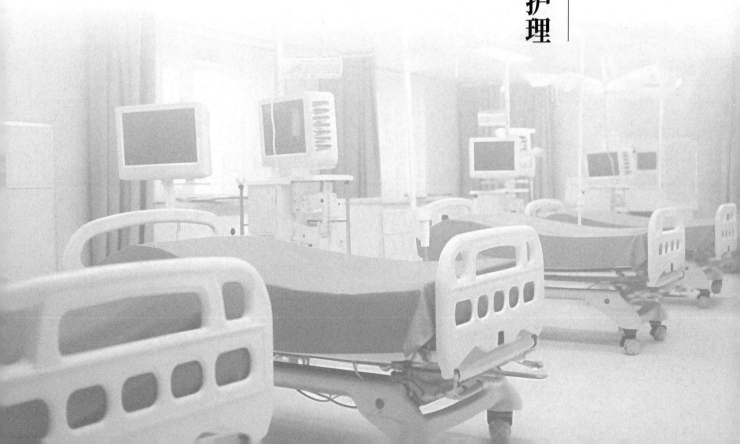

第七章

老年代谢和内分泌急重症的护理

第一节　老年水、电解质和酸碱代谢紊乱的护理

老年人体内脂肪含量增多，肌肉萎缩和细胞内固体成分减少，体内液体总量和细胞内液量均减少，而血管外液（血浆）相对增多，同时细胞内钾含量减少。此外，老年人各器官功能都发生退行性变，故心、肾、肺、神经、内分泌和体液缓冲系统对体内水、电解质和酸碱平衡的代偿和调节能力降低，所以老年人较青年人更容易发生水、电解质和酸碱平衡紊乱，且发生后不易被及时诊断和纠正。在体液调节方面，由于老年人体液总量及细胞外液量均有一定程度缩减，同时造血功能和蛋白合成能力下降，特别是伴心力衰竭、慢性肝病及胃肠道疾病者，既往已有腹水形成或蛋白丢失，使有效循环血容量下降，再加上肾脏浓缩能力差，在水、电解质和酸碱平衡紊乱时，会较早出现休克。

一、病因

（一）摄入不足或排出过多

呕吐、腹泻或消化道瘘使消化液大量丢失，高热、昏迷、气管切开或长期禁食使患者摄入不足，消化液大量丢失或摄入不足均可导致患者发生缺水、低钾血症、低镁血症、低钙血症、代谢性酸中毒或代谢性碱中毒。此外，创伤、感染、高热或呼吸机使用不当使 CO_2 排出增多，可导致患者呼吸性碱中毒。

（二）摄入过多或排出减少

肾衰竭、醛固酮缺乏、静脉输入过多液体或氯化钾可导致水中毒、高钾血症、高镁血症或代谢性酸中毒。中枢神经系统损伤、肺组织纤维化、肺气肿、肺不张或呼吸机使用不当可使 CO_2 排出减少，从而导致呼吸性酸中毒。

（三）分布异常

胸水、腹水、肠梗阻或腹膜后感染使大量液体积聚在胸腔、肠腔或腹腔，可导致细胞外液减少，从而造成等渗性缺水；大量输入葡萄糖、代谢性碱中毒、严重挤压伤、重症溶血时细胞外 K^+ 转移到细胞内，可导致低钾血症；低钾血症时，细胞内的 K^+ 与细胞外的 H^+ 相互交换，还可导致代谢性碱中毒。

二、发病机制

根据发生位置，水代谢紊乱可分为细胞内水代谢紊乱和细胞外水代谢紊乱。根据水的增加或减少，水代谢紊乱又分为缺水和水中毒。

细胞外液中 90% 的渗透微粒是 Na^+。Na^+ 浓度改变会引起细胞外液渗透压和血浆渗透压的变化，因此水代谢紊乱常与 Na^+ 的代谢紊乱并存，并引起细胞外液渗透压和血浆渗透压的改变。而细胞外渗透压的改

变，会引起细胞内水、电解质和酸碱平衡的变化。

因呕吐、腹泻或肠瘘等疾病导致消化液急性大量丧失时，细胞外液中水和钠会成比例地丢失（等渗性缺水），这会引起肾素-醛固酮系统兴奋，促使醛固酮分泌增加，并促进远曲小管对钠和水的重吸收，使尿量减少，尿比重增加，血液呈浓缩状态，此时血清 Na^+ 和血浆渗透压在正常范围内（Na^+：135~145 mmol/L；血浆渗透压：280~320 mmol/L）。老年人肾脏调节功能减退，对水钠的重吸收能力降低，若等渗缺水不能被及时纠正，患者常会出现休克症状，并导致细胞内液向细胞外转移，出现细胞内缺水。

因呕吐、腹泻或肠瘘等疾病导致消化液长期慢性丧失且补钠不足，或使用利尿药时未补钠盐，均可导致细胞外液中的失钠多于失水（低渗性缺水，也称低容量性低钠血症），使细胞外液呈低渗性状态。此时，机体通过减少抗利尿激素（antidiuretic hormone，ADH）的分泌来减少尿液重吸收，用以提高细胞外液渗透压，但这将促使细胞外液量的进一步减少，因此患者不仅出现缺钠症状，同时还会出现外周循环血量减少的症状，此时血清 Na^+ 浓度 < 130 mmol/L，血浆渗透压 < 280 mmol/L。

因高热、昏迷、长期禁食或气管切开等导致细胞外液中的失水多于失钠时（高渗性缺水，也称失水失钠性高钠血症），细胞外液渗透压增高，从而刺激患者口渴中枢，使患者主动增加水的摄入量。同时，机体通过刺激 ADH 的分泌来增加尿液重吸收，用以降低细胞外液渗透压。但老年人口渴感迟钝，且通过口渴中枢调节渗透压的速度较年轻人慢，所以易导致细胞内液向细胞外液转移，造成细胞内液和外液同时缺水，此时血清 Na^+ 浓度 > 150 mmol/L，血浆渗透压 > 295 mmol/L。

大量输液、腹腔冲洗或血液透析时，机体摄入水量超过排出量；而肾衰竭、心力衰竭或营养不良性水肿等使水分在体内潴留，二者均可导致循环血量增多。由于血液被稀释，此时患者血清 Na^+ 浓度 < 130 mmol/L，称细胞外水中毒或稀释性低钠血症。细胞外液量的增加会抑制醛固酮分泌，使远曲小管水和钠的重吸收减少，尿钠排出增加，从而导致血钠浓度进一步降低。当细胞外水中毒不能被及时纠正，导致渗透压 < 280 mmol/L 时，会促使水向细胞内转移，导致细胞内水中毒。对水代谢最敏感的是神经细胞，所以患者很早就会出现颅内压增高的症状和体征。

尿液或消化液的丢失常会导致钾、钙、镁和磷的丢失，而肾功能不全常会使血中钾、钙、镁和磷的浓度升高。钾、钙、镁和磷均有维持肌肉收缩、神经应激性，以及抑制心肌传导速度和兴奋性的作用。当这些离子在血中浓度异常时，可引起神经系统和心血管功能障碍，并导致运动和感觉异常。

消化液中含有大量 Na^+ 和 HCO_3^-，当发生胰瘘、胆瘘或肠瘘时不仅会导致失水失钠，还会导致 HCO_3^- 丧失。此外，糖尿病、长期饥饿或肾衰竭可导致体内酸性物质积聚，间接减少 HCO_3^-。HCO_3^- 直接或间接减少称代谢性酸中毒。体内 HCO_3^- 减少会导致血液中的 H_2CO_3 相对增多，其离解出的 CO2 会刺激呼吸中枢使呼吸加深加快，以排出更多的 CO_2，减少 H_2CO_3，使血液中的 $[HCO_3^-]/[H_2CO_3]$ 恢复至 20：1。同时，肾小管上皮的碳酸酐酶和谷氨酰胺酶活性增加，因此 H^+ 和 NH_3 生成增多，促进 HCO_3^- 的重吸收。

胃液中含有大量 H^+，所以长期胃肠减压或大量呕吐时不仅会导致失水失钠，还会导致 H^+ 丧失，肠液

中的 HCO_3^- 因缺少 H^+ 的中和而被重新吸收，进入血液循环后导致血中 HCO_3^- 浓度增加，血中 HCO_3^- 浓度增加称为代谢性碱中毒。低钾血症时，细胞内的 K^+ 与细胞外的 H^+ 相互交换，还可导致细胞内代谢性酸中毒和细胞外代谢性碱中毒。HCO_3^- 浓度增加会使肺泡通气功能降低，肾小管对 HCO_3^- 的重吸收减少。碱中毒时，氧合血红蛋白中的氧不易解离，所以患者血氧含量和氧饱和度正常，但机体组织实际为缺氧状态。

引起肺泡通气和换气功能障碍的疾病均可导致 CO_2 蓄积，导致血中 pH 降低，H_2CO_3 增多，此时称为呼吸性酸中毒。血中 H_2CO_3 会与 Na_2HPO_4 结合，同时肾小管对 HCO_3^- 的重吸收增加，这两种代偿机制促使 $[HCO_3^-]/[H_2CO_3]$ 恢复至 20∶1。因感染、肺栓塞或使用呼吸机不当等原因造成肺泡换气或通气过度，使血中 CO_2 降低，引起低碳酸血症，血中 pH 增高，此时称为呼吸性碱中毒。血中 CO_2 降低可抑制呼吸中枢，使呼吸浅慢，同时肾小管对 HCO_3^- 的重吸收减少。

三、临床表现

（一）水代谢紊乱

1. 细胞外水代谢紊乱 在细胞缺水的过程中，体液中水和钠是按照比例丢失的，这使得细胞外液总量减少，而细胞外渗透压与血钠浓度基本保持正常，此时称为等渗性缺水或低容量血症。若患者失钠多于失水，除细胞外液量减少外，患者的血浆渗透压与血钠浓度也随之降低，此时称为低渗性缺水。当失水多于失钠，细胞外液量减少，而血浆渗透压与血钠升高，细胞内水分向细胞外渗出，此时称为高渗性缺水。无论哪种细胞外缺水，如果患者体液继续丢失，机体代偿功能不能够维持血容量时，患者将出现休克症状。

钠和水成比例地潴留在体内，导致细胞外液过多。如果液体潴留在血管内则称为高容量状态，如果液体潴留在组织间隙，如肺或脑以内，则称为肺水肿或脑水肿。水肿时，除了体重增加、浅表静脉充盈和下肢肿胀外，患者以脑水肿临床症状最为突出，主要表现为头痛、呕吐、视力模糊、嗜睡甚至昏迷或惊厥。肺水肿的患者则出现呼吸困难、咳大量泡沫痰和体重增加，尿多而比重低，血钠可降至 120 mmol/L 以下。

2. 细胞内水代谢紊乱 当失水多于失钠，细胞外液量减少，血浆渗透压与血钠升高，细胞内水分向细胞外渗出，使得细胞内、外液体都减少，最后细胞内液的缺水程度超过细胞外液缺水的程度。老年人细胞内缺水的临床表现与中年人基本相同，常表现为无力、头晕、性格异常、唇舌干燥、皮肤弹性减退、眼窝凹陷和精神萎靡等，但口渴不明显。脱水严重者常出现神经系统功能障碍，如狂躁、抽搐、幻觉、嗜睡或昏迷。低渗性低钠血症的患者，因细胞外渗透压降低，细胞外液向细胞内转移，导致细胞内水肿，此时称为水中毒。水中毒患者出现颅内压升高，甚至脑疝的临床表现，如恶心、呕吐、头痛、失语、烦躁、谵妄或昏迷等。

（二）电解质代谢紊乱

1. 钠代谢紊乱

（1）低钠血症：血清 Na^+ 浓度 < 135 mmol/L，主要表现为乏力、恶心呕吐、表情淡漠、腓肠肌痉挛性疼痛等。血浆渗透压降低可抑制 ADH 分泌，肾小管回吸收减少，尿量增多，但尿比重低，尿钠、尿氯含量下

降；血容量减少，可导致周围循环衰竭。通常健康中年人丢失 500 mmol 钠不影响血钠浓度，而老年人存在低钠倾向，丢失 250~300 mmol 钠即可引起低钠血症。根据患者渗透压和容量变化特点，低钠血症又分为等渗性低钠血症（血浆渗透压在 280~295 mmol/L）、高渗性低钠血症（血浆渗透压高于 295 mmol/L）和低渗性低钠血症（血浆渗透压低于 280 mmol/L）。其中低渗性低钠血症最为常见，根据患者容量变化特点又将低渗性低钠血症分为低容量性、高容量性和等容量性低渗低钠血症。低钠血症的症状与患者血清 Na^+ 浓度密切相关。血清 Na^+ 浓度在 120~135 mmol/L 时，患者出现味觉减退、肌肉痉挛和酸痛；血清 Na^+ 浓度在 115~120 mmol/L 时，患者出现头痛、恶心、呕吐和个性改变；血清 Na^+ 浓度低于 115 mmol/L 时，会出现腱反射消失和昏迷。

老年患者由于肾小球滤过率降低，低钠血症时会加重水潴留。所以当老年患者血清 Na^+ 浓度降至 120 mmol/L 以下或更低时，容易产生精神症状，如昏迷、抽搐，甚至死亡，特别是既往有中枢神经系统病变的老年患者，可出现局灶性神经系统定位症状。

（2）高钠血症：根据患者细胞外液量的变化可分为低容量性高钠血症，高容量性低钠血症和等容量性高钠血症，但患者的血清钠浓度始终高于 150 mmol/L。患者除了出现容量过多或不足的临床表现外，高血钠还导致细胞外渗透压增高，使患者出现细胞内缺水的临床症状和体征，如恶心、四肢痉挛或抽搐、眼球震颤，以及嗜睡、昏迷和癫痫发作等中枢神经系统功能障碍的症状。

2. 钾代谢紊乱

（1）低钾血症：血清 K^+ 浓度 < 3.5 mmol/L 为低钾血症。血清 K^+ 浓度低于正常，并不反映全身总钾量异常。如碱中毒时，K^+ 会由细胞外进入细胞内，导致血清 K^+ 浓度降低。而当患者血清 K^+ 浓度正常或偏高时，也不能排除患者缺钾。如在酸中毒时，细胞内 K^+ 会转移至细胞外，从而导致血清 K^+ 浓度增高，而患者的低钾血症多在纠正酸中毒后才出现。

一般来说，持续性血清 K^+ 浓度过低常表示体内缺钾严重。低钾将引起神经 – 肌肉应激性降低和心功能障碍。肌无力为患者最早的表现，一般先出现四肢软弱无力、眼睑下垂，以后延及躯干和呼吸肌，严重时患者会出现软瘫、呼吸困难、腱反射减退或消失。因低钾会影响胃肠道平滑肌的张力，这导致患者肠蠕动减退或消失，所以患者会出现食欲不振、恶心、呕吐和腹胀，甚至肠麻痹。当患者血清 K^+ 浓度 < 2 mmol/L 时，中枢神经系统会受到抑制，患者可出现抑郁、痴呆等临床表现。除意识障碍外，患者还会因肾小管变性坏死而出现多尿、口渴和多饮。持续性血清 K^+ 浓度过低还会使心脏受累，患者主要表现为心肌应激性增强、心动过速、心音低钝、血压下降、心室颤动和传导阻滞，严重者可出现心脏骤停。持续性血清钾过低典型的心电图改变包括早期出现 T 波降低、变宽或倒置，随后出现 S–T 段降低，Q–T 间期延长和 U 波。

（2）高钾血症：血清 K^+ 浓度 > 5.5 mmol/L 为高钾血症。患者主要在神经、心脏和骨骼肌等方面出现异常。患者早期症状为四肢乏力、软瘫、麻木和异常感觉，从躯干向四肢发展，并可影响呼吸肌运动。神经及神经肌肉联接处的兴奋性抑制还会使心肌应激性下降、心内传导阻滞，患者出现心率缓慢及心律不齐，严重时会出现心室纤颤、最后心脏于舒张期停搏。高钾的刺激作用还会使微循环血管收缩,患者会出现肌肉酸痛、皮肤苍白、湿冷、血压先升高后下降等一系列类似缺血的临床表现。心电图早期 T 波高而尖,Q-T 间期延长,随后出现 QRS 波群增宽,P-R 间期延长。

3. 钙代谢紊乱

(1)低钙血症:血清钙浓度 < 2.0 mmol/L 为低钙血症。患者主要出现神经肌肉兴奋性增强的临床表现,如容易激动、口周和指(趾)尖麻木及针刺感、手足抽搐、腱反射亢进、肌肉和腹部绞痛,并出现 Chvostek 征和 Trousseau 征阳性;另外低钙还会使患者出现支气管痉挛和呼吸衰竭,并造成 Q-T 间期延长和室性心动过速,从而导致心肌细胞数量减少和心肌收缩力减弱。

(2)高钙血症:血清钙浓度 > 2.6 mmol/L 为高钙血症,患者主要表现为组织兴奋性降低。患者早期症状有疲倦、软弱、乏力、食欲减退、恶心、呕吐和体重下降等。当血清 Ca^+ 浓度进一步增高时,可出现严重头痛、背部和四肢疼痛、口渴、多尿等。当血清 Ca^+ 浓度增高达 3.75 mmol/L 时,患者会出现致命性心律失常,甚至心脏骤停。

4. 镁代谢紊乱

(1)低镁血症:血清镁浓度 < 0.75 mmol/L 为低镁血症。患者主要表现为神经系统和肌肉兴奋性增加,如精神紧张、情绪激动、手足抽搐、眼球震颤、腱反射亢进,并伴有血压升高、心动过速、精神错乱和定向障碍等。低镁血症与低钙血症临床表现相似,在排除或纠正缺钙之后以上症状仍未改善者,应考虑是否存在镁缺乏。

(2)高镁血症:血清镁浓度 > 1.25 mmol/L 为高镁血症。患者主要表现为中枢神经系统和外周神经肌肉兴奋性抑制,如疲乏、软弱无力、血压下降、肌肉软瘫和腱反射消失等。严重者可出现呼吸肌麻痹、昏迷甚至心脏骤停。

5. 磷代谢紊乱

(1)低磷血症:血清无机磷浓度 < 0.8 mmol/L 为低磷血症。患者常会表现为中枢神经系统症状,如感觉异常、构音障碍、反射亢进、震颤、共济失调和昏迷。由于红细胞内 2,3- 二磷酸甘油酸减低,使红细胞寿命缩短,患者会出现球形红细胞症和溶血性贫血。此外,患者会出现心血管系统和肌肉损害,如肌肉软弱、肌肉疼痛和心肌炎。白细胞吞噬功能和血小板聚集能力也会出现障碍,所以患者易发生感染和凝血功能异常。

(2)高磷血症:血清无机磷浓度 > 1.62 mmol/L 为高磷血症。高磷血症患者可继发低钙血症,因此患者主要出现低血钙的临床表现。由于异位钙化,患者还可出现肾衰竭的临床表现。

(三)酸碱代谢紊乱

1. 代谢性酸中毒:轻症常被原发病的症状所掩盖,重症患者可出现:

(1)呼吸代偿的表现。酸中毒时肺代偿调节加强,以加速体内 CO_2 排出,降低 H_2CO_3 浓度,早期最突出的表现是呼吸加深加快(Kussmaul 呼吸),有时呼吸有烂苹果味,乃因体内脂肪氧化不全产生酮体所致。

（2）中枢神经系统症状。酸中毒会抑制脑细胞代谢活动，患者出现疲乏、眩晕、感觉迟钝；烦躁或嗜睡，甚至昏迷；对称性肌张力减退、腱反射减弱或消失。

（3）心血管功能异常的表现。酸中毒时 H^+ 浓度增高，且常伴高钾血症，二者都会抑制心肌收缩力，使心率加快、心输出量减少和血压降低。H^+ 浓度增高还会刺激毛细血管扩张，患者双颊、唇及舌出现潮红。

2. 代谢性碱中毒：轻症患者一般无明显症状，代谢性碱中毒较重的患者呼吸会变浅变慢，血清钙减少使患者出现手足抽搐等缺钙症状。碱中毒时氧不易与血红蛋白分离，因此患者组织缺氧症状明显，主要表现为头昏、嗜睡或谵妄。

3. 呼吸性酸中毒：患者主要表现为缺氧和二氧化碳潴留，如呼吸困难、发绀、头痛、失眠、扑翼样震颤和胸闷。随着酸中毒的加重，患者出现血压下降、谵妄和昏迷等。慢性呼吸性酸中毒的临床表现常被原发疾患所掩盖，只有到严重二氧化碳潴留时，患者才表现出上述症状。

4. 呼吸性碱中毒：有时可有胸闷、头晕、呼吸由深快转为浅快或短促、肢体和口周麻木和针刺感、手足抽搐和腱反射亢进等。如危重患者发生急性呼吸性碱中毒，常提示其预后不良。

5. 混合性酸碱代谢紊乱：病情危重的患者往往同时存在两种或两种以上酸碱失衡，常以一种紊乱为主，其余系过度代偿或代偿不全所致。因混合性酸碱失衡引起的病理生理变化复杂，所以患者的临床表现常不典型。

四、辅助检查

1. 实验室检查 通过尿钠、氯和尿比重测定，以及血细胞计数、血尿素氮、血细胞比容、血电解质和动脉血气分析可以判断患者水、电解质和酸碱失衡的类型及病因。

2. 影像学检查 通过 X 线、CT 和 MRI 等检查可进一步明确引起患者水、电解质和酸碱失衡的原因。

五、治疗原则

水、电解质和酸碱失衡治疗的关键是首先要根据血电解质、酸碱平衡的检查结果，患者的临床表现和其他辅助检查来确定水、电解质和酸碱失衡的类型，然后进行补液、碱化或利尿等对症治疗。在对症治疗的基础上，积极寻找导致患者水、电解质和酸碱失衡的病因，并针对病因进行原发病的治疗。

在体液代谢平衡紊乱中，当患者细胞外液不足时应通过输入晶体液和胶体液来补充患者的血容量；而患者细胞外液过多时应通过限制入量以及应用血管扩张药、利尿药和血液超滤来降低容量负荷。对低钠血症患者，主要是采用含盐溶液或高渗盐水来提高血液中 Na^+ 浓度。而对高钠血症患者，主要是采用 0.45% 的氯化钠或葡萄糖溶液来纠正低血容量，或者通过利尿药或高渗溶液来降低患者水钠潴留。

在电解质代谢紊乱中，对低钾、低钙、低镁和低磷的患者主要通过补充氯化钾、氯化钙、硫酸镁和磷酸盐来纠正，而高钾、高钙、高镁和高磷的患者主要通过利尿药、降钙素或透析来促进体内钾、钙、镁和磷的排出。

在酸碱代谢紊乱的治疗中，代谢性酸中毒在原发病得到有效治疗后均能被纠正，严重的代谢性酸中毒，如患者血浆 HCO_3^- 浓度 < 10 mmol/L 时，需用三羟甲基氨基甲烷或碳酸氢钠等碱性药来纠正。代谢性碱中毒通常是由低血钾、低血镁和高钙血症引起的，这些电解质紊乱被纠正后酸碱平衡就可恢复，但若患者出现碱中毒症状，血浆 HCO_3^- 浓度 ≥ 45mmol/L、pH > 6.5 时，就应通过盐酸、氯化铵和醋酸酰胺等酸性物质对患者进行酸化治疗。在呼吸性酸中毒的治疗中，除进行原发病的治疗外，主要通过应用机械辅助通气来纠正患者的高碳酸血症和低氧血症，当患者 pH < 7.1，且动脉 CO_2 分压 > 100 mmHg 时才考虑输入碱性药。在呼吸性碱中毒的治疗中，主要通过呼吸中枢抑制剂或镇静催眠药来抑制患者过度换气，同时也可通过提高吸入气的 CO_2 来纠正过度换气。

六、护理措施

（一）紧急救护

1. 护士将患者置于平卧位，并进行动脉穿刺，留取动脉血进行血气、渗透压和电解质分析。同时取外周静脉血进行血常规、红细胞压积和肝肾功能的检测。

2. 病情评估

（1）症状和体征评估：尽管水、电解质和酸碱失衡的临床表现常不典型，但患者的临床表现与其异常程度密切相关，因此护士可以通过患者的临床表现来初步评估患者水电解质酸碱失衡的类型和严重程度。如患者出现腱反射消失、抑郁、嗜睡和昏迷等中枢神经系统的症状，以及致命性心律失常或心脏骤停，常提示严重低钠血症、高钙血症、低钾血症或高钾血症。而当患者心率由快变慢，尿量由少变无，血压由高变低，意识由烦躁多语转变为嗜睡、昏迷时，多提示患者存在严重缺水，且体液丢失已超过体重的6%。

（2）既往史和伴随用药评估：评估患者既往有无消化道梗阻、腹泻、食管癌、肺癌、胰腺癌、肾癌、卵巢癌、糖尿病、腹腔感染、肠瘘、缩窄性心包炎、肾病综合征、肾衰竭或胰腺炎等疾病。评估患者既往有无服用利尿酸、呋塞米或氯噻酮等排钠利尿药，以及胰岛素、雄性激素、甘油、果糖、维生素 A 或 D 等。评估患者既往有无输入库存血。

（3）辅助检查评估：低钙血症患者的 ECG 可表现为 Q-T 间期与 S-T 段延长，低钾血症的患者 ECG 会出现 T 波降低、变宽或倒置，以及 S-T 段降低、Q-T 间期延长和 U 波。高钾血症患者的 ECG 表现为 T 波高尖，以及 PR 和 Q-T 间期延长。此外，血红细胞计数、血红蛋白量和红细胞压积升高或降低可提示患者体液失衡情况。但这些变化多不具有特征性，所以护士应该通过动脉血气和电解质检查结果来评估患者水、电解质和酸碱失衡的类型和程度。如 pH < 7.35 表示酸中毒、pH > 7.45 表示碱中毒；碱剩余 < −3 mmol/L 或标准碳酸氢盐 > 27 mmol/L 表示代谢性酸中毒；碱剩余 > +3 mmol/L 或标准碳酸氢盐 < 21 mmol/L 表示代谢性碱中毒；动脉 CO_2 分压 < 35 mmHg 表示呼吸性碱中毒、动脉 CO_2 分压 > 45 mmHg 表示呼吸性酸中毒。此外，根据渗透压、出入量、有创或无创血压可判断患者是否存在水钠代谢失衡，以及失衡的类型。如患者存在失水的临床表现，且血清 Na⁺ 浓度＞ 150 mmol/L，血浆渗透压＞ 295 mmol/L，提示患者为低容量性高钠血症。如患者存在体重增加、水肿和中心静脉压升高，且血清 Na⁺ 浓度＞ 150 mmol/L，血浆渗透压＞ 295 mmol/L，提示患者为高容量性高钠血症。

3. 低钾血症、高钾血症、高钙血症和低镁血症可导致患者出现致命性心律失常、肾衰竭和中枢神经系统传导异常，甚至引起心脏骤停和癫痫样发作。而细胞外和细胞内水代谢紊乱通常与钠代谢紊乱并存，并导致患者出现急性肺水肿、脑水肿、脑疝或休克。因此，这些致命性的水电解质紊乱一旦明确诊断后，护士应立即配合医生进行救护。

（二）水钠代谢紊乱的救护

1. 细胞外缺水的救护。细胞外缺水时可能导致严重血流动力学紊乱，患者可能出现休克，此时护士应：

（1）迅速建立 2 条以上静脉输液通路，周围静脉萎陷时，应立即进行中心静脉穿刺，并同时检测中心静脉压。

（2）遵医嘱合理补液。一般先快速输入扩容作用迅速的晶体溶液，也可选用 3%~7.5% 的高渗盐溶液以减轻组织水肿；后输入扩容作用持久的胶体溶液，如低分子右旋糖酐、琥珀明胶、血浆、全血和人血白蛋白等。补液时护士应注意监测患者生命体征、意识、面色、肢端温度及色泽、中心静脉压及尿量等变化，以判断补液效果。

（3）协助患者取休克体位，即头和躯干抬高 20°~30°，下肢抬高 15°~20°，以增加回心血量和减轻呼吸负担。

（4）保持呼吸道通畅，并给予氧气吸入，调节氧流量为 6~8 L/min 为宜，吸氧浓度达到 40%~50%。

（5）遵医嘱给予升压药和血管扩张药。用药时护士应注意控制给药速度和浓度，同时注意观察患者心率、心律，及药物不良反应。

2. 细胞外体液过多导致急性肺水肿的救护见第十章第一节老年急性呼吸衰竭的护理。

3. 细胞内和细胞外水代谢紊乱导致脑水肿的救护见第五章第四节老年颅内高压的护理。

（三）钾代谢紊乱的救护

1. 高钾血症的救护。高血钾可抑制患者心脏传导功能，当血气分析显示血清 K⁺ 浓度高于 6.5 mmol/L 时，患者可能出现心脏骤停。护士应：

（1）停用一切含钾药物和液体，禁食富含钾的食物。

（2）静脉注射 10% 葡萄糖酸钙 10~20 mL，用以对抗钾离子对心肌的毒性。因葡萄糖酸钙持续作用的时间不超过 1 小时，因此首次静脉推注后可重复使用，但累计剂量不可超过 50 mL。另外，快速静脉注射葡萄糖酸钙可使患者出现心律失常甚至心脏骤停，因此静脉注射葡萄糖酸钙的速度不应超过 2 mL/min。

（3）采用 5% 碳酸氢钠溶液 50~100 mL，或用 25% 葡萄糖注射液 100~200 mL 加胰岛素静脉滴注，促使

K^+移入细胞内,以降低血清钾浓度。

(4)通过口服离子交换树脂或灌肠排出体内过量的钾离子,肾功能不全者要及时进行血液滤过。

2. 低钾血症的救护。补钾最安全的方法是口服钾盐或给予含钾高的食物。不能口服的患者应经静脉补钾,为患者静脉补钾时应注意以下几点:

(1)尿少不补钾:肾衰竭时,钾的排出受到限制,补钾容易引起血清K^+浓度过高,因此患者尿量在30 mL/h以上时才能补钾。

(2)浓度不过高,禁止静脉推注:K+浓度过高时,输液静脉会产生剧烈的疼痛,引起静脉炎,同时会导致心脏骤停。静脉滴注氯化钾溶液浓度一般不超过40 mmol/L,即1000 mL葡萄糖溶液中加入10%氯化钾溶液不能超过30 mL。切不可将氯化钾溶液进行静脉推注,以免引起高钾血症,导致心脏骤停。

(3)速度不过快:K^+进入血液后,需经15 h左右方可建立细胞内外的平衡,因此静脉滴注速度每分钟不宜超过60滴。

(4)补钾不过量:一般每日给10%氯化钾溶液20~30 mL。患者严重缺钾时,24 h补钾也不宜超过6~8 g。

(四)钙代谢紊乱的救护

1. 高钙血症的救护。血清Ca^+浓度≥3.75 mmol/L时称为高钙危象。约90%的高钙血症是由恶性肿瘤和甲状旁腺功能亢进引起的。恶性肿瘤通过分泌前列腺素E、溶骨因子或骨细胞刺激因子来促进骨质溶解,从而导致血钙升高。同时,甲状旁腺功能亢进和恶性肿瘤患者体内甲状旁腺素或甲状旁腺素样多肽物质升高,可促进破骨细胞活性增加,动员骨钙入血,并促进近端肾小管对钙的回吸收,导致血中钙离子浓度升高。因高钙血症会导致致命性心律失常、肾衰竭和中枢神经系统传导异常,所以护士应:

(1)停用一切含钙和维生素D的药物和液体,禁食富含钙和维生素D的食物。

(2)快速静脉滴注生理盐水,同时静脉注射呋塞米以加快钙的排出。在此过程中,应密切监测患者有无心率增快、呼吸急促、咳粉红色泡沫样痰和两肺湿啰音等症状。若患者出现以上左心衰竭或肺水肿症状,应及时减慢输液速度。同时,应密切监测血钾和血镁浓度,当患者血钾和血镁浓度降低时,及时补充氯化钾和硫酸镁。

(3)静脉滴注或注射降钙素以减少骨的吸收。降钙素是由32个氨基酸组成的多肽,在使用前应进行过敏试验。使用方法为,将5~10 IU的降钙素溶于500 mL生理盐水中进行缓慢静脉滴注,或50 IU降钙素分2~4次缓慢静脉注射,使用时应密切观察患者有无恶心、呕吐、面部潮红、头晕、多尿、寒战及过敏性休克症状。若患者消化道反应严重或出现休克症状,应及时停药或减量。肾衰竭者应及时行血液滤过,以降低血钙水平。

2. 低钙血症的救护。低钙血症的患者可通过补充含钙高的食物或口服钙剂提高血清钙浓度。对严重低钙血症者,如伴手足搐搦、抽搐、低血压、Chvostek征或Trousseau征者,护士应立即遵医嘱静脉注射10%

葡萄糖酸钙 10 mL。注射时，应使用 50% 葡萄糖溶液稀释，注射时间应超过 10 min。在注射过程中，应密切监测患者心率和心律变化，防止出现严重心律失常。若症状性低钙血症反复发作，可重复使用 10% 葡萄糖酸钙以控制症状，但 6~8 h 内患者输注的钙不应超过 10~15 mg/kg。氯化钙对静脉和软组织刺激大，所以护士在注射氯化钙时应确保药液无外渗，同时浓度应低于 200 mg/100mL。若患者伴有低镁血症和碱中毒时，必须同时予以纠正。

（五）镁代谢紊乱的救护

1. 高镁血症的救护。患者出现高镁血症时，其临床表现与患者体内 Mg^{2+} 浓度升高的速度和幅度有关。当血清 Mg^{2+} 浓度超过 3 mmol/L 时，患者的腱反射减弱或消失；当血清 Mg^{2+} 浓度超过 4.8 mmol/L 时，患者出现肌无力，累及呼吸肌时，可导致呼吸衰竭或呼吸停止；当血清 Mg^{2+} 浓度超过 6 mmol/L 时，患者出现昏迷和木僵。出现高镁血症时，在纠正呼吸衰竭、低血压和心律失常的同时，还应：

（1）立即停止输入硫酸镁，同时停用含镁的药物。

（2）缓慢静脉注射 10% 葡萄糖酸钙 10~20 mL 或 10% 氯化钙 5~10 mL 来拮抗患者体内的镁离子。

（3）应用新斯的明抑制胆碱酯酶，提高神经肌肉的兴奋性。

（4）通过增加输入液量和应用利尿药来促进镁离子从肾脏排出体外，对肾衰竭患者应尽早行血液滤过治疗。

2. 低镁血症的救护。轻度低镁血症患者口服补充镁盐即可，当患者血清 Mg^{2+} 浓度低于 0.4 mmol/L 时，会出现心律失常和癫痫样发作。因缺镁时常伴有缺钾及缺钙，低镁血症的临床表现很难与低钾或低钙血症区别。所以，在补钾或补充钙剂后，若患者低钾或低钙血症无改善，应考虑患者存在严重低镁血症。此时护士应：

（1）静脉给予硫酸镁。首先将 2 g 硫酸镁用 50% 的葡萄糖溶液稀释至 20 mL，并在 5~10 min 内静脉注射。然后以 1~2 g/h 的速度进行静脉滴注，在第一个 24 h 内补充约 12 g 硫酸镁，直至低镁血症的症状和体征缓解。静脉注射或快速滴注硫酸镁时，若患者出现潮红、出汗、口干、恶心、呕吐、心慌和头晕等症状，应减慢注射或输液速度。

（2）在输入硫酸镁的过程中，除了密切监测患者的血压、心率、尿量和呼吸变化外，还应密切监测患者的腱反射情况。若患者腱反射减弱或消失，随后出现休克、呼吸和心脏骤停等症状，则考虑患者出现高镁血症。此时应立即停止输入硫酸镁，并进行高镁血症的救护。

（六）磷代谢紊乱的救护

严重低磷患者，可静脉补充磷酸二氢钾及磷酸氢二钠的混合液。静脉补给磷酸盐可诱发低钙血症、高钾血症和高钠血症，因此用药过程中护士应严格监测患者血电解质的变化。高磷血症的患者主要通过口服氢氧化铝、碳酸钙或醋酸镁来促进体内磷的排出。

（七）酸碱代谢紊乱的救护

1. 输入碱性药物的护理。短时间大量静脉输注碳酸氢钠可导致患者出现碱中毒、低钾血症、高钠血症和低钙血症。所以护士应首先根据 5% 的碳酸氢钠 1 mL 含 0.6 mmol，以及碳酸氢钠补给公式 [碳酸氢钠补给量 =（实测 HCO_3^-–24）× 体重 × 系数]，来计算碳酸氢钠的补给量。其中患者循环功能良好时系数为 0.15，循环功能不良时系数为 0.38。然后将计算量的 1/3~1/2 在 2~4 h 内输完。此后再重新进行血气分析，根据血气分析结果决定患者是否还需继续输入碳酸氢钠。

2. 输入酸性药物的护理。在静脉输注盐酸精氨酸时，输液速度过快会引起患者呕吐、流涎和皮肤潮红，因此护士应将 15~20 g 盐酸精氨酸溶于 5% 葡萄糖或生理盐水 1000 mL，并缓慢滴注。盐酸精氨酸会促进细胞内 K^+ 转入细胞外液，输液过程中护士应密切监测患者的血钾浓度。盐酸精氨酸还会促进尿素的形成，肾衰竭的患者禁用。

使用盐酸溶液纠正碱中毒时，护士应先将 1 mol/L 的盐酸 150 mL 溶于 1000 mL 生理盐水或葡萄糖中，然后根据血气分析结果，并依据公式（盐酸补给量 =[实测 HCO_3^-–24]× 体重 ×0.4×1000 ÷150）计算需要补给的剂量。根据计算的补给量，在第一个 24 h 内补充 1/3~1/2，并经中心静脉导管缓慢滴入。然后根据血气分析结果和患者临床表现再制订下一步的治疗方案。

（八）一般护理

1. 准确记录出入量。准确记录 24 h 出入量是调整补液方案的依据。其中入量包括食物摄入、饮水摄入及静脉输入的液体量，出量包括大小便排出、皮肤蒸发、创面渗出、呕吐及引出等液体量。

2. 预防压力性损伤。应加强长期卧床患者，特别是水肿患者的皮肤护理，通过按摩受压部位和加用气垫床等多种措施来预防压力性损伤。

3. 做好口服补液和电解质的护理。除正常进食之外，缺水患者每日应饮水 1500 mL，以保证机体代谢的需要。水分摄入应匀速，勿等到口渴才喝水。低钾血症患者可多食含钾丰富的食物，如新鲜蔬菜、水果、肉类、鸡蛋和牛奶等。低钙血症患者可多食含钙高的食物，如牛奶、豆制品等。

七、健康教育

1. 加强老年人体液失衡防治，向患者及其家属解释水对维护健康的重要性。

2. 告知患者在日常生活中如饮水量少，且出现口渴、乏力、尿少或口腔黏膜干燥时，常提示体内缺水，应少量多次饮淡盐水，并避免大量饮用白开水。如脱水症状不能改善，应迅速就医。

3. 进食困难、呕吐或腹泻时及时就医。

4. 器官功能衰竭患者在严格控制摄入水量的同时，还应学会记录出入液量。

5. 口服氯化钾或排钾利尿药患者以及肾衰竭者，应定期监测血钾浓度。

第二节　老年糖尿病急性并发症的护理

随着年龄的增长，胰腺萎缩，出现纤维化和硬化，胰岛 β 细胞的分泌功能也随之减退，因此老年人容易出现糖代谢异常。在 50 岁以后，年龄每增长 10 岁，空腹血糖会增加 0.05 mmmol/L，餐后血糖则增加 0.4~0.7 mmol/L。所以，随着年龄增加，老年人糖尿病的发病率也随之上升，其中 60 岁老年人的发病率约为 30 岁人群的两倍。在老年糖尿病患者中，60 岁前已发病的患者仅为 10%~20%，绝大多数为新发病例。

老年糖尿病患者的临床症状比较隐匿，只有 15%~30% 的患者会出现"三多一少"的典型症状，且症状较青年人轻，多数老年糖尿病患者是在体检或患其他疾病做血糖检测时意外发现的。这是因为老年人的口渴中枢不敏感，且老年人肾糖阈值为 11.0~12.0 mmol/L，而中青年人肾糖阈值为 8.2~11.3 mmol/L，因此老年人在血糖轻度升高时不会出现多尿症状。由于老年糖尿病患者口渴阈值增高，患者往往不能及时补充水分，因此老年糖尿病患者在发病时除了出现疲惫乏力、恶心、睡眠差、多汗、轻微口干和皮肤瘙痒等非特异性症状外，多伴有脱水症状。此外，老年糖尿病患者以餐后高血糖为主，而空腹血糖往往正常或在正常高限，若体检仅做空腹血糖检测会使很多老年糖尿病患者漏诊。而随着糖尿病病程的延长和器官功能衰退，老年糖尿病患者比年轻人更容易出现糖尿病急性和慢性并发症，因此许多老年糖尿病患者是以并发症为首发症状来院就诊的，如心脑血管病变、肾脏病变、神经病变、视网膜病变及皮肤感染等，少数患者会出现非酮症性高渗昏迷，酮症酸中毒和低血糖等急性并发症而危及生命。

Ⅰ 老年糖尿病酮症酸中毒的护理

糖尿病酮症酸中毒（diabetic ketoacidosis，DKA）是糖尿病常见的，且会危及患者生命安全的急性并发症之一。在感染、手术、精神刺激或腹泻等诱发因素的作用下，患者胰岛素分泌不足。同时一些升糖激素，如胰高血糖素、儿茶酚胺或糖皮质激素等分泌相对或绝对增加，这些均造成糖、蛋白质和脂肪代谢紊乱，水电解质酸碱平衡失调，出现以高血糖、高酮血症和代谢性酸中毒为主要特征的综合征。老年 DKA 通常合并疾病较多，不仅需要相对大量的胰岛素进行治疗，且治疗期间易合并感染、血栓栓塞和脑梗死等并发症，因此病死率高达 50%。

一、病因

DKA 最常见于 1 型糖尿病患者，但 2 型糖尿病患者在应激状态下也可以发病，而成人迟发型自身免疫性糖尿病、营养不良相关性糖尿病、肢端肥大症或慢性胰腺炎等所致的继发性糖尿病也可导致患者并发DKA。此外，DKA 发病大多有诱发因素，包括感染、糖尿病治疗不当、各种应激因素和某些药物等。

（一）感染

感染是 DKA 最常见的诱因，占 20%~40%。其中，泌尿系统感染、肺感染和胆道感染是老年 DKA 常见的原因。

（二）糖尿病治疗不当

中断糖尿病药物治疗、药物剂量不足和产生胰岛素抵抗等均可引发 DKA。如 1 型糖尿病患者停用胰岛素治疗，或减少胰岛素的用量，常可引起 DKA。

（三）应激因素

外伤、手术、麻醉、AMI、心力衰竭、精神紧张或严重刺激均可使患者处于应激状态，引起胰岛素分泌相对不足。AMI 和脑卒中是老年 DKA 常见的诱发应激因素。

（四）药物因素

最常见的可诱发 DKA 的药物是类固醇激素、拟交感类药及噻嗪类利尿药。另外，抗精神病药、α 干扰素、利巴韦林、化疗药和 β 细胞毒性药等均可诱发 DKA。

（五）拮抗激素升高

在患 Cushing 病、肢端肥大症、胰高糖素瘤、嗜铬细胞瘤和甲状腺功能亢进等疾病的患者中，因其升糖激素分泌增加，亦能诱发 DKA。

（六）其他

高糖饮料和短期禁食可诱发血糖正常者出现 DKA。

二、发病机制

在各种诱因作用下，患者胰岛素分泌相对缺乏，促使体内蛋白质分解，糖异生增加。同时，患者胰高血糖素绝对或相对升高，促使肝糖输出增多，而外周组织对糖的利用减少，患者出现高血糖和尿糖。当血糖超过肾小管的重吸收能力时，患者会出现渗透性多尿。此外，患者脂肪动员和分解加速，并产生大量分解代谢产物——酮体，包括乙酰乙酸、β 羟丁酸和丙酮。当酮体超过外周组织的利用能力时，患者不仅血中酮体升高，且尿中也会出现酮体，临床上称为酮症。乙酰乙酸和 β 羟丁酸均为较强的有机酸，在体内聚积后会大量消耗储备碱，当超过人体酸碱平衡调节能力时，会出现代谢性酸中毒。高酮血症也会使患者出现渗透性多尿，而代谢性酸中毒后患者恶心、呕吐，也会导致脱水，因此患者会出现容量不足的临床表现。呕吐、渗透性利尿、高酮血症和代谢性酸中毒会导致钠和钾的排出增加，而代谢性酸中毒又会促使细胞内的钾离子向细胞外转移，所以患者可能血钾浓度正常，而血钠浓度降低。

三、临床表现

DKA 的三个特征为高血糖、高血酮和代谢性酸中毒。患者主要表现为原有糖尿病症状加重、呼吸困难、胃肠道症状、脱水和意识障碍等。

（一）糖尿病症状加重

在酮症早期阶段，患者可表现为多饮、多尿、体力及体重下降等糖尿病症状，且呈加重趋势。

（二）胃肠道症状

出现酸中毒时，患者表现为食欲下降、恶心、呕吐和腹痛。腹痛是 DKA 患者的常见症状，以 1 型糖尿病患者多见，易被误诊为急腹症。造成腹痛的原因尚不明确，可能是酮症本身或原发疾病所致，也可能与脱水及低血钾所致胃肠道扩张和麻痹性肠梗阻有关。

（三）呼吸改变

机体酸中毒时会通过加快加深呼吸将酸性产物排出体外，呼吸频率可高达 30 次 /min。当血 pH < 7.0 时，患者的呼吸中枢受到抑制，部分患者呼吸中可出现类似烂苹果气味的酮味。

（四）脱水与休克

中、重度酮症酸中毒患者常有脱水症状。脱水达体重 5% 时，可出现尿量减少、皮肤干燥和眼球下陷等。脱水超过体重 15% 时，可出现循环衰竭症状，如心率加快、脉搏细弱、血压及体温下降等，严重者可危及生命。因老年人渴觉迟钝，饮水量常不足，特别是因病自己不能饮水时，会较早出现休克症状。

（五）神经精神改变

老年 DKA 患者会出现头痛、头晕、萎靡、烦躁、嗜睡和昏迷等神经精神症状，但个体差异较大。通常，乙酰乙酸过多、脑缺氧、脱水、血浆渗透压升高及循环衰竭均可使患者昏迷。

（六）其他

合并潜在感染的患者可出现发热，但是无发热并不能排除感染。这是因为代谢性酸中毒可使血管扩张，导致体温下降。另外，患者出现低体温则是病情严重的征兆，常提示预后不良。

（七）并发症

DKA 造成的脱水、血管收缩、心排量下降、血液黏度增加以及潜在的动脉粥样硬化等会促进老年患者血栓形成，导致血栓栓塞或脑梗死。在 DKA 的治疗过程中，患者常见的并发症是低血糖和低钾血症。此外，由于 DKA 时患者丢失的氯离子较钠离子少，若补液治疗时患者补充的钠离子与氯离子比例相同，就会使患者体内氯离子相对过多，患者出现高氯血症和高氯性酸中毒。补液速度过快或血糖下降过快还会诱发脑水肿或肺水肿。在 DKA 治疗过程中补充磷制剂后还可能出现低钙血症。

四、辅助检查

1. 实验室检查：通过血常规检查了解患者血液浓缩或感染情况；通过血糖、尿糖、血酮体和尿酮体检查了解患者血糖和酮体升高情况；通过血生化、电解质和动脉血气分析了解患者肝肾功能，水、电解质和酸碱失衡的情况；通过尿常规检查了解患者有无泌尿系感染。

2. 影像学检查：胸部 X 线检查有利于寻找诱发因素或继发疾病；脑 MRI 检查用以了解患者有无脑梗死。

3. 心电图检查：了解患者有无急性心肌梗死。

五、治疗原则

DKA 患者治疗的关键是进行补液和胰岛素治疗，同时纠正患者水、电解质和酸碱失衡。

补液是 DKA 患者首要的急救措施。只有补足液体，才能解除患者末梢循环灌注不足，提高胰岛素敏感性。当患者血糖浓度超过 13.9 mmol/L 时，主要补充等渗盐水或林格氏液。因林格氏液能减少氯化物的供给，所以可有效避免患者在液体治疗中并发高氯酸血症。当患者血糖低于 13.9 mmol/L 时，应将单纯输入林格氏液改为输入 5% 葡萄糖注射液和生理盐水，以避免患者血糖下降过快诱发低血糖反应或脑水肿。若老年患者出现休克症状时应及早输入胶体液。

以 0.1 U/(kg·h) 的速度通过静脉泵输入胰岛素可以有效抑制脂肪分解、肝糖原和酮体的生成，并降低患者并发低钾血症、低血糖和脑水肿的风险。当患者酮症消失且恢复正常饮食后，可将胰岛素改为皮下注射，以便继续进行胰岛素治疗。

补钾是 DKA 患者治疗的另一关键措施。若患者病情持续时间长，其血钾浓度不能反映机体缺钾的真实情况。所以进行补液和胰岛素治疗时应同时进行补钾治疗，但无尿或少尿患者应慎用补钾药。通常只有 pH ≤ 6.9 时，才考虑输入碱性药。这是因为经补液和胰岛素治疗后，患者的酸中毒常能被纠正，而过早补充碱性药物会促使患者周围血管扩张、呼吸中枢被抑制，继发呼吸衰竭。

在治疗过程中还应积极针对诱发因素和并发症进行去除诱因、对症治疗和支持治疗，如应用抗生素控制感染、给予患者足够的营养支持和预防剂量的肝素进行抗凝治疗等。

六、护理措施

（一）紧急救护

1. 对酮症酸中毒昏迷者，应迅速将患者置于平卧位，加床档保护，以防止患者坠床受伤。同时注意保暖，并给予患者持续低流量氧气吸入。

2. 进行动脉穿刺，留取动脉血进行血气、渗透压和电解质分析。同时取外周静脉血进行血常规、红细胞压积和肝肾功能检测。

3. 迅速建立静脉通路，进行容量复苏。应早期建立中心静脉通路，以保证能快速进行容量复苏。为争取 DKA 患者在 6~8 h 内纠正脱水状态，24 h 内恢复血容量，患者 24 h 内补液总量应为 4000~6000 mL，其中 1/3~1/2 在前 6~8 h 内输入，并在最初的 1~2 h 内快速输入 1000~2000 mL 等渗生理盐水。但对于老年人，特别是既往已有肾功能和心功能损害的老年 DKA 患者，护士应通过尿量、血压、心率和中心静脉压的监测结果来指导液体输入的速度，并增加胶体液的输入，防止液体输入过快或过多，诱发脑水肿、肺水肿或肾衰竭等并发症。

4.病情评估

（1）症状和体征评估：护士应评估患者糖尿病原有多尿、多饮、口渴和疲倦等症状有无加重；腹部有无压痛、反跳痛和肌紧张等急腹症症状；有无嗜睡、头痛、意识模糊和腱反射消失等中枢神经系统抑制症状；有无呼吸深大、舌唇呈樱桃红色、呼吸有烂苹果味或酮味等酸中毒临床表现；有无四肢湿冷、血压下降、脉搏细速和无尿等严重脱水征象。

（2）既往史和伴随用药评估：评估患者既往使用胰岛素、解热镇痛药、糖皮质激素或甲状腺素情况；评估患者近期有无进食减少、呕吐、腹泻、呼吸道感染、泌尿系感染、心肌梗死或脑血管意外；评估患者近期有无外伤、手术、厌食、暴饮暴食或精神刺激。

（3）辅助检查评估：护士通过血糖、血酮体、二氧化碳结合力、血 pH 值、血浆渗透压和乳酸浓度的监测结果来判断 DKA 患者病情。通常，患者血糖 > 13.9 mmol/L，pH < 7.3，血酮体 ≥ 3 mmol/L，血 HCO_3^- < 18 mmol/L 即可诊断为 DKA。若患者血 pH < 7.0，HCO_3^- < 10 mmol/L 即诊断为重度 DKA。DKA 患者血糖多超过 13.9 mmol/L，且浮动在 16.7~33.3 mmol/L。若患者血糖高于 33.3 mmol/L，提示患者存在高渗状态或肾功能损伤。少数 DKA 患者血糖可在正常范围内，主要是因为长期皮下注射短效胰岛素或速效胰岛素类似药时，突然中断胰岛素注射 2~4 h，胰岛素严重缺乏，而迅速发展为酮症，这类 DKA 患者称为正常血糖性酮症酸中毒。患者血酮体常 ≥ 3 mmol/L，尿液检查可呈现尿糖和尿酮体强阳性，但若患者已有肾功能损伤时，肾糖和酮体的阈值升高，因此患者尿液和血液的检查结果不一致。DKA 患者血钠、氯和钾的浓度均降低，但若存在血液浓缩时，血钠、氯和钾的浓度可在正常范围内或升高。DKA 患者的血气分析结果多显示 pH 值、二氧化碳结合力和碱剩余降低，而阴离子间隙增大（> 18 mmol/L）。同时由于脱水，患者血浆渗透压轻度升高，而血乳酸也轻度升高。若患者血糖 > 33.3 mmol/L，血浆渗透压 > 350 mmol/L，血酮体阴性，多提示为高渗性非酮症性糖尿病昏迷。若患者血乳酸 > 5 mmol/L，常提示发生乳酸中毒，且患者预后不良。

（二）小剂量胰岛素治疗的护理

胰岛素是治疗 DKA 的关键药物。对于重症患者，可采用首剂静脉注射胰岛素 0.1 U/kg，随后以 0.1 U/（kg·h）速度持续输注，胰岛素静脉输注过程中，护士应每隔 1~2 小时监测血糖，根据血糖下降速度调整输液速度以保持血糖每小时下降 2.8~4.2 mmol/L。若第 1 小时内血糖下降不足 10%，或血酮下降速度 < 0.5 mmol/（L·h），且脱水已基本纠正，则增加胰岛素剂量 1 U/h。当 DKA 患者血糖降至 11.1 mmol/L 时，应减少胰岛素输入量至 0.02~0.05 U/（kg·h），并开始给予 5% 葡萄糖液注射，此后需要根据血糖来调整胰岛素给药速度和葡萄糖浓度，使血糖维持在 8.3~11.1 mmol/L，同时持续进行胰岛素滴注直至 DKA 缓解。在胰岛素治疗过程中，护士应密切监测患者有无心悸、气促、出汗及头晕等低血糖症状。若患者出现低血糖应立即通知医生及时处理。

（三）纠正电解质紊乱的护理

DKA 患者的电解质紊乱主要是低钠、低氯和低钾血症。护士可通过输入生理盐水达到为 DKA 患者补充钠和氯的目的。DKA 患者钾缺失严重，但治疗前患者的血钾浓度不能真实反映其体内缺钾程度。此外，在治疗过程中胰岛素的使用和血 pH 值升高会促使钾离子从细胞外进入细胞内，同时血容量补充会加重低钾血症。因此，护士应密切监测患者在治疗过程中血钾的变化，在开始胰岛素及补液治疗后，若患者的尿量正常，血钾 < 5.2 mmol/L 即应静脉补钾，一般在每升输入溶液中加氯化钾 1.5~3.0 g，以维持血钾水平在 4~5 mmol/L 之间。治疗前已有低钾血症，尿量 ≥ 40 mL/h 时，在补液和胰岛素治疗同时必须补钾。严重低钾血症可危及生命，若发现血钾 < 3.3 mmol/L，应优先进行补钾治疗，当血钾升至 3.3 mmol/L 时，再开始胰岛素治疗，以免发生恶性心律失常、心脏骤停和呼吸肌麻痹。在补钾过程中还应为患者进行持续心电监护，以便及时发现因高钾血症导致的心律失常或心脏骤停。

（四）纠正酸中毒的护理

DKA 患者酸中毒是由于酮体生成过多而不是碳酸氢盐减少导致的，因此在胰岛素治疗和容量复苏后，患者的酸中毒即可被及时纠正。患者血 pH > 6.9 且无明显酸中毒症状时，无需输入碳酸氢钠。这是因为：①过早输入碱剂，会促使钾离子转入细胞内，加重患者低钾血症；②氧合血红蛋白释放氧的速度减慢，使患者缺氧症状加重；③碱性物质难以通过血脑屏障，而 CO_2 易透过血脑屏障，并与水结合形成碳酸，若过早输入碱剂，机体的排酸机制受到抑制，从而加重颅内酸中毒，并导致细胞内外渗透压失衡从而诱发脑水肿。当患者血 pH ≤ 6.9 时，护士应及时为患者输入碱剂，预防患者因严重酸中毒而出现外周血管扩张、心肌收缩力降低、呼吸中枢抑制和胰岛素敏感性降低。碱性药物应为 5% 碳酸氢钠溶液，同时应避免使用乳酸钠，特别是休克患者更应慎用乳酸钠，以免加重可能存在的乳酸性酸中毒。输入 5% 碳酸氢钠时，应首先在患者 30~60 min 内输入 100~150 mL，并在 30 min 后及时复查血气和电解质，如果患者复查血 pH 值仍低于 7.0，则应在 1 h 后再次输入碳酸氢钠。若患者复查血 pH 值恢复至 7.0，应及时停用碳酸氢钠。

（五）一般护理

1. 密切监测患者的体温和白细胞数量变化，及时使用抗生素来预防或治疗感染。

2. 在昏迷或者血浆渗透压升高的老年 DKA 患者中，凝血因子Ⅷ被活化、抗凝血酶Ⅲ浓度降低，而纤维蛋白溶解抑制物升高，这均会导致患者血液呈高凝状态。因此，老年 DKA 患者易发生动脉或静脉血栓栓塞。护士应密切观察此类患者有无血栓栓塞的临床表现，而在进行预防性肝素抗凝治疗时则应密切观察患者有无出血倾向。

3. 做好基础护理，防止患者发生长期卧床引发的并发症，如肺感染、下肢深静脉血栓和压力性损伤等。

七、健康教育

1. 增强糖尿病患者、家属及一般人群对酮症酸中毒的认识，及早发现和治疗 DKA。向患者讲解糖尿病的病因、临床表现、并发症及预防，讲解 DKA 的诱因及先兆症状，教会患者使用血糖仪来自我监测血糖。一旦出现 DKA 先兆症状应及时就诊。

2. 进行糖尿病的饮食指导。患者每日饮食应该能够保证正常的生理需要，每日需摄取谷物、肉蛋类、蔬菜水果、奶制品和油脂类五类基本食物。各类食物比例得当，如脂肪占 20%~30%，碳水化合物占 50%~65%，蛋白质 15%~20%。同时，减少高糖、高盐、高油脂食物的摄入，如汽水、朱古力、糖果、蛋糕、蜜饯、油炸食品等，多选择食物纤维含量高的食物。

3. 指导患者正确用药。使用降糖药的患者必须坚持遵医嘱服药，定期到门诊复查，不可擅自停药、减药、改药及盲目乱服药。

4. 注意休息，适当运动，以增强机体的免疫力。患者运动时做到适量、经常和个体化，切忌剧烈运动和空腹运动。

5. 预防感染。患者室外活动时，应着衣适当以预防感冒，不宜穿过紧的鞋子，以免发生糖尿病足。

II 老年高渗性非酮症高血糖昏迷的护理

高渗性非酮症高血糖昏迷（diabetic nonketotic hyperosmolar syndrome，DNHS），又称高渗性非酮症性糖尿病昏迷、高血糖高渗性非酮症昏迷或高血糖脱水综合征。大多数患者发病前无糖尿病史或仅为轻症 2 型糖尿病，主要通过饮食控制或口服降糖药控制血糖，发病时以严重高血糖、高血浆渗透压、脱水，伴有意识障碍或昏迷，但无明显酮症为主要临床特征，是一种少见、严重的糖尿病急性并发症。

DNHS 多见于老年糖尿病患者，特别是 50~70 岁的老年人。在高渗状态下，患者血液浓缩、血小板易凝聚，所以老年 DNHS 患者易并发心肌梗死和脑栓塞，加之糖尿病患者本身就易合并自主神经功能损害、心肌或心血管病变，所以老年 DNHS 患者病死率极高。

一、病因

（一）高血糖

1. 应激：急性感染、烧伤、外伤、急性心肌梗死、脑卒中以及手术等均可使儿茶酚胺和糖皮质激素分泌增加，使患者出现应激性高血糖。其中，肾上腺素可增加肝糖原分解，抑制胰岛素释放，降低血浆胰岛素水平；糖皮质激素可促进糖异生，拮抗胰岛素，从而降低胰岛素的作用。

2. 使用升血糖的药物：一些药物，如糖皮质激素、免疫抑制药、西咪替丁、普萘洛尔、苯妥英钠、氯丙嗪、噻嗪类利尿药和袢利尿药等可使机体对胰岛素产生抵抗、血糖升高和脱水。

3. 糖负荷增加：患者既往多无明确糖尿病史，但在感染、外伤时经静脉大量输注葡萄糖注射液；或部分患者在有口干症状时进食了大量的高糖食物，如部分水果、含糖饮料等。

4. 内分泌疾病：甲状腺功能亢进症、Cushing 综合征、肢端肥大症、垂体卒中等，可导致胰岛素拮抗激素水平明显升高,使胰岛素作用减弱,从而升高血糖。

（二）脱水

1. 水摄入不足：正常口渴阈值为 290~295 mmol/L，血浆渗透压升高可刺激口渴中枢，引起口渴和饮水，同时刺激 ADH 释放，尿量减少。此外，低血容量、低血压和血管紧张素 II 也刺激口渴中枢而引起口渴。但是，老年人口渴感和 ADH 释放的渗透压阈值均上调，故当血浆渗透压已超过正常阈值时，患者仍然无口渴感，从而无饮水行为，也没有促进 ADH 释放和肾小管对水的重吸收。其他导致水摄入不足的原因还包括饥饿、限制饮食、生活不能自理和神志不清等。

2. 水丢失增加：发热、呕吐、腹泻、大面积烧伤、大量使用利尿药和透析治疗均可导致水丢失增加，如失水多于失钠，患者血浆渗透压将升高。

二、发病机制

DNHS 的发病基础是应激、脱水和糖负荷增加等诱因下患者出现糖代谢紊乱，导致血糖升高。血糖升高继而引起渗透性利尿，导致患者体液大量丢失，以致出现不同程度脱水和电解质紊乱。脱水会促进肾素 – 血管紧张素 – 醛固酮系统分泌增加，在限制肾脏排出水的同时，促使肾脏保钠排钾，进一步减少葡萄糖的排出，并导致渗透压和血糖的进一步增高，从而导致肾脏出现功能性衰竭。渗透压升高还会引起神经细胞脱水，导致患者出现反应迟钝、幻觉、烦躁、嗜睡甚至昏迷等不同程度的意识障碍。DNHS 多无明显的酮症，这可能是因为 DNHS 多发生于 2 型糖尿病患者，其胰岛素缺乏程度相对较轻，能有效抑制脂肪分解。

三、临床表现

DNHS 起病缓慢，从发病到出现意识障碍需要 1~2 周，常被诱发疾病的症状掩盖，所以易被误诊或漏诊。起病时，患者往往表现为糖尿病症状加重，如出现烦渴、多饮和多尿等症状，但多食不明显，甚至出现食欲减退，部分患者可有恶心、呕吐和腹痛等症状。随病程进展，患者失水逐渐加重，可引发神经精神症状。

患者脱水后常有皮肤干燥、弹性减退、眼球凹陷，口舌干燥出现纵行裂纹，伴有脉搏细速、体位性低血压（站立后收缩压较平卧时低 10 mmHg 以上）等周围循环衰竭的临床表现，但多数患者就诊时已处于休克状态。有些患者虽有严重脱水，但由于血浆渗透压升高促使细胞内液向细胞外转移，其血压仍可维持在正常范围内。严重脱水不仅可发展为休克，还可诱发急性肾衰竭和脑栓塞。

患者神经精神症状主要包括神志恍惚、定向障碍、四肢肌肉抽动、烦躁或淡漠、嗜睡和昏迷。部分患者可出现癫痫大发作、一过性偏瘫、失语、肌张力增高、巴宾斯基征阳性、肌肉松弛或不自主收缩、视觉障碍、同侧偏盲、眼球震颤、幻视、半身感觉缺失和中枢性发热等症状。这些症状的出现常提示可能存在大脑皮质或皮质下中枢功能受损。神经系统症状和体征在有效的治疗后多可逆转，但少数患者在治疗后一段时间内仍可遗留一些神经精神障碍的表现。

四、辅助检查

1. 实验室检查：通过血常规检查了解患者血液浓缩或感染情况；通过血生化、电解质、渗透压检查和动脉血气分析了解患者血糖、肝肾功能、酮体、渗透压升高情况以及水、电解质和酸碱失衡情况。

2. 影像学检查：通过胸部 X 线检查、冠状动脉血管造影和脑 MRI 等检查了解患者有无脑栓塞、心肌梗死和肺感染等原发病或并发症。

五、治疗原则

DNHS 治疗的关键在于迅速纠正脱水、逐渐降低血糖、积极去除诱因和防治并发症。

和 DKA 患者一样，补液是 DNHS 患者首要的急救措施。DNHS 患者脱水较 DKA 患者更严重，失水量可达体液的 20%。因此在第一个 24 h 内通过补充液体纠正脱水，可以有效改善组织灌注、降低血糖并提高胰岛素治疗效果。当患者血钠浓度超过 160 mmol/L，血浆渗透压超过 350 mmol/L 时，可考虑补充低渗盐水。因低渗盐水易诱发脑水肿、溶血和心力衰竭，所以在患者血浆渗透压降至 330 mmol/L 时，应及时改为输入生理盐水，直至血流动力学稳定。此外，若老年患者出现周围循环衰竭症状，应及早输入胶体液。

胰岛素使用原则与治疗 DKA 大致相同，以 0.1 U/（kg·h）的速度经静脉泵输入胰岛素，使患者血糖以 5~7 mmol/（L·h）的速度缓慢下降。当患者血糖降至 16.7 mmol/L 时，应将液体由生理盐水更换为葡萄糖，并降低胰岛素的输入速度。当患者意识恢复并恢复饮食后，可将胰岛素改为皮下注射方式。低血压和低血钾的 DNHS 患者，应在纠正低血压和低血钾后才可给予胰岛素治疗。

DNHS 患者体内钾和钠的总量是减少的，补充生理盐水即可起到补充钠盐的作用，但何时补钾应根据患者血钾检测结果和尿量来决定，通常是在补液和胰岛素治疗 2~4 h 后开始。和 DKA 患者一样，DNHS 患者只有 pH ≤ 6.9 时才考虑输入碱性药物。

六、护理措施

（一）紧急救护

1. 意识障碍患者，应迅速置于平卧位，并加床档保护，防止坠床。同时注意保暖，并给予患者持续低流量氧气吸入。

2. 进行动脉穿刺，留取动脉血进行血气、渗透压和电解质分析。同时取外周静脉血进行血常规、红细胞压积和肝肾功能检测。

3. 迅速建立静脉通路，进行容量复苏。早期建立中心静脉通路，并在 24 h 内纠正脱水，患者补液总量多在 6000~18000 mL。输入速度应先快后慢，在 1~2 h 内为患者输入液体 1000~2000 mL，3~4 h 内输入总量的 1/3, 12 h 内输入总量的 1/2。对于 DNHS 患者，护士应通过尿量、血压、心率和中心静脉压的监测结果来指导液体输入的速度，对出现周围循环衰竭的患者，通过增加胶体液输入防止诱发脑水肿、肺水肿或肾衰竭等并发症。对渗透压＞ 380 mmol/L、收缩压＜ 80 mmHg 或休克的患者，应为其输入低分子右旋糖酐 500~1000 mL，以改善患者血液高凝状态，预防血栓形成。

4.病情评估

（1）症状和体征评估：护士应评估患者有无神经精神症状、周围循环衰竭症状、糖尿病、糖尿病酮症酸中毒或乳酸中毒症状。

（2）既往史和伴随用药评估：评估患者既往使用糖皮质激素、免疫抑制药、西咪替丁、普萘洛尔、苯妥英钠、氯丙嗪、噻嗪类利尿药和袢利尿药情况；评估患者近期有无暴饮暴食、进食高糖食物或饮料；评估患者近期有无急性感染、烧伤、外伤、急性心肌梗死、脑卒中和手术等。

（3）辅助检查评估：护士通过血糖、血酮体、二氧化碳结合力、血 pH 值、血浆渗透压和乳酸浓度的监测结果来判断患者病情。通常，患者血糖 ≥ 33.3 mmol/L，有效血浆渗透压 ≥ 330 mmol/L，血清 HCO_3^- ≥ 18 mmol/L 或动脉血 pH ≥ 7.30，尿糖呈强阳性，而血酮体及尿酮阴性或为弱阳性，阴离子间隙 < 12 mmol/L 即可诊断为 DNHS。

（二）小剂量胰岛素治疗的护理

以 5~10 U 负荷剂量静脉注射胰岛素后，即改为以 0.1 U/（kg·h）的速度经静脉泵输入，使患者血糖以 5~7 mmol/（L·h）的速度缓慢下降，当血糖降至 16.7 mmol/L 时，输入液体可由生理盐水更换为葡萄糖，并降低胰岛素的输入速度。当患者意识恢复且恢复饮食后，可将胰岛素改为皮下注射方式。在胰岛素治疗过程中，应每隔 1~2 h 监测血糖 1 次，根据患者血糖变化及时调整胰岛素输入剂量，同时，密切监测患者有无心悸、气促、出汗、头晕等低血糖症状。

（三）纠正电解质失衡和酸中毒的护理

在补液和胰岛素治疗 2~4 h 后，护士可根据患者尿量和血钾检测结果为患者补钾。但若患者 pH < 7.1 或存在乳酸中毒时应及时输入碱性药物。

（四）一般护理

1.保持呼吸道通畅，加强昏迷患者的护理，无鼻饲禁忌证者可经鼻饲补充液体及钾盐，以减轻患者心脏负荷。

2.老年 DNHS 患者易并发应激性溃疡，所以护士应注意观察患者有无消化道出血征象，一旦发现及时通知医生处理。若患者合并脑卒中，应密切观察有无脑水肿症状。

3.预防感染。老年人各种生理功能均有不同程度的减退，又有糖、脂肪和蛋白质代谢紊乱，加之其免疫力低下，因此极易合并感染。在护理过程中，特别是进行吸痰、导尿和侵入性护理操作时，应严格执行无菌原则。

七、健康教育

1.指导老年糖尿病患者加强自我保健意识,严格控制血糖。如果有口渴、多饮、多尿加重,或出现恶心和呕吐等消化道症状,须立即就诊。

2.注意饮水,不暴饮暴食,少食或不食含糖饮料。

3.遇到感染、烧伤、外伤、急性心肌梗死和脑卒中时积极进行治疗。

4.不擅自使用脱水药、糖皮质激素、利尿药、免疫抑制药或升高血糖类药。

Ⅲ 老年低血糖症的护理

低血糖症(hypoglycemia)是一组由多种原因引起的血糖浓度过低,临床上以交感神经兴奋及中枢神经系统功能障碍为主要表现的综合征。一般将静脉血浆糖 < 3.9 mmol/L 作为低血糖诊断标准。当低血糖症患者出现意识改变时,称为低血糖危象。但一些老年人、反复低血糖的患者或血糖控制稳定的 1 型糖尿病患者,在静脉血浆血糖 < 3.9 mmol/L,甚至降至 1~1.5 mmol/L 时,并不出现低血糖的临床表现,称为无症状性低血糖。

老年人由于肝糖原储备减少,以及肝、肾功能减退,所以容易发生低血糖,且以无症状性低血糖多见,如治疗不及时可引起癫痫发作、昏迷、不可逆性脑损伤,甚至死亡。此外,老年患者低血糖发作时会引起儿茶酚胺分泌增加,促使血管收缩异常,因此可诱发心肌梗死或脑栓塞,因此老年人低血糖发作要比高血糖更危险。

一、病因

低血糖症可根据患者有无临床症状分为症状性和无症状性低血糖;根据低血糖症与进食的关系可分为空腹低血糖症和餐后低血糖症;根据疾病进展速度分为急性、亚急性和慢性低血糖症;根据发病原因分为器质性、功能性和外源性低血糖症;根据发病机制可分为血糖利用过度低血糖症和血糖生成不足低血糖症。老年患者由于长期存在多种慢性疾病,其低血糖常是多种因素共同作用的结果。

(一)器质性低血糖

1.胰腺疾病:胰岛素瘤或癌、异位胰岛素瘤、胰岛细胞增殖症、胰岛 β 细胞增生、胰岛素自身免疫综合征可导致胰岛素分泌过多,由此导致的低血糖症较严重。

2.胰外肿瘤:较大的胸、腹腔恶性肿瘤可分泌胰岛素样物质,导致血糖降低,肿瘤本身大量消耗葡萄糖也会导致血糖降低。伴发低血糖的胰外肿瘤以间质肿瘤最为常见,约占 64%,其次为肝癌、肾上腺癌和胃肠道癌。

3.严重肝脏疾病:各种原因引起的严重肝损害,如各型严重肝炎、晚期肝硬化、广泛性肝坏死和重度脂肪肝等可导致肝糖原分解和糖异生障碍，引起低血糖。而先天性肝酶系统异常，如糖原积累病、半乳糖血症、果糖 1,6- 二磷酸酶缺乏症、果糖缺乏症和糖原合成酶缺乏等会导致糖原分解障碍或葡萄糖生成减少，从而导致低血糖。

4.内分泌疾病：垂体前叶功能减退症、肾上腺皮质功能减退症和甲状腺功能减退症可导致胰岛素拮抗激素缺乏，从而诱发低血糖。

5.其他：营养不良、肾衰竭、肾性糖尿病和感染等导致葡萄糖生成减少或丢失过多。

（二）功能性低血糖

1.反应性低血糖：反应性低血糖主要是由于迷走神经亢进，刺激胰岛 β 细胞分泌过多胰岛素所致。如胃大部切除术后摄食性低血糖症，即倾倒综合征，是因为患者进餐后葡萄糖吸收过快，强烈刺激胰岛 β 细胞分泌胰岛素所致。2 型糖尿病患者由于胰岛素分泌延迟，所以易在进食 3~4 h 后出现反应性低血糖。

2.外源性低血糖：外源性低血糖主要是由药物引起的，如 α 糖苷酶抑制剂、罗格列酮和胰岛素促泌药等口服降糖药，其中磺脲类降糖药最易引起低血糖。此外，非甾体类抗炎药、普萘洛尔、奎宁和抗组胺药等也可引起低血糖。大量饮酒同时进食少而发生酒精中毒者，因糖异生减少和肝糖原耗竭也可引起低血糖。

二、发病机制

人体主要通过食物摄取、糖异生和肝糖原分解维持血糖浓度，通常为 3.3~8.3 mmol/L，糖摄入不足或吸收不良、肝酶系统异常、胰岛素拮抗激素分泌减少或迷走神经过度兴奋均可导致糖的来源和利用失衡，使血糖降低。老年人易发生低血糖是因为：①随着年龄的增加，机体免疫及代谢功能降低，这导致机体肾上腺受体兴奋性降低、胰岛素拮抗激素分泌减少，若此时机体存在自主神经和微血管等病变，使体内胰岛素异常增多，肝糖原储备减少，即容易发生低血糖；②老年患者常合并多种慢性病，如冠心病、心力衰竭、高血压及慢性支气管炎等，因此需长时间服用倍他乐克、氨茶碱、利血平、阿司匹林或血管紧张素转化酶抑制药，这些药物与磺脲类降血糖药合用后，会阻滞降糖药在肝脏及肾脏中的代谢与排泄，从而加强了降糖药的降糖作用。同时有可能掩盖患者低血糖时交感神经兴奋的症状。

血糖是脑细胞能量的主要来源，但脑既不能产生也不能储存葡萄糖，所以持续低血糖不仅会使脑功能出现障碍，还会导致弥漫性脑损伤，若救治不及时还会导致低血糖昏迷，甚至脑死亡。因老年人肝肾代谢功能降低，所以低血糖昏迷常发生于使用口服降糖药或注射胰岛素的老年人，特别是使用长效降糖药物的老年人。

三、临床表现

1.交感神经兴奋症候群 血糖快速下降会刺激交感神经，患者出现儿茶酚胺增多的症状和体征，主要包括大汗淋漓、颤抖、全身无力、饥饿感、恶心、呕吐、心悸、焦虑、视力模糊、惊恐、四肢发冷、反射亢进、手足震颤、血压升高和心率加快等。当睡眠中发生急性低血糖反应时，患者可突然觉醒，皮肤潮湿多汗，部分患者伴有饥饿感，进食后可缓解。在患者体内胰岛素拮抗激素分泌后，交感神经兴奋的症状可自行缓解。

2.中枢神经缺氧症候群 持续低血糖状态时，临床表现可轻可重，症状发生的次序与脑部发育过程有关，即中枢神经越高级受抑制越早，恢复越迟。主要表现为：①大脑皮层抑制。患者出现意识模糊、定向力和识别力下降、幻觉、躁狂、头痛、健忘、言语障碍、嗜睡和昏迷，有时出现精神异常、激动恐惧、狂躁或木僵等，也有患者会出现偏瘫、感觉异常、癫痫样发作、躁动不安或惊厥抽搐；②皮层下中枢抑制。患者出现意识障碍、心动过速、阵发性惊厥、瞳孔散大、阵挛性、舞蹈性或幼稚性动作等；③中脑受损。患者出现阵挛性、强力性、扭转性痉挛，伴阵发性惊厥，也可出现巴宾斯基征阳性；④延髓受损。患者出现深昏迷、去大脑强直、瞳孔缩小、反射消失、呼吸浅弱和血压下降等。低血糖持续时间越久，意识越不易恢复，低血糖昏迷时间超过 6 h，脑细胞会出现不可逆损伤，进而引起死亡。

四、辅助检查

1.实验室检查：通过空腹血浆胰岛素和血糖测定，以及葡萄糖耐量试验，了解患者空腹、糖负荷状态下胰岛素分泌情况和葡萄糖水平。通过血浆胰岛素原、C 肽、胰岛素抗体、胰岛素受体抗体、磺脲类药物及其尿中代谢产物测定，了解患者高胰岛素血症的原因。通过饥饿试验鉴别功能性与器质性低血糖。

2.影像学检查：胸部 X 线检查有利于寻找诱发因素或继发疾病。脑 CT 和 MRI 检查用以了解患者有无脑卒中。

五、治疗原则

低血糖症急性发作时，若意识清醒，可给予含糖饮料或果汁；若患者发生低血糖昏迷，应立即静脉注射 50% 葡萄糖，必要时给予氢化可的松或胰高血糖素来升高血糖。同时积极寻找病因，并针对病因进行治疗。

六、护理措施

（一）紧急救护

1.对低血糖昏迷患者，应迅速将其置于平卧位，头偏向一侧以防止误吸和舌后坠阻塞气道，及时给予持续低流量氧气吸入并清除呼吸道分泌物。

2.进行毛细血管血糖检测，进行血气、渗透压、电解质、血常规、红细胞压积和肝肾功能检测。

3.对于意识清醒的患者，给予口服葡萄糖 15~20 g。对发生低血糖昏迷患者，静脉注射 50% 葡萄糖 20~40 mL。

4.病情评估

（1）症状和体征评估：护士应评估患者有无交感神经兴奋、肾上腺髓质激素分泌增多和中枢神经系统受损等表现。老年糖尿病患者病程大多较长，发生低血糖时，多伴有交感神经功能障碍。因此发生低血糖时，头晕、心慌和多汗等交感神经症状多较轻微，而多以嗜睡、抽搐、昏迷等中枢神经症状为主，且易被误诊为脑血管疾病，严重者还可诱发心肌梗死或急性左心衰竭。因此老年糖尿病患者一旦出现不明原因的意识障碍，应首先考虑低血糖昏迷的可能。

（2）既往史和伴随用药评估：评估患者既往使用糖皮质激素、非甾体类抗炎药、普萘洛尔、奎宁、抗组胺药和降糖药的情况；评估患者既往有无低血糖症、糖尿病、肝炎、晚期肝硬化、广泛性肝坏死、重度脂肪肝、胰岛素瘤或癌、异位胰岛素瘤、胰岛细胞增殖症、胰岛 β 细胞增生、垂体前叶功能减退症、肾上腺皮质功能减退症和甲状腺功能减退症等；评估患者既往有无胃大部切除术、迷走神经切断术或幽门成形术等。

（3）辅助检查评估：患者出现典型的 Whipple 三联征，即低血糖症状、即刻血糖测定< 2.8 mmol/L、补充葡萄糖后症状迅速缓解，即可诊断为低血糖症。此外，护士还应通过血糖、胰岛素、C 肽、胰岛素抗体和胰岛素受体抗体，以及葡萄糖耐量和饥饿试验来判断低血糖的病因。通常，胰岛素随血糖下降而下降，胰岛素与血糖比值，即胰岛素释放指数应< 0.3。若患者胰岛素释放指数> 0.3，应怀疑患者有高胰岛素血症；若患者胰岛素释放指数> 0.4，则提示患者可能存在胰岛素瘤。口服葡萄糖耐量试验可以了解患者在空腹和糖负荷情况下血糖、胰岛素和 C 肽的变化情况，可发现患者是否为反应性低血糖症。C 肽浓度高提示患者低血糖可能是由于内源性高胰岛素血症所致，反之低 C 肽浓度则提示患者低血糖可能是由外源性高胰岛素血症所致。若患者在饥饿试验中血糖< 2.5 mmol/L，常提示其器质性低血糖，多为胰岛素瘤所致。

（二）低血糖的护理

1. 能经口进食的患者，除补充葡萄糖外，还可口服果汁、糖水或甜食，但应尽量吃单糖成分高的食物。意识不清者则主要通过静脉补充葡萄糖，切忌喂食高糖食物或饮料，以免引起窒息。

2. 意识不清或曾服过 α 葡萄糖苷酶抑制药的低血糖患者，应经静脉补充葡萄糖。首次静脉推注 50% 葡萄糖 20~40 mL 后，15 分钟复测血糖，同时应密切监测患者意识变化。若静脉推注葡萄糖 5~10 min 后意识仍未恢复，可重复注射 50% 葡萄糖直至患者清醒，同时建立静脉通路，静脉滴注 10% 葡萄糖注射液，并维持每小时供糖 12 g，用以保证患者血糖在正常水平，防止患者再次发生低血糖或陷入昏迷状态。静脉输入葡萄糖的持续时间应根据患者病情和低血糖原因决定，如患者为 2 型糖尿病患者，低血糖由服用优降糖引起，则应在患者清醒后继续维持葡萄糖输注 24~48 h。在补充葡萄糖的同时，护士应密切监测患者电解质变化，及时补充氯化钾。

3. 对输入葡萄糖后仍不见效者，遵医嘱经静脉、肌肉或皮下给予胰高血糖素 0.5~1 mg，用以刺激肝糖原分解。胰高血糖素起效快速，但维持时间仅为 1~1.5 h，还可引起恶心、呕吐、头晕、头痛等不良反应。因此在给予胰高血糖素后，除了观察患者有无不良反应外，护士还应通过静脉及时补充葡萄糖，防止低血糖症复发。

4. 对肝病、严重营养不良、长期饥饿或糖原累积症等因素引起的低血糖，护士应遵医嘱为患者皮下注射 1% 肾上腺素 0.5 mL，以促进肝糖原分解，减少肌肉对葡萄糖的摄取。

5. 对既往患有垂体或肾上腺皮质功能减退的患者，若静脉给予葡萄糖后仍意识不清，且血糖已维持在 11.1 mmol/L，护士应遵医嘱将氢化可的松 100~200 mg 或促肾上腺皮质激素 25~50 mg 加入 10% 葡萄糖注射液进行静脉滴注，用以抑制胰岛素分泌。

（三）一般护理

1. 长时间低血糖可导致脑水肿，对于血糖恢复仍昏迷的患者，除按照昏迷患者常规护理外，还应及时给予 20% 甘露醇 125~250 mL 静脉滴注。若患者症状仍不缓解，可于 8~12 h 后重复用药。在患者意识恢复后，应注意观察患者是否有出汗、嗜睡、意识模糊等低血糖症的临床表现。

2. 对反应性功能性低血糖者，进餐时应减少碳水化合物的摄入，并增加蛋白质、纤维素和脂肪的摄入。同时，少食多餐以减少对胰岛素分泌的刺激。

3. 对精神紧张、易激动、焦虑或抽搐患者，可酌情应用地西泮等镇静药。

4. 对胰腺或胰外肿瘤患者，做好手术治疗的护理。对肝源性低血糖症患者，进行保肝护理。

七、健康教育

1. 老年糖尿病患者应根据自身病情和肝肾功能调整降糖药用量。在进行饮食调节的同时，选用短效及非强力降糖药，尽量避免使用半衰期长的降糖药，同时，不强调将血糖控制在正常水平，以空腹血糖 7.0 mmol/L 左右、餐后 2 h 血糖 10 mmol/L 以下为宜。当血糖 < 5.6 mmol/L 时，应警惕低血糖的发生。在与磺胺类药物、水杨酸类药物、吲哚美辛、青霉素和 β 受体阻滞药等联用时，应及时调整降糖药的剂量。

2. 机体在运动状态时，肾上腺素、去甲肾上腺素和交感神经活性降低，胰高糖素、生长激素反应性下降，所以患者对低血糖的感知能力下降，特别是 1 型糖尿病患者更容易出现低血糖。因此，糖尿病患者的运动宜在餐后 1 h 进行，且运动前应监测血糖。

3. 发生一次轻微的低血糖时，可立即口服 3~4 片葡萄糖、半杯饮料或牛奶，然后进行饮食调节，如少量多餐，多进低糖、高蛋白和高脂饮食，以减少对胰岛素分泌的刺激，并避免低血糖再次发生。若随后再次发生低血糖，需及时就医进行治疗方案的调整。

Ⅳ 老年糖尿病乳酸酸中毒的护理

乳酸酸中毒（lacatocidosis，LA）是指各种原因引起的血乳酸浓度 > 5 mmol/L，pH < 7.35 的临床综合征。当血乳酸浓度为 2~5 mmol/L 时称为高乳酸血症。乳酸酸中毒多发生于严重疾病过程中，如休克、器官功能衰竭和糖尿病。糖尿病患者通常已存在高乳酸血症，在并发感染、酮症酸中毒、糖尿病非酮症高渗性昏

迷、肝或肾脏疾病时,易诱发乳酸酸中毒。此外,因双胍类药物能增加无氧酵解,抑制肝脏及肌肉对乳酸的摄取,抑制糖异生,因此使用双胍类药的糖尿病患者较容易发生乳酸酸中毒。虽然糖尿病乳酸酸中毒较少见,但其病死率却高达 50% 以上。

一、病因

根据是否存在遗传缺陷,乳酸酸中毒可分为先天性和获得性。根据组织是否存在缺氧又可分为获得性乳酸酸中毒组织缺氧型(A 型)、非组织缺氧(B 型)和混合型。临床以获得性、混合性乳酸酸中毒最常见。

糖尿病患者由于饮食、运动及药物治疗不当,血糖控制不佳,可有丙酮酸氧化障碍或乳酸代谢障碍,可能长期存在高乳酸血症。在发生感染、酮症酸中毒、高渗性非酮症糖尿病昏迷等急性并发症时可造成乳酸堆积,其中糖尿病高渗性非酮症昏迷较糖尿病酮症酸中毒更易导致乳酸酸中毒。糖尿病高渗非酮症昏迷常见于老年人,因此老年糖尿病高渗非酮症昏迷患者并发乳酸酸中毒的危险性明显增加。此外,老年糖尿病患者常合并脑卒中、心肌梗死或呼吸道疾病,这些疾病本身会造成或加重机体组织灌注不良,出现低氧血症。而糖尿病患者中糖化血红蛋白的增高造成血红蛋白携氧能力降低,也会加重患者组织缺氧,促使乳酸生成增加,若患者存在肝肾功能障碍,可影响乳酸的代谢、转化和排出,进而导致患者出现乳酸酸中毒。

二、发病机制

葡萄糖的分解包括有氧氧化和无氧酵解两种方式。其中,有氧氧化是体内糖分解产生能量的主要途径,而在无氧酵解下葡萄糖可生成乳酸,但产生的能量却很少。正常情况下,糖酵解所产生的丙酮酸,大部分在脑、肌肉和脂肪等组织进入三羧酸循环氧化,只有少部分在丙酮酸羧化酶催化下经草酰乙酸进行糖原异生,最终在肝脏、肾脏再生成糖,而丙酮酸要进入三羧酸循环需要丙酮酸脱氢酶和辅酶的催化。

在糖尿病、饥饿或缺氧状态下,丙酮酸脱氢酶受到抑制,同时也缺少辅酶,此时丙酮酸在乳酸脱氢酶的作用下被还原为乳酸,而 ATP 不足会导致丙酮酸羧化酶催化受限,使糖原异生减少。因此绝大部分丙酮酸转化为乳酸,使患者血乳酸浓度上升。

三、临床表现

本病一般发病较急,患者以代谢性酸中毒表现为主,但症状体征常被各种原发疾病所掩盖。轻症患者主要表现为不明原因的深大呼吸、乏力、食欲减退或嗜睡。中重症者可有恶心、呕吐、腹痛、腹泻、血压下降、意识模糊、木僵或昏迷等症状,有时可出现休克及多器官功能衰竭等并发症。

四、辅助检查

1.实验室检查:通过血乳酸、阴离子间隙、渗透压、血细胞计数、血尿素氮、血细胞比容和血酮体检查可以判断患者是否存在乳酸酸中毒并判断病因。

2.影像学检查：通过 X 线、CT 和 MRI 等检查可进一步明确引起患者乳酸中毒的原因。

五、治疗原则

目前，乳酸酸中毒尚缺乏满意的治疗手段，主要通过积极去除诱因，合理使用降糖药来预防。一旦发生乳酸酸中毒，主要通过补液扩容、补碱纠酸、补充胰岛素及血液透析等方法来进行对症治疗。

六、护理措施

（一）紧急救护

1.停用可能引起乳酸酸中毒的药物，给予患者氧气吸入来提高组织供氧量，促进乳酸氧化。

2.补液扩容。应迅速为患者建立静脉通路，并进行大量补液。补液期间间断输入新鲜血或血浆，以迅速提升血压、改善心排血量和组织微循环灌注量，纠正休克，促进乳酸排出。在补液过程中，应避免使用含乳酸的药物加重乳酸酸中毒；在使用血管活性药时，尽量避免使用肾上腺素或去甲肾上腺素等具有强烈收缩血管作用的药物，以免造成组织灌注量进一步减少。

3.病情评估

（1）症状和体征评估：评估患者有无深大呼吸、乏力、食欲降低、恶心、呕吐、腹痛和腹泻，以及意识模糊、木僵或昏迷等神经精神症状。

（2）既往史和伴随用药评估：评估患者既往使用降糖药、扑热息痛、水杨酸、异烟肼、山梨醇果糖和链脲霉素情况；评估患者既往有无糖尿病、肝病、脓毒症、急性心肌梗死、心力衰竭、肺栓塞、胰腺炎或尿毒症等疾病；评估患者有无酗酒、饥饿等情况。

（3）辅助检查评估：当患者血乳酸超过 5 mmol/L，血 pH 值明显降低，CO_2 结合力低于 10 mmol/L，阴离子间隙扩大至 18 mmol/L 以上，血浆渗透压和血酮体正常，血乳酸和丙酮酸比值 ≥ 30，即可诊断为乳酸酸中毒。

（二）纠正乳酸中毒的护理

1.补充碱性药物。轻度乳酸中毒患者以口服碳酸氢钠为主，剂量为 0.5~1.0 g/ 次，每日 3 次，同时鼓励患者多饮水以促进乳酸的排出。中重度乳酸中毒的患者应静脉补充碱性药，但补液速度不宜过快、补液量不宜过多。如患者病情不危重，也可用 5% 葡萄糖注射液加胰岛素、碳酸氢钠和氯化钾联合进行静脉滴注。

2.应用二氯乙酸盐增强乳酸代谢，并在一定程度抑制乳酸的生成。二氯乙酸盐是一种很强的丙酮酸脱氢酶激动药，一般用量为 35~50 mg/kg，但每日用药量不应超过 4 g。二氯乙酸盐会增加机体对维生素 B1 的需求，导致患者缺乏维生素 B1，从而出现外周神经症状。因此在口服或静脉注射二氯乙酸盐时，应及时补充维生素 B1，并应密切观察患者有无疼痛、麻木和疲倦等不良反应。

3. 对血容量过多或血钠过高的患者，应选择三羟甲氨基甲烷促进乳酸排泄。输液过程中，应注意避免使药液漏出血管，引发组织坏死。三羟甲氨基甲烷可使肺泡通气量减少，引起二氧化碳分压降低和游离钙减少。因此在三羟甲氨基甲烷输注过程中，滴注速度宜慢，以免引起呼吸抑制。同时，应密切观察患者有无低血糖、低血压、手足搐搦症和高血钾等不良反应。

4. 通过静脉注射 1~5 mg/kg 的亚甲蓝制剂，促进乳酸转化为丙酮酸。在应用亚甲蓝时，如果静脉注射速度过快，可引起头晕、恶心和呕吐等症状。如果注射剂量一次超过 500 mg，除上述症状加剧外，患者还会出现头痛、血压降低、心率增快或心律失常等症状。因此，在静脉注射亚甲蓝时应先将其稀释，然后缓慢注射 10 min 以上，同时密切观察患者是否出现头晕、恶心、头痛和心律失常等不良反应。

（三）一般护理

1. 糖尿病患者常由于胰岛素相对或绝对不足而诱发乳酸酸中毒，应遵医嘱为患者进行小剂量胰岛素治疗。

2. 对存在水钠潴留的乳酸酸中毒患者，特别是苯乙双胍引起的乳酸酸中毒患者可采用血液透析治疗。透析时，使用不含乳酸根的透析液为患者进行血液或腹膜透析，以促进乳酸的排出，并可清除引起乳酸性酸中毒的药物。

3. 及时应用利尿药促进乳酸排出体外，输入大量维生素 C 以利于葡萄糖氧化。

七、健康教育

1. 增强糖尿病患者、家属及一般人群对乳酸酸中毒的认知，以利于及早发现和治疗。

2. 指导患者正确用药。糖尿病患者必须坚持服药及定期门诊复查。不能擅自停药、减药、改药及盲目乱服药。用双胍类降糖药治疗者，尽量避免使用苯乙双胍（降糖灵），应选用比较安全的二甲双胍。患者存在严重肝、肾或心等器官功能不全及休克时，忌用二甲双胍或降糖灵。

第三节　老年甲状腺危象的护理

Ⅰ 老年甲状腺功能减退危象的护理

甲状腺功能减退危象（hypothyrodism crisis，HC）又称液性水肿昏迷、黏液性水肿危象或甲减危象，是甲状腺功能减退（简称甲减）的急性并发症，若救治不及时，病死率可达 50% 以上。甲状腺功能减退症的患病率存在性别差异，女性甲减的患病率为男性的 2~4 倍，因此甲减危象多见于 60 岁以上老年女性。

甲状腺功能减退是由多种原因引起的甲状腺激素合成、分泌或生物效应不足所致的临床症候群。在 60 岁以上的老年人中，约有 5% 的人会存在甲状腺功能减退的现象，其中多数患者无自觉症状或仅有轻微甲减症状，称为亚临床甲状腺功能减退症。当甲减患者遇到寒冷、感染、创伤或脑卒中等诱发因素时，其甲状腺分泌的激素不能满足机体需要，会诱发甲减危象，从而出现体温降低、呼吸减慢和心动过缓等低代谢状态，意识也由嗜睡逐渐发展为深度昏迷。

一、病因

引起甲状腺功能减退的病因多由甲状腺本身疾病引起的甲状腺激素分泌不足所致，包括自身免疫反应或病毒感染导致的甲状腺炎、甲状腺大部或全部手术切除后、I^{131} 治疗后、甲状腺肿瘤或服用抗甲状腺药物等。此外，下丘脑 – 垂体病变，如肿瘤、手术、放疗或产后垂体缺血性坏死等导致垂体促甲状腺激素分泌不足也可引起甲减。当甲减患者遇到寒冷、感染、心力衰竭、心肌梗死、创伤或手术等诱发因素时，机体对甲状腺激素的需求增加，从而导致甲减症状迅速加重，并诱发甲减危象。

二、发病机制

甲状腺重量在 50 岁以后会逐渐减轻，功能上主要表现为吸碘率降低、同化碘的速度减慢和甲状腺激素分泌减少。在健康老年人中，男性 T$_3$ 含量降低约 20%，女性降低约 10%。甲状腺激素缺乏会引起全身代谢减慢，患者表现为基础代谢率降低、蛋白质合成减少、中枢神经系统兴奋性降低和心血管功能减弱。另外，大量细胞外黏液性物质在全身各组织间隙中浸润，该物质是由酸性黏多糖（透明质酸、硫酸软骨素）与蛋白质组合而成的黏蛋白。这种黏蛋白亲水力极强，会吸聚大量水分并使其沉积在各组织间隙中。皮下组织被黏蛋白及酸性黏多糖浸润，出现肿胀，而皮肤表面则出现角化、萎缩、毛囊内及汗腺管角化栓塞，所以呈特异性的"黏液性水肿"。其主要表现为面色苍白，表情呆板；皮肤粗糙少光泽，多鳞屑和角化；指甲生长缓慢、厚脆，有裂纹；毛发稀疏，易脱落；眼睑下垂，眼裂狭窄，部分患者伴轻度突眼；鼻、唇增厚，发

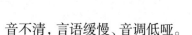

音不清，言语缓慢、音调低哑。

心肌细胞间被黏蛋白沉着，导致心肌间质水肿和心肌收缩力减退，表现为心动过缓、心排血量下降。同时心肌间质水肿使心肌纤维肿胀，导致心脏呈假性肥大、左心室扩张，严重者可导致心肌纤维断裂，细胞坏死和心包积液。因黏液性水肿、胸腔积液以及循环系统功能减退等可引起呼吸浅而弱，患者对缺氧和高碳酸血症引起的换气反应减弱，二氧化碳弥散能力降低。患者大脑、小脑及下丘脑亦可有水肿及退行性变，导致脑细胞和脑内代谢酶的活动受到抑制，表现为体温调节功能丧失、呼吸中枢抑制和神经精神障碍。

三、临床表现

患者早期主要表现为出汗减少、畏寒、纳差、便秘、动作迟缓、易疲劳、全身浮肿、体重增加、表情淡漠、智力减退或共济失调等。晚期主要表现为体温下降，常在 36℃以下，严重时可低于 34℃；低血糖、低血钠、水中毒；皮肤、黏膜和牙龈出血；少尿、尿潴留或麻痹性肠梗阻；呼吸缓慢、胸腔积液、呼吸抑制；心动过缓、低血压和心包积液；嗜睡、意识不清和昏迷。

四、辅助检查

1. 实验室检查：通过血常规和生化检查，了解患者有无贫血、低血糖和低蛋白血症。通过甲状腺功能、垂体功能、^{131}I摄取率和甲状腺自身抗体检测，了解患者有无甲状腺功能异常。

2. 影像学检查 通过 CT 或 MRI 检查了解患者有无心包积液、胸腔积液和鞍体增大。

五、治疗原则

甲减危象患者病情危重，若能得到早期诊断和及时治疗，病情有望在 24 h 内好转，并于 1 周内恢复。

甲减危象的治疗主要是供氧、抗感染和纠正水电解质酸碱失衡。同时，通过即刻补充甲状腺激素和糖皮质激素来促使患者甲状腺激素恢复至正常水平，以保证机体代谢的需要。

六、护理措施

（一）紧急救护

1. 甲减危象昏迷者，应迅速置于平卧位，头偏向一侧以防误吸和舌后坠，及时给予持续低流量氧气吸入，并清除呼吸道分泌物。若患者出现呼吸衰竭，护士应协助医生为患者行气管内插管或气管切开，并进行机械辅助呼吸。

2. 将环境温度维持在 20~22℃，为患者加盖毛毯或棉被，保证患者体温。在保暖过程中切不可使用复温毯或热水袋，以免增加患者代谢负荷。

3.病情评估

（1）症状和体征评估：评估患者有无低代谢状态、黏液水肿面容和进行性意识障碍等表现。低体温、心动过缓和呼吸减慢通常提示甲状腺功能减退危象。

（2）既往史和伴随用药评估：评估患者既往使用氯丙嗪、吗啡、地西泮、糖皮质激素、甲状腺素和阿司匹林等药物情况；评估患者既往有无甲减、急性肺炎、心肌梗死、胃肠道出血、脑卒中和低T3综合征等；评估患者既往有无受寒或手术。

（3）辅助检查评估：血常规检查显示血红蛋白降低（男性 < 120 g/L，女性 < 110 g/L），但平均红细胞容积（Mean Corpuscular Volume, MCV）为80~100fl，平均红细胞血红蛋白含量（Mean Corpuscular Hemoglobin, MCH）为27~31 pg，平均红细胞血红蛋白浓度（Mean Corpuscular Hemoglobin Concentration, MCHC）为320~360g/L，提示患者存在正常细胞正常色素性贫血，这是由于甲状腺激素不足，导致患者红细胞生成素合成障碍和骨髓造血功能降低所致。血总四碘甲状腺原氨酸（total tetraiodothyronine, TT4）、总三碘甲状腺原氨酸（total triiodothyronine, TT3）、游离四碘甲状腺原氨酸（free Vetraiodothyronine, FT4）和游离三碘甲状腺原氨酸（free Vriiodothyronine, FT3）浓度均降低，且血促甲状腺激素（thyroid stimulating hormone, TSH）升高，提示患者为原发性甲状腺功能降低导致的黏液水肿昏迷。而若TSH浓度正常，则提示患者可能为垂体－下丘脑疾病导致的甲状腺功能降低，即为低T3综合征。若患者血清抗甲状腺过氧化物酶自身抗体（thyroid peroxidase antibody, TPOAb）和甲状腺球蛋白抗体（thyroglobulin antibody, TgAb）阳性，则提示患者黏液水肿昏迷是自身免疫性甲状腺炎所致。在促甲状腺激素释放激素（thyrotropin-releasing hormone, TRH）兴奋试验中，患者血清TSH无升高反应则提示为垂体性甲减，延迟升高提示为下丘脑性甲减，如TSH基值已增高，TRH刺激后更高，提示为原发性甲减。

（二）甲状腺激素治疗的护理

患者一旦被诊断为黏液性水肿昏迷，应迅速为患者建立静脉通道，遵医嘱补充甲状腺素。因口服甲状腺片作用缓慢，因此应经静脉补充左甲状腺素（levothyroxine, L-T4）或左三碘甲状腺原氨酸（left triiodothyronine, L-T3）。

首先应立即静脉注射 L-T4 300~500 μg，之后经静脉以每日 50~100 μg 的剂量维持，待患者意识恢复清醒，体温、血压和心率平稳后，经口服或胃管分次给予 L-T4 片或甲状腺素片 120~200 mg/d。此外，也可遵医嘱为患者静脉注射 L-T3 50~100μg，并以 25~50 μg 静脉维持，待患者清醒后改为口服。

L-T4 的半衰期为 8 天，在体内可转化为 T3。而 L-T4 和 L-T3 剂量较大时，会使患者出现心绞痛、心律失常、骨骼肌痉挛、腹泻和烦躁不安等不良反应。因此在用药过程中，应密切监测患者血 TSH、TT4、T4、TT3 和 T3 的变化。

在甲状腺素替代治疗的同时，护士可遵医嘱每 8h 为患者静脉输注氢化可的松 100 mg。待患者清醒后，改为口服左甲状腺素片，血压稳定后及时遵医嘱将左甲状腺素片减量。

（三）一般护理

1. 因患者存在低血糖、低血压、低血钠和水肿，应密切监测生命体征、血糖、尿量、血钠和渗透压的变化，同时限制每日液体入量，并适当补充葡萄糖。通常黏液水肿昏迷患者每日静脉滴注 5%~10% 葡萄糖盐注射液 500~1000 mL 即可，必要时可以输入胶体液。

2. 患者经口进食后，应给予高蛋白、高维生素、低钠和低脂肪饮食。桥本甲状腺炎所致甲状腺功能减退症者，应避免摄取含碘食物和药物，以免发生严重黏液性水肿。

3. 应每日观察患者皮肤弹性及水肿情况，观察皮肤有无发红、发绀、水疱或破损等，按摩受压部位以预防压疮。若有皮肤干燥、粗糙，可局部涂乳液或润肤油以保护皮肤，避免用肥皂等刺激性洗涤剂清洁皮肤。

4. 密切观察患者大便的次数和性质，注意观察患者有无腹胀、腹痛等麻痹性肠梗阻的表现。指导患者多食粗纤维食物，摄入足够的水分，每天进行适量的活动，以保证大便通畅，必要时遵医嘱给予缓泻药。

七、健康教育

1. 告知患者发病原因及自我护理的注意事项。若出现低血压、心动过缓和体温降低，应及时就医。

2. 对终生进行激素替代治疗的患者，应向其解释终生服药的重要性和必要性。告知患者切勿擅自停药或变更剂量，以免诱发黏液水肿。慎用安眠、镇静、止痛和麻醉药。

II 老年甲状腺功能亢进危象的护理

甲状腺功能亢进危象简称甲亢危象或甲状腺危象，是甲状腺功能亢进急性、重症并发症。甲状腺功能亢进，简称甲亢，是各种原因导致甲状腺分泌、反馈调节机制丧失，引起甲状腺素异常增多，进而导致全身代谢亢进的综合征。在手术、创伤、感染或放射碘治疗后，甲亢患者病情急剧恶化，出现高热、大汗、心动过速、腹泻、烦躁、谵妄和昏迷等症状时称为甲亢危象。但也有部分患者无上述典型的高代谢临床表现，而以中度发热、嗜睡、淡漠、抑郁或发呆为特征，称为淡漠型甲亢危象。

老年人甲状腺出现一定程度的纤维化和萎缩，甲状腺激素分泌减少，外周组织对甲状腺激素的反应随之降低。因心脏疾病服用胺碘酮时易导致碘负荷过量，从而诱发甲亢，此时称为碘负荷过量性甲亢。而心脏病合并甲亢的老年患者会因服用胺碘酮而加重甲亢，此时称为伴随碘负荷过量性甲亢。这两种甲亢在短时间内亦会危及生命，须进行及时救治。

一、病因

甲亢患者行甲状腺切除术时，由于术中挤压、出血过多或术前准备不充分等原因导致大量甲状腺激素被迅速释放入血，使单位时间内甲状腺素分泌过多，引起甲状腺危象。甲亢患者在接受放射碘治疗后会出现放射性甲状腺炎，也会导致单位时间内甲状腺素分泌过多，引起甲状腺危象。

甲亢患者体内肾上腺糖皮质激素分泌增加，导致肾上腺皮质负担过重。在遇到麻醉、手术、创伤、感染、精神刺激或糖尿病酮症酸中毒等应激情况时，肾上腺皮质不能代偿性分泌更多的糖皮质激素，导致肾上腺皮质衰竭，患者对甲状腺激素的反应性增加。此外，在应激状态下患者交感神经系统兴奋性增加，促使肾上腺髓质释放大量儿茶酚胺，而甲亢患者分泌过多的甲状腺激素也会提高儿茶酚胺的作用，使心脏和中枢神经系统的反应性增强，诱发高代谢症候群，并引发神经和心血管功能异常。其中，急性上呼吸道感染、胃肠道感染和急性冠状动脉综合征是常见的诱因。

此外，在服用胺碘酮时易导致碘负荷过量，而老年人外周组织对甲状腺激素的耐受力降低，致使既往无甲亢的老年人出现严重的甲状腺功能亢进的症状。

二、发病机制

单位时间内甲状腺素分泌相对或绝对过多，会促进机体营养物质代谢，加速氧化，使患者产热和散热增加。甲状腺激素作用于神经精神系统，导致腱反射活跃、肌肉震颤和反射时间缩短，中枢神经系统兴奋性增加。全身代谢亢进会导致心动过速。此外，甲状腺素可直接作用于心血管系统，导致心肌耗氧量增加、心肌肥厚、心肌收缩力增加、心率加快和搏出量增加。心肌兴奋性及收缩力增高容易使心肌产生异位搏动点，导致心律失常。此外，心肌负荷和心肌缺氧的增加会导致患者出现心绞痛、心肌梗死和心力衰竭。甲状腺素也可直接作用于胃肠道平滑肌，使其蠕动加快，患者出现腹泻和营养障碍，并导致肝功能损害。

三、临床表现

患者表现为高热、大汗淋漓和皮肤潮红，体温可在39℃以上。心血管系统常见临床表现为心动过速，心率可达120~160次/min，同时脉压增大，出现早搏、心房颤动或房室传导阻滞等心律失常，甚至心力衰竭。精神、神经系统症状表现为烦躁不安、易激动、定向力障碍、谵妄或昏迷。消化系统表现为恶心、呕吐、腹泻和黄疸。严重的呕吐和腹泻会使患者出现水、电解质和酸碱失衡，甚至休克。体检可发现患者甲状腺肿大，闻及连续性收缩期血管杂音、肝脏肿大、局限性黏液水肿。

老年患者多表现为起病缓慢、体温轻度增高、皮肤干燥湿冷、肌肉萎缩、心率加快不明显、腱反射减退、表情淡漠、嗜睡，木僵或昏迷，甲状腺常不肿大或轻度肿大。

四、辅助检查

1. 实验室检查 通过基础代谢率测定，检查患者是否存在高代谢状态。通过甲状腺激素、促甲状腺激素和甲状腺 ^{131}I 摄取率测定，检查患者甲状腺功能。

2. 影像学检查 通过甲状腺闪烁扫描，鉴别碘负荷过量性甲亢和伴随碘负荷过量性甲亢。

五、治疗原则

甲亢危象、伴随碘负荷过量性甲亢或碘负荷过量性甲亢起病急，病情危重，患者的预后与年龄、机体对甲状腺激素的耐受性、诱因和能否及时救治密切相关。其治疗是在控制体温、镇静和补液的同时，使用丙基硫氧嘧啶来抑制甲状腺激素合成；使用碘剂来减少甲状腺激素释放；使用 β 肾上腺素能受体阻滞药来拮抗甲状腺激素的儿茶酚胺效应。而对于因含碘药物过量导致的重度甲亢的治疗主要是在停用含碘药，通过糖皮质激素来抑制甲状腺激素的分泌，抑制 T4 向 T3 转化。对应用丙基硫氧嘧啶、碘剂和糖皮质激素无效的甲亢危象患者，可通过血浆置换来清除患者血液循环中的甲状腺激素。

六、护理措施

（一）紧急救护

1. 及时给予患者持续低流量氧气吸入，昏迷患者应迅速置于平卧位，头偏向一侧以防止误吸和舌后坠。对躁动、谵妄患者应加好床档，防止患者坠床。

2. 及时建立静脉通路，遵医嘱使用苯巴比妥、咪唑安定、水合氯醛或地西泮对躁动、谵妄患者进行镇静。

3. 高热患者头部、腋窝和大血管处放置冰袋，进行物理降温。高热躁动患者可遵医嘱静脉注射氯丙嗪或冬眠合剂，以达到镇静和降温的双重目的。因水杨酸类药会增加患者的代谢率，且与甲状腺素结合促使甲状腺素释放入血，所以在降温过程中护士应避免使用此类药物为患者降温。

4. 病情评估

（1）症状和体征评估：护士应评估患者有无高热、烦躁、心动过速和腹泻等表现。通常，患者体温在 39℃ 以上，心率高于 120 次 /min，烦躁不安且出现脱水症状，即可提示出现甲状腺功能亢进危象。

（2）既往史和伴随用药评估：评估患者既往使用胺碘酮、丙基硫氧嘧啶、复方碘化钾和氟哌利多等药物情况；评估患者既往有无甲亢、急性肺炎、冠心病、糖尿病、心肌梗死、胃肠道出血和脑卒中等；评估患者既往有无精神紧张、恐惧或过度劳累；评估患者既往手术史或放射性碘治疗史。

（3）辅助检查评估：甲状腺危象患者的病情严重程度和病因，可通过辅助检查来判断，当血清 FT3、FT4、TT3 和 TT4 升高，TSH 降低，多提示甲状腺危象是由于甲状腺功能亢进引起的。血清 FT4 和 TT4 升高，而 FT3、TT3 和 TSH 降低，多提示患者存在碘过量。甲状腺闪烁扫描显示患者甲状腺呈均匀分布，无结节，多提示患者为碘负荷过量引起的甲亢，即患者既往甲状腺功能正常，此次是因为碘负荷过量引发了甲状腺炎，导致甲状腺功能严重损伤。甲状腺闪烁扫描显示高摄取，多提示患者为伴随碘负荷过量引起的甲亢，即此次发病前患者就已存在甲亢，碘负荷过量只是加重了病情。

（二）降低血中甲状腺激素浓度的护理

1. 丙基硫氧嘧啶可抑制甲状腺素合成，抑制外周组织 T4 转化为 T3，可通过口服、胃管注入或直肠灌肠等方式给药。一般初始剂量为 800~1200 mg/d，待患者病情控制后逐渐降低至维持量 300~650 mg/d。患者服药期间，护士应监测患者外周血中性粒细胞数量，以及有无皮疹和肝功能损害。当患者外周血中性粒细胞 < 1.2×109 时，应及时通知医生停药。

2. 使用抑制甲状腺素合成的药物后，应遵医嘱使用碘剂来阻断甲状腺素的释放，如静脉输入碘化钠、口服碘化钾或复方碘溶液，待患者危象缓解 3~7 d 后停用。碘剂可抑制蛋白水解酶，使甲状腺球蛋白上的甲状腺激素不被水解，从而减少其被释放入血，但在使用碘剂过程中，护士应密切观察患者有无碘过敏、上呼吸道黏膜及喉头水肿、肝肾功能损害或窒息等不良反应。

3. β 肾上腺素能受体阻滞药可用来阻断甲状腺激素的儿茶酚胺效应，抑制外周组织中 T4 转化为 T3，从而有效减轻患者心血管和神经肌肉症状。护士可遵医嘱为患者静脉注射心得安 1~2 mg，并在 2~5 min 后重复一次。因心得安可引起窦性心动过缓、房室传导阻滞、低血压，诱发及加重心力衰竭和支气管哮喘。因此，注射过程中应密切监测患者心律和血压变化，如出现心动过缓、血压降低或房室传导阻滞，应立即停药。

4. 糖皮质激素不仅可以提高患者的应激耐受能力，还可以满足甲亢危象时对糖皮质激素需要量增加的需求，抑制甲状腺激素分泌，抑制外周组织的 T4 转化为 T3。护士应遵医嘱为患者静脉注射氢化可的松或地塞米松，待患者病情好转后逐渐减量或停药。但糖皮质激素可引起二重感染，所以因感染而导致的甲状腺危象患者禁用。

（三）一般护理

1. 加强昏迷患者的基础护理，以预防压力性损伤、吸入性肺炎的发生。

2. 由于患者代谢水平明显增高，而高热、呕吐及大量出汗也会导致水电解质紊乱，护士应积极通过静脉为患者补充水分、能量、维生素和电解质。患者经口进食后，在补充足量水分的同时，应进食高维生素、高热量、高蛋白和易消化的食物。

3. 感染者早期足量应用敏感抗生素，并积极预防二重感染。

七、健康教育

1. 指导患者遵医嘱按时、按量服用抗甲状腺药物，不可随意停药或改变药物剂量。

2. 指导患者多吃花生、苏子等具有抑制甲状腺素合成的食物，多吃富含钾、钙和磷的食物，忌用含碘高的食物、浓茶和咖啡等。

3. 教育患者及家属避免感染、严重精神刺激和创伤等，以预防甲亢危象发生。指导患者学会自我心理调节，增强应对能力。

（高亚翠　么　颖　徐　红　汪春平）

案例讨论

于某,女,68 岁,半年前无明显诱因出现渐进性消瘦,体重下降约 8 斤,未予以重视。近日因外感后心悸乏力、恶心呕吐,食欲差,口干口渴而就诊。

主诉:渐进性消瘦半年,伴心悸乏力、恶心呕吐间断发作 1 周。

现病史:半年前,患者无明显诱因出现渐进性消瘦,体重下降约 8 斤,未予以重视。1 周前,患者外感后出现心悸乏力、恶心呕吐,食欲差,口干口渴,患者随即就诊于我院门诊。查急症七项:血钠 132.70 mmol/L,血糖 16.19 mmol/L,血钾 3.40 mmol/L,二氧化碳结合力 18.6 mmol/L,糖化血红蛋白 11.7%,尿葡萄糖(++++),尿酮体(++),为求进一诊治收入内分泌科病房。

护理评估:

患者既往体健,出现乏力未予重视,此次因感冒就诊,发现有糖尿病酮症酸中毒。进行糖尿病患者入院宣教,注意休息,多饮水,记出入量。

血常规:白细胞数 9.04×10^9/L,红细胞数 4.42×10^{12}/L,血红蛋白浓度 128 g/L,血小板数 289×10^9/L,中性粒细胞绝对值 7.62×10^9/L,单核细胞绝对值 0.76×10^9/L,中性粒细胞百分比 75.90%,淋巴细胞百分比 15.00%。

肝功能:丙氨酸氨基转移酶 13.3 U/L,天冬氨酸氨基转移酶 10.40 U/L,γ- 谷氨酰胺转肽酶 22.60 U/L,碱性磷酸酶 77.70 U/L,总蛋白 66.90 g/L,白蛋白 38.20 g/L,球蛋白 28.70 g/L,白蛋白 / 球蛋白 1.33,谷草 / 谷丙 0.78。

心电图:窦性心动过速。

急症七项:血钠 132.70 mmol/L,血糖 16.19 mmol/L,血钾 3.40 mmol/L,二氧化碳结合力 18.6 mmol/L。

糖化血红蛋白:11.7%。

尿常规:尿葡萄糖(++++),酮体(++)。

尿常规(复查):尿比重 1.037,尿葡萄糖(++++)≥ 55 mmol/L。

甲功五项:三碘甲状腺原氨酸(T3):2.47 ng/mL,甲状腺素(T4):9.93 μg/dL,促甲状腺素(TSH):0.0026 uIU/mL,游离三碘甲状腺原氨酸(FT3):7.91 pg/mL,游离甲状腺素(FT4):2.00 μg/dL。血清促甲状腺素受体抗体试验 35.58 IU/mL。

甲状腺彩超示:甲状腺肿大伴血流丰富。

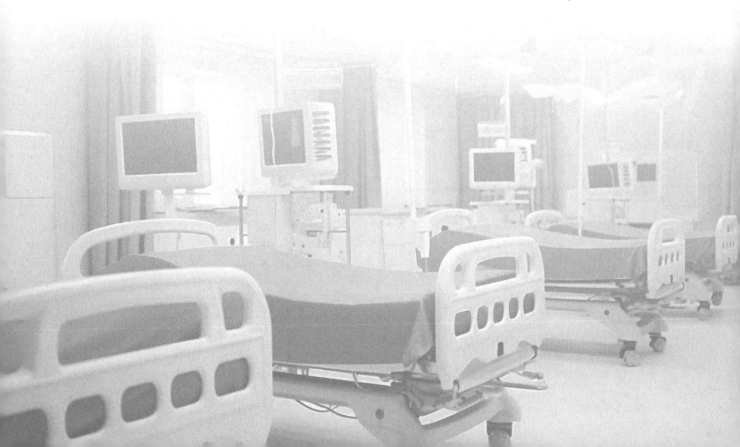

第八章

老年环境和意外伤害的护理

第一节 老年淹溺的护理

淹溺（drowning），又称溺水，是指人淹没于液性介质中。发生淹溺时，液体及其中的杂质堵塞呼吸道及肺泡，引起呼吸道反射性痉挛。气道堵塞或痉挛均可引发通气功能障碍甚至窒息，若救护不及时可造成呼吸和心脏骤停。当发生淹溺时，大量的水会进入人体的血液循环中，从而引起血浆渗透压改变和电解质紊乱，导致人体组织器官损伤。此外，若人不慎跌入粪坑、污水池或化学物贮槽中，粪便、污水和化学物还可引起皮肤和黏膜损伤，并导致全身中毒。老年人器官功能减退，淹溺后更易发生器官功能衰竭，故老年人淹溺后的死亡率往往较青年人高，特别是70岁以上的老年人。

一、病因

1. 意外落水且无游泳能力。

2. 违规游泳，如游泳前过量饮酒、吃镇静药等，或患有心、肺、脑及癫痫等疾病。

3. 在游泳过程中发生意外，如因时间过长致体力耗竭，或因冷刺激致使肢体抽搐，植物缠身，或动物咬伤等淹没于水中。

4. 水上或水下运动过程中发生意外，如跳水、冲浪、划船、钓鱼或潜水。

二、发病机制

发生淹溺后，因寒冷、惊慌或恐惧等强烈刺激，人体本能地屏气，以避免水进入呼吸道。随后，人体因缺氧不能持续屏气，水被吸入呼吸道及肺内，气体交换受阻，导致严重缺氧、二氧化碳潴留及代谢性酸中毒。

根据淹溺窒息的机制不同，淹溺可分为干性淹溺和湿性淹溺。干性淹溺是指喉痉挛引发窒息，呼吸道和肺泡内少量或无水吸入，干性淹溺约占淹溺者的10%。湿性淹溺是指喉部肌肉松弛，大量水分充塞于呼吸道和肺泡，从而引发窒息。湿性淹溺约占淹溺者的90%。淹溺发生时，患者很快会出现意识丧失，呼吸及心跳停止。

根据淹溺时液性介质的成分及温度不同，淹溺可分为淡水淹溺、海水淹溺和冷水淹溺等。当溺水者在淡水中发生淹溺时，吸入呼吸道的水属低渗液体，其会迅速通过肺泡壁毛细血管进入血液循环，使肺泡壁上皮细胞受到损害、肺泡表面活性物质减少，引起肺泡塌陷，从而阻碍气体交换，造成全身严重缺氧。淡水进入血液循环后，血液被稀释，引起低钠、低氯及低蛋白血症。红细胞在低渗血浆中受到破坏，发生血管内溶血，大量的钾离子被释放入血，引起高钾血症甚至心脏骤停。当溺水者在海水中发生淹溺时，因海水中含有 3.5% 氯化钠、大量钙盐和镁盐,对呼吸道和肺泡有化学性刺激作用,肺泡上皮细胞和毛细血管内皮细胞受海水浸润后受损,大量蛋白质及水分渗入到肺泡腔和肺泡间质中,引起肺水肿。海水渗入血液循环可导致高钙和高镁血症。高钙血症可引起心动过缓和各种传导阻滞,甚至心脏骤停;高镁血症可抑制中枢神经和周围神经功能,使横纹肌收缩力减弱、血管扩张、血压降低。当溺水者在冷水中发生淹溺时,体温会迅速降低,机体核心温度下降至 30~34℃ 时,可出现意识丧失,误吸及窒息的发生概率增加,同时还可诱发严重心律失常。然而,人体沉溺在冷水中,由于潜水反射使得心跳减慢,外周血管收缩,这样可使更多的动脉血供应心脏和大脑;低温时组织氧耗也随之减少,这就延长了溺水者的生存时间。因此即使淹溺长达 1h,也应积极抢救。

三、临床表现

淹溺患者一般表现为意识不清,面部肿胀,皮肤青紫,四肢湿冷,寒战和高热,双眼球结膜充血,血压下降或测不到,呼吸、心搏微弱甚至停止。口鼻充满泡沫状液体,或污泥、杂草,腹部可因胃扩张而隆起,有的甚至合并颅脑及四肢损伤。在复苏过程中可出现各种心律失常,甚至心室颤动、心力衰竭和肺水肿。经心肺复苏后,常出现呛咳或呼吸急促,两肺布满湿啰音,重者可出现脑水肿、肺部感染、急性呼吸窘迫综合征、溶血性贫血、急性肾衰竭或弥漫性血管内凝血等各种并发症。如淹溺在冰水中,患者还可发生低温综合征。

四、辅助检查

1. 实验室检查:血常规检测患者有无白细胞总数和中性粒细胞增多,有无贫血;血生化检查用以检测患者有无血钾、钠、镁和钙异常,以及酸碱失衡和肾功能衰竭;尿常规检测患者有无血红蛋白尿。

2. 影像学检查:通过肺部 X 线检查,判断患者肺部有无肺水肿。

3. 心电图检查:通过 ECG 检查判断患者有无心律失常或其他心脏疾患。

五、治疗原则

当患者发生淹溺时,应尽快将淹溺者从水中安全救出,保持呼吸道通畅。同时,采用膝顶法、肩顶法或抱腹法等控水方法迅速将患者呼吸道和胃内的水控出。对于呼吸、心跳停止的溺水者,应尽早进行心肺复苏,有条件者给予高浓度氧气吸入,并尽快转送至医院进行复温、纠正水电解质紊乱、酸碱失衡等对症治疗。

六、护理措施

(一)院前急救

1. 迅速脱离水面

（1）自救：落水后不要惊慌，采取头顶向后，口向上方的仰面位，努力使口鼻露出水面。呼吸时，吸气宜深，呼气宜浅，也可憋住气或尽量呼气，以免呛水；因举手反而易使人下沉，故溺水者切忌将手上举。

（2）他救：不会游泳的救护者切忌用手直接拉溺水者。当溺水者离岸不远且尚在挣扎时，最佳救援方法是向溺水者丢结扎绳索的救生圈或浮在水面上的物体，或应用长杆类工具进行救助；若离岸较远，最好乘船搭救，尽量不要徒手下水救人；水性好的救护者尽量脱去外衣、裤子及鞋袜，迅速游至溺水者附近，从其后方前进，用左手握其右手或拖住溺水者的头颈与上背成直线尽量不动，并维持脸朝上且露出水面，用仰泳方式将溺水者拖向岸边。

2. 病情评估。评估溺水者呼吸、心跳和呼吸道阻塞情况。若溺水者呼吸道阻塞明显，应先清除口鼻异物，并进行倒水处理。若溺水者出现呼吸心跳停止，则应在清除口鼻异物后进行CPR。此外还应评估溺水者的体温，在复苏的同时对低体温者进行保温处理。

3. 清除口腔和鼻内异物。溺水者脱离水面后，将其立即置于地面或硬平面上。同时，将溺水者的头偏向一侧，清除口、鼻腔内的污泥、杂草等异物及呕吐物，取下义齿，松解领口、胸罩、内衣和腰带，开放气道。

4. 排出呼吸道和胃内积水。迅速采用膝顶法、肩顶法或抱腹法将呼吸道和胃内水排出。一般情况下进入溺水者肺泡内的水已被吸收，残留不多，因此救护者不应过分强调控水而延误对溺水者进行CPR。此外，在倒水过程中应谨防溺水者胃内容物吸入肺内，引起窒息。

（1）膝顶法：救生者一腿跪地，另一腿屈膝，将溺水者腹部横放在救护者屈膝的大腿上，头部下垂，后压其背部，使胃及肺内水控出。

（2）肩顶法：抱起伤员双腿，将其腹部放在急救者肩上，快速奔跑使积水控出。

（3）抱腹法：抱起伤员的腰腹部，使其背朝上、头下垂进行控水。

5. 溺水者处于近乎溺死或溺死状态，呼吸和循环停止，立即启动CPR，尽快进行胸外按压和口对口人工呼吸，切不可未经院前救治即送往医院，从而延误抢救时机。对冷水淹溺者，进行CPR的时间应更持久一些。

6. 保持体温，预防休克。救护者用保温的衣物包裹溺水者，以保持溺水者的体温，预防其发生休克。抢救时，救护者不可揉擦或按摩溺水者四肢，以免迫使温度低的静脉血回流入心脏，造成心脏骤停。

7. 经现场急救后的淹溺者应及时送至医院，采取进一步的生命支持或对症处理。

（二）院内救护

1. 入院后病情评估

（1）临床症状和体征评估：护士应观察患者的意识、呼吸困难程度；有无咳痰，咳痰的颜色和性质；肺部有无啰音，啰音的位置；血压和脉搏；尿液的颜色、量及性质。及时发现溺水者有无肺水肿、休克和肾衰竭等并发症。

（2）既往史、伴随用药和院前急救情况评估：了解患者既往有无循环系统、呼吸系统、泌尿系统等疾病，了解患者日常药物服用情况，了解患者溺水的时间、原因和类型，溺水后有无呼吸心搏骤停和相应救治情况。

（3）辅助检查评估：协助医生进行血常规和生化检查，明确溺水者溺水后有无器官功能衰竭。如淡水淹溺者，血钾升高，血和尿中会出现游离血红蛋白。海水淹溺者，会出现短暂血液浓缩，轻度高钠血症。无论淡水淹溺或海水淹溺，致命性电解质失衡均较为罕见。但溺水者发生溶血或急性肾衰竭时可有严重高钾血症，重者可出现弥散性血管内凝血。此外，几乎所有溺水患者都有不同程度的低氧血症，约 75% 病例有明显混合性酸中毒，海水淹溺者血钙和血镁会增高。若肺部 X 线检查结果显示肺门阴影扩大和加深，肺间质纹理增深，肺叶中有大小不等的絮状渗出，则提示溺水者肺部出现炎症改变或两肺出现弥漫性肺水肿。

2. 复温的护理。将淹溺者安置于抢救室，换下湿衣裤，盖好棉被。采用热水浴、温热林格液灌肠等方法进行复温，但复温的速度不宜过快，护士应掌握循序渐进的原则，一般 12 h 内使溺水者的体温达到 30℃ 以上即可。

3. 呼吸困难的护理。立即给予高流量吸氧（导管法），因乙醇能减低肺泡内泡沫表面的张力，使其破裂、消散，从而改善通气及换气，所以湿化瓶内应放入乙醇，使其浓度达到 20%~30%。同时，应用呼吸兴奋药兴奋呼吸中枢，支气管扩张药解除支气管痉挛。呼吸极度困难且不规则的溺水者，应立即行气管插管，给予机械辅助呼吸。机械辅助呼吸的通气模式应为间断正压通气或呼气末期正压通气，使塌陷的肺泡重新张开，改善气体交换和供氧。

4. 水、电解质和酸碱失衡的护理。护士应严格执行医嘱，根据患者病情为其输入不同液体，并正确控制输液速度。淡水淹溺时，护士应适当限制患者液体的摄入，可积极输入 2%~3% 氯化钠溶液，对存在血液稀释的溺水者，应静脉输入 3% 高渗盐水；对海水淹溺者，应注意及时纠正血液浓缩及血容量不足，静脉滴注 5% 葡萄糖注射液或低分子右旋糖酐以纠正患者的血液浓缩，静脉滴注 5% 碳酸氢钠 150~200 mL，以纠正代谢性酸中毒。若患者存在明显的溶血，宜适量输血以增加血液携氧能力。

5. 对症护理。支气管痉挛者，可经呼吸道吸入解痉药，在纠正缺氧的同时慎用氨茶碱，一般为 5 mg/kg，缓慢静脉滴注。意识障碍者，可静脉滴注 1,6- 二磷酸果糖、辅酶 A 和细胞色素 C 等，以促进脑功能恢复，有条件者可行高压氧舱治疗。心力衰竭者可用去乙酰毛花苷和呋噻米。应用糖皮质激素防止脑水肿、肺水肿、急性成人呼吸窘迫综合征，减轻机体的溶血反应。及时处理急性肾衰竭和弥散性血管内凝血等并发症。

6. 防治感染及并发症。及时防治肺部感染，体温过低者及时采用体外或体内复温措施，合并颅外伤及四肢伤者亦应及时处理，尤其要对急性呼吸窘迫综合征、急性肾衰竭、弥散性血管内凝血等并发症做到早期识别和及时救治。

7. 心理护理。消除患者焦虑与恐惧心理，向其解释治疗措施和目的，使其能积极配合治疗。对于自杀淹溺的患者应保护其隐私，注意引导其正确对待心理压力，力求消除其消极心理，积极配合治疗。同时，做好其家属的思想工作，以协助做好心理护理。

七、健康教育

1.老年人平日活动尽量选择安全的环境,避免因不慎而造成淹溺。

2.老年人游泳时,应选择安全的游泳场所,对游泳场所的环境卫生、水下情况要了解清楚。要有组织地在熟悉水性的人员带领下游泳,并指定救生员做安全保护。不独自一人外出游泳,不到不熟悉水情或比较危险的地方去游泳。

3.患有慢性病采用游泳进行治疗的中老年人,应遵照医嘱,量力而行。有严重高血压和心血管疾病者不宜游泳。

4.老年人游泳前要做好体格检查,了解自己的身体健康状况,四肢易痉挛者不宜参加游泳或不要到深水区游泳。正确评估自己的游泳能力,下水后不可逞能,不要贸然跳水和潜泳,更不要酒后游泳。

5.游泳前,应在陆地上做好下水前的准备活动,活动身体各部位,使全身肌肉、韧带、关节、内脏器官和神经系统有所准备。如水温太低应先在浅水区用水淋洗身体,待适应水温后再下水游泳;有假牙的人应将假牙取下,以防呛水时假牙落入食管或气管。

6.在游泳过程中若身体不适,如出现眩晕、恶心、心慌或气短等症状,要立即上岸休息或呼救。若小腿或脚部痉挛,千万不要惊慌,可用力蹬腿或做跳跃动作,或用力按摩、拉扯痉挛部位,同时呼叫同伴救助。

7.老年人游泳时应放松,不做潜水、憋气动作,以防肺内压增大,心脏负担加重,从而引发意外。

8.游泳强度不宜过大,速度不宜过快。60~70岁的老年人在20~45 min内最适合的游泳距离为500~600 m,而70岁以上的老年人则为300~400 m。

9.没有接受过专业救生训练者,不能贸然直接下水救人。

第二节　老年电击伤的护理

电击伤（electrical injure）俗称触电，是指人体直接触及电源，或高压电经过空气或其他导电介质传递电流，在电流通过人体时引起的组织损伤和功能障碍，重症者可发生呼吸心搏骤停。其中，多数电击伤是人体直接接触低压电导致的电灼伤和心室颤动。

电压低于 1000 V 的电压称为低压电，高于 1000 V 的电压称为高压电。在高压或超高压的电场下，电流可击穿空气或其他介质，人体即使未直接接触电流也会发生组织损伤或功能障碍。因高压或超高压电场下的触电不是电流对人体的直接伤害，故称为触电的二次事故。此外，高压电不仅可使人体局部组织温度迅速达到 2000~4000℃，促使组织发生"炭化"，还会使触电者的呼吸中枢发生麻痹，引起呼吸停止。因此人体若受到闪电击伤（雷击）时，在短时间内会接触到 1~10 亿 V 的电压，可当场死亡，而附近的人也可因电流、压缩或灼热的空气发生组织损伤。

一、病因

1. 违规操作：在安装和维修电器、电线过程中未按照安全用电规程操作；居家生活缺乏安全用电常识，未按用电安全规范使用电器。

2. 意外事故：如暴风雨、大风雪、火灾或地震等，导致电线折断落到人体；雷雨时大树下躲雨或用铁柄伞而被闪电击中。

3. 医源性电击伤：在接受医疗仪器治疗时，如使用起搏器和电针灸治疗时，仪器发生漏电，微电流直接通过心脏区域导致电击伤。

二、发病机制

人体作为导电体，在接触电流时，即成为电路中的一部分。电流对人体损伤的程度取决于电压高低、人体电阻大小、电流通过人体的路径、电流频率和电流接触时间。其中，电压高低与人体损伤的程度相关性最强。

电流能使肌肉细胞膜去极化。一般接触 2 mA 以下的电流时，人体仅产生麻刺感，随着接触电流的不断增大，可依次导致患者肌肉持续痉挛收缩，呼吸困难，甚至呼吸肌麻痹、心室颤动而致死亡，通常 10~20 mA 的电流会使肌肉收缩，而 50~60 mA 的电流即可引发心室颤动。触电时，电能转化为热能，使机体局部组织温度升高，从而引起灼伤。与皮肤和骨骼相比，人体肌肉、脂肪和肌腱等深部软组织的电阻较小，更易被电热灼伤，并引起小的营养血管损伤和血栓形成，导致组织缺血和局部水肿，使远端组织发生缺血、坏死。较直流电相比，交流电能使触电者的肌肉持续抽搐，这会导致触电者难以摆脱电源，因此触电损伤更严重。相对于高频交流电，低频交流电的危害更大，尤其每秒钟频率在 50~60 Hz 的低频交流电极易诱发触电者出现心室颤动。

电压可引起人体器官生物电节律的改变，且电压越高，对人体的损伤越严重。通常，40 V 的电压即有组织损伤的危险，220V 的电压可引起室颤，电压达到 1000 V 时可引发触电者呼吸中枢麻痹。

不同人体组织在不同条件下的电阻是不同的。组织越致密，电阻越大，人体各类组织的电阻由小到大依次为血管、淋巴管、肌腱、肌肉、神经、脂肪、皮肤、骨骼、手掌、足跟和头皮。在一定电压下，电阻与电流大小成反比，因此致密组织通过的电流反而小。另外，相同组织在不同条件下的电阻也是不同的，如干燥皮肤的电阻可达 50000~1000000 欧姆（Ω），而湿润皮肤的电阻可降至 1000~5000Ω，破损皮肤的电阻仅为 300~500Ω。

电流在体内经过的路径不同，对人体造成的伤害也不同，电流经过人体重要器官时，会给触电者造成严重伤害，如电流通过脑干可直接引起呼吸停止，通过心脏则会引起室颤或停搏。

人体与电流接触的时间越长，对组织和器官的损伤就越严重。如通电时间 < 25 ms 时，一般不会对触电者造成组织损伤。然而，雷电会在极短时间内产生 2~4 万 A 的电流，因此人体受到雷击后会出现电击性休克、组织撕裂和炭化，以及呼吸中枢麻痹。

三、临床表现

（一）全身表现

轻型损伤患者出现头晕、心悸、面色苍白、口唇发绀、惊恐、四肢无力、呼吸及脉搏加快等症状，接触电流的部位出现肌肉抽搐或疼痛，敏感者可出现晕厥、短暂意识丧失等，但症状可迅速恢复。

重型损伤患者出现持续抽搐、休克或昏迷。低压电流可引起心室颤动、呼吸和心跳停止，患者因延髓中枢受抑制或呼吸肌痉挛导致呼吸心跳微弱，进入"假死"状态。而高压电流通过脑部时极易引起呼吸中枢麻痹，在导致脑外伤的同时会引发呼吸停止，甚至死亡。

（二）局部表现

低电压所致的局部损伤常见于电流入口与出口。一般为焦黄或灰白色干燥的小创面，直径为 0.5~2 cm，创面呈椭圆形或圆形，边缘整齐且与健康皮肤分界清楚。

高电压所致的局部损伤常有一处入口和多处出口，且入口较出口处的皮肤创伤严重。一般入口处创口面积虽较局限，但可深达肌肉、神经和血管，甚至骨骼，且渗出多，呈现"口小底大，外浅内深"的特征。随着病情进展，损伤局部可在一周或数周后出现感染、出血和坏死，因此高压电导致局部损伤后，其致残率高达 35%~60%。

（三）电损伤并发症和后遗症

除全身和局部症状外，电击还会引发相应并发症。如大量组织损伤和溶血，可致高钾血症；肌肉强烈收缩和抽搐，可致关节脱位甚至骨折；脊髓损伤时可致肢体瘫痪；血管损伤可致继发性出血或血供障碍；局部组织灼伤可致继发感染等。电击还可引起神经系统继发损伤，如失明、耳聋、周围神经病变、上升性或横断性脊髓病变和侧索硬化症等。触电者亦可发生偏瘫。少数高压电损伤可引发胃肠道功能紊乱、胆囊局部坏死、肠穿孔、胰腺局灶性坏死、肝脏损害、白内障和性格改变等。

四、辅助检查

1. 实验室检查：通过尿常规检测患者肌红蛋白是否增高；通过血生化检查，检测患者肌酸磷酸激酶及同工酶、乳酸脱氢酶和丙氨酸转氨酶的活性是否增高。

2. 心电图检查：用以检测有无心律失常、心肌损伤等。

五、治疗原则

发生触电时，救护者应首先采用关闭电源、切断电路、挑开电线或"拉开"触电者等方式，使触电者迅速脱离电源。然后根据触电者病情，进行 CPR、止血、包扎或固定，并迅速将触电者转送至医院，在继续 CPR 的同时，对触电者进行全面的体格检查，并进行抗休克、控制感染、防治肾衰竭和松解筋膜术等对症处理。

六、护理措施

（一）院前急救

1. 迅速脱离电源

（1）关闭电源或切断电路：救护者迅速采取拔去电源插座、关闭电源开关、拉下电源总闸的办法切断电流。如触电者是因接触挂断触地的电线而触电，救护者可用木柄干燥的斧头、铁锹等斩断电线以中断电流。

（2）使触电者脱离带电体：救护者可使用干燥的竹竿、木棒等绝缘物，戴上绝缘手套或用干燥的衣物包在手上以去除带电体，或站在绝缘垫、干燥的木板上，使触电者脱离带电体。此时，尽量用一只手进行操作。救护者也可直接抓住触电者干燥而不贴身的衣服，将其拖离带电体，但要注意不能碰到金属物体和触电者裸露的身躯。

2. 病情评估。电击伤不但会引起触电者皮肤和组织的烧伤，还可导致触电者内脏损伤、心室颤动和呼吸心搏骤停，且病情常在触电 1 h 后恶化，故救护者对触电者的评估应全面细致，除了重点评估触电者有无呼吸和心跳停止外，还应评估触电者触电部位、体温以及有无局部和全身损伤，了解触电时间长短、电流大小和电压高低。

3. 心肺复苏和对症处理 对于意识不清，但呼吸、心跳正常的触电者，可就地舒适平卧，保持气道开放，解开衣领以利呼吸，天冷时要注意为触电者保暖。对呼吸心跳均停止者或心跳停止、呼吸不规则者，需立即进行胸外心脏按压，同时打开气道，进行口对口人工呼吸，切不可未经处理急于送往医院而延误宝贵的抢救时机。对低体温的触电者，救护者应以保温的衣物包裹触电者，保持其体温，以免诱发或加重电休克、创伤性休克或失血性休克。同时，救护者不可揉擦或按摩触电者四肢，以免迫使温度低的静脉血回流入心脏，诱发心脏骤停。在进行 CPR 的同时，对因触电摔伤而骨折的触电者，应进行止血和包扎，然后用木板、竹竿或木棍等物品将骨折肢体临时固定。

4. 经现场急救后的触电者应及时送至医院，并采取进一步的生命支持或对症处理。对于轻型损伤的触电者，即使其头晕、心悸、肌肉疼痛、晕厥和短暂意识丧失等症状迅速恢复，也应将其送至医院进行全面的体格检查。

（二）院内救护

1. 院内病情评估

（1）临床症状和体征评估：观察患者的意识、生命体征、尿液的颜色、量及性质等，及时发现触电者有无急性肾衰竭、继发性大出血、心律失常、骨筋膜室综合征和感染等并发症。

（2）既往史、伴随用药和院前急救情况评估：了解患者既往有无循环系统、呼吸系统、泌尿系统等疾病，日常用药情况，并掌握患者触电的时间、原因和类型，触电后有无呼吸心搏骤停及救治情况。

（3）辅助检查评估：协助医生进行尿常规和血生化等检查，明确触电者有无器官损伤或功能衰竭。

2. 继续心肺复苏和复苏后的生命支持。对呼吸心搏骤停的触电者，护士应配合医生继续进行 CPR。同时，尽早实施脑复苏，以降低脑代谢，减少脑组织耗氧量，减轻脑水肿。脑复苏时，应随时监测患者体温变化，体温不可低于 36℃，以免引起并发症。为防止形成脑疝，护士换冰时动作宜轻柔，并尽量避免搬运患者或引起患者头部震动。此外，还应密切监测患者血流动力重新恢复后有无心肌局部缺血和传导异常。

3. 局部创面和损伤的护理。触电患者常伴电烧伤，内脏损伤和骨折。对局部电烧伤的创面，应注意保护，并根据医嘱及时应用抗生素以预防伤口感染，同时注射破伤风抗毒素预防厌氧菌感染。若局部创面的坏死组织与周围健康组织分界清楚，应在伤后 3~6 d 内切除焦痂。若皮肤损伤较大，需进行植皮治疗时，护士应做好术前、术后护理。此外，应根据患者的心率、中心静脉压、血细胞比容、每小时尿量和血气分析等监测指标来调整补液的种类、量和速度，并保证患者的尿量达到 30~50 mL/h。对于电击伤创面较大的患者，由于创面水分蒸发，患者体内大量热量丧失，触电者大都畏寒，护士必须为患者做好保暖，并维持室温在 30~32℃。

4. 防治并发症

（1）急性肾衰竭：触电伴有电烧伤的患者，深部受损组织特别是坏死的肌肉会释放出大量毒素，被破坏的肌红蛋白和血红蛋白还会沉积在肾小管内，引起急性肾小管坏死，引发急性肾衰竭，所以除详细准确地记录患者生命体征及液体出入量外，护士还应严密观察患者的尿量、尿色、性状和尿比重，以及血电解质、血肌酐和尿素氮的变化情况，保证电灼伤患者尿量不少于 40~60 mL/h。如果发现患者出现肌红蛋白尿，及时应用甘露醇和呋噻米进行利尿，给予 5% 碳酸氢钠以碱化尿液。对已发生肾衰竭者应及时行血液透析或腹膜透析。

（2）继发性大出血：电击伤患者易继发出血。其原因主要是电击导致动脉内膜及中层损伤、血管壁坏死，或继发感染，出血时间大多在触电后的 2~3 周左右，所以应告知患者伤后切勿情绪激动、用力哭叫或屏气，以免诱发大出血。患者一旦出现大出血，应立即予以有效的止血措施并积极抢救。

（3）心律失常和心肌损伤：电击伤时，触电者的心肌会遭到强大电流刺激而发生严重损害，特别是 ≤ 380 V 的低电压易导致心肌细胞内离子紊乱，从而引发室性心动过速、心室颤动和冠状动脉供血不足。因此，在密切监测患者心率和心律变化的同时，还应观察其 ECG 中 ST-T 段的变化，同时监测心肌酶的变化，以了解患者心肌损害程度，直至 ECG 恢复正常。

（4）脑损伤：触电者并发脑损伤主要有电流对脑部的直接损害、电击伤后心肺损伤导致的低氧性脑病及电击伤致机体大面积烧伤引起的脑水肿。应观察患者在电击伤后是否出现意识障碍、失语和偏瘫等症状，并与大面积烧伤引发的休克相鉴别。对病情好转后突发心律失常、呼吸不规则及双侧瞳孔变化的患者，及时进行脑部影像学检查以明确诊断。对已明确存在脑损伤的患者，护士应及时协助医生进行降低颅内压、切除坏死头皮颅骨和脑室引流等处理。

（5）骨筋膜室综合征：在四肢受到电击伤的患者中，骨筋膜室综合征发病率最高．这是因为电烧伤后，肢体深部组织坏死、液体大量渗出，导致筋膜下发生水肿，并发生静脉回流障碍，从而导致患者骨筋膜室间隔内压力增加。故对四肢受到电击伤的患者，应注意观察患者肢体末端动脉搏动情况，并监测其肢端氧饱和度变化。如患者出现肢体肿胀，持续剧烈疼痛并呈进行性加重，肢体末端麻木、肤色苍白，足背动脉搏动消失和肢端氧饱和度测不到等症状时，应立即通知医生，协助其进行筋膜切开减压术。

七、健康教育

1. 阴雨或刮大风天气尽量不在户外活动，特别是不要在露天游泳池中游泳。在室外遇到雷雨时，不要进入临时性棚屋、岗亭等无防雷措施的低矮建筑物；不躲在大树下避雨；不在旷野高举带有金属材料的雨伞等物体；不携带和使用金属设备；不在电线杆附近避雨。

2. 不在居室内外乱接电线，尽量不使用高压电器，不用湿手或湿布擦拭带电的灯头；及时更换老化的电器，不随意将三相插头改为两相插头；破损电路找专业人士维修，勿自己动手；遵守用电规定，不在通电的电线上晒衣物，不接触断落的电线；禁止在潮湿的地板上维修电器；雷雨天尽量不开电视，打雷时应关闭电视，不接听、不拨打电话。

3. 不翻越或接近铁栏杆、铁门和变压器等。

第三节　老年中暑的护理

中暑（heatstroke）是指在高温高湿的环境下，由于水、电解质丢失过多，体温调节中枢功能障碍、散热功能衰竭而引起的以中枢神经系统和心血管系统功能障碍为主要表现的急性疾病。根据临床表现，中暑可分为热射病、热痉挛和热衰竭三类。其中，热射病的病死率不仅与温度升高的幅度相关，还与是否及时得到救助密切相关，热射病患者在治疗延误的情况下病死率可高达80%，若治疗及时，病死率则可降至10%。在夏季或周围环境温度升高时，老年人较青年人更易发生中暑。这是因为随着年龄的增加，老年人汗腺发生萎缩，加之循环系统功能衰退，因此老年人的散热能力也随之降低。老年人在中暑后，可发生心力衰竭、肺水肿、弥散性血管内凝血和肝肾功能损害等严重并发症。因此老年中暑患者不仅预后较差，且病死率高。

一、病因

1. 外源性热力负载增加：当室温>32℃，湿度>60%时，通风不良会导致人体散热减少，从而引发中暑。

2. 内源性热力负载增加：在强热辐射下从事长时间劳动且无适当防暑降温措施或穿紧身不透风衣裤时，不仅会使机体本身产热增加，还会导致产生的热量不能被及时散发出去。

3. 体温调节障碍：年老、体弱、营养不良、疲劳、肥胖或失水失盐者，伴有发热、甲亢、糖尿病、心血管病或汗腺功能障碍等疾病，以及应用阿托品和氯丙嗪等药物者，会导致体温调节中枢功能障碍、周围血管舒缩不良或血流减慢，不能将机体内部组织产生的热量通过血液循环及时带到皮下组织，通过辐射、蒸发、对流和传导来散热。

二、发病机制

机体在各种致病原因作用下，产热大于散热，使体内热量过度蓄积，导致器官功能紊乱和组织损害。

室温在15~25℃以下时，人体散热分别依靠辐射、蒸发、对流和传导来进行，其中辐射是人体散热的主要方式，而散热最多的部位是头部，其次为手足部。当环境温度达35℃时，辐射、对流和传导散热作用消失，人体主要依靠蒸发进行散热。例如，人体皮肤每蒸发1g汗液，就可散发2.4 KJ（0.58 kcal）的热量，而每升汗液含有氯化钠3~5 g。因此，大量出汗会导致水和电解质丢失。高热不仅会使汗腺细胞脱水变性，使汗腺细胞出汗速度减慢或停止，即发生汗衰竭，也会直接作用于细胞膜和细胞内结构，导致大量细胞发生变性、坏死，引起血管内皮损伤，从而导致毛细血管通透性增加，应激蛋白（热休克蛋白）合成和凝血物质增多，最终导致器官功能衰竭和弥散性血管内凝血。此外，由于散热的需要，皮肤血管扩张，这不仅使心排出量增加，还会导致内脏器官血流减少，从而进一步加重组织器官的功能衰竭。

三、临床表现

1. 先兆中暑：患者在高温环境中劳动一定时间后，出现头晕头痛、口渴多汗、全身疲乏、眼花、耳鸣、心悸、恶心呕吐、注意力不集中或动作不协调等症状，体温正常或略有升高（37.5℃以下）。

2. 轻症中暑：除先兆中暑症状外，患者还会出现面色潮红、大量出汗或脉搏快速等症状，体温升高至38.5℃以上。

3. 重症中暑：患者体温升高至40℃以上，呼吸超过35次/min，心率加快，通常在150次/min，出现头痛、头晕、惊厥、谵妄和昏迷等中枢神经系统症状，以及心功能和肾功能衰竭。根据患者临床表现的特点可以分为热射病、热衰竭和热痉挛三类。

（1）热射病：此型主要是由于外源性热力负载增加或体温调节机制障碍，体内热量不能通过正常生理性散热达到热平衡，导致体内热蓄积，从而引起中暑。老年人、小孩或有慢性疾病者，主要由机体体温调节机制障碍引起中暑，称为非劳力性热射病。青壮年由于高温作业引起体内产热过多和散热不良，继而引起体温调节中枢功能衰竭或皮肤汗腺功能衰竭而导致的中暑称为劳力性热射病。在发病早期，患者仍可通过下丘脑的体温调节中枢，以增加心率、加快呼吸和扩张皮肤血管的方式来加快散热。如果体内热量进一步蓄积，将使体温调节中枢发生功能障碍、皮肤汗腺功能衰竭，从而导致热量蓄积，患者由多汗转为高热、无汗，全身肌肉出现痉挛，并出现嗜睡、谵妄或昏迷等中枢神经系统功能紊乱的临床表现，继而引起器官功能衰竭和弥散性血管内凝血。

（2）热痉挛：常发生在高温中进行强体力劳动，并大量出汗后。大量出汗使机体水和盐丢失过多，若仅补充水而补盐不足，机体会出现低钠和低氯血症。患者主要表现为肌肉痉挛和肌肉疼痛，如突然出现阵发性、对称性的肌肉痉挛，痉挛好发于腿部、臀部和肩部的骨骼肌，亦可发生于肠道平滑肌，引起腹痛。

（3）热衰竭：多发生于年老体弱或患慢性病患者。患者常由于高温后大量出汗导致体内水和电解质严重丢失，使循环功能衰竭；也可由于机体对热环境不适应，导致周围血管过度扩张，引起循环血量相对不足。患者通常先出现头痛、头晕、恶心和呕吐，继而出现面色苍白、大汗淋漓、呼吸急促、心跳加快、脉搏细弱、血压下降、少尿、晕厥或抽搐等低血容量性休克症状，但无高热症状。

四、辅助检查

1. 实验室检查 血常规检测患者有无白细胞总数和中性粒细胞增多。尿常规检测患者有无蛋白尿和管型尿。血生化检查用以检测患者肝功能和肾功能。

2. 心电图检查 ECG用以检测患者有无心律失常和心肌缺血。

五、治疗原则

发生中暑时，应立即将患者转移到阴凉通风处平卧休息，使其尽快脱离热环境。对于出现先兆中暑症状的患者，补充清凉含盐饮料即可。对于出现轻度中暑的患者，在补充清凉含盐饮料的同时，可静脉滴注生理盐水或葡萄糖盐水以及氯化钾，同时也可通过口服藿香正气水、针刺或刮痧等方法促进患者恢复。对于出现高热、循环衰竭、中枢神经系统紊乱和肌肉痉挛的患者，在脱离热环境后，应立即进行物理和药物降温，纠正水、电解质和酸碱失衡，积极预防和处理休克、器官功能衰竭和弥散性血管内凝血等并发症。如出现惊厥和癫痫时，应用苯妥英钠和苯二氮䓬类药；出现心律失常时，应用抗心律失常药；深茶色尿和肌肉水肿触痛往往提示横纹肌溶解，需进行补液、利尿、碱化尿液和透析治疗。

六、护理措施

（一）院前急救

1.迅速脱离热环境。立即将患者转移到阴凉通风处或电扇下，最好移至装有空调的房间，并将房间内的温度保持在 20~25℃。患者宜平卧，衣服保持松解状态，并及时脱去紧身衣物。

2.病情评估。通过评估现场环境的温度、湿度和通风情况，以及患者的体温、脉搏、呼吸、心率和意识等临床症状和体征，来判断患者中暑的严重程度。

3.进行降温。为先兆中暑和轻度中暑的患者补充清凉含盐饮料。轻度中暑的患者可通过冷敷、冰敷或喷洒凉水；服用人丹、藿香正气水或十滴水等药物；风油精、清凉油涂擦太阳穴；挤拧、按摩夹脊、肘窝、两胁和腘窝部位等措施促使体温下降，使患者尽快恢复正常。通常经上述现场急救处理后，先兆中暑与轻症中暑的患者可在 30 min 到数小时内恢复正常。而重度中暑患者在冷敷、冰敷或喷洒凉水降温的同时，应及时将其送至医院，进行院内救治。患者出现晕厥时，救护者可指掐或针刺患者的人中或劳宫穴，也可通过三棱针对人中、十宣、曲泽和委中等穴位进行针刺放血。

（二）院内救护

1.入院后病情评估

（1）临床症状和体征评估：评估患者有无高热；皮肤黏膜是否干燥、潮红，有无出血点；尿液颜色是否加深，有无少尿、无尿或血红蛋白尿；有无面色苍白、血压下降、呼吸急促、脉搏细弱、晕厥和抽搐等低血容量性休克症状；有无恶心、呕吐、腹痛和腓肠肌自发性对称性痉挛；有无谵妄、意识模糊、嗜睡、昏迷、偏瘫或癫痫等中枢神经系统损伤的症状或体征。

（2）既往史、伴随用药和院前急救情况评估：了解患者既往有无高血压、冠心病、糖尿病、精神病、甲状腺功能亢进、大面积烧伤或肺心病；既往是否在高温下进行军事训练、体育竞赛、长途旅行、田间劳动和喷洒农药等剧烈运动或繁重的体力劳动；近期是否过度劳累、睡眠不足、饮酒、饥饿或处于长时间居住在恒温环境中；既往是否服用抗胆碱药、抗抑郁药、利尿药和抗组胺药等；了解患者中暑原因、程度，以及现场采取的救护措施。

（3）辅助检查评估：协助医生进行血常规和血生化等检查，明确患者中暑后有无器官功能衰竭。如患者有高温接触史，大量出汗后伴肌肉痉挛，或高热无汗，辅助检查显示红细胞比容和血红蛋白增加，低血钠、低血氯、尿肌酸升高、代谢性酸中毒、肌酐和尿素氮升高、肝转氨酶升高和心律失常等，即可诊断为重症中暑。

2. 降温护理

（1）通过放置冰块、通风、吹电风扇以及使用空调，保持病室内温度在 20~25℃。

（2）为患者进行体表和体内降温。护士可采取以下措施为患者进行体表降温：①将冰袋放在患者颈部、腹股沟和腋窝处进行冷敷；②为无循环衰竭患者进行乙醇擦浴或全身温水浴；③将 15℃ 的水喷洒在患者的全身使其全身皮肤湿润，然后用 45℃ 的热风吹，通过蒸发散热为出现循环衰竭的患者进行体表降温。因冰水浴会使患者皮肤黏膜血管收缩，从而阻碍患者体内热力的散发，所以此降温方法目前不提倡在中暑患者的降温治疗中使用。护士可采取以下措施为患者进行体内降温：①用 4~10℃ 的生理盐水或葡萄糖盐水灌肠；②用 4~10℃ 的生理盐水或葡萄糖盐水胃管注入；③静脉输入 4~10℃ 的生理盐水或葡萄糖盐水。在降温过程中，护士应注意保证患者的尿量在 30 mL/h，昏迷患者保持平卧，且头偏向一侧以防止舌根后坠阻塞气道。每隔 15~30 min 测量肛温 1 次，力争在发病 1h 内使患者的肛温降至 39℃ 左右，以减少高热对细胞的损伤。一旦肛温降至 38℃ 左右即停止降温。

3. 水、电解质和酸碱失衡护理。在降温的同时迅速建立静脉通路，纠正患者水、电解质和酸碱失衡，维持循环系统功能稳定。通常先给予患者晶体液，如 5% 葡萄糖氯化钠或复方氯化钠 2000~3000 mL，并维持患者的尿量在 0.5~1.0 mL/（kg·h）。若热衰竭患者在补液后血压仍未回升，可适当加用多巴胺等血管活性药。神经系统损伤者禁忌使用血管收缩药，以免使患者血管收缩影响体内热量散发。热痉挛患者在补足体液的情况下，仍有四肢肌肉抽搐和痉挛性疼痛者，可遵医嘱予 10% 葡萄糖酸钙 10 mL 和维生素 C 0.5 g 静脉注射。因氯丙嗪具有抑制体温调节中枢、松弛肌肉、扩张外周血管和降低新陈代谢的作用，所以对重症中暑且严重抽搐的患者，可遵医嘱将氯丙嗪 25~50 mg 加入 500 mL 葡萄糖氯化钠溶液中，静脉滴注 1~2 h。在滴注过程中，应注意观察患者的血压。当患者的收缩压低于 90 mmHg 时，及时停药。

4. 对症护理。高热患者应注意保持口腔清洁，通过进餐后漱口来防止口腔感染和黏膜破溃；为患者及时更换衣裤和被褥，保持皮肤清洁卫生，定时翻身及按摩，预防压力性损伤；为留置尿管的患者做好管道护理，防止尿路感染。为烦躁、惊厥或癫痫发作的患者做好床旁护理，必要时进行保护性约束以防止患者坠床。当患者进行透析治疗时，妥善固定管道，预防透析管路滑脱或移位。

5. 饮食护理。中暑患者宜多饮水，多吃新鲜蔬菜和水果，饮食宜选择高热量、高维生素、高蛋白质、低脂肪和细软易消化的清淡食物，避免过硬、油煎或过热的刺激性食物。同时应少量多餐，避免暴饮暴食。

七、健康教育

1. 在暑热季节应积极开窗通风，必要时使用空调降温。但室内温度不宜过低，也不可长期居住在恒温环境内，以免热适应能力下降。

2. 在炎热季节应多饮水。最佳饮水时间为晨起后、上午 10 时、下午 3~4 时和睡前。出汗较多时应补充淡盐水或运动饮料（含有电解质的饮料），亦可适量饮用绿豆汤等解暑饮料。

3. 以温、软和清淡饮食为主。老年人脾胃功能虚弱，夏季不可过多吃冷、肥或腻的食物。

4. 做好暑季防护。暑季应避免在上午 10 时到下午 4 时外出。需外出时要做好遮光防护，随身携带防暑药，如清凉油、十滴水、人丹或藿香正气水等；平时多用温水洗澡或擦身，衣服宜宽松、柔软，最好选用纯棉材质。

第四节 老年冻伤的护理

冻伤（frostbite）是指低温作用于机体的局部或全身，而引起的组织损伤或坏死。根据发生冻伤时，环境温度是否在组织冰点以下和组织有无冻结，冻伤可分为冻结性损伤和非冻结性损伤。根据组织损伤的范围，冻伤可分为局部冻伤和全身冻伤。在全身冻伤中，由于身体处于寒冷环境中，体内热量大量丢失，机体不仅会出现肌肉和关节僵硬，还会出现神经和心血管系统的损伤，此时称为冻僵、意外低体温或偶发低体温，而当患者因寒冷环境最终导致死亡时则称为冻亡。根据低体温形成的速度、患者是否还储存有能量和发生低体温时是否出现低循环血量等临床表现，意外低体温又可分为超急性、急性、亚急性和慢性低体温，其中慢性低体温，又称城市性低体温，多发生于室内缺少供暖设施的老年人。这是因为老年人的感觉功能减退，对温度和疼痛刺激的反应比较迟钝，加之老年人肢体末端血液循环不良，伴有不同程度的慢性心血管疾病，所以长期居住在无供暖设施的家里容易发生局部冻伤或城市性低体温。虽然我国长江流域的冬季气温高于北方，但该地域内气候潮湿，且防寒措施不及北方，因此我国的冻伤多发生于长江流域，且以冬季和早春季节多见。

一、病因

1. 散热增加：长时间暴露于低温环境中导致体内热量大量散发，是冻伤的主要病因，如浸入寒冷的水中，遇到暴风雪，或陷入冰雪中，工作时不慎接触液氮、固体 CO_2 等制冷剂。

2. 产热减少：年老、醉酒、营养不良、饥饿、休克、创伤、甲状腺或垂体功能减退等可导致全身新陈代谢功能降低，产热减少，机体无法维持核心温度。鞋袜过紧、长时间站立不动或长时间浸在水中会使局部血液循环发生障碍，导致机体产热减少，发生冻伤。

二、发病机制

机体新陈代谢产生的热量均由血液从皮肤排出，其散发热量的主要形式是对流、传导、蒸发和辐射。当外界环境温度与人体间的温度梯度增加、机体与外界接触的皮肤体表面积增多、人体皮肤接触了传热速度快的物体，以及机体大量出汗，均可导致机体散热加速，体表温度降低。为了达到产热与散热的动态平衡，在机体体表温度降低后，皮肤感受器将寒冷刺激信号传导至下丘脑的体温调节中枢，促使去甲肾上腺素能交感神经系统兴奋，引起血管收缩，皮肤血流减少和温度降低。同时，刺激椎体外束运动神经兴奋，增加肌肉紧张度和抖动，机体随之出现寒战和心率加快。若寒冷持续存在，皮肤血管随之扩张以改善循环，但为了避免热量散失继而又进入收缩状态，从而导致机体末端组织发生冻结、器官功能因血流减少发生缺血性损伤和功能衰竭。

当皮肤温度降至 –5℃时，机体末端组织就会发生冻结性病理改变。发生冻结时，组织细胞内或细胞间形成冰晶。当细胞外液中的水分形成冰晶时，电解质浓度和渗透压相对会增高，细胞内水分会流向细胞外，导致细胞内脱水。同时，细胞外液中形成的冰晶可导致细胞膜破裂，细胞内容物溢出和细胞坏死。体温下降后，毛细血管壁的通透性增加，促使血液内的水分由血管内移至组织间隙并形成冰晶，血管内的血液出现浓缩，黏度增加，红细胞和血小板凝集阻塞毛细血管，引起缺血性损害。另外，由于毛细血管壁通透性和渗出增加，所以在复温后，局部组织会出现水肿、血液淤积和血栓形成，此时称为冻溶性损伤。

当中心体温降至 35℃以下时，机体就会出现器官功能损伤。损伤的程度不仅取决于外界环境与机体的温度梯度和梯度形成的速度，还取决于患者机体状况。当中心体温降至 34℃时，患者可出现健忘；低于 32℃时，感觉和运动神经麻痹，触觉和痛觉丧失，而后意识丧失；降至 29℃时，出现呼吸抑制，呼吸次数比正常减少 50%。呼吸抑制后组织缺氧、酸中毒和循环衰竭可进一步加重。降至 27℃时，肾血流量减少 50% 以上，肾小球滤过率减少 33%；降至 20℃时，半数以上的外周小血管血流停止，肺循环及外周阻力增加；降至 19℃时，冠状动脉血流量仅为正常时的 25%，这导致心输出量减少、心率减慢和传导阻滞，患者可发生室颤等恶性心律失常。

三、临床表现

1. 非冻结性损伤：人体长时间暴露于 0~10℃的低温、潮湿环境造成的损伤，机体组织不发生冻结性病理改变。非冻结性损伤包括局部损伤和全身损伤。

（1）局部非冻结性冻伤：战壕足或浸泡足是下肢足部软组织持续数小时或数日受冻而引起的冻伤，潮湿可加速其形成。患者受冻部位先会出现麻木或刺痛，局部皮肤苍白，后痛觉消失，不能活动，触不到脉搏搏动。复温后数小时进入充血期，肢体痛觉恢复。2~3 d 后局部出现水泡，重者可发生坏疽，部分患者恢复后可存在多汗症或冷觉过敏。

（2）全身非冻结性冻伤：冻疮是长期或间断暴露于潮湿非冰冻环境下，引起的患处炎性皮肤损害，常发生在鼻、耳、颜面、手和足等暴露部位。冻疮的临床表现主要是皮肤水肿、红斑、紫绀、硬结、溃疡和水泡。患者自觉烧灼样不适、瘙痒和疼痛。复温后可发生蓝色结节，数日后消失。

2. 冻结性损伤：人体局部短时间暴露于极低气温，或者较长时间暴露于 0℃以下低温，组织发生冻结性病理改变，冻结性损伤包括局部损伤和全身损伤。

（1）局部冻结性冻伤：在冻融以前，伤处皮肤苍白、温度低、麻木刺痛。根据复温后不同深度的创面表现将其分为四度。Ⅰ度冻伤，损伤表皮层，局部红肿、发热、痒、疼痛，数日后表皮干脱而愈合，不留瘢痕。Ⅱ度冻伤，损伤达真皮层，局部红肿，有水疱，疼痛，但麻木、感觉迟钝，可形成黑痂，2 周脱痂后愈合，如并发感染，创面溃烂，愈合后有瘢痕形成。Ⅲ度冻伤，损伤可达皮肤全层或深达皮下组织，局部皮肤呈紫黑色，感觉消失，皮温降低，创面周围红肿、疼痛，出现血性水疱，皮肤坏死，愈合甚慢并留有瘢痕。Ⅳ度冻伤，损伤达肌肉和骨骼等组织，局部皮肤深紫黑色，皮温降低，剧痛，2~3周内呈干性坏死，易并发感染并呈湿性坏疽，导致肢端残缺。

（2）全身冻结性冻伤：又称为冻僵，患者主要表现为低体温（核心温度低于35℃），多发生在冷水或冰水淹溺时。受冻早期患者可表现为神经兴奋，皮肤血管和毛孔收缩，排汗停止，散热减少，代谢率增高，肌张力增加，出现寒战、发绀、疲乏、无力和打哈欠等症状。随着体温继续下降，机体进入代谢和功能抑制状态，出现心肌收缩力下降、心动过缓、血压下降、意识模糊、知觉与反应迟钝和瞳孔散大。严重者可出现昏迷、四肢肌肉和关节僵硬、肺水肿、室颤、心搏骤停、呼吸停止和瞳孔散大等症状，甚至死亡。

四、辅助检查

1. 实验室检查：血常规用以检测患者有无血小板减少、凝血障碍和血液浓缩等；血生化检查用以检测患者有无肝肾功能损害。

2. 心电图检查：ECG用以检测患者有无心动过缓、房室传导阻滞、心房颤动和心室颤动等。

3. 体温检测：测量鼓膜、直肠、食道、肛门和膀胱的体温，监测患者有无体温过低。

五、治疗原则

对于发生冻结性损伤的患者，应尽快将其脱离寒冷环境，然后通过毛毯包裹全身和放置热水袋等方式促进患者自我复温。若患者意识清醒，可给予温热饮料或酒来改善血液循环。若患者呼吸心跳停止，应立即进行CPR，并将其及时送至医院进行院内急救，进行温水复温、抗休克、纠正水电解质酸碱失衡和防治并发症等对症治疗。若患者存在局部冻伤，在复温的同时还应通过使用血管扩张药或抗凝药改善微循环，并对局部创面进行涂药、引流和削痂等对症处理。

六、护理措施

（一）院前急救

1. 迅速脱离低温环境。在将患者从低温环境转移至温暖环境的过程中，患者应始终保持水平位，以免因循环血量不足和自主神经系统功能紊乱诱发室颤。同时搬运动作应尽量平缓、轻柔，以减少震动，防止冻伤的躯体发生折断或扭伤。若环境温度允许，可为患者除去湿衣服，但若衣服、鞋袜与冻伤的肢体连接紧密，不可强行脱卸，可用40℃左右的温水使冰冻融化，然后再脱下或剪开衣物。

2. 复温保暖。为患者加盖毛毯、棉被，特别是要注意包裹头部。同时，可用热水袋、吹热风或红外线照射等方法促进患者自我复温。对意识清醒的患者还可给予温热饮料，如热牛奶、热糖水和温开水，也可给予酒来促进患者自我复温。条件允许时，可用38~42℃温水浸泡伤肢或浸浴全身，温水复温要做到水量足够,水温恒定,以达到 20 min 局部复温,0.5 h 内全身复温。在浸泡时可轻轻按摩未损伤的部分,帮助改善血液循环。当患者肢端转红润,皮温达 36℃左右时可停止温水浸泡。复温后,应立即用毛毯、加热毡等继续保温。

3. 病情评估。通过评估现场环境的温度、湿度,患者在低温环境中暴露的时间,以及患者的体温、脉搏、呼吸、心率和意识等生命体征,来判断患者冻伤的严重程度。当患者核心温度低于 30℃时,患者心输血量会显著降低,组织灌注不足,机体功能显著下降,临床可出现死亡征象。

4. 冻伤者出现呼吸心跳停止或严重缓脉时,在保暖复温的同时应立即进行 CPR,并尽快将患者转送至医院。在低体温时,极易出现心室颤动,而此时心血管系统对药物、电击除颤和起搏的反应性明显下降,除颤多无效。当一次除颤不成功时,应继续复温,并持续进行 CPR。因为低体温对脑和其他器官有保护效应,所以患者组织器官耐缺氧的能力有所提高,待体温恢复后再进行除颤可增加抢救成功率。

(二)院内救护

1. 入院后病情评估

(1)临床症状和体征评估:护士应重点评估患者局部冻结性冻伤的程度,低体温持续的时间和对机体器官功能的损害程度,以及是否发生了冻溶性损伤。如患者局部红肿,有水疱形成,感觉疼痛,并伴有麻木感或感觉迟钝,则提示发生 Ⅱ 度冻伤;若患者局部皮肤呈深紫黑色,且皮温降低,伴剧痛,则提示发生 Ⅳ 度冻伤;若患者皮肤苍白冰冷、记忆丧失、血压下降、心动过缓,或嗜睡昏迷,则提示为冻僵。

(2)既往史、伴随用药和院前急救情况评估:评估患者既往有无疲劳、迷路、饥饿或饮酒;有无营养不良、心脑血管病、休克、脊柱损伤、皮肤烧伤、甲状腺或垂体功能减退;既往有无服用吩噻嗪或巴比妥类药;了解患者冻伤的原因、部位,以及冻伤后有无发生呼吸心搏骤停或心室颤动。

(3)辅助检查评估:协助医生进行血常规和血生化等检查,明确冻伤后有无器官功能损伤。若患者出现血红蛋白和白细胞升高,则提示血液浓缩;血糖降低和血清转氨酶升高,提示肝功能受损;氮质血症和血肌酐升高,则提示肾功能受损;ECG 检查显示心动过缓、房室传导阻滞、心房颤动或心室颤动,则提示心功能受损。

2. 监测核心温度,判断患者冻僵的严重程度。鼓膜血供丰富,距下丘脑最近,与脑温的相关性最高,因此是监测中心体温最准确的部位。在使用耳温计监测中心体温时,护士应将老年患者的耳廓向上方及后方牵拉,以便拉直耳道,使耳温计尽量对准耳道底部的鼓膜部位。耳温计在耳道内放置时间不宜过长,位置不宜过深,以免损伤鼓膜,同时及时清除患者的耳垢以保证测量的准确性。在新环境下使用耳温计时,应确保耳温计适应环境温度后再使用。一般需等待 30 min 后测温,当患者中心体温在 38~42℃时,提示轻度冻僵;中心体温在 34~36℃时,提示中度冻僵;中心体温在 36℃以下则提示患者重度冻僵。

3. 继续复温。护士可采取以下措施为患者进行继续复温:①将热水袋放在患者颈部、腹股沟和腋窝处进行热敷;②雾化吸入 37℃的湿热空气,进行呼吸道复温;③将 37℃的盐水或葡萄糖盐水经胃管注入,进行消化道复温；④静脉滴注 37℃的葡萄糖溶液，用 42℃的透析液进行腹膜透析或血液滤过，以进行血液复温。通常，应将复温速度控制在 0.5~5℃/h。

4. 防治并发症。在复温时，患者的体液会重新分布从而导致复温性休克。故应在复温初期，即为患者静脉滴注 37℃的 10% 的葡萄糖溶液，以维持体液平衡和能量供给。因低体温时药物的生物效应会下降或完全失效，常规给药反而会导致体内药物蓄积过量，出现不良反应。所以当患者核心温度低于 30℃时，不应静脉给予任何药物，只有当患者核心温度恢复至 30~34℃，才可根据患者病情进行药物治疗。如，给予罂粟碱，扩张血管以改善患者的微循环；应用肝素或低分子右旋糖酐，降低血液黏稠度，防止血栓形成；应用破伤风抗毒素和抗生素，预防感染。对低血糖、应激性溃疡、胰腺坏死、AMI、脑卒中、深静脉血栓形成、肺不张、肺水肿和肺炎等并发症，及时根据医嘱进行对症处理。

5. 局部冻伤的护理。对手、足和肢体冻伤患者，应将其患肢抬高至达到或高于心脏水平，以促进患肢静脉回流，从而减轻患肢胀痛。若创面出现感染，应遵医嘱使用抗生素。对Ⅰ度冻伤，只需保持创面干燥，患肢通常数日后可治愈；Ⅱ度冻伤患者在复温和消毒后，可用干纱布包扎或为其外涂冻伤膏；Ⅲ度和Ⅳ度冻伤，主要采用暴露疗法，应保持创面清洁干燥，待坏死组织边界清楚后及时配合医生为患者进行脱痂和植皮术；当患者肢体远端出现湿性坏疽时，需要进行截肢（趾）术。

6. 饮食护理。给予高热量、高蛋白和高维生素的温热饮食，增加营养的摄入。

七、健康教育

1. 在寒冷条件下活动的人员，需做到"三防"，即防寒、防湿和防静。防寒是衣着松软，厚而不透风，尽可能减少暴露在低温的体表面积。在洗手、洗脸时不要用含碱多的肥皂，以免刺激皮肤，并适当涂抹护肤品。防湿是保持衣着、鞋袜等干燥。防静是在严寒环境中要适当活动，避免长时间不动。

2. 进入低温环境工作之前，可适量进食高热量食物，但不宜饮酒。这是因为饮酒后机体常不注意防寒，而且可能增加散热。

3. 预计可能进入高海拔或高纬度等酷寒地区时，应注意锻炼身体，提高皮肤对寒冷的适应力，如行冷水浴或冰上运动等。

4. 冬季易患冻疮者可用生姜片或辣椒涂擦易患冻疮的部位，每日 2 次，以减轻或避免冻伤的发生，皮肤起水泡或溃烂者除外。

5. 体温低于 32℃后，肢体会出现神经和肌肉功能障碍，往往数周或数月后才能恢复。所以发生冻伤后，护士应指导患者积极进行功能锻炼，以防止肌肉萎缩及关节僵硬等并发症。对肢体出现功能障碍、严重挛缩或畸形的患者，鼓励其进行功能重建术，以尽早恢复功能。

（韩红梅　窦昊颖　李英华　汪春平）

案例讨论

患者赵某,男性,31岁,在湖中游泳时不慎被湖中水草缠住,意外溺水,10 min 后被发现并获救上岸。此时患者腹部膨隆,意识丧失,脉搏短促、呼吸浅快,口腔内有淤泥及水草。立即予以膝顶法倒水。10 min 后"120"赶到现场,急送至医院。

现病史: 在湖中游泳时发生淹溺。

护理评估: 患者浅昏迷,格拉斯哥评分 7 分,呼吸费力,呈叹息样,脉搏微弱,角膜反射减弱,双瞳孔等大等圆,直径 2.0 mm,对光反射迟钝。四肢冰冷,皮肤苍白,颜面、口唇发绀,眼结膜充血。听诊双肺呼吸音明显增粗,双肺满布干湿性啰音。

体温:35℃;

SpO_2:65%;

脉搏:148 次/min;

呼吸:10 次/min;

血压:70/40 mmHg;

ECG:室性心动过速。

辅助检查:

胸部 CT:双肺各叶渗出性改变及实变。

血常规:白细胞计数(WBC)$3.5×10^9$/L,中性粒细胞(GR)78.4%,淋巴细胞(LY)12.6%。

血生化:天门冬氨酸氨基转移酶(AST)56 U/L,白蛋白(ALB)31 g/L,血尿素氮(BUN)7.25 mmol/L。

血气分析:吸入氧浓度(FiO_2)40%,pH 7.135,二氧化碳分压($PaCO_2$)41.2 mmHg,氧分压(PaO_2)36.2 mmHg,碱剩余(BE)4.8 mmol/L,HCO_3^- 20.7 mmol/L,SaO_2 65.4%。

诊断: 吸入性肺炎合并 ARDS

入院后立即予以气管插管,电动吸痰,吸出大量水性分泌物,内有水草样杂物。给予呼吸机辅助呼吸(SIMV 模式),氧浓度(FiO_2)40%,潮气量 450 mL,呼气末正压(PEEP)10 cmH_2O,以及保暖、复温、抗感染和抗休克等对症支持治疗。治疗 4 d 后患者意识清醒,成功脱机。予继续保留气管插管、氧气吸入、气道雾化吸入、抗感染、营养支持等对症治疗。第 7 天将气管插管拔除。第 15 天复查胸部 CT,提示双肺渗出性病变已吸收,转出 ICU。

第九章

老年急性中毒的护理

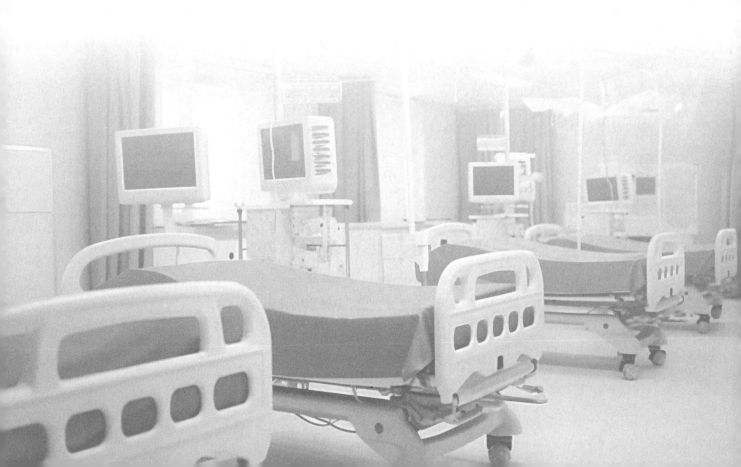

第一节 概述

某种化学物质在一定条件下进入人体，并达一定剂量，引起功能性或器质性病变，导致人体产生暂时性或永久性损害，甚至死亡，这种外源性化学物质称之为毒物。当毒物进入人体达到或超过中毒剂量，并对人体产生全身性损害、疾病或死亡，称为中毒。根据毒物的来源和用途，毒物可以分为药物性毒物、工业性毒物、农药、有毒动物和植物等。

在急性中毒中，化学性毒物中毒发生率居首位，药物性中毒居第二位，约占 23.4%。老年人是药物中毒的高发人群，且发生急性药物中毒的人数在逐年增多。这是因为药物对于人体而言属于外源性化合物，其和毒物没有明显界限，仅按照使用剂量来区分是药物或是毒物，而老年人药物使用的频率高达 77.6%，且 15.2% 的老年人同时服用 5 种以上的药物。另外，73.3% 的老年人经常根据自己或他人的经验自行用药。所以，老年人药物中毒多是误服药物，或短时间内服用大量药物引起的。

一、病因

1. 职业性中毒：在日常工作过程中，密切接触有毒化学物质，超过人体耐受能力或达到中毒量而出现的中毒反应。

2. 治疗性中毒：在原有疾病治疗过程中，药物用量过大或误服而引起的中毒。

3. 主动性中毒自杀或故意投毒发生的中毒。

二、中毒机制

有毒物质的种类繁多，其作用机制不一，可概括为局部作用和全身作用。

1. 局部作用：强酸、强碱等毒物可吸收局部组织水分、与蛋白质或脂肪结合，使接触毒物的局部组织发生变性或坏死，同时对局部产生腐蚀破坏作用。

2. 中枢抑制作用：由于脑组织内脂类含量高，有些毒物具有较强的亲脂性，故毒物在脑内浓度较高，并对中枢神经系统产生抑制作用。

3. 组织缺氧：有些窒息性毒物，如一氧化碳和氰化物，可阻碍氧的吸收、输送和利用，导致组织缺氧。

4. 竞争受体：有些毒物，如阿托品和有机磷，进入体内后会竞争性地与神经递质受体结合，导致机体失常，产生毒性反应。

5. 降低酶活性：有些毒物，如有机磷或氰化物，其本身或其代谢产物可通过抑制人体内酶的活力而对人体产生毒性作用。

6. 干扰细胞和（或）细胞器的生理功能：某些毒物，如四氯化碳在体内经酶催化而形成自由基，作用于肝细胞膜中的不饱和脂肪酸，使脂质过氧化，使线粒体和内质网变性，肝细胞坏死。

三、临床表现

部分毒物在人体接触后，会使接触者迅速出现中毒症状，并伴有一些特异性的临床表现，临床多见于经呼吸道吸收的刺激性气体中毒，如硫化氢中毒会导致患者突发呼吸困难；氰化物中毒会导致猝死；皮肤黏膜接触腐蚀性毒物会出现刺激症状等。

部分毒物在人体接触后，需经过一定时间的潜伏期，才出现典型的临床表现，这种情况在中毒中较为多见。例如，服用过量镇静药，患者短时间内可无不适，或仅有轻度头晕、乏力等，数小时后才出现嗜睡、昏迷等征象。在急性中毒的潜伏期中，某些毒物会出现两个潜伏期，如急性羰基镍中毒的主要表现为，患者接触毒物后，经过一段时间的无症状潜伏期后，出现初期中毒的临床表现，而初期中毒症状缓解一定时间后，患者会再次出现典型中毒表现，即第二期中毒症状。此外，某些急性中毒患者的临床症状被基本控制后，会再次出现特征性临床表现，如急性一氧化碳中毒后的迟发性神经精神综合征，急性有机磷农药中毒后出现迟发性心脏损害、恶性心律失常等，此时称为迟发性病变。

毒物进入人体并引发急性中毒后，患者可出现一些特异性的临床表现，这些表现有助于急性中毒的初步诊断。例如有机磷农药中毒患者，呼出气体可有明显的蒜臭味；酒精中毒患者，其呕吐物和呼出气体中可闻到明显的酒味；铊中毒患者，可表现双足剧烈疼痛、脱发和肝损害等。另外，大多数急性中毒患者早期可表现为头晕、恶心、呕吐和无力等非特异性症状，这为中毒的诊断带来一定的困难，需要医护人员进行仔细鉴别。

四、辅助检查

1. 实验室检查：进行血胆碱酯酶、碳氧血红蛋白或高铁血红蛋白等特殊检查。

2. 毒物检查：及时、准确地留取标本，包括患者的血、尿、呕吐物或胃液，患者就餐后的剩余食物、饮料，使用过的药物、注射器，以及剩余的注射液体，并及时将这些标本送检以便进行毒物分析。急性中毒时，可以从患者的毒物接触史和典型的临床症状做出初步诊断，但是特殊实验室检查和毒物分析对急性中毒的确诊有重要意义。

五、治疗原则

急性中毒的治疗原则是首先立即终止接触毒物，然后利用催吐、洗胃或导泻等方法清除体内尚未吸收或已经被吸收的毒物，并利用血液净化、补液或吸氧等方法促进已吸收毒物的排出。此外，还应及时应用特异性解毒剂解毒，并对患者进行对症支持治疗。

六、护理措施

（一）院前救护

1. 迅速脱离中毒环境

（1）毒物经呼吸道吸收的中毒者，应迅速将患者移出有毒环境，并转移至上风向、新鲜空气处。同时，保持患者呼吸道通畅，有条件者可给予吸氧。

（2）毒物经皮肤、黏膜吸收的中毒者，应迅速脱去被毒物污染的衣物，然后以流动清水反复冲洗污染皮肤、黏膜，以阻止毒物继续损伤皮肤或经皮吸收。冲洗过程中，忌用热水，不强调用中和剂，切勿因等待配制中和剂而贻误抢救时间。另外，切勿疏忽对头皮、会阴及皱褶处的冲洗。

（3）毒物经口吸收的中毒者，首先应进行催吐。催吐是尽快排出毒物并减少毒物进一步吸收的有效方法之一，适用于意识清醒且能主动配合的患者，昏迷、抽搐和服用强酸强碱等腐蚀性毒物者禁用。催吐时，患者可先饮温水 500 mL，然后自己用手指刺激咽后壁，进行催吐，直至胃内毒物完全排出。患者还可以口服吐根糖浆 20 mL，再饮水 200 mL，0.5 h 内可出现呕吐。吐根糖浆催吐效果好，一般无不良反应，必要时患者可再服一次 20 mL。催吐时患者宜取坐位，上身前俯，以防止呕吐物吸入肺部，护士应注意留取患者第一次的呕吐物，以便进行毒物鉴定。

2. 评估生命体征和进行现场救护

评估患者中毒的原因、途径和时间，以及生命体征。对呼吸、心脏骤停者立即进行 CPR。在为患者进行人工呼吸时，施术者应注意避免吸入患者呼出的毒气，以免施术者中毒。

（二）院内救护

1. 病情评估

（1）中毒病史评估：护士应重点询问患者的职业史和中毒史。对非生产性中毒，包括意外接触、用药过量、误服、自杀和他杀者，要及时了解中毒物的种类、名称、剂量、途径和接触时间。

（2）既往病史和临床表现评估：护士应密切观察患者的呼吸、意识状态及神经反射，同时了解患者的精神、心理状态，本人或家人经常服用的药物。通过评估患者的既往病史和临床表现初步判断中毒性质和严重程度。

（3）辅助检查评估

①血液评估：在血液中检测到的毒物种类和浓度，对确诊急性中毒、评估中毒的程度和预后具有重要意义。部分毒物中毒后，血液外观即有特殊的表现，如中毒性高铁血红蛋白血液，血液呈褐色；溶血性毒物中毒后，血液呈粉红色；一些灭鼠药、蛇毒等常导致患者出现明显的凝血功能障碍；一氧化碳、亚硝酸盐中毒，可见血中碳氧血红蛋白增高等。

②尿液评估：有些毒物常以原形或代谢产物的形式经尿道排泄，因此尿液同样适用于多种毒物的检

测。另外,尿液的颜色有时亦有特殊的临床意义,如亚甲蓝中毒时患者尿液呈蓝色;氨基比林中毒时患者尿液呈橘黄色;酚或甲酚中毒时患者尿液呈灰色。

③胃液或呕吐物评估:怀疑经口吸收毒物的中毒者,应及早留取标本。毒物分析结合血液标本分析,可帮助明确诊断。

2. 清除体内尚未吸收或已经被吸收的毒物

(1)洗胃:毒物经口吸收的中毒者,早期洗胃是尽快排出毒物并减少毒物进一步吸收的有效方法,且不受患者意识状态的限制。洗胃效果与患者是否空腹、服用毒物为液体或固体等情况有关,一般在服毒后6h内洗胃效果较好。洗胃时护士应注意:

①插入胃管后,先抽出内容物,留作毒物鉴定。

②反复灌洗,以彻底清除毒物,但洗胃时间不宜过长,一般在0.5 h内完成。

③每次灌注洗胃液500 mL左右,过多可引起胃扩张,或将毒物冲入肠内吸收。

④洗胃时必须同时采取其他抢救措施,不可因洗胃延误患者的抢救。

(2)导泻:洗胃后导泻可清除患者肠腔内的残留毒物,常用硫酸镁15 g溶于水后口服或洗胃后经胃管注入;或用20%甘露醇溶液125 mL口服。甘露醇导泻作用快,维持时间较长,且不被活性炭吸附。

(3)利尿:为了促使毒物及其代谢产物随尿排出,护士可遵医嘱为患者快速输入葡萄糖液,同时静脉注射呋噻米20~40 mg。在快速输入液体时,护士应注意监测患者心、肾功能。

(4)血液净化:血液净化是将患者血液引出体外,通过净化装置除去血液中的有害物质,以达到净化血液、清除毒物目的。常用技术有:

①血液透析:可纠正水、电解质和酸碱失衡。适用于清除水溶性强、不与血浆蛋白或血浆中其他成分结合的毒物,如甲酸、乙醇、乙二醇、异丙醇、乙醛、汞盐、砷、铁、钾、钡、四氯化碳或三氯乙烯等。

②血液灌流:使用活性炭、树脂和氧化淀粉等的装置,可以吸附毒物,对去除脂溶性或与蛋白质结合的物质效果较好,对甲醇、乙醇、苯酚或地西泮等催眠药,以及有机磷农药有很高的亲和力,对毒鼠强和氟乙酰胺急性中毒疗效较血液透析好。因其对脂溶性强、蛋白结合率高、分子量大的毒物清除能力远强于血液透析,故常作为急性中毒的首选净化方法。

③血浆置换:其主要优点是通过置换,能将与血浆蛋白结合的毒物或药物,如洋地黄、三环类抗抑郁药、百草枯等迅速彻底地排出体外。尤其对蛇毒等生物毒和砷化氢等溶血性毒物中毒疗效最佳。

4. 应用特效解毒药

(1)中枢兴奋药:由于此类药物起效快但作用持续时间短,一旦其作用消失,可使患者再度陷入昏睡和呼吸抑制,所以应连续用药以维持药物的有效浓度。常用的中枢兴奋药是:

①氟马西尼:氟马西尼为苯二氮卓类药的拮抗药,主要通过竞争性地抑制苯二氮卓类受体,以阻断苯二氮卓类药的中枢抑制作用。

②纳洛酮：纳洛酮为阿片受体拮抗药，主要用于解救麻醉性镇痛药急性中毒，拮抗这类药物引起的呼吸抑制，并使患者苏醒；解救急性乙醇中毒，促使患者清醒。

（2）有机磷农药中毒解毒药：如阿托品、碘解磷定等，能有效改善毒蕈碱样症状和烟碱样症状。

（3）氰化物中毒解毒药：亚硝酸盐和硫代硫酸钠。亚硝酸盐可使患者产生一定量的高铁血红蛋白，从而结合血中氰化物，同时其还可以形成氰化高铁血红蛋白，在硫代硫酸钠作用下，转化为低毒的硫氰酸盐并排出患者体外，达到解毒的作用。

（4）金属中毒解毒药：络合药能在体内与多种金属离子结合，形成稳定的无毒或低毒水溶性络合物，并从尿中排出，从而起到解毒作用。按其化学结构可分为氨羧络合药和巯基络合药两大类。

①氨羧络合药：依地酸钙钠能与多种金属形成络合物，特别是其能与铜、铬、镉和锰等放射性元素络合形成稳定的水溶性金属络合物。临床主要用于无机铅、锰和镉的中毒治疗，但对汞、有机铅中毒无效。

②巯基络合药：常用药物有二巯基丙醇、二巯基丙磺酸钠和二巯基丁二酸钠等，该类药物中的巯基进入人体后，可与中毒金属结合，形成无毒、稳定和可溶性的络合物，并随尿液排出，主要用于治疗汞、砷、铜、锑和铅的中毒。

5. 综合支持治疗的护理

在急性中毒的治疗过程中，由于毒物作用于人体，导致机体器官功能和组织代谢严重失常。虽然给予积极救治，但人体功能的恢复尚需要一段时间。在此过程中，护士应为患者进行积极的生命支持，为患者康复争取宝贵的时间。

（1）呼吸支持：急性中毒时，很多毒物可引起机体缺氧。在保持患者呼吸道通畅、及时清理分泌物的同时，应及时给予氧气吸入。当患者出现中毒性肺水肿及中毒性急性呼吸窘迫综合征等急性呼吸衰竭症状时，应积极为患者进行有创和无创的机械通气。

（2）循环支持：急性中毒时患者可表现为心律失常、休克和心力衰竭，护士在进行心电监护的同时，应根据医嘱积极控制心律失常，纠正休克和改善心功能。

（3）营养支持：中毒后患者多有胃肠道症状，即使能经口进食，也会存在胃肠道功能紊乱，从而影响食物的吸收。因此在积极纠正水、电解质和酸碱失衡的同时，护士应对患者进行早期营养支持，并适量补充维生素。

（4）预防并发症：在中毒的救治过程中，护士应遵医嘱使用抗生素来预防感染，使用脱水药来防治脑水肿和肺水肿，应用保肝药和利尿药来积极防治肝肾功能衰竭。

（5）饮食护理：应给予急性中毒患者高蛋白、高碳水化合物及高维生素的无渣饮食，而腐蚀性毒物中毒者早期则应给予乳类流质饮食。

（6）心理护理：对服毒自杀的患者要注意进行心理护理，如为患者提供支持性心理治疗，帮助患者学会应对各种压力，必要时可与专业心理医生一起来对患者进行心理治疗。

七、健康教育

1.认真执行安全操作规程,加强常见毒物中毒的预防。

2.中毒后及时进行院前自我救护,并及时到医院进行进一步诊断和治疗,以免延误病情。

3.出院时留有后遗症的患者应积极进行康复治疗。

第二节　老年一氧化碳中毒的护理

一氧化碳（carbon monoxide，CO）是比空气略轻的无色、无味和无刺激性的剧毒气体，不溶于水，遇氧燃烧后会生成二氧化碳。在工业生产和日常生活中，含碳物质燃烧不全时，即可产生 CO，因此若煤气管道密闭性差或环境通风不良，即可导致人体吸入过量 CO。当空气中 CO 含量超过 0.01% 时，人体即有急性 CO 中毒的危险，持续吸入 1~2 min 可出现昏迷，并迅速死亡。

在我国，急性 CO 中毒的发病率和病死率一直居于急性中毒的首位，以往多是由于冬季用煤炉取暖造成的，近年来多因使用燃气热水器引起的。

CO 中毒后，患者会出现低氧血症。因中枢神经系统对缺氧最敏感，如不及时救治，会对中枢神经系统造成缺氧性损害，甚至产生不可逆的脑损伤。由于老年人全身各器官功能低下，对缺氧的耐受能力差，因此，当其出现急性 CO 中毒时，较青年人更易并发迟发性脑病、肺水肿和多器官功能衰竭。

一、病因

1. 生产性中毒　多由意外事故、作业环境不达标或防护不当引起。例如在冶炼、炼焦和烧窑等行业中，由于设备破损、操作失误或不遵守规章制度，在制造、贮存、运输及排放的过程中会造成 CO 泄漏或蓄积。而车辆、轮船和飞机的内燃机所排放的废气中，CO 的浓度高达 4%~7%。在通风不良的环境中修理内燃机时，人体也会发生 CO 中毒。另外，在一些饲养家禽的孵化车间里，使用煤或木材来进行燃烧增温，也易发生 CO 中毒。

2. 生活性中毒　如生煤炉时烟筒堵塞或漏气；煮沸的液体溢出，使液化天然气炉意外熄火，造成天然气长时间泄漏；燃气热水器在浴室内安装不当，或使用过程中未与外界通风，导致浴室内 CO 蓄积。

3. 自杀或他杀　利用煤气进行自杀或他杀。

二、发病机制

CO 系细胞原浆性毒物，可对全身细胞产生直接毒性。同时，其进入人体后还会与血红蛋白、细胞色素氧化酶和肌球蛋白结合，从而影响细胞内能量代谢、氧的解离和释放。

CO 进入人体后，会立即与血液中的血红蛋白（haemoglobin，Hb）结合，并形成碳氧血红蛋白（carboxyhaemoglobin，COHb）。由于 CO 与血红蛋白亲和力比氧与 Hb 的亲和力高 240~300 倍，同时 COHb 在形成后解离的速度又比氧合血红蛋白（oxygenated haemoglobin，HbO_2）慢 3600 倍，阻碍了氧的传递和释放，从而导致机体出现低氧血症，并引发缺氧性损害。其中，血管内皮细胞受缺氧的刺激会引起一氧化氮释放减少和内皮素分泌增多，从而促进血管平滑肌收缩，这会导致动脉、静脉和毛细血管，特别是微小动脉和毛细血管发生痉挛，使血小板的聚集性和黏附性增强，中性粒细胞的黏附性和浸润性加强，并最终引起组织缺血性损伤。

细胞色素氧化酶是细胞色素 a1 和 a3 的络合物，是线粒体上呼吸链最后一环节的酶，其主要功能是将电子传递给氧分子，最终完成生物氧化的过程。CO 吸入人体后，部分 CO 能弥散进入细胞内，并与细胞色素 a3 结合，这就破坏了细胞色素氧化酶传递电子的功能，生物氧化过程也因此受到阻碍，从而使细胞内能量的产生减少，甚至发生停顿。CO 吸入人体后，还会与肌球蛋白结合，并影响细胞内氧的弥散，线粒体在缺氧状态下能量代谢受阻，这也会促使细胞内能量的进一步减少。CO 进入人体后还会引起细胞生物膜通透性增强和 Ca^{2+} 通道开放，这导致细胞外、肌浆网和内质网中的 Ca^{2+} 进入胞浆内，使细胞内 Ca^{2+} 超载。同时，细胞生物膜上的 Ca^{2+} 泵因能量匮乏而失活，不能将胞浆内的 Ca^{2+} 转移到细胞外和细胞器内，也会引起细胞内 Ca^{2+} 超载。

三、临床表现

CO 中毒可导致全身器官出现缺氧性改变。因中枢神经系统对缺氧最敏感，所以急性 CO 中毒后，患者主要表现为急性缺氧性脑病，少数患者可出现 CO 中毒神经精神后遗症。急性 CO 中毒的程度主要取决于空气中 CO 浓度、患者接触 CO 的时间及机体对缺氧的耐受性。通常，血液中 COHb 含量在 10%~20% 以上时，患者会出现临床症状，达 50% 以上时会出现昏迷。根据病情严重程度，临床上通常将 CO 中毒分为轻度、中度和重度中毒。

1. 轻度中毒：血液中 COHb 的含量为 10%~30%，患者表现为头痛、头昏、四肢无力、恶心呕吐和轻度意识障碍。

2. 中度中毒：血液中 COHb 的含量为 30%~40%，患者除表现轻度中毒的症状加重外，还可出现面色潮红、口唇呈樱桃红色、出汗、心率增快、血压下降、震颤、昏迷和可逆性器官功能损害。

3. 重度中毒：血液中 COHb 含量大于 40%，患者出现深昏迷，反射消失，二便失禁，瞳孔散大或缩小，四肢软瘫或强制性抽搐，并发休克、脑水肿或肾衰竭等并发症。如空气中 CO 浓度极高时，患者可在几次深呼吸后，即出现痉挛和呼吸困难，并迅速陷入昏迷状态，此时称为"电击样中毒"。

4. 迟发性脑病：部分急性 CO 重度中毒昏迷患者经抢救苏醒后，经 2~60 d 的假愈期，又出现一系列神经精神症状，此时称为迟发性脑病，患者主要出现精神及意识障碍、锥体外系功能障碍、锥体系损害或大脑皮层局灶性功能障碍的临床特征。其中，精神及意识障碍的临床表现为智能减退、幻觉、妄想、兴奋躁动或去大脑皮层状态；锥体外系功能障碍的临床表现主要为震颤、肌张力增高或主动运动减少等帕金森氏综合征的临床特征；锥体系损害的临床表现主要是偏瘫、小便失禁和病理征阳性；大脑皮层局灶性功能障碍的主要表现为失语、失明、失写及继发性癫痫发作等。

5. 多器官功能不全或衰竭：除中枢神经系统病变之外，急性 CO 中毒还可合并多器官功能不全或衰竭，如肺水肿、呼吸衰竭、上消化道出血、周围神经病变、皮肤水疱或红肿以及骨骼肌受损等,部分患者可合并脑梗死或 AMI。

四、辅助检查

1. 实验室检查血液 COHb 测定用以检测患者 COHb 含量有无增高;动脉血气分析用以检测患者动脉血氧分压、血氧饱和度、血液 pH 值和 CO_2 分压有无代偿性降低。

2. 影像学检查:通过头颅 CT 和 MRI 等检查明确患者有无颅内病变。

3. 脑电图检查:EEG 用以检测患者脑电图慢波有无异常。

五、治疗原则

当发生 CO 中毒时,救护者应立即将患者移至空气新鲜处,使其迅速脱离中毒环境。对呼吸、心跳停止的患者,立即行 CPR。条件允许时,可给予患者吸氧以促进 CO 的排出。无论是轻度、中度还是重度 CO 中毒的患者,都应将其迅速转送至医院进行氧疗,危重患者也可考虑进行血浆置换来降低患者体内 COHb 的浓度。对于出现脑水肿、感染和高热的患者,在氧疗的同时还应进行利尿降压、解痉镇静和控制感染等对症处理。

六、护理措施

（一）院前救护

1. 迅速脱离中毒环境。发现自己有 CO 中毒迹象时,应立即打开门窗或敲碎玻璃使新鲜空气进入室内。若发现他人 CO 中毒,救护者在做好自身防护后进入现场,在打开门窗和关闭燃气阀门后,迅速将患者脱离中毒现场,并转移到空气新鲜的地方,然后为其松解衣扣和裤带,期间要注意保暖和保持患者呼吸道通畅。

2. 进行病情评估和现场救护。通过评估患者的呼吸、脉搏和意识来判断患者 CO 中毒的程度。对呼吸、心跳停止的患者,立即行 CPR。在为患者进行人工呼吸时,救护者应避免吸入患者呼出的毒气,以免自己发生 CO 中毒。条件允许时,可给予患者吸氧以促进 CO 排出。

3. 及时送医。经现场急救后的中度和重度中毒的患者应及时送至医院,采取进一步的生命支持或对症处理。对于轻度中毒的患者,也应将其送至医院进行全面的体格检查和氧疗。

（二）院内救护

1. 病情评估

（1）中毒史和临床表现评估:护士应重点评估患者此次中毒的原因,与 CO 接触的时间,及有无面色潮红、口唇呈樱桃红色;有无出汗、心率增快和血压下降等休克的临床表现;有无腱反射消失、便失禁,瞳孔缩小、抽搐和昏迷等神经系统损害的临床表现。同时，判断患者 CO 中毒的严重程度。

（2）既往史和伴随用药评估：评估患者既往有无吸烟史、CO 中毒史或自杀史；既往有无中枢神经系统疾病、精神病或心脏病史，以及日常服用的药物。

（3）辅助检查评估：协助医生进行血液 COHb 测定、动脉血气分析、EEG 及头颅 CT 等相关检查，明确患者有无器官功能紊乱或损伤。轻度中毒患者脑电图可显示正常波型，或出现略多的慢波。而中、重度中毒患者多在额叶部出现慢波增多，这提示患者大脑出现广泛的中度或重度损害。此外，迟发性脑病者头颅 CT 检查常显示脑内出现灶性分布的低密度区，并以皮质和内囊区多见。

2. 氧疗的护理。吸氧可以提高 CO 中毒患者的氧分压，在纠正组织缺氧的同时促进 COHb 解离。与吸入纯氧相比，吸入含 3 个大气压的纯氧可将 COHb 的解离时间从 1.5 h 缩短至 25 min。这是因为在高压氧状态下，患者血液中的溶解氧增加，患者动脉血氧分压提高后，毛细血管的氧向细胞内弥散加快，从而促进 COHb 的解离。此外，高压氧还可以促进血管收缩，提高血管通透性，有效缓解 CO 中毒后的脑水肿，从而降低颅内压。

轻度 CO 中毒的患者，可通过面罩或鼻导管进行持续常压高浓度氧气吸入，待患者症状完全消失即可停止氧疗。若给予患者纯氧吸入，护士应严格将吸氧时间控制在 24 h 内，以防止患者发生氧中毒和 CO_2 潴留。而对以下 CO 中毒的患者应尽早进行高压氧治疗：

①患者昏迷不醒，呼吸循环功能不稳定，或一度出现过呼吸、心脏骤停者；

②中毒后昏迷时间＞4 h，或长期暴露于高浓度 CO 环境＞8 h，经抢救后苏醒，但不久病情又有反复者；

③中毒后恢复不良，出现精神或神经症状者；

④意识虽有恢复，但血 COHb 含量一度升高，尤其是高于 30% 者；

⑤EEG、头部 CT 检查异常者；

⑥轻度中毒患者持续存在头痛、头晕、乏力等，或年龄在 40 岁以上，或脑力劳动者；

⑦孕妇和婴儿 CO 中毒较轻者也建议给予高压氧治疗；

⑧出现 CO 中毒性脑病，病程在 6 个月 ~1 年之内。

高压氧治疗宜在 CO 中毒后 4 h 内进行，进舱时患者不能穿着化纤衣服，不能携带易燃易爆物品或与治疗无关的物品。加压时，护士应妥善固定患者的尿管、胃管、气管插管等管路，并保持其通畅；对带气囊的气管插管注入少量气体以确保气道封闭；嘱患者在加压阶段不要做屏气动作和剧烈咳嗽，并连续做张嘴咀嚼吞咽或捏鼻闭嘴鼓气动作来促进咽鼓管开启。进入稳压阶段后，为患者戴好面罩，嘱其用鼻进行深呼吸，但不要加快呼吸频率。在减压时，护士要确保所有引流管处于开放状态，并放出气管插管气囊内的空气，以防气囊破裂。在治疗期间和完成治疗后，护士均应密切观察患者有无氧中毒、气压伤或减压病等并发症。

3. 脑水肿的护理。患者 CO 中毒后 2 h，即可出现脑水肿，24 h 后患者的脑水肿达到高峰。所以，护士应根据医嘱尽快为患者静脉输入甘露醇、静脉注射呋噻米或肾上腺糖皮质激素来防止脑水肿。在此期间，护士应限制患者的液体入量，并密切观察患者的瞳孔、血压、呼吸和意识变化。

4. 对症治疗和防止并发症的护理。急性 CO 中毒患者由昏迷转为苏醒后，护士应嘱其休息 2 周，并根据医嘱给予改善脑微循环和保护脑细胞的药物。同时，严密观察患者有无神经系统和心脏并发症的发生。对高热患者可采用冰帽、冰袋等物理降温方法进行降温；对频繁抽搐、脑性高热或昏迷时间超过 10 h 的患者，可根据医嘱进行人工冬眠，并静脉推注纳洛酮来促进昏迷患者清醒和恢复呼吸。期间为患者做好基础护理，防止发生压力性损伤、肺感染和尿路感染；对筋膜间隙综合征患者，要及早配合医生进行切开减压；对横纹肌溶解综合征合并急性肾衰竭的患者，宜尽早进行血液透析。

5. 饮食护理。对意识清醒的轻度和中度 CO 中毒患者，护士可给予其高热量、高蛋白质、高维生素、少刺激和少油腻的流质或半流质饮食。对意识不清的重度 CO 中毒者，护士应通过鼻饲给予饮食以保证患者的营养需求。

七、健康教育

1. 教育患者家庭使用火炉时要安装烟筒，并保证烟筒严密不漏气，定时进行通风。使用燃气热水器时要确保风扇在工作状态，以便及时将室内的 CO 排出。

2. 在生产中认真执行安全操作规程。进入高浓度 CO 环境内执行任务时，要戴好特制的 CO 防毒面具，系好安全带，并至少两人同时工作，以便能及时进行救助。

3. 出院时留有后遗症者，应继续进行康复治疗，促进语言或肢体功能的恢复。

第三节　老年有机磷农药中毒的护理

有机磷农药属于磷酸酯类或硫代磷酸酯类化合物，多为乳剂、油剂或粉剂，色泽呈淡黄至棕色，有蒜味，是目前农业生产中应用最广泛的杀虫剂。根据小鼠经口半数致死量的不等，有机磷农药可分为剧毒、高毒、中毒和低毒四类。由于生产、贮存或使用不当，人体在短时间内接触有机磷杀虫剂后会引起急性有机磷农药中毒（acute organophosphorous poisoning，AOPP），出现胆碱能危象、中间期肌无力和迟发性多发性神经病等综合征。

口腔中毒是最常见的中毒途径，其中 AOPP 占 49.44%。AOPP 患者呕吐物、呼出气或衣物带有浓烈的大蒜味，瞳孔呈针尖样缩小，并出现大汗淋漓和流涎等腺体分泌增多症状，同时伴有意识障碍。轻症患者经过洗胃、阿托品和复能药等治疗可治愈出院，而重症患者会伴发急性胰腺炎、休克、心律失常或器官功能衰竭，从而危及生命。因不堪病痛折磨或经济重负，部分患有肿瘤或抑郁症的老年人会选择服用有机磷农药来自杀。而这些老年人由于既往已存在器官功能减退或多种慢性病，在 AOPP 后较青年人更易出现严重的并发症，这也导致老年 AOPP 患者救治成功率低，而病死率高。

一、病因

1. 生产性中毒：在杀虫剂研制、出料和包装过程中，生产人员的手套破损，或衣服和口罩被有机磷农药污染；生产设备封闭不严导致农药泄漏；在设备抢修过程中，杀虫剂污染生产人员的手和皮肤，或被生产人员吸入呼吸道；在农药喷洒过程中，防护不当，有机磷农药通过皮肤或呼吸道进入人体引起中毒。

2. 生活性中毒：食用被农药污染的水源或食品，用有机磷农药治疗皮肤病或驱虫。

3. 自杀或他杀：利用有机磷农药自杀或他杀。

二、发病机制

有机磷农药可经消化道、呼吸道、皮肤和黏膜进入人体，进入人体后有机磷会迅速分布于人体的各个器官，其中以肝脏内浓度最高，其次为肾、肺、脾、肌肉和脑。有机磷农药能抑制人体内多种酶，但其对人的毒性主要在于抑制乙酰胆碱酯酶（acetylcholinesterase，ACHE）的活性。乙酰胆碱酯酶被抑制后会失去分解乙酰胆碱的能力，使机体内乙酰胆碱大量蓄积，胆碱能神经持续兴奋，引起平滑肌痉挛和腺体分泌增加，导致患者出现毒蕈碱样的症状和体征。乙酰胆碱还会在机体横纹肌神经 – 肌肉的接头处大量蓄积，持续刺激突触后膜上的烟碱受体，导致患者出现烟碱样的症状和体征。另外，乙酰胆碱在脑内蓄积后，可使中枢神经系统的细胞突触间冲动传导加快，导致患者出现中枢神经系统症状，甚至中枢性呼吸衰竭。

除了抑制乙酰胆碱酯酶，有机磷农药还可直接损害组织细胞，如使心肌间质充血，心肌纤维坏死、断裂，心肌细胞内的线粒体肿胀、破碎，或出现核变性，从而导致中毒性心肌炎；使肝细胞及肾上皮细胞变性、坏死，导致中毒性肝炎和中毒性肾病；刺激或腐蚀胃黏膜，引起急性胃黏膜损伤。

三、临床表现

AOPP 患者除呕吐物、呼出气或衣物带有浓烈的大蒜味外，主要出现急性胆碱能危象的临床表现，包括毒蕈碱样的症状和体征、烟碱样症状和体征，以及中枢神经系统症状和体征。经表皮中毒的患者，多在 2~6 h 后出现胆碱能危象，经消化道中毒者可在 10 min~2 h 内出现胆碱能危象，而经呼吸道中毒的患者可在 30 min 出现胆碱能危象。

毒蕈碱样症状，即 M 样症状，是 AOPP 患者的首发症状。患者主要表现为恶心、呕吐、腹痛、腹泻、尿频、大小便失禁、多汗、全身湿冷（以腋下和躯干明显）、流泪、流涎、瞳孔缩小（可呈针尖样）、心律减慢、气道分泌物增加和细小支气管痉挛等，严重者可发生肺水肿。烟碱样症状，即 N 样症状，患者主要表现为颜面、眼睑、四肢和全身肌肉纤维颤动或抽搐，甚至发生强直性痉挛，伴全身紧缩感和压迫感。除此之外还可出现血压上升、心率加快和体温升高等症状，严重时会并发呼吸肌麻痹，引起周围性呼吸衰竭。中枢神经系统症状和体征主要是在发病初期出现头晕、头痛，随后出现言语障碍、共济失调、烦躁不安、谵妄、抽搐和昏迷等。

除了出现急性胆碱能危象外，部分 AOPP 患者，如在乐果和马拉硫酸中毒后，可在急性中毒症状缓解后数日至一周内出现昏迷、肺水肿或死亡，称为反跳或复发。而在急性中毒症状缓解 2~3 周后，部分患者还可因胆碱酯酶被长期抑制，导致神经肌肉接头处功能障碍，出现迟发性多发性神经病。迟发性多发性神经病的患者主要表现为两侧肢体对称性的麻木、疼痛、乏力或瘫痪，以运动障碍为主，且下肢较上肢重，多由甲胺磷、敌百虫、敌敌畏、氧化乐果、三甲苯磷或马拉硫磷中毒引起。此外，AOPP 的 2~4 d 后，即急性中毒症状缓解后，迟发性多发性神经病出现前，因肢体近端肌群、颈屈肌、呼吸肌和脑神经支配的肌肉受累，患者会出现一系列肌无力的症状，如眼睑下垂、眼外展障碍、面瘫和呼吸肌麻痹等，此时称为中间综合征。中间综合征多由敌敌畏、乐果、倍硫磷或久效磷中毒引起。

四、辅助检查

1. 实验室检查：全血胆碱酯酶（cholinesterase，CHE）活力测定，用以检测患者全血胆碱酯酶活力有无异常，是诊断有机磷杀虫药中毒的特异性实验指标。

2. 毒物检查：尿中有机磷杀虫药分解产物测定，用以检测患者尿中有无三氯乙醇或对硝基酚等有机磷的代谢产物。

五、治疗原则

AOPP 的治疗原则是尽快清除体内尚未吸收的毒物，利用特效解毒药消除或减轻患者的中毒症状。当发现 AOPP 的患者后，救护者应立即将患者转移出中毒的环境，脱去中毒者被污染的衣物，用清水彻底清洗患者的皮肤、眼睛和毛发。当患者口服农药中毒时，对清醒患者可采用催吐方法来促使未吸收的有机磷农药排出患者体外。对出现呼吸、心搏骤停的患者则应立即进行 CPR。经现场救护后，所有中毒者均应及时送至医院，利用洗胃、导泻和血液净化等方法继续清除体内尚未吸收或已经被吸收的毒物。同时，利用特效解毒药消除或减轻患者的中毒症状，并对休克、心律失常、肺水肿和脑水肿的患者进行对症治疗。利用特效解毒药时，应遵循早期、足量、联合和重复使用的用药原则。

六、护理措施

（一）院前救护

1.迅速脱离中毒环境。对皮肤接触或呼吸道吸入有机磷农药而发生急性中毒的患者，救护者首先应将其转移出中毒的环境，然后脱去中毒者被污染的衣物。

2.病情评估和现场救护。通过评估患者的瞳孔、呼吸、脉搏和意识等来判断患者有机磷中毒的严重程度。对呼吸、心搏骤停的患者，立即行 CPR。对经皮肤接触有机磷农药的中毒者，用清水、4% 碳酸氢钠溶液或肥皂水彻底清洗患者的皮肤、毛发和指甲。在冲洗过程中，切忌用热水，以免促进毒物的吸收。对眼部被污染者，可用清水或 2% 碳酸氢钠溶液进行冲洗，冲洗时间不少于 10 min，有条件者在冲洗后为患者滴入 1% 的阿托品溶液 1~2 滴。对美曲膦酯，即敌百虫中毒者，在冲洗时禁忌使用肥皂水或 4% 碳酸氢钠溶液。

3.及时送医。经现场急救后的中毒者，无论严重程度均应及时将其送至医院，采取进一步的救治。

（二）院内救护

1.病情评估

（1）中毒病史和临床表现评估：护士应重点询问患者的职业史和中毒史。对非生产性中毒，包括意外接触、用药过量、误服、自杀和他杀者，应及时了解毒物的种类、名称、剂量、途径和接触时间。根据患者的临床表现判断病情严重程度。若患者主要表现为毒蕈碱样症状，则表明患者为轻度中毒；若患者在毒蕈碱样症状外，还出现烟碱样症状，则表明患者为中度中毒；若患者在毒蕈碱样和烟碱样症状外，还出现了明显的中枢神经系统症状，则表明为重度中毒。若患者出现反跳或复发，则提示残存在患者体内的农药被重新吸收。

（2）既往病史和伴随用药评估：评估患者或其家人经常服用的药物；既往有无吸烟史、有机磷农药中毒史或自杀史；既往有无中枢神经系统疾病、精神病、心脏病、中暑、急性胃肠炎和脑炎病史。

（3）辅助检查评估：CHE 活力是有机磷农药中毒的特异性实验指标，可用以评估中毒程度，判断疗效和估计预后。CHE 活力正常值为 100%，降低至 70% 以下则提示患者存在有机磷农药中毒。结合患者的临床表现以及胆碱酯酶活力，可更准确地判断患者的病情严重程度。通常，轻度中毒患者 CHE 活力为 50%~70%，以 M 样症状为主；中度中毒的患者 CHE 活力降至 30%~50%，M 样症状加重，并出现 N 样症状；重度中毒的患者 CHE 活力降至 30% 以下，除了出现 M、N 样症状外，还会出现脑水肿、肺水肿、呼吸衰竭、昏迷和抽搐等中枢神经系统症状。此外，对 AOPP 患者，护士还应与拟除虫菊酯类农药中毒进行鉴别。拟除虫菊酯类农药中毒的患者口腔和胃内无特殊臭味，主要表现为嗜睡、发绀和出血性膀胱炎，而有机磷农药中毒患者呼出气有蒜味，瞳孔呈针尖样缩小，并出现大汗淋漓、流涎和流泪等腺体分泌增多的症状。

2. 清除体内尚未吸收或已经被吸收毒物的护理

（1）洗胃：患者服用有机磷农药后，有机磷农药会潴留在胃内，所以无论患者中毒时间长短和病情轻重，对口服中毒的患者均应进行洗胃，且在首次洗胃后将胃管保留 12~24 h。护士可用 1∶5000 的高锰酸钾溶液、4% 碳酸氢钠溶液或温清水洗胃，直至清洗液变清且无蒜臭味为止。由于碳酸氢钠可将敌百虫转化为敌敌畏，故不能用碳酸氢钠为敌百虫中毒的患者洗胃。由于高锰酸钾可将对硫磷转化为对氧磷，所以不能用高锰酸钾为对硫磷中毒的患者洗胃。对重症患者应每隔 2~4 h 再用 2000 mL 的洗胃液洗胃。若在治疗过程中，口服中毒的患者出现 ChE 活力持续下降、反跳或中枢神经系统症状，则应继续为患者洗胃。

（2）导泻：洗胃后，护士应经胃管为患者注入硫酸镁或硫酸钠 20~30 g，进行导泻。

（3）利尿：护士应根据医嘱选用利尿药为患者利尿，以便促进有机磷农药从患者体内排出。使用利尿药时，应密切监测患者的尿量，并保持患者出入量平衡。

3. 应用特效解毒药的护理

（1）抗胆碱药的护理：抗胆碱药，如阿托品、东莨菪碱或盐酸戊乙奎醚，可与乙酰胆碱争夺胆碱受体，阻断乙酰胆碱对副交感神经和中枢神经系统的毒蕈碱受体的作用，从而有效地缓解患者 M 样症状和呼吸中枢抑制。阿托品为外周抗胆碱药，竞争性作用于 M 受体，应用阿托品治疗有机磷农药中毒的目标是患者在用药后迅速达到阿托品化，即出现瞳孔扩大、口干、皮肤干燥、颜面潮红、心率加快和肺部啰音消失等症状。通常，当患者轻度中毒时，护士遵医嘱可为患者静脉注射阿托品 1~2 mg，每 1~2 h 用药一次，当患者达到阿托品化后减量，并维持用药直至症状消失。当患者中度中毒时，可先为患者静脉注射阿托品 2~10 mg，以后每 15~30 min 再静脉注射 2~3 mg，患者达到阿托品化后将剂量减至 0.5~5 mg，并每隔 2~4 h 重复用药一次。当患者重度中毒时，应先为患者静脉注射阿托品 10~20 mg，以后每 15~30 min 再静脉注射 5~10 mg，患者达到阿托品化后，每隔 1~2 h 静脉注射 1~5 mg。

在阿托品使用过程中，应尽快使患者出现阿托品化，而在患者出现阿托品化后，护士应根据医嘱将剂量逐渐减至维持量，直至患者 CHE 活力恢复至正常后才能停药。期间，护士还应密切观察患者有无出现高热、躁动、抽搐、尿潴留或昏迷等阿托品中毒的临床表现。此外，与青年人相比，老年人神经肌肉的反射弧反射迟钝、皮肤毛细血管减少和心肌传导细胞减少，所以在使用阿托品后，其瞳孔扩大、颜面潮红和心率加快等阿托品化的临床表现不明显，且阿托品易在肝脏和肾脏内蓄积，出现阿托品中毒。因此，对老年AOPP患者，护士在根据医嘱酌情减少阿托品用量的同时，还应密切监测其有无阿托品中毒症状，一旦出现中毒症状，应立即通知医生用药减量或停药。

（2）应用胆碱酯酶复活药的护理：胆碱酯酶复活药，如氯解磷定、碘解磷定、双复磷和双解磷等，可恢复乙酰胆碱酯酶活力，有效解除烟碱样症状。氯解磷定作用于 N_2 受体，可以拮抗外周烟碱样症状，为常用的胆碱酯酶复活药。对轻度中毒的患者，护士应遵医嘱将氯解磷定 0.5~0.75 g 稀释，然后为患者缓慢静脉注射，必要时 2 h 后重复用药。对中度中毒的患者，应将氯解磷定 0.75~1.5 g 稀释，然后为患者缓慢静脉注射，以后每 2 h 重复注射 0.5 g，可重复注射三次。重度中毒时，应将氯解磷定 1.5~2.0 g 稀释，然后为患者缓慢静脉注射，以后以 1.0 g/h 的速度持续静脉滴入 6 h。应用氯解磷定时，应遵循及时、足量的原则；密切观察患者有无恶心、呕吐、血压升高和心律失常等不良反应；与阿托品联合应用救治中、重度中毒患者时，应及时将阿托品减量，以免患者出现阿托品中毒。

4. 对症治疗的护理。护士应为患者及时清除呼吸道的分泌物，并给予高浓度氧气吸入，以纠正低氧血症，对呼吸困难且吸氧不能缓解的患者，及时配合医生进行气管插管和机械辅助通气，以维持患者的呼吸功能；应用安定、苯妥英钠或苯巴比妥等抗惊厥药进行镇静、止痉。有机磷可直接损害脑血管，加上低氧血症和抗利尿激素分泌增加，有机磷农药中毒的患者常在 24h 内发生脑水肿。出现脑水肿后，护士应严格控制输液量，并根据医嘱为患者输入甘露醇、糖皮质激素和利尿药。

5. 饮食护理。一般情况下，有机磷农药轻度中毒的患者可在中毒后 2d 进食，而中度或重度中毒的患者则需禁食 1~3 d，待患者神志清楚且病情稳定后方可进流质饮食，但禁忌进食刺激性的食物。

七、健康教育

1. 为蔬菜、水果或花草喷洒农药时，要穿防护服，除戴好口罩和帽子外，还要戴橡胶手套，穿水鞋，且工作时间不宜太长。回家后要及时洗澡、洗头，并换衣裤。若身体虚弱或处于疾病恢复期，最好暂时不要从事喷洒农药的工作。

2. 存放农药的房间通风设施要好，不要在存放农药的房间内停留时间过长。手或身体不小心接触有机磷农药器械或被农药污染的器具后，要及时清洗干净。

3. 水果、蔬菜要用清水洗净后食用，清洗时最好用清水或淡盐水浸泡 15 min 左右。

4. 帮助有自杀倾向的患者树立乐观主义精神，学会释放内心压力。指导家属及时对患者进行关心和照顾，并避免与患者发生争吵，以免患者再次自杀。

第四节 老年解热镇痛抗炎药中毒的护理

解热镇痛抗炎药根据其化学结构可分为水杨酸类、苯胺类、吡唑类和其他有机酸四类。尽管解热镇痛药的化学结构各异，但均能抑制前列腺素合成，提高患者痛阈、缓解炎症反应和抑制下丘脑体温调节中枢，从而产生镇痛、抗炎和退热的作用。因其化学结构和抗炎机制与糖皮质激素类药（甾体激素）不同，所以此类药又称为非甾体抗炎药。临床常用的解热镇痛抗炎药大多配伍组成复方制剂，以增强疗效，减少不良反应。在复方制剂中，除了含有阿司匹林（水杨酸类）、非那西丁（苯胺类）、氨基比林（吡唑酮类）和安乃近（吡唑酮类）等药外，还会含有咖啡因、苯巴比妥或麻黄碱等药。

长期或大剂量服用解热镇痛抗炎药会引起代谢性酸中毒、低钾血症、肝炎和肝肾功能衰竭，其中阿司匹林和扑热息痛中毒在临床较常见。老年患者既往已存在器官功能减退，而有糖尿病、冠心病和高血压等慢性病时会加快其肾小球硬化、肾小管萎缩和肝酶活性降低。所以，在大剂量服用解热镇痛抗炎药后，老年人较青年人更易发生中毒，且中毒后容易出现肝肾功能衰竭、弥散性血管内凝血和脓毒症，甚至死亡。

一、病因

在解热镇痛抗炎药中，以安乃近、氨基比林、对乙酰氨基酚（扑热息痛）及阿司匹林（乙酰水杨酸）等药的解热作用好，而吲哚美辛（消炎痛）常用于一些不易控制的长期发热及癌性发热。在镇痛作用方面，以吲哚美辛（消炎痛）、氯芬那酸（氯灭酸、抗风湿灵）及甲氯芬那酸等的镇痛效果好，其次为保泰松、氨基比林和阿司匹林。急性解热镇痛抗炎药中毒多因发热、疼痛、抗炎或抗风湿治疗不理想，超剂量服药引起，也可因患者误服、误用导致，少数患者是由于自杀导致的。在解热镇痛抗炎药中毒的患者中，还有一部分是因为与感冒药或其他镇痛药混合服用导致的，这些感冒药或镇痛药中会含有解热镇痛抗炎药成分，从而导致患者服用的剂量达到中毒或致死剂量。此外，大量饮酒或患者既往患有肝脏或肾脏疾病，即使小剂量服用也会对患者的肝脏和肾脏造成损害。

二、发病机制

阿司匹林（aspirin），别名乙酰水杨酸、醋柳酸，是水杨酸类解热镇痛抗炎药，用于解热镇痛、抗风湿和抗血小板聚集等，中毒剂量为 8~10 g，致死量为 20~30 g。口服后，阿司匹林被胃黏膜、血浆、肝或红细胞内的酯酶分解为乙酸和水杨酸。肝脏代谢水杨酸的能力有限，所以大剂量服用阿司匹林时，肝脏代谢水杨酸的能力会达到饱和，此时药物按恒定的速率消除，导致其在人体内的半衰期延长，最长可达 15~20 h，这使得患者血中水杨酸浓度增加，氧化磷酸化解耦联，影响细胞内氧化磷酸化、糖及脂肪代谢，患者出现高热、出汗、酸碱代谢紊乱和昏迷等水杨酸中毒反应。如中枢神经系统表现为先兴奋，以后逐渐转为抑制，甚至发生脑水肿；呼吸中枢兴奋性增加，引起呼吸增强、换气过度，造成呼吸性碱中毒；碱基的排出及三羧酸循环有关酶类的抑制，可引起机体代谢改变，从而导致代谢性酸中毒；作用于血管平滑肌，使肌张力减弱；抑制血管运动中枢，导致循环衰竭；刺激消化道黏膜，引起糜烂、出血甚至穿孔；抑制环氧化酶，对血小板聚集产生强大的、不可逆的抑制作用，并抑制凝血酶原合成，导致全身广泛出血；导致肝细胞中毒，出现肝功能损害；引起肾乳头坏死和肾功能减退，尿中出现钾、尿酸、蛋白和管型。

扑热息痛，又称对乙酰氨基酚、醋氨酚，属苯胺类解热镇痛药。其解热作用类似阿司匹林，但镇痛作用弱，对血小板及凝血机制无影响。临床上主要用于感冒发热、关节痛、神经痛及偏头痛、癌性痛及手术后止痛。扑热息痛口服吸收迅速，口服 0.5 h 后血药浓度达峰值，药物半衰期为 2 h，老年人可能延长。扑热息痛主要在肝脏内代谢，由肾脏排出。90%~95% 的扑热息痛会在肝脏内与葡萄糖醛酸、硫酸和半胱氨酸结合，仅有约 5% 的扑热息痛会在肝细胞色素 P450 酶的作用下，转化为 N- 乙酰 - 对 - 苯醌胺（N-acetyl-p-benzoquinone imine，NAPQI）。NAPQI 具有毒性，在治疗剂量服用时，肝细胞内谷胱甘肽会与 NAPQI 结合形成无毒性的衍生物。但大剂量服用时，肝脏内的谷胱甘肽耗竭，导致 NAPQI 在肝内蓄积。NAPQI 与肝细胞内的蛋白质结合，导致肝细胞坏死，同时还可引起肾乳头及肾小管坏死，抑制中枢神经系统等。

三、临床表现

阿司匹林中毒后，患者主要出现中枢神经系统症状，全身性代谢紊乱，多系统功能不全或衰竭。如轻症患者可出现恶心、呕吐、头痛、上腹部灼痛、头晕、耳鸣、视力减退和呼吸深快。重症患者会出现大量出汗、高热、脱水、虚脱、皮肤潮红或苍白、消化道出血、谵妄、昏迷、休克和呼吸衰竭等，并伴有低钾、低钙等电解质紊乱及酸中毒。

扑热息痛中毒后，患者在服药 24 h 内会出现厌食、恶心、呕吐、出汗和嗜睡等症状，此时肝功能正常，多数患者经此期后会痊愈。少部分患者在服药后 24~72 h，上述症状可减轻，但出现上腹肝区疼痛，并出现转氨酶升高、凝血酶原时间延长和黄疸等肝功能异常的表现，在服药 72~96 h 后，患者肝功能损害达到高峰，并出现肝坏死，严重者会出现肝衰竭；此外，患者还会出现血尿、蛋白尿等肾衰竭的表现。随着病情继续发展，患者肝、肾功能损害严重，并发弥散性血管内凝血、脓毒症，甚至死亡。

四、辅助检查

1. 实验室检查：通过肝肾功能、动脉血气和凝血酶原时间检查，明确患者有无器官功能不全或衰竭。

2. 毒物检查：通过血液中水杨酸和对乙酰氨基酚浓度测定，检测患者有无阿司匹林和扑热息痛中毒。

五、治疗原则

大剂量服用解热镇痛抗炎药或发现误服后,应立即停止服药。对清醒且误服时间短的患者,可利用催吐的方法促进药物排出,然后去医院进行诊治。对不能确定服用时间,或已出现意识障碍的患者,应尽早去医院救治。到达医院后,应先利用等渗盐水或温水为患者洗胃。在洗胃后,通过胃管注入活性炭或硫酸镁促进药物排出体外。对扑热息痛中毒的患者,在服药 24 h 内可通过口服或静脉输入乙酰半胱氨酸进行解毒。对阿司匹林中毒的患者,主要进行水化和碱化尿液治疗。此外,还要及时进行对症支持治疗,以便纠正脱水、低血压、酸中毒和电解质紊乱,预防器官功能不全或衰竭。

六、护理措施

(一)院前救护

1. 立即终止接触毒物。一次性大剂量误服者,可用食盐 1g 溶于温开水或直接用温水口服,然后进行催吐,患者也可用探咽方法催吐或用吐根糖浆催吐。

2. 进行病情评估和现场救护。通过评估患者的瞳孔、呼吸、脉搏和意识等来判断患者解热镇痛抗炎药中毒的严重程度。对呼吸、心跳停止的患者,立即行 CPR。

3. 及时送医。经现场急救后的中毒者,无论严重程度均应及时将其送至医院,采取进一步的救治。

(二)院内救护

1. 病情评估

(1)中毒史和临床表现评估:护士应重点询问患者此次服用的药物名称、剂量和时间。根据患者的临床表现判断病情严重程度。如扑热息痛中毒的患者若表现为恶心、呕吐、厌食、腹泻、周身不适和精神萎靡,多在服药 12~24 h 内,病情为 I 期。若患者恶心、呕吐、厌食、腹泻、周身不适和精神萎靡等自觉症状减轻,但出现肝区疼痛,则提示病情发展为 II 期,患者多已服药 24~72 h。若患者出现黄疸、低血糖和肝性脑病,则提示病情进入 III 期,患者出现了肝细胞坏死,多已服药 72~96 h。若患者出现肝肾衰竭、弥散性血管内凝血或脓毒症,则提示病情发展到 IV 期,多为服药后一周病情恶化,有死亡的危险。

(2)既往病史和伴随用药评估:评估患者是否长期服用解热镇痛抗炎药,包括服用药物的种类、剂量和时间;评估患者既往有无饮酒史,以及营养状况;评估患者既往服用催眠药、降糖药、利尿药、抗痛风药或激素的情况;评估患者既往有无中枢神经系统疾病、心脏病、胃溃疡、痛风和胰腺炎等病史。

(3)辅助检查评估:护士可通过肝酶、凝血酶原时间和血药浓度来判断患者病情的严重程度。如患者血水杨酸浓度 < 50 mg/dL 时,患者无症状;血水杨酸浓度在 51~110 mg/dL 时,提示为轻度到中度毒性;患者血水杨酸浓度 > 110mg/dL 时,提示为重度毒性。若患者在服药后 4 h,血内对乙酰氨基酚浓度 > 200 μg/mL,或服药后 15 h,血内对乙酰氨基酚浓度 > 30μg/mL,则提示扑热息痛中毒的患者病情重,有并发重症肝炎的可能。

2. 洗胃和导泻。用等渗盐水洗胃，继之用硫酸钠 15~30 g 导泻以清除胃肠道内尚未吸收的毒物。

3. 促进已吸收毒物的排出。尿液呈碱性时可促进水杨酸排泄，所以对阿司匹林中毒者，护士可根据医嘱为其每日输入 3000~4000 mL 的葡萄糖或生理盐水溶液，并间断输入 5% 碳酸氢钠溶液，来促进乙酰水杨酸从肾脏排出。也可根据医嘱为患者皮下或肌内注射乙酰唑胺，即碳酸酐酶抑制剂，以维持尿液的碱性，促进水杨酸排泄。虽然乙酰唑胺有利于降低血中 HCO_3^- 的浓度，对呼吸性碱中毒有一定疗效，但其也易引起代谢性碱中毒，所以在治疗过程中护士应将其与碳酸氢钠合用，并注意监测血或尿液的酸碱状态，当患者尿液 pH 值在 7.5 时及时减少乙酰唑胺的用量，并注意静脉补充氯化钾。因活性炭会吸附乙酰唑胺，所以扑热息痛中毒的患者在洗胃后不宜使用活性炭来吸附胃肠道内尚未吸收的药物。另外，对原有肝肾功能不全或血药浓度达致死剂量的阿司匹林或扑热息痛中毒者，应尽早进行血液净化治疗。

4. 应用特效解毒药。对扑热息痛中毒者，护士可根据医嘱应用特效解毒药，即乙酰半胱氨酸来解毒。对中毒较轻者，护士可先将 5% 乙酰半胱氨酸按照 70~140 mg/kg 的剂量从胃管注入，或患者经口服用，然后每隔 4 h，以 70 mg/kg 的剂量服用 1 次，共服 17 次。若患者呕吐明显或出现昏迷，则可改为静脉输入。静脉给药时，护士先将 140 mg/kg 乙酰半胱氨酸溶于 5% 葡萄糖注射液 250 mL 中，15 min 内静脉滴注完毕，然后用 50 mg/kg 的剂量将乙酰半胱氨酸溶于 5% 葡萄糖注射液 500 mL 中，在 4 h 内静脉输注完毕。此后，以 100 mg/kg 的剂量在 16 h 内静脉输入。无论患者初始血内对乙酰氨基酚浓度高低，在扑热息痛中毒 10 h 内使用乙酰半胱氨酸者其抢救成功率高。所以对已明确扑热息痛中毒的患者，护士应尽早根据医嘱为其使用乙酰半胱氨酸进行解毒。在使用时，还要密切监测患者有无面色潮红、低血压和支气管痉挛等过敏反应。若患者出现过敏反应，应立即减慢输液速度，根据医嘱应用抗组胺药或糖皮质激素进行对症处理。在该药使用 36 h 后，若患者血清转氨酶和肌酐恢复至正常，可停止用药，否则将以 140 mg/（kg·d）的剂量继续维持。

5. 对症治疗的护理。对脱水、电解质紊乱和低血压患者，静脉输注平衡盐溶液，并维持尿量在 100~200 mL/h，以恢复有效循环血量、促进毒物排出。对出血者，护士应遵医嘱及时给予维生素 K1 20~30 mg 静脉注射，或为其输注血小板、新鲜全血。对抽搐患者，护士应保持患者呼吸道的通畅，充分供氧，必要时协助医生进行气管插管，给予机械辅助通气。

6. 饮食护理。中毒伴有消化道出血的患者，在禁食的同时，护士应及时为其进行胃肠外营养，以维持机体营养需求。当患者恢复进食后，应为患者选择无渣易消化的流质或半流质饮食。

七、健康教育

1. 患者在服药时应严格遵医嘱服药，切勿随意增加剂量，当忘记服药时，不能将两次服药的剂量合并在一起同时服用。解热镇痛抗炎药用于解热时，一般最多服用 3 d，用于止痛时最多服用 5 d。若患者高热和疼痛症状未缓解，应及时向医生咨询，避免大剂量重复使用。

2. 老年患者服用解热镇痛抗炎药要适当减量，并在用药后多饮水。因老年高热患者服用解热镇痛抗炎药后极易导致循环血量减少，并引发休克。所以老年高热患者在使用解热镇痛抗炎药时，医护人员应严格控制患者服药的剂量。

3. 为避免药物对胃肠道的刺激，患者应在饭后服药。高龄、肝肾功能不全、有出血倾向、上消化道出血和（或）穿孔史的患者应慎用解热镇痛药。

4. 因解热镇痛抗炎药物多数存在交叉过敏反应，所以患者一旦对某一种解热镇痛药过敏，便不宜再使用其他类型的解热镇痛药。

第五节　老年镇静催眠药中毒的护理

镇静催眠药对中枢神经系统有广泛的抑制作用，可产生镇静、催眠和抗惊厥等效应。一般来说，镇静药和催眠药无严格的区别。能缓和激动，消除躁动，恢复安静情绪的药物称为镇静药；能促进和维持近似生理睡眠状态的药物称为催眠药。但同一药物，在较小剂量时起镇静作用，在较大剂量时则起催眠作用，所以统称为镇静催眠药。镇静催眠药分为四类，即苯二氮卓类、巴比妥类、非巴比妥非苯二氮卓类和吩噻嗪类，其中临床最常使用的是苯二氮卓类和巴比妥类。

与其他镇静催眠药比较，苯二氮卓类药物具有选择性高、安全范围大、对呼吸抑制小和不影响肝药酶活性等优点。此外，长期应用苯二氮卓类药的患者，药物耐受与依赖的发生率相对低，所以其成为目前应用最广泛的镇静催眠药，但过量服用仍会引起急性中毒。巴比妥类药物催眠作用快，但易成瘾。意外或故意过量摄入巴比妥类药物后常导致昏迷、休克和呼吸衰竭，所以急性巴比妥类药物中毒仍时有发生。

镇静催眠药的使用率随着年龄的增加而增加，所以老年人是镇静催眠药中毒的高发人群。在 65 岁以上的老年人中，超过 16% 的老年人会使用镇静催眠药，而连续使用 1 年以上者高达 75%，有些老年人甚至服用镇静催眠药长达 10 年以上。由于老年人肝血流减少、肝细胞数量减少和肝酶活性降低，肝脏的解毒功能下降，易引起药物性肝损害。此外，老年人肝脏合成蛋白的能力下降，药物与血浆蛋白的结合率低，所以在服用镇静安眠药后，老年人的血药浓度会较年轻人高，若同时服用几种药物，这些药物会竞争性地与蛋白结合，更易引起药物中毒。

一、病因

镇静催眠药物中毒的原因常为在治疗失眠的过程中，药物用量过大或误服导致的，也可由于自杀或故意投毒发生中毒。中毒途径绝大多数是口服，少数为静脉注射和肌内注射。

二、发病机制

1. 苯二氮卓类：主要起镇静、抗焦虑、抗惊厥及中枢性肌肉松弛作用，催眠作用较弱，常用药物有三唑氯安定（舒乐安定）、硝西泮（硝基安定）和咪达唑仑（咪唑安定）等。苯二氮卓类药物与受体结合后，可增强神经元突触后膜表面的 γ- 氨基丁酸与其受体的亲和力，使 γ- 氨基丁酸受体耦联的氯离子通道开放，从而放大 γ- 氨基丁酸的突触后膜的抑制效应。一次误服大量或长期服用较大剂量苯二氮卓类药除引起呼吸中枢麻痹外，还可抑制血管运动中枢，以及心肌和血管平滑肌，导致循环衰竭；增强脊髓神经元的突触前抑制，引起中枢性肌肉松弛。

此外，在服用苯二氮䓬类药物的同时，摄入乙醇、中枢抑制剂及三环类抗抑郁药，亦可增加苯二氮䓬类药物的毒性。苯二氮䓬的脂溶性高，能迅速向组织中分布并在脂肪组织中蓄积。因老年人脂肪组织相对增多，所以此类药老年人服用后作用持久，清除缓慢，易出现中毒，但较少导致严重中毒或死亡。

2. 巴比妥类：目前已合成的巴比妥类药物达 2500 余种，临床常用的是苯巴比妥（鲁米那）、司可巴妥（速可眠）、戊巴比妥和硫喷妥钠等。巴比妥类药物与苯二氮䓬类药物效应相似，但二者作用部位不同。苯二氮䓬类主要作用于边缘系统，而巴比妥类主要是抑制网状结构上行激动系统。巴比妥类药物易经消化道吸收，可分布于全身的组织和体液中，主要经肝脏代谢和肾脏排出。当给药剂量大于催眠剂量的 5~10 倍时，患者可能发生毒性反应，达到催眠剂量的 10~15 倍时，患者即会发生重度中毒，出现呼吸中枢和血管运动中枢抑制，以及心、肝和肾功能损害。

3. 非巴比妥非苯二氮䓬类：此类药物作用与巴比妥类药物相近，常用药物为水合氯醛和格鲁米特（导眠能）。水合氯醛用后 15~30 min 起效，1 h 达高峰，作用持续 6~8 h，半衰期仅数分钟，其治疗浓度为 5~10 μg/mL，中毒浓度为 30~100 μg/mL（单次应用 4~5 g 可引起中毒），致死浓度为 120 μg/mL（单次口服致死量 10 g）。中毒后也可引起中枢神经系统和血管运动中枢抑制，以及心、肝和肾功能损害。

4. 吩噻嗪类：吩噻嗪类镇静安眠药主要通过抑制中枢神经系统多巴胺受体，减少邻苯二酚氨合成。主要作用于网状结构，具有抑制血管运动中枢、阻断 α 肾上腺素能受体、抗组胺和胆碱能等效应。主要有氯丙嗪（冬眠灵）和奋乃静等。其中，氯丙嗪主要在肝内代谢，经肾脏排出体外，其在脑内的浓度较血浆浓度高 4~5 倍。氯丙嗪的治疗浓度为 0.03~0.15 μg/mL，中毒浓度为 0.5~1 μg/mL（单次剂量 3~5 g 可发生急性中毒），致死浓度为 3~6 μg/mL。中毒后可引起血管扩张、中枢神经抑制和肝功能损害。

三、临床表现

1. 苯二氮䓬类中毒：过量服用本类药物者，主要表现为头晕、言语不清、嗜睡、意识模糊和共济失调。口服中毒剂量后，患者除上述症状外，还有昏迷、血压降低及呼吸抑制的症状。若同时服用其他中枢抑制剂、服药时大量饮酒或既往存在心肺疾患，可发生长时间深昏迷，甚至出现呼吸和循环衰竭。

2. 巴比妥类中毒：患者主要表现为中枢神经系统、呼吸系统和心血管系统抑制，其症状出现早晚与病情严重程度取决于摄入药物的种类。短效类药物，通常在服药 15~30 min 后出现症状，2~4 h 后中毒症状加重；长效类药物一般在服药后 1~2 h 发病，6~18 h 后中毒症状加重，患者早期可死于呼吸抑制，晚期常死于循环衰竭、肺炎和肺水肿。轻度中毒的患者主要表现为嗜睡、言语不清、判断及定向力障碍，但呼吸及循环正常；中度中毒的患者主要表现为昏迷，反射存在或消失，呼吸及循环无明显异常；重度中毒的患者表现为深昏迷，各种反射消失，肌肉松弛，瞳孔缩小，巴宾斯基征阳性，呼吸循环障碍，体温低于正常，少尿或无尿。

3. 非巴比妥非苯二氮䓬类中毒：此类药物中毒后表现与巴比妥类中毒相似。急性中毒后的主要表现为脉弱，血压下降和体温降低；紫绀，呼吸微弱、变慢，或节律不整；心动缓慢，出现心律失常；瞳孔先缩小后扩大，对光反射减弱或消失；面色苍白，肌肉松弛；腱反射消失，昏睡，甚至昏迷，少数患者出现谵妄，精神错乱及癫痫样发作；肺水肿，脑水肿，最后出现呼吸或循环衰竭。内服大量水合氯醛后，还可发生严重胃肠道刺激或腐蚀现象，患者出现咽喉部及食道疼痛，恶心，呕吐，腹痛，腹泻，胃肠道出血，血尿，蛋白尿，肝肿大和黄疸等。

4.噻嗪类中毒：患者主要表现为 M 和 α 受体阻断症状，以及神经系统症状。轻度中毒者表现为头晕、困倦和共济失调。重度中毒者表现为嗜睡、呼吸浅慢、瞳孔缩小、癫痫样抽搐、惊厥和震颤麻痹综合征；斜颈、吞咽困难或牙关紧闭等肌张力障碍反应；血压下降甚至休克、体温下降、口干无汗、心动过速，尿潴留；严重者可出现呼吸、循环、肝和肾功能衰竭。

四、辅助检查

1.实验室检查：通过血生化、动脉血气和血常规检查，明确患者有无水电解质酸碱失衡，有无肝肾功能损害，有无出血。

2.毒物检查：通过呕吐物、尿液和血液的毒物测定，明确药物中毒的种类和程度。

3.心电图检查：ECG 检查明确患者有无心律失常。

五、治疗原则

对中毒患者，首先应立即停止其服用镇静催眠药。停药后，对清醒的误服患者，可采用探咽或吐根糖浆催吐法进行催吐。若患者出现呼吸心搏骤停，应立即进行 CPR。在现场救护后，尽早将其送至医院进行救治。到达医院后，先利用高锰酸钾、清水或淡盐水为其洗胃。在洗胃后，即从胃管注入活性炭和硫酸钠，以吸附胃肠道内未被吸收的药物，并促进药物排出体外。对巴比妥类中毒的患者还可通过水化和碱化尿液促进药物排出。对苯二氮卓类药中毒的患者可利用氟马西尼进行拮抗。对出现黄疸、震颤麻痹、肌肉痉挛和昏迷的患者进行对症支持治疗。若患者出现深昏迷或严重的呼吸抑制可考虑进行血液滤过治疗。

六、护理措施

（一）院前救护

1.立即终止接触毒物。对于神志清醒的误服者，可利用探咽或吐根糖浆催吐方法进行催吐。在催吐过程中，平卧患者的头应偏向一侧，以防止催吐物误入呼吸道，导致窒息或吸入性肺炎。

2.进行病情评估和现场救护。通过评估患者的瞳孔、呼吸、脉搏和意识等来判断患者中毒的严重程度。对呼吸、心搏骤停的患者，立即行 CPR。

3.经现场救护后的中毒者，应及时送至医院进行救治。

（二）院内救护

1.病情评估

（1）中毒病史和临床表现评估：护士应重点询问患者此次服用的药物名称、剂量和时间，并根据临床表现判断患者的病情严重程度。例如，舒乐安定的镇静催眠作用强度较硝西泮高 2.5 倍以上，治疗剂量与中毒剂量比极高，患者口服达治疗量 10 倍的舒乐安定尚可不出现中枢抑制症状；口服 0.5~1 g 鲁米那即可出现昏迷和腱反射消失等中度巴比妥类中毒的临床表现。而口服 6~10 g 鲁米那后，患者可出现体温降低、无尿、肌肉松弛、瞳孔缩小和深昏迷等重度巴比妥类中毒的临床表现。

（2）既往病史和伴随用药评估：评估患者是否长期服用镇静安眠药，包括服用药物的种类、剂量和时间；评估患者既往有无饮酒史和营养状况；评估患者既往服用阿片类药、乙醇、抗凝药或激素类药物的情况；评估患者既往有无中枢神经系统疾病、心脏疾病、支气管哮喘、慢性支气管炎、胃溃疡或癫痫等病史。

（3）辅助检查评估：患者尿氯丙嗪定性试验、巴比妥类定性试验或水合氯醛定性试验等呈现阳性即可明确诊断。患者血硝基安定为 0.2~0.5 μg/mL 时多提示为中度中毒，超过 5 μg/mL 时可导致死亡。患者血咪唑安定浓度超过 0.25 μg/mL 时，可出现呼吸中枢麻痹、血管运动中枢抑制，以及心肌和血管平滑肌抑制。患者血鲁米那浓度为 30~100 μg/mL 时，即可出现中毒症状，达 60~100 μg/mL 时可导致死亡。

2.清除体内尚未吸收或已经被吸收的毒物。护士应用等渗盐水、1:5000 的高锰酸钾、淡盐水或温水为患者洗胃。对大量服药者，即使患者服药时间超过 6 h，也应为其洗胃。在洗胃后，将活性炭和硫酸钠15~30g 通过胃管注入，以清除患者胃肠道内尚未吸收的毒物。碱化尿液有利于药物从周围神经组织释放并经肾脏排泄，可使长效巴比妥类药的肾排泄量提高 5~10 倍，但此方法对中、短效的巴比妥类药中毒患者无效。所以对心、肾功能正常的鲁米那、阿米妥中毒的患者，护士可根据医嘱为患者每日输入 3000~4000 mL的葡萄糖或生理盐水，间断输入 5% 碳酸氢钠溶液 100~125 mL 和甘露醇 250 mL 溶液，静脉注射呋噻咪来促进长效巴比妥类药从肾脏排出。进行水化和碱化尿液治疗时，护士应监测患者的尿量和尿 pH 值的变化，确保患者尿 pH 值维持在 7.5~8.0，尿量维持在 2 mL/（kg·h）。对苯二氮卓类、短效巴比妥类和吩噻嗪类药物中毒的患者，可进行血液灌流以促进体内药物的排出。

3.应用特效解毒药。氟马西尼是苯二氮卓类药物中毒的特异性拮抗药。该药能竞争地抑制苯二氮卓受体，阻断药物对中枢神经系统的作用，所以适用于重症苯二氮卓类药物中毒患者的急救。护士为患者缓慢静脉注射氟马西尼 0.2 mg 后，患者多可于注射后 1 min 清醒。因氟马西尼半衰期短，所以首次注射后，若患者的清醒程度未达到要求可重复用药，最高用量可达 2 mg。快速静注氟马西尼时，患者会出现焦虑、心悸和恐惧等不适感，少数患者则出现短暂的血压升高和心率加快。因此，护士静脉注射速度应缓慢，以免引起不良反应。

4.对症治疗的护理。由于换气不良所致的呼吸性酸中毒会促进巴比妥类药物透过血脑屏障，从而加重患者的中毒反应，并可导致呼吸停止，这也是巴比妥类药物中毒患者早期死亡的主要原因。因此护士应加强巴比妥类药物中毒患者的气道管理,在保证患者气道通畅的同时,给予患者高流量的氧气吸入,必要时行气管插管或机械辅助通气。对呼吸衰竭、反射完全消失或昏迷的患者,护士可根据医嘱给予中枢神经兴奋药,如美解眠、纳洛酮或洛贝林。对镇静安眠药中毒出现低血压的患者,若经静脉输液不能维持其血压,可根据医嘱加用多巴胺或间羟胺等血管活性药。此外,护士应密切监测患者的病情变化,及时发现并遵医嘱处理低血糖、肺炎、消化道出血、脓毒症和肾衰竭等并发症。

七、健康教育

1. 长期服用各类镇静催眠药均可产生耐受性,久用后会产生依赖性,且在治疗时常出现轻度头晕、乏力和困倦等不良反应,突然停药还可出现戒断症状。所以,患者不要长期服用镇静催眠药,已服用者在撤药过程中要逐渐减量。

2. 对于情绪不稳定或精神不正常的家庭成员,家属应为其保管镇静安眠药,以防其大量服用。

3. 向失眠者普及缓解失眠的心理疗法或物理疗法,如白天坚持锻炼、睡前沐浴或用热水洗脚等,尽量避免长期服用镇静安眠药。

第六节 老年急性酒精中毒的护理

酒精，又名乙醇，为无色、易燃和易挥发的液体，具有芳香气味，被广泛用于工业生产、医药卫生和日常生活中。急性酒精中毒俗称酒醉，主要是一次饮入过量的酒精或酒类饮料引起的中毒。酒精是脂溶性的物质，脑内血流丰富且类脂质含量高，所以乙醇较易进入中枢神经系统的细胞膜，从而抑制皮质功能。一般患者在酒精中毒后表现为中枢神经系统先兴奋后抑制，最终可因呼吸中枢麻痹而死亡。

老年人肝酶活性降低，对乙醇的耐受量会随着年龄增加而降低。当饮入与青年人同等剂量的乙醇后，摄入体内的乙醇不能在肝酶作用下被迅速分解为二氧化碳和水，导致血中酒精浓度持续升高，从而引起急性酒精中毒。此外，与年轻人相比，老年人服用镇静安眠药的比例高、时间长。若老年人在服用催眠镇静类药的同时饮酒，不仅易导致镇静安眠药中毒，还易导致急性酒精中毒。所以老年人急性酒精中毒后不仅症状严重，而且病死率高。

一、病因

1. 经口过量摄入乙醇，如单次过量饮用葡萄酒、白酒、黄酒或啤酒等含乙醇的酒类，或过量饮用含乙醇的饮料。

2. 大量吸入高浓度的乙醇蒸气。

二、发病机制

乙醇经口摄入后，会在 0.5~3 h 内被胃和小肠完全吸收入血，然后分布于体内所有含水的组织和体液中，包括脑和肺泡，血液中的乙醇浓度可直接反映全身乙醇浓度。摄入体内的乙醇 10% 经肾和肺排出，而 90% 在肝脏内被氧化。乙醇在肝内先被醇脱氢酶氧化为乙醛，乙醛经醛脱氢酶氧化为乙酸，乙酸转化为乙酰辅酶 A 后进入三羟酸循环，最终分解为 CO_2 和 H_2O。乙醇在肝内的代谢是限速反应，清除速率为 100 mg/（kg·h）。但因每个人对血液中乙醇浓度的耐受性不同，所以过量摄入酒后是否出现中枢神经系统、心血管系统、消化道系统和呼吸系统的症状，因人而异。

乙醇具有脂溶性，而脑组织不仅血流丰富且类脂质的含量高，所以乙醇可迅速透过大脑神经的细胞膜，并作用于膜上的某些酶而抑制脑细胞功能。随着剂量的增加，大脑皮质、边缘系统、小脑、网状结构和延髓相继出现抑制，从而引起共济失调、嗜睡和昏迷，最终可导致血管运动中枢和呼吸中枢麻痹，患者可因呼吸和循环衰竭而死亡。此外，乙醇还可与 γ- 氨基丁酸受体相互作用，抑制 γ- 氨基丁酸介导的中枢抑制作用。

乙醇在肝内代谢时会生成大量的烟酰胺腺嘌呤二核苷酸，使细胞内还原氧化比值增加，这使得依赖于还原氧化比的代谢发生异常，患者出现代谢性酸中毒、酮体蓄积和低血糖。乙醇在肝内代谢时，其产生的自由基还可引起肝细胞膜脂质过氧化，造成肝功能损害。此外，乙醇具有改变心肌细胞膜通透性、破坏心肌细胞完整性、抑制 $Na^+–K^+–ATP$ 酶、扩张血管和利尿的作用，这会引起心脏前后负荷和心肌细胞兴奋性改变，导致患者出现低钾血症、房颤和非持续性室性心动过速等。

三、临床表现

根据患者临床表现的特点，急性乙醇中毒可以分为欣快期、兴奋期、意识模糊期、木僵期和昏迷期五个阶段。欣快期患者主要表现为精神愉快，健谈，反射下降，注意力、判断力和自控力下降。兴奋期患者主要表现为情绪不稳，判断力丧失，记忆力与理解力减退，感觉反射下降，反应时间延长和部分肌肉不协调。在意识模糊期或共济失调期，患者主要表现为定向力障碍，精神错乱，头昏，复视，知觉失调，肌肉运动失调，步态蹒跚，言语含糊，情感夸大和痛觉减退等。木僵期患者主要表现为情感淡漠，对刺激的反应性降低，呕吐，尿便失禁，全身接近瘫痪，不能站立行走，睡眠时呈木僵状态。昏迷期患者主要表现为意识、感觉和反射消失，呼吸循环抑制，可因呼吸麻痹而死亡。

四、辅助检查

1.实验室检查：血常规用以检测患者有无白细胞增多、贫血。尿常规用以检测患者有无尿肌红蛋白。血生化检查和血气分析用以检测患者有无血糖、血脂、血钾、钠、镁和钙异常，以及酸碱失衡和肝功能异常。

2.毒物检查：乙醇浓度测定用以检测患者血清、呼出气体和尿液中的乙醇浓度。

五、治疗原则

因吸入乙醇蒸气较少引起重度中毒，所以对急性吸入性乙醇中毒者应立即将其脱离现场，并卧床休息，注意保暖和多饮水。因乙醇在胃肠道内吸收较快，所以对口服乙醇1h以上的中毒者不需要催吐和洗胃。若患者口服乙醇时还同时服用了其他药物，或口服乙醇在1h内，应进行催吐和洗胃。对口服乙醇中毒者，若其出现兴奋躁动或共济失调，应使患者卧床休息，适当加以约束，防止患者坠床或发生意外伤害。若患者出现木僵或昏迷，应及时应用纳洛酮催醒，并进行血液透析以清除体内的乙醇，并对低血糖、水电解质紊乱和重症肝炎进行对症处理。

六、护理措施

（一）院前救护

1.立即终止接触毒物。立即将急性吸入性乙醇中毒者脱离现场，并使其卧床休息，期间注意保暖和多饮水。口服乙醇者若同时服用了其他药物，应及时利用探咽或吐根糖浆催吐法进行催吐。在催吐过程中，平卧患者的头应偏向一侧，以防止催吐物误入呼吸道，导致窒息或吸入性肺炎。醉酒的患者应注意保暖，防止受凉。

2.进行病情评估和现场救护。通过评估患者的瞳孔、呼吸、脉搏和意识等来判断患者中毒的严重程度。对呼吸、心跳停止的患者，立即行CPR。

3.及时送医。经现场急救后的中毒者，及时将患者送至医院进行救治。

（二）院内救护

1.病情评估

（1）中毒史和临床表现评估：护士应重点询问患者此次服用的酒精或含乙醇饮料的名称、剂量和时间。根据患者的临床表现判断其病情严重程度。虽然每个人酒精的耐受量不同，当患者饮酒量达200~400 mL或纯乙醇75~80 g，并出现健谈饶舌、自负易激惹、恶心、呕吐、行动笨拙、言语含糊不清、眼球震颤、视力模糊、复视和步态不稳时，为轻、中度中毒；若患者饮酒量达450 mL以上或纯乙醇250~500 g，并出现昏睡、瞳孔散大、体温降低、血压下降或大小便失禁，多为重度中毒，可导致死亡。若患者昏迷时间超过12 h，多提示预后不良。若患者在饮用少量酒后，先出现极度兴奋、攻击性或无法控制的行为，随后进入长时间的熟睡状态，在醒后对全部过程产生遗忘，称为病理性醉酒。

（2）既往病史和伴随用药评估：评估患者是否长期服用镇静安眠药、阿片类药、抗凝药或激素；评估患者既往有无酗酒史和营养状况；评估患者既往有无脑卒中、蛛网膜下腔出血、高血压、颅脑外伤、食管静脉曲张、上消化道出血、腹膜炎、冠心病、糖尿病、胰腺炎、胃溃疡、癫痫或一氧化碳中毒等病史。

（3）辅助检查评估：急性酒精中毒后，患者血清、呼出气体和尿液中的乙醇浓度均会增高，但血乙醇浓度与患者的临床表现相关性差。通常，处于兴奋期的急性中毒患者血中酒精浓度为100~150 mg/dL，处于昏睡期的患者血中酒精浓度多超过250 mg/dL。当患者血中酒精浓度超过600 mg/dL，常导致死亡。另外，患者血胆红素、碱性磷酸酶、谷草转氨酶和中性粒细胞升高，并出现发热、恶心、黄疸、肝脏叩击痛或扑翼样震颤等临床表现时，常提示患者发生急性酒精后肝炎。

2.促进已吸收酒精的排出。对口服乙醇时还服用了其他药物，或口服乙醇在1 h内的患者进行催吐，然后用清水或1%碳酸氢钠溶液洗胃。将50%的葡萄糖溶液100 mL、胰岛素8U和维生素B₆100 mg进行静脉注射，可加速乙醇氧化。对血酒精浓度大于4 g/L，伴有昏迷的严重中毒者，应及时进行血液透析，以快速清除患者体内的酒精。

3.防治昏迷及呼吸抑制。乙醇中毒无特效的解毒药，纳洛酮为阿片类受体拮抗药，对昏迷的急性酒精中毒患者有促醒作用。护士通常遵医嘱先以0.4~0.8 mg纳洛酮为患者进行静脉注射，然后根据病情可每15~30 min重复给药一次，也可将纳洛酮1.2 mg加入10%葡萄糖注射液500 mL以0.4 mg/h的速度持续静脉滴入。此外，昏迷患者也可将中药醒脑静注射液10 mL加入10%葡萄糖溶液500 mL进行静脉输入，以促进患者意识恢复。

4. 对症支持治疗的护理。对于出现脑水肿的急性酒精中毒患者可酌情使用脱水药、利尿药和糖皮质激素等。对多语躁狂及过度兴奋的急性酒精中毒患者，可口服苯二氮卓类药，或用水合氯醛 10 mL 进行保留灌肠。对进入昏睡期的患者，护士在加强基础护理的同时，应避免使用镇静药，并积极预防上呼吸道感染和大叶性肺炎。对胃部不适者，可给予患者口服氢氧化铝凝胶、硫糖铝片或德诺等胃黏膜保护药。对有出血倾向者，护士应根据医嘱及时为患者输入维生素 K 及新鲜血浆。对血压降低或休克者，应及时补充血容量。患者酒醒后，护士可给予其无刺激的流质饮食。

七、健康教育

1. 对酗酒者加强教育，使其及早戒酒。为酗酒者讲解长期酗酒可导致神经系统损害、营养不良、智力减退、胃炎或肝硬化，甚至死亡。酗酒者进行戒酒时，每天喝酒量要逐步减少，以减轻戒断综合征。

2. 养成良好的饮酒习惯，做到适量饮酒，不空腹饮酒，不借酒浇愁，不以酒当药。

3. 醉酒后不用咖啡和浓茶进行解酒。这是因为茶内含有茶碱，而咖啡含有咖啡因，二者均具有兴奋神经中枢、加快心率、刺激胃黏膜和利尿的作用。醉酒后饮用咖啡或浓茶可能会加重急性酒精中毒时机体的失水，抑制乙醇在转化成乙醛后从肾脏排出，加重心脏负担和酒精对胃黏膜的刺激。因此，醉酒后不宜饮用咖啡和浓茶，可适当饮用温水、绿豆汤、梨汁或西瓜汁等。

（窦昊颖　程正楠　韩红梅　汪春平）

案例讨论

孙某某，女,78 岁,因昏迷 2 h,被 120 紧急送至医院。

现病史：患者 2 h 前被发现昏迷由 120 送入医院。

护理评估：患者意识不清，不能言语，对外界刺激无反应。无发热、出汗等症状。双侧瞳孔等大等圆，左：右 2mm：2mm，对光反射存在。皮肤黏膜呈樱桃红色，胸腹部查体未见明显异常。双侧肌力、肌张力正常。生理反射存在，病理反射未引出。既往无高血压、冠心病病史。

体温：36.8℃；

心率：98 次 /min；

呼吸：22 次 /min；

血压：135/65 mmHg；

血气分析：PaO_2 57 mmHg，SaO_2 93%，PCO_2 30 mmHg，COHb% 20%；

头颅 CT：双侧苍白球对称性低密度灶；

心电图：未见明显异常。

诊断：急性一氧化碳中毒

入院后给予氧疗，甘露醇脱水利尿，ATP、辅酶 A 和门冬氨酸甲酶促进细胞功能恢复。患者于 10 h 后意识恢复。复查动脉血气分析示 PaO_2 70 mmHg，SaO_2 98%，PCO_2 32 mmHg。予患者高压氧治疗 3 d 后间断低流量吸氧，脑保护治疗 20d。患者出现胡言乱语、行为怪异、四肢震颤、活动受限、卧床不起、失语和大小便失禁，MRI 检查示双侧基底节区对称性异常信号。在排除颅内感染、脑血管意外后，临床诊断：急性一氧化碳中毒迟发性脑病。给予地塞米松减轻脑水肿，使用扩血管药改善脑循环，营养脑细胞，预防感染，维持水、电解质平衡，加强护理以及功能锻炼等综合治疗。治疗 52 d 后，患者能自主进食，基本能交谈，能扶物短程行走，肢体震颤消失，张力不高。右侧肢体肌力 5 级，左侧肢体肌力 4 级。双侧克氏征、布氏征、颈阻均阴性，腱反射正常引出。基本治愈出院。

第十章

老年器官功能衰竭的护理

　　随着年龄增长，老年人的组织及器官出现退行性改变，衰老现象日趋明显。在某些诱发因素影响下，如感染或慢性病急性发作，可以引发单一或多个器官功能不全或衰竭，常见的是心、肺、肝和肾功能不全或衰竭。病情严重者，可出现多器官功能衰竭（multiple organ failure，MOF）。

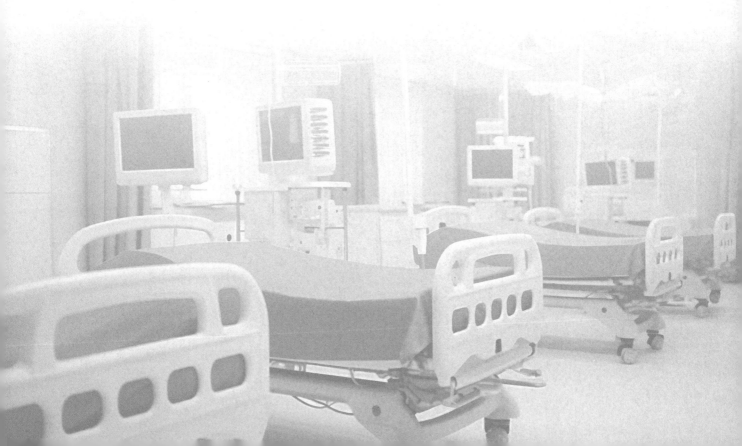

第一节 老年呼吸衰竭的护理

呼吸衰竭（respiratory failure）是临床常见急重症，是由多种原因引起的肺通气和（或）换气功能严重障碍。患者在静息状态下也不能有效进行气体交换，导致动脉血氧分压（arterial partial pressure of oxygen，PaO_2）降低，伴或不伴二氧化碳分压（arterial partial pressure of carbon dioxide，$PaCO_2$）增高，进而出现一系列病生理改变和临床表现。老年人呼吸功能随增龄而减退，60岁时的肺功能是20岁时的75%，80岁时则下降至60%。另外，老年人呼吸道黏膜的屏障作用、呼吸道对气体的过滤及湿化作用也随增龄而逐渐减弱，防御能力降低。若老年人既往患有呼吸系统疾病，在诱发因素的影响下，极易发生呼吸衰竭。

一、病因与分类

（一）病因

1. 呼吸道及肺部病变：累及上、下呼吸道任何部位疾病，只要造成通气不足、气体分布不均或通气／血流（ventilation/perfusion ratio，V/Q）比值失调，均可引起呼吸衰竭。例如，喉头水肿、支气管痉挛、慢性阻塞性肺疾病、呼吸道分泌物和异物阻塞等。另外，肺实质性病变，如重度肺结核、肺炎、肺不张、弥漫性肺纤维化和矽肺等，使肺泡减少，从而导致有效弥散面积减少、肺顺应性减低、V/Q比值失调，最终导致缺氧或合并CO_2潴留诱发呼吸衰竭。此外，肺血管病，如肺栓塞、肺血管炎亦可引起V/Q比值失调，诱发呼吸衰竭。

2. 胸廓及胸膜病变：胸廓严重外伤、多发肋骨骨折、肺挫伤、手术创伤、气胸或胸腔积液、广泛性胸膜增厚等疾病均会影响胸廓活动和肺扩张，导致通气减少和吸入气体分布不均诱发呼吸衰竭。

3. 神经肌肉病变：患者肺部正常，中枢神经系统病变，如脑卒中和脑外伤等，可直接或间接抑制呼吸中枢，导致呼吸功能减弱或衰竭；电击、药物中毒、脊髓灰质炎、多发性神经炎、重症肌无力或严重低钾血等均可累及呼吸肌，造成呼吸肌或呼吸动力下降，引起肺通气障碍诱发呼吸衰竭。

（二）分类

1. 根据动脉血气分析分类：分为Ⅰ型呼吸衰竭和Ⅱ型呼吸衰竭。Ⅰ型呼吸衰竭时，$PaO_2 < 60$ mmHg，$PaCO_2$正常或降低。Ⅰ型呼吸衰竭常见于换气功能障碍，例如急性呼吸窘迫综合征（acute respiratory distress syndrome，ARDS）、肺水肿；Ⅱ型呼吸衰竭时，$PaO_2 < 60$ mmHg，$PaCO_2 > 50$ mmHg。Ⅱ型呼吸衰竭常见于单纯性通气性衰竭，例如中枢神经呼吸抑制致总通气量下降，或伴换气功能障碍疾病。严重慢性阻塞性肺疾病（chronic obstructive pulmonary disease，COPD）患者常通气和换气功能障碍并存。

2. 根据疾病进程分类：分为急性呼吸衰竭和慢性呼吸衰竭。急性呼吸衰竭时，患者肺功能较正常，由于疾病因素在较短时间内出现呼吸功能严重障碍，常见于ARDS、脑外伤、脊髓病变或中毒等；慢性呼吸衰竭患者常伴有严重慢性呼吸道疾病，在感染等诱因作用下致使呼吸功能逐渐减退，出现呼吸衰竭，常见于 COPD、重症肺结核、弥漫性肺间质纤维化或胸廓及胸膜病变。

二、发病机制

呼吸衰竭包括肺通气障碍和（或）肺换气功能障碍，其中肺换气功能障碍又可分为弥散障碍和 V/Q 比值失调。

（一）肺通气功能障碍

肺通气是空气由体外向体内运动，并经气管、支气管系统分布至肺脏气体交换单位，即空气到达肺泡的过程。这一过程决定于胸廓、呼吸肌、调节呼吸肌收缩及舒张的神经系统和气道，影响 CO_2 排出。在静息状态下，正常成人有效肺泡通气量 4 L/min 才能维持正常 PaO_2 和 $PaCO_2$。CO_2 产生增多时，需增加通气量以维持正常 $PaCO_2$。任何原因引起的肺泡通气量减少会使进出肺的气体量降低，使流经肺泡毛细血管的血液不能充分动脉化，进而引起缺氧和 CO_2 潴留。常见于阻塞性通气功能障碍和限制性通气功能障碍，例如肺实质或气道严重疾病、抑制呼吸中枢的疾病，以及麻醉药或镇静剂过量、损伤呼吸肌功能的神经肌肉疾患和胸廓损伤或畸形等。

（二）肺弥散功能障碍

弥散是指肺泡腔内气体与肺泡毛细血管内血液间 O_2 和 CO_2 气体交换的过程。弥散障碍是肺泡呼吸膜面积减少或增厚所引起的气体交换障碍。气体弥散率取决于肺泡两侧气体分压差、肺泡呼吸膜面积及厚度、气体分子量及溶解度和血液与肺泡接触时间等。O_2 弥散入肺毛细血管的能力仅为 CO_2 的 1/20，气体弥散障碍可产生低氧血症。通常情况下，肺泡膜面积减少见于肺实变、肺叶切除、肺不张等；肺泡膜异常增厚见于肺水肿、肺透明膜形成、肺纤维化、间质性肺炎等引起肺泡膜通透性降低、弥散距离增宽、弥散速度减慢，导致气体弥散障碍；肺泡膜面积减少或厚度增加时，虽然弥散速度减慢，在静息状态下气体交换仍可达到血气与肺泡气平衡，不至于发生血气异常。若体力负荷增加会导致心排出量增加和肺血流速度加快，弥散时间缩短导致弥散障碍发生低氧血症。

（三）V/Q 比值失衡

肺内气体交换取决于单位时间内肺泡通气量和肺泡血流灌注量之间的比值，即 V/Q 比值。V/Q 比值是每分钟肺泡通气量与肺毛细血管总血流量之比，成人安静时约为 0.8。凡累及气道、肺泡、肺间质的肺部疾病均可导致不同程度的肺部气体分布不均和 V/Q 比值失衡，从而引起 PaO_2 下降。

V/Q 比值失衡包括低 V/Q 比值或部分肺泡通气不足，高 V/Q 比值或部分肺泡血流不足。低 V/Q 比值在呼吸衰竭患者中极为常见。如果低 V/Q 比值的肺泡较多，血红蛋白氧合受损会产生低氧血症。例如，支气管哮喘严重发作或 COPD、肺炎、肺不张等肺部疾病均导致病变部位的肺泡通气量减少。V/Q 比值 < 0.8，使得流经该区的静脉血未经充分氧合便入动脉血中，产生功能性分流。高 V/Q 比值或部分肺泡血流不足，

是肺泡通气相对正常而肺泡周围毛细血管灌注减少或无血流灌注时，其 V/Q 比值远大于 0.8 或接近于无穷大，形成"无效腔样效应"或"无效腔通气"。例如，肺栓塞部分肺泡血流量减少，V/Q 比值单纯性升高，使得病变区肺泡气体不能充分利用，即为"无效腔通气"。高 V/Q 比值现象亦可见于 COPD、肺间质纤维化和 ARDS。

V/Q 比值失衡主要表现为缺氧，而非 CO_2 潴留。这是因为动脉与静脉血之间的氧分压差是二氧化碳分压差的 10 倍，所以未动脉化的血液掺入后导致 PaO_2 下降程度大于 $PaCO_2$ 升高程度。另一原因是正常肺泡毛细血管血氧饱和度处在 S 形氧离曲线平台段，无法携带更多 O_2 以代偿病变区的血氧含量下降，而 CO_2 解离曲线在生理范围内呈直线，有利于通气良好区排出足够 CO_2 以代偿通气不足区。

三、临床表现

老年人各器官代偿能力减退，呼吸衰竭时临床表现不典型。发生呼吸衰竭主因是组织缺氧和炎症反应导致呼吸系统、循环系统和神经系统功能障碍，使肺、心、脑、肝和肾等器官失代偿，出现呼吸困难、发绀、定向力障碍和昏迷等表现。老年慢性呼吸衰竭患者，常表现为烦躁不安、反应迟钝、精神恍惚等非呼吸系统特异症状。

1. 呼吸系统：胸闷气急、呼吸困难、呼吸频率增加、鼻翼扇动和辅助呼吸肌活动增强表现。急性呼吸衰竭早期表现呼吸频率增快，病情加重时出现呼吸困难，辅助呼吸活动加强。慢性呼吸衰竭主要表现为呼吸费力伴呼气延长，严重时呼吸浅快。CO_2 潴留明显时，影响脑细胞代谢、降低脑细胞兴奋性从而抑制脑皮质功能产生 CO_2 麻醉，此时呼吸浅慢或潮式呼吸。中枢性疾病所致呼吸衰竭主要表现为呼吸频率或节律改变，出现比奥呼吸（biot's respiration）或陈-施呼吸（cheyne-stokes respiration）。

2. 神经-精神系统：急性缺氧可导致患者出现精神错乱、躁狂、抽搐和昏迷等。缺氧对中枢神经系统影响取决于缺氧程度和发生速度。$PaO_2 < 60$ mmHg 时，患者注意力不集中、视力和智力轻度减退；$PaO_2 \leqslant 40\sim50$ mmHg，患者出现头痛、烦躁不安、定向力和记忆力障碍、谵妄等。$PaO_2 < 30$ mmHg 时，出现意识障碍或昏迷。$PaO_2 < 20$ mmHg 数分钟即可导致神经细胞不可逆性损伤。慢性呼吸衰竭伴 CO_2 潴留时，随 $PaCO_2$ 升高表现先兴奋后抑制。兴奋时出现失眠、躁动和烦躁等。肺性脑病时，表现神情淡漠、抽搐、昏睡或昏迷。

3. 循环系统：缺氧和 CO_2 潴留可反射性引起心率加快、心肌收缩力加强、心排出量增加。长时间缺氧和 CO_2 潴留可对心肌造成缺氧性损伤，引起心脏活动受抑制和血管扩张，心排出量下降，血压降低和心律失常。急性严重缺氧还可导致心室颤动或心脏骤停。长期慢性缺氧则可导致心肌纤维化、心肌硬化。

4. 其他：当 $PaO_2 < 55$ mmHg 或 $SaO_2 < 80\%$ 时，可出现耳垂、口唇、口腔黏膜和甲床呈现紫绀。缺氧可伴有 CO_2 潴留和酸中毒，引起肝、肾损害。严重缺氧可抑制细胞能量代谢，产生大量乳酸蓄积，导致代谢性酸中毒和电解质平衡紊乱。

四、辅助检查

1. 实验室检查：动脉血气分析是诊断呼吸衰竭的主要检查，特别是 PaO_2 和 $PaCO_2$ 测定。在海平面、静息状态呼吸情况下，$PaO_2 < 60\ mmHg$ 和/或 $PaCO_2$ 正常或降低即可诊断为Ⅰ型呼吸衰竭；$PaO_2 < 60\ mmHg$，$PaCO_2 > 50\ mmHg$ 时诊断为Ⅱ型呼吸衰竭。动脉血气分析尚可协助诊断血电解质情况。呼吸性酸中毒合并代谢性酸中毒时，常伴有高钾血；呼吸性碱中毒合并代谢性碱中毒时，常伴有低钾血和低氯血。

2. 影像学检查：胸部 X 线、CT 和 MRI 检查可明确肺部病变性质和程度。胸部 X 线检查如出现白肺，即两肺对称性弥漫性毛玻璃样变，考虑为 ARDS、肺水肿等；若肺小叶、肺段及肺叶呈现散在斑片状边缘模糊阴影，则考虑为肺炎；若肺内出现空洞及空腔，考虑为肺囊肿、肺脓肿；若肺含气量增加，呈肺气肿征，考虑为 COPD；若一侧胸部出现阴影，考虑为肺炎、胸腔积液、肺不张等；而若出现气胸时可见被压缩的肺边缘。胸部 CT 和 MRI 可诊断特发性肺间质纤维化、慢性支气管炎症等。

3. 痰液检查：痰涂片与细菌培养可以明确是否存在感染及致病微生物，有利于指导抗生素应用。

五、治疗原则

呼吸衰竭常引发多种并发症，故应争分夺秒地进行救治。其治疗原则是在保证气道通畅基础上，应用呼吸兴奋药、解痉祛痰药或机械辅助通气，以纠正缺氧、CO_2 潴留及酸碱失衡所致的代谢功能紊乱。同时，积极寻找病因，并开展针对祛除病因治疗。

六、护理措施

（一）紧急救护

1. 根据患者病情给予合适体位，并保持呼吸道通畅。昏迷患者可因其口、咽及舌部肌肉松弛导致咳痰无力或舌后坠，容易引起呼吸道阻塞。此时，应使其处于仰卧位，头后仰，并将下颌托起，以防止舌后坠。此外，用多孔导管吸引以清除气道内分泌物或异物。必要时建立人工气道，如置入口咽通气管、气管内插管，或进行气管切开及气管内置管。

2. 病情评估

（1）症状和体征评估：评估患者呼吸频率、节律和深度、肺部呼吸音，使用机械辅助呼吸情况；密切观察患者有无发绀、球结膜水肿等缺氧及 CO_2 潴留；监测患者心率、血压，必要时进行有创血流动力学监测；观察患者有无烦躁、嗜睡、谵妄或昏迷，应同时评估瞳孔、肌张力、腱反射及病理反射。

（2）既往史和伴随用药评估：护理人员应详细询问患者既往有无呼吸系统疾病，近期是否有感染等诱发因素。老年患者伴发疾病较多，应记录患者服用药物情况，判断是否对患者呼吸系统有影响。

（3）辅助检查评估：根据动脉血气分析和血电解质检查，判断患者是Ⅰ型呼吸衰竭还是Ⅱ型呼吸衰竭；

有无呼吸性酸中毒合并代谢性酸中毒；有无高钾血、低钾血或低氯血。根据痰涂片与痰细菌培养结果，判断患者有无继发感染，并选择敏感药物。根据肺、脑等影像学等检查，判断患者有无呼吸系统、神经系统疾病。

3. 纠正缺氧状态

Ⅰ呼吸衰竭主要是氧合功能障碍，而通气功能基本正常。患者应吸入较高（＞35%）浓度氧气，尽量保持 $PaO_2 \geqslant 60$ mmHg 或 $SaO_2 \geqslant 90\%$。轻度缺氧患者可通过面罩吸氧；重度缺氧患者多需通过机械辅助通气治疗。Ⅱ型呼吸衰竭患者，应给低（＜35%）浓度吸氧，将 PaO_2 控制在 60 mmHg 左右或 $SaO_2 \geqslant 90\%$，以防血氧含量过高。Ⅱ型呼吸衰竭患者可通过鼻导管或鼻塞进行氧疗。氧疗过程中，护士应密切观察患者缺氧状态改善情况。若发绀减轻、呼吸困难缓解、意识障碍减轻、心率减慢等，提示氧疗有效。若意识障碍加深，呼吸过度表浅、缓慢，则提示缺氧或 CO_2 潴留加重。

（二）应用呼吸兴奋药和机械辅助呼吸

1. 呼吸兴奋药应用期间的护理。急性呼吸衰竭可用尼可刹米或多沙普仑，慢性呼吸衰竭可用阿米三嗪。应用呼吸兴奋药时，静脉滴注速度不宜过快，注意观察患者呼吸频率、节律、意识及动脉血气分析的变化，及时根据患者病情变化调整药物治疗方案。呼吸兴奋药使用期间，应保持患者呼吸道通畅，否则会促发患者呼吸肌疲劳，进而加重 CO_2 潴留。

2. 呼吸兴奋药治疗无效时，及时进行机械辅助通气。机械辅助通气的护理详见第十一章第四节人工气道与机械辅助呼吸。

（三）一般护理

1. 体位护理。意识清醒患者可取半卧位或坐位，也可趴伏在床桌上，减少膈肌对肺的压迫，增加辅助呼吸肌的效能，促进肺膨胀。意识不清或体能不支患者应予卧床，降低耗氧量。Ⅱ型呼吸衰竭患者，应指导其进行缩唇呼吸和腹式呼吸锻炼，促使气体均匀和缓慢呼出，减少肺内残气量，改善通气功能。

2. 保持呼吸道通畅。老年人伴慢性支气管炎合并严重感染时，常有大量痰液。如不及时排出，可导致患者突发呼吸困难及意识障碍，甚至突然死亡。护士可遵医嘱使用沙丁胺醇（舒喘灵）、硫酸特布他林（博利康尼）解除支气管痉挛，使用乙酰半胱氨酸、盐酸氨溴索（沐舒坦）等药祛痰。期间，①指导患者进行有效咳嗽、咳痰。胸腹有伤口的患者，护士可用两手掌固定加压患者两侧肺部，再嘱其用力咳嗽，减少患者的疼痛感；②每 1~2 h 给予患者翻身、拍背；③行气管内插管或气管切开的患者，及时进行气管内吸痰，必要时可以经纤维支气管镜吸痰。

3. 及时纠正酸碱失衡和电解质紊乱。呼吸衰竭引起的酸碱失衡以呼吸性酸中毒最常见，主要依靠改善通气，促进 CO_2 排出来纠正。动脉血 pH ＜ 7.2 伴代谢性酸中毒时，在有呼吸机前提下，应适当补充碱性药。电解质紊乱往往与酸碱失衡相互影响，最常见的电解质紊乱是低氯血症、低钾血症、高钾血症和低钠血症等。酸中毒时多常伴有高钾血症，酸中毒纠正后患者容易出现低钾血症。低钾血症、低氯血症时，患者易出现碱中毒。护士应根据患者血气及电解质分析结果，及时调整输液计划，纠正患者水电解质酸碱失衡失常。

4. 营养支持。可经口进食的患者，予以清淡容易消化食物，给予高蛋白、高维生素、低脂肪、低糖饮食。不能经口进食的患者，可通过鼻胃导管给予管饲饮食。若患者返流明显或胃排空功能丧失，可留置鼻－十二指肠或鼻－空肠管给予管饲饮食。若患者存在低蛋白血症，可静脉滴注全血、血浆或白蛋白。

5. 心理护理。老年呼吸衰竭患者常出现精神紧张、情绪低落、思想压力和心理负担加重。护士应给予患者积极心理疏导，尤其是气管内插管或气管切开患者。护士应加强巡视，对有需要的患者可为患者提供书写工具，让其写出自己的烦恼及需求，尽量给予解决或满足。

6. 控制感染。根据痰涂片与细菌培养的检查结果选择敏感抗生素。使用抗生素时，应严格掌握用药时间，以维持血中药物的有效浓度，达到控制肺感染、消除肺间质水肿的目的。同时，还应密切观察药物的不良反应。患者一旦发生过敏或二重感染，及时通知医生，并协助进行对症处理。

七、健康教育

1. 疾病相关知识指导。护士应对疾病诱发因素、预防措施、治疗措施和自我护理方面，使用通俗易懂的话语、配合简易图片进行讲解，便于患者和家属理解和掌握。护士应特别重视疾病预防和诱发因素的告知，例如预防呼吸道感染等。

2. 呼吸训练。护士应告知患者及家属呼吸训练的重要性，并教会患者呼吸锻炼的方法，如正确的咳痰方法、体位引流、腹式呼吸、拍背的方法，提高患者自我护理能力。指导患者和家属适当采用耐寒锻炼和呼吸功能锻炼提高呼吸道抗感染的能力。

3. 合理安排膳食，加强营养。戒烟，避免劳累，避免较大情绪波动。

第二节 老年心力衰竭的护理

心力衰竭（heart failure）是由多种因素引起心肌严重损害，心排血量减少，导致组织、器官灌注不足的一种临床综合征。老年心力衰竭发病率高达 4%~6%，多为慢性心力衰竭。65% 的老年心力衰竭由两种或两种以上心脏病引起，其中原发心脏病是引发心力衰竭主要原因，且患者常同时伴有多种诱发心力衰竭的因素。此外，患有 4 种或以上非心脏性合并病，如高血压病、糖尿病和 COPD 的老年患者也易引起或促发心力衰竭。所以，老年心力衰竭患者的病因复杂，症状不典型，多数患者仅感疲劳、懒动等，或以呼吸困难就诊。但老年心力衰竭极易诱发脑卒中，以及肝、肾衰竭等并发症，并在短时间内发展为 MOF。因此，老年心力衰竭病程短，治愈率低，病死率高。

一、病因和分类

（一）病因

老年心力衰竭常为多种病因引起。其中，65% 是由两种或两种以上原发性心脏病引起的心力衰竭，95% 心力衰竭至少合并 1 种非心脏疾病。所以原发性心脏病和非心脏性合并病是引起或促发心力衰竭的主要原因。

1. 原发性心脏疾病：如高血压性心脏病，冠心病并发心律失常，感染性心内膜炎致腱索断裂、瓣膜损害、间隔穿孔和乳头肌功能异常等。

2. 非心脏疾病：如顽固性高血压、糖尿病和严重贫血等。而劳累、情绪激动、严重感染、酸碱失衡和电解质紊乱也是诱发和加重心力衰竭的常见原因。

（二）分类

根据心力衰竭的发生缓急，分为急性和慢性心力衰竭；根据心力衰竭发生的部位，分为左心衰竭、右心衰竭和全心衰竭；根据心脏功能，分为收缩期和舒张期心力衰竭。

1. 急性心力衰竭：由于原发心脏疾病和诱发因素造成急性心排血量骤降或心源性休克引起肺循环瘀血、肺水肿，出现重要器官灌注不足的临床综合征。其中以急性左心衰竭最为常见。急性心力衰竭可在原有慢性心力衰竭基础上急性加重，也可在心功能正常或心脏代偿期突然起病。发病前，多数患者合并有器质性心血管疾病，如广泛性心肌梗死、肺栓塞、高心病合并肺心病等。急性心力衰竭可表现为收缩或舒张期心力衰竭。急性心力衰竭常危及生命，必须进行紧急救护。

2. 慢性心力衰竭：是指持续存在的心力衰竭状态，是多种心脏疾病的终末阶段。慢性心力衰竭主要表现为呼吸困难、水肿和乏力，但这些表现并非同时出现。一般均有代偿性心脏扩大或肥厚及其他代偿机制参与，肝、胃等器官常因静脉压增高导致充血性病理改变，可有心房、心室附壁血栓，以及静脉血栓形成。

老年慢性心力衰竭常见于冠心病、高血压性心脏病或肺心病等。

二、发病机制

心肌收缩性减弱是心力衰竭发病的主要原因，但也可由舒张功能障碍引起，或两者兼有。心力衰竭的基本发病机制包括：

1. 心肌结构破坏：心肌结构是否正常是决定心肌收缩性强弱的关键。心肌严重的缺血缺氧、心肌炎、中毒、感染或心肌病等可造成心肌纤维变性、纤维化或坏死，心肌收缩蛋白被大量破坏，引起心肌收缩性减弱从而导致心力衰竭。

2. 能量代谢障碍：心肌舒缩活动需要消耗大量的能量，其主要来源于营养物质的有氧氧化。能量被心肌细胞有效利用，才能保证心肌正常工作。因此，心肌能量代谢过程中发生任何异常，如心肌缺血、缺氧致使 ATP 生成减少，心肌细胞 ATP 缺乏会导致肌动－肌球蛋白复合体难以分离，进而引起心肌舒张障碍。此外，心肌肥大会导致肌球蛋白头部 ATP 酶的活性下降，致使心肌能量利用障碍，心肌收缩性减弱，引起心排血量减少。

3. 心肌兴奋－收缩耦联障碍：心肌兴奋－收缩耦联的过程是心肌细胞的电活动转变为机械活动的过程，其中 Ca^{2+} 是重要的媒介。因此，任何影响 Ca^{2+} 转运、分布和结合的因素均可引起心肌兴奋－收缩耦联障碍。如酸碱失衡和电解质紊乱可引起肌浆网摄取和释放 Ca^{2+} 障碍，抑制 Ca^{2+} 与心肌肌钙蛋白结合，抑制心肌动作电位复极化期 Ca^{2+} 内流，从而引起心肌传导性降低、收缩性减弱。此外，酸碱失衡和电解质紊乱使得 Ca^{2+} 与肌钙蛋白的亲和力增加，Ca^{2+} 难以与肌钙蛋白解离，这使得心肌无法充分舒张。

三、临床表现

临床上以左心衰竭最为常见，单纯右心衰竭少见，全心衰竭多为左心衰竭后继发右心衰竭所致。

（一）左心衰竭

左心衰竭以肺循环瘀血及心排出量减少为主。主要表现为呼吸困难、咳嗽、咳痰和咯血，乏力、疲倦、心慌和头晕，及少尿等。

1. 呼吸困难

（1）劳累性呼吸困难：劳累性呼吸困难是左心衰竭最早出现的症状。主要原因是活动导致回心血流量增加，左房压力增高导致肺循环严重瘀血。

（2）端坐呼吸：患者表现为平卧时出现呼吸困难，采取半卧位或坐位能缓解症状。其主要原因是肺循环瘀血严重，平卧位时回心血流量增多而且横膈上抬，故呼吸困难加重。取高枕卧位、半坐卧位、端坐位方可缓解症状。

（3）夜间阵发性呼吸困难：患者常于夜间睡眠中因胸闷气短、呼吸困难憋醒而坐起，坐起数分钟后可逐渐缓解，又称为"心源性哮喘"。

（4）急性肺水肿：左心脏排血量减少使肺循环瘀血，而肺循环瘀血使得肺毛细血管滤过压持续增高、肺泡毛细血管膜损伤出现渗漏，致使血浆及红细胞渗入肺间质及肺泡，产生肺水肿。因心脏排血量减少产生的肺水肿也称为心源性肺水肿。患者表现为咳白色或粉红色泡沫痰，严重者可从口鼻涌出大量稀薄泡沫状液体。肺部听诊可闻及局部湿啰音，湿啰音也可遍及全肺。

2. 咳嗽、咳痰和咯血 夜间阵发性呼吸困难及端坐呼吸时，常在平卧时咳出白色浆液性泡沫痰，坐起或站立后缓解。长期慢性肺循环瘀血导致肺静脉压力升高，形成肺循环和支气管血液循环侧支，一旦破裂可引起大咯血。

3. 乏力、疲倦、心慌和头晕 心排血量不足导致组织、器官灌注不足，心率代偿性增快，导致疲倦、乏力、心慌和头晕等。

4. 少尿及肾损害症状 左心衰竭严重时，心排出量急剧减少，血液进行再分配，肾脏血流首先减少，患者可出现少尿。长期慢性血流量减少可导致血肌酐（creatinine，Cr）和血尿素氮（blood urea nitrogen，BUN）升高，并伴有肾功能不全症状。

（二）右心衰竭

右心衰竭主要表现以体静脉循环瘀血为主的全身组织和器官不同程度的水肿。

1. 消化道症状：肝脏及胃肠道瘀血导致食欲不振、腹胀不适和恶心呕吐等。其中，食欲不振是右心衰竭最常见的症状。

2. 劳力性呼吸困难：活动或运动后明显的呼吸困难，经休息后可缓解。

3. 水肿：首先出现于身体低垂部位，常为对称性、凹陷性水肿。全心衰竭时可出现胸腔积液。

4. 颈静脉怒张：是右心衰竭的主要体征，表现为颈静脉充盈怒张。肝颈静脉返流征阳性是右心衰竭的特征性表现，常提示肝脏瘀血。

（三）全心衰竭

右心衰竭多继发于左心衰竭继而形成全心衰竭。出现右心衰竭后，右心排出量减少，因此阵发性呼吸困难等肺循环瘀血症状有所减轻。心肌损伤导致左、右心衰竭同时出现者，肺循环瘀血症状不严重，可表现为心排出量减少的相关症状和体征。

四、辅助检查

1. 实验室检查：心肌酶检查用以明确有无心肌损伤或心肌梗死。血浆 DD 检测用以明确患者有无栓塞性疾病；血常规、血脂、血糖、电解质、BUN 和 Cr 检查用以明确患者有无感染、糖尿病，以及肝脏和肾脏的功能状态。血钠尿肽检测用以诊断有无心力衰竭，判定心力衰竭的严重程度，鉴别心源性和肺源性呼吸困难，并对心力衰竭的治疗效果进行评价。

2.影像学检查:X线检查可显示心脏的外形及大小。UCG检查用以评估各心腔大小、瓣膜结构和功能及心脏的收缩舒张功能等。放射性核素检查用以评估心脏的舒张功能。

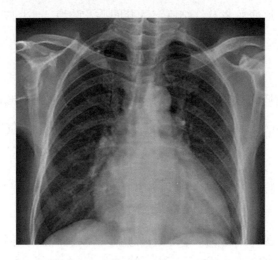

图 10-1　慢性心功能不全 X 线检查

3.有创血流动力学检查:应用 Swan-Ganz 导管床旁对患者肺动脉压、右心房压、肺毛细血管楔嵌压(pulmonary capillary wedge pressure,PCWP)及心脏指数进行监测。

4.心 - 肺吸氧运动试验:在运动情况下测定患者对运动的耐受情况,评价患者心脏的功能状态,但本试验仅适用于慢性稳定性心力衰竭患者。

五、治疗原则

老年心力衰竭的治疗应在严密监测生命体征基础上,通过卧床休息来减轻心脏负担;通过氧气吸入来提高患者血氧饱和度,缓解缺氧症状;应用利尿药、血管扩张药、正性肌力药、血管紧张素转换酶抑制药(angiotensin converting enzyme inhibitor,ACEI)和 β 受体阻断药,来控制心力衰竭患者的液体潴留、增加心肌收缩力和延缓心室重塑,以有效控制病情发展。同时应用抗生素控制感染,积极纠正心律失常、贫血及电解质紊乱,以减少或防止心力衰竭再次发生,并预防肺栓塞、肾衰竭和 MOF 等并发症。此外,尽快完善检查以明确病因,开展祛除病因治疗。待心力衰竭症状控制后,应根据病情循序渐进地开展康复训练,以阻止或延缓心室重塑,防止心肌损害进一步加重,同时有效改善生活质量。对身体条件尚好的终末期心力衰竭患者,可考虑进行心脏移植手术治疗。

六、护理措施

(一)紧急救护

1.协助患者取舒适体位,呼吸困难者宜取半坐卧位。

2.经鼻导管或面罩给予氧气吸入,维持氧流量在 3~5 L/min。氧疗时,急性肺水肿患者可采用 30%~50%

乙醇与蒸馏水交替进行湿化，促进肺泡内泡沫破裂消散，改善肺换气功能。肺心病患者应予低流量吸氧，必要时予机械辅助通气。

3.病情评估

（1）症状和体征评估：护士应密切监测患者血压、脉搏、呼吸和体温等生命体征变化；观察患者有无心力衰竭症状加重，有无水肿。评估患者有无呼吸困难，呼吸困难的程度和性质；在持续吸入低流量氧气后，评估患者呼吸困难症状有无改善。此外，应及时评估患者心功能状态。心功能评估主要采用1928年美国纽约心脏病学会（New York heart association，NYHA）提出的分级方案。该方案根据患者自觉活动能力将心功能分为四级：

Ⅰ级：患有心脏病，但活动量不受限制，平时一般活动不引起疲乏、心悸、呼吸困难或心绞痛。

Ⅱ级：心脏病患者的体力活动受到轻度的限制，休息时无自觉症状，但一般体力活动下可出现疲乏、心悸、呼吸困难或心绞痛。

Ⅲ级：心脏病患者体力活动明显受限，低于平时一般活动即引起上述症状。

Ⅳ级：心脏病患者不能从事任何体力活动。休息状态下出现心力衰竭的症状，体力活动后加重。

1994年美国心脏病学会（American college of cardiology，AHA）对NYHA的心功能分级方案再次修订，采用并行的两种分级方案。第一种即上述的四级方案，第二种是客观的评估，即根据客观的检查手段如ECG、负荷试验、X射线、UCG等来评估心脏病变严重程度，分为A、B、C、D四级：

A级：无心血管疾病的客观依据；

B级：有轻度心血管疾病的客观依据；

C级：有中度心血管疾病的客观依据；

D级：有严重心血管疾病的表现。

例如：患者无主观症状，但客观检查提示主动脉瓣轻度返流，心脏扩大，则可判断心功能分级为Ⅰ级C。

（2）既往史和伴随用药评估：评估患者既往有无肺炎、支气管炎、支气管哮喘、缩窄性心包炎、肾炎、肝硬化和心律失常等疾病；评估患者既往有无服用洋地黄类药和抑制心肌收缩的药物；既往有无手术史、吸烟史或长期卧床史。

（3）辅助检查评估：根据X线检查判断心脏扩大和肺瘀血程度，用以评价心脏功能状态。根据放射性核素检查判断心室腔大小，并根据心脏射血分数判断心脏舒张功能。通过有创动力学检查判断患者心脏前后负荷、心肌收缩和舒张功能。根据血钠尿肽结果判断患者心力衰竭严重程度和治疗效果。血钠尿肽又称脑钠肽，主要储存于心室肌内，其主要作用是扩张血管、增加排钠、对抗肾上腺素、肾素－血管紧张素等。其分泌量随心室充盈压的高低而变化。心力衰竭时，心室充盈压升高，钠尿肽分泌增加，其增高的程度与心力衰竭的严重程度正相关。

4.快速建立静脉通路，遵医嘱给予利尿、强心药。同时保持液体输入通畅，静脉输入速度应＜20滴/

min，以减轻心脏负荷，保护心肌功能。

（二）用药期间的护理

目前，老年心力衰竭患者治疗的概念发生根本性的转变，从改善血流动力学观点进展到生物学调整的观点，从短期的药理学措施改善症状转变为长期的、修复性策略。常用药物有利尿药、ACEI、β 受体阻断药、正性肌力药和血管扩张药等。护士应熟练掌握这些常见药物的使用方法、剂量、适应证及禁忌证，及时严密监测患者在药物使用过程中的心率、血压、尿量和电解质等变化及药物的不良反应。

1. 应用利尿药期间的护理。利尿药是心力衰竭治疗中的常用药。利尿药可排出体内潴留的液体，减轻全身各组织和器官的水肿，缓解瘀血症状，减轻心脏的前负荷。应用利尿药时应注意：

（1）剂量适当：小量开始，缓慢利尿，不可过急。老年心力衰竭患者利尿后，尿量控制在每日 1500 mL 左右。尽量选择口服利尿药，如肌酐清除率（creatinine clearance rate，Ccr）> 30 mL/min，应选氢氯噻嗪 12.5~20 mg，1~2 次 /d：如 Ccr < 30 mL/min，只能应用祥利尿药呋噻米 20 mg，1~2 次 /d。

（2）联合应用保钾和排钾利尿药：因排钾利尿药可致低钾血症、低钠血症或低氯血症，故其应与保钾利尿剂同时使用。应用排钾利尿药时，护士应严密监测患者有无静脉血栓形成；定期测量体重、记录每日出入量，观察患者有无乏力、腹胀和肠鸣音减弱等低钾血症表现。在利用排钾利尿药的同时，注意补充含钾丰富的食物。因排钾利尿药可刺激胃肠道引起不适，宜在饭后或将水剂与果汁同饮，以缓解此症状。

（3）用药期间密切监测血生化指标：老年人利尿治疗中，噻嗪类药容易引起高尿酸血症，祥利尿药容易导致低钾血症。保钾利尿药不宜同时服用钾盐，以免造成高钾血症。因此，在用药前及用药期间护士应密切监测患者的血生化指标，避免发生低钾血和低钠血症。

（4）联合应用 ACEI、β 受体阻断药和正性肌力药：除非患者有禁忌证或不能耐受，利尿药不应单一使用，其可与 ACEI、β 受体阻断药和地高辛合用来治疗心力衰竭。在联合用药过程中护士应：①加强巡视，严格控制静脉用药输入时的速度；②密切观察患者心率、心律和血压的变化。在监测脉搏时，应计数 1 min，以便早期发现各种心律失常。因个体对药物敏感性不同，部分患者联合用药后可出现体位性低血压。如果患者血压下降显著，应立即停药，并及时通知医生；③观察心力衰竭症状和体征：每日认真观察患者的活动范围及活动后反应，观察患者呼吸困难程度，如端坐呼吸、强迫半卧位或劳累性呼吸困难。尤其在夜间要注意患者有无阵发性呼吸困难，是否平卧入睡，水肿是否减轻或消失，肺部啰音情况。护士需要每班作详细记录，以评定心功能改善情况；④观察尿量及体重变化。体重变化是体内水负荷变化的可靠指标。护士应按照医嘱及时在固定时间测定体重并记录每日尿量，要注意患者水电解质、酸碱平衡，定时测血清离子，多与医生沟通和联系，掌握患者疾病转归情况；⑤严密观察药物不良反应：一旦发现患者用药后出现胸闷、头晕、心慌、血压下降，应及时减慢输液速度，并观察症状有无消失。

（5）应用利尿药治疗顽固性心力衰竭的护理：利尿药抵抗或顽固心力衰竭时，可静脉给予利尿药，如呋噻米 20~80 mg 静脉注射；或联合使用两种以上利尿药，例如大剂量祥利尿药和噻嗪类、保钾利尿药联用，并间断辅以静脉推注袢利尿药。同时，应用增加肾血流量的药物，如短期应用小剂量的多巴胺或多巴酚丁胺。老年患者用强利尿药治疗时，应询问有无尿失禁或尿潴留既往史。

2. 应用 ACEI 的护理。ACEI 具有扩张动静脉，减轻心脏前后负荷，抑制神经内分泌，还可逆转左心室肥大，防止心室重塑。ACEI 不仅能有效缓解心力衰竭的症状，还能降低心力衰竭病死率。ACEI 作为治疗心力衰竭的基础用药，已广泛用于老年心力衰竭患者的治疗。常用药物有卡托普利和培哚普利。ACEI 与利尿药合用不需补充钾盐，也可与 β 受体阻断药和（或）地高辛合用。在应用 ACEI 期间，护士应做好以下护理：

（1）严格掌握适应证和禁忌证：老年心力衰竭患者，包括 I 级无症状性心力衰竭（左心室射血分数，left ventricular ejection fraction，LVEF < 45%），除有禁忌证或不能耐受患者，均需终生应用 ACEI。禁忌证包括血管神经性水肿、无尿性肾衰竭、妊娠妇女、双侧肾动脉狭窄、严重低血压、难以忍受的干咳和高钾血症等。

（2）从小剂量开始，逐步增至目标剂量：老年患者不以治疗反应来决定，而是以耐受量为依据，从最小剂量开始，逐步递增至最大耐受量或目标剂量。剂量调整的速度取决于老年心力衰竭患者的临床表现，一般每隔 3~7 d 剂量倍增 1 次。

（3）严密观察药物不良反应：用药期间护士应观察患者有无低血压、肾功能一过性恶化、高钾血症及干咳等药物不良反应。同时，护士应告知患者坚持长期服药。这是因为患者常在给药后 2~3 个月改善症状。即使症状无改善，长期服用 ACEI 也能防止疾病进展。

3. β 受体阻断药使用期间的护理。治疗心力衰竭的 β 受体阻断药包括选择 β₁ 受体阻断药，如美托洛尔、比索洛尔，以及兼有 β₁、β₂ 和 α₁ 阻滞作用的药，如卡维地洛等。应用 β 受体阻断药期间，护士应做好以下护理：

（1）严格掌握适应证和禁忌证：所有慢性收缩性老年心力衰竭，心功能 II、III 级的患者（LVEF < 45%），病情稳定的情况下，除非有禁忌证或不能耐受，都应使用 β 受体阻断药。β 受体阻断药治疗前患者应无液体潴留，利尿药维持在合适剂量；IV 级心力衰竭患者，待病情稳定后，即 4 d 内未静脉用药、无液体潴留并体重恒定，在严密监护下可应用 β 受体阻断药。β 受体阻断药不能应用于急性心力衰竭患者的紧急治疗，包括难治性老年心力衰竭需静脉给药者。β 受体阻断药的禁忌证包括：支气管痉挛性疾病、心动过缓（心率 < 60 次/min）、II 度及以上房室传导阻滞（除非已安装起搏器）、有明显液体潴留或需大量利尿者。

（2）遵循个体化原则：β 受体阻断药需从小剂量开始使用，如美托洛尔 12.5 mg/d、比索洛尔 1.25 mg/d、卡维地洛 3.125mg（2 次/d），每 2~4 w 剂量加倍。这是因为老年人肾上腺素能受体功能降低，β 受体敏感性也随之降低。同时，β 受体阻断药在体内代谢、清除能力减弱。老年患者常合并存在其他系统疾病，因此 β 受体阻断药应从小剂量开始，并逐渐调整剂量，目标剂量因人而异，且在达到最大耐受量时坚持长期服用。

（3）不应单独使用 β 受体阻断药：应在使用 ACEI、利尿药和洋地黄类药的基础上加用 β 受体阻断药。

（4）严密观察不良反应：长期应用 β 受体阻断药可有效防止疾病进展。患者使用 β 受体阻断药后，症状改善常在服药 2~3 个月后才出现，而药物不良反应则发生在早期。但不良反应一般不妨碍患者继续服用该药。用药期间，护士应严密监测患者的生命体征，防止低血压；在治疗开始 3~5 d 内注意观察患者有无心力衰竭恶化和液体潴留，有无心动过缓或传导阻滞。一旦患者出现不良反应，及时通知医生进行对症处理。

4. 应用正性肌力药期间的护理。正性肌力药可加强心肌收缩力，增加心脏每搏输出量，改善心脏功能。常用洋地黄类药，主要有地高辛、毛花苷丙及毒毛花苷 K。在应用正性肌力药期间，护士应做好以下护理：

（1）严格掌握适应证和禁忌证：正性肌力药应与利尿药、ACEI 和 β 受体阻断药联用；不主张早期应用，不推荐直接用于Ⅰ级患者，也不适用于单纯舒张功能障碍性心力衰竭患者。通常，地高辛可应用于左心衰竭、右心衰竭和全心衰竭患者，以及伴有快速心房颤动和有症状的窦性心律心力衰竭患者。

（2）严格掌握服用剂量：地高辛常用剂量为 0.25 mg/d，70 岁以上老年人或肾功能减退者宜给 0.125 mg/d 或隔日一次。与传统观念相反，适量地高辛是安全的，耐受性好。目前尚无证据支持应用地高辛的合适剂量，但不良反应常见于大剂量应用时。

（3）密切观察患者有无不良反应：洋地黄类药主要不良反应为心律失常，所以在用药过程中护士应及时监测心电图变化，一旦发现患者出现心律失常，应立即停药，并通知医生对症处理。老年心力衰竭患者易发生洋地黄中毒，其原因是：①老年患者肝功能减退，肾清除率降低；②随年龄增长，心脏对洋地黄的敏感性增加；③老年心力衰竭患者常同时患有多种疾病，且同时服用多种药物，药物间的相互作用可使地高辛在体内的浓度升高，导致洋地黄中毒。老年患者洋地黄中毒与青年患者中毒的表现基本相似，但可不以恶心、呕吐等胃肠症状开始，而是先出现头痛、头晕、色视、肌无力、意识改变等神经症状，故护士应注意认真识别，及时处理。

5. 应用血管扩张药期间的护理。适用于Ⅲ、Ⅳ级的慢性收缩性心力衰竭，尤其对瓣膜返流性心脏病（二尖瓣、主动脉瓣关闭不全）、室间隔缺损，可减少返流或分流，增加前向心排出量。动脉扩张药不宜用于阻塞性瓣膜病及左心室流出道梗阻患者。AMI 或心肌缺血引起的心力衰竭可选用硝酸酯类血管扩张药，常用药物有酚妥拉明和硝普钠。用药过程中护士应监测血压，避免发生低血压。

6. 心力衰竭合并心房颤动（房颤）的护理。快速房颤可诱发心力衰竭或使心力衰竭恶化。对持续性房颤不易转复为窦性心律者应联合应用地高辛及 β 受体阻断药，使心室率维持在 70~80 次 /min。近期出现房颤者，护士应根据医嘱使用低剂量的胺碘酮转复。心力衰竭合并房颤患者，发生栓塞的危险性明显升高，所以护士应密切监测患者有无下肢静脉栓塞、脑栓塞或肺栓塞等症状。对需长期进行抗凝治疗的患者，护士应做好抗凝药使用的护理。

（三）一般护理

1. 卧床休息以减轻心脏负担，降低机体耗氧量。正常情况下，应根据患者心功能情况制订活动和休息的计划。除急性期和重症心衰时应卧床休息外，患者根据自身的状况可进行适量运动，如散步、气功、太极拳等。但运动过程中，应合理安排运动强度和时间，并密切监测心率、呼吸及面色变化。当出现脉搏大于

110次/min，或比休息时加快大于20次/min伴心慌、气急、心绞痛发作或异常搏动感时，应停止运动并休息。待患者心功能改善后，根据个体情况尽早恢复体力活动。

2. 祛除病因。针对病因，应用药物和手术进行治疗，可使心力衰竭症状获得改善。例如，对贫血性心脏病及时纠正贫血，对高血压心脏病进行降压治疗等。护士应及时做好输血、降压等相关护理工作。

3. 消除诱发因素。心力衰竭常见诱因是感染，特别是呼吸道感染。其他如心律失常也是心力衰竭的诱发因素。所以应告知患者注意个人卫生和保暖，避免受凉感冒。同时注意休息，避免操劳过度以减少或防止心力衰竭的发生。

4. 对症支持治疗。根据患者具体症状进行对症支持，如呼吸困难患者给予吸氧，电解质紊乱患者及时监测电解质水平并积极进行纠正等。

5. 合理饮食及限制液体入量。心力衰竭患者的饮食原则为低钠、低热量、清淡易消化，足量维生素、碳水化合物、无机盐和适量脂肪，禁烟酒。同时还应少食多餐，避免饱餐诱发或加重心力衰竭。在患者静脉补液期间，在严格控制输液速度外，还需严格记录患者出入液量，并将食物含水和输液量计入到水钠摄入量中，以便医生及时调整治疗方案。

6. 预防压力性损伤。卧床休息者，应2 h翻身一次。慢性心力衰竭患者常被迫采取右侧卧位，所以应加强右侧骨隆突处的皮肤护理，如定时按摩、翻身等，以预防压力性损伤。进行护理动作时应轻柔，防止擦伤皮肤。

7. 心理护理。慢性心力衰竭患者往往常年卧床，易产生"累赘"感，对生活信心不足，同时又惧怕死亡。因此，护士应关心体贴患者，积极进行心理疏导，在生活上给予必要的帮助，使其保持良好的情绪，树立与疾病作斗争的信心和决心。同时指导家属给予理解和支持，以避免精神刺激。

七、健康教育

1. 疾病相关知识教育。护士应给患者及家属详细介绍慢性心力衰竭的病因、治疗方式和护理措施等相关知识。指导患者积极治疗原发病和消除诱因。

2. 药物相关知识教育。严格遵医嘱服用药物，避免随意增减或擅自停服、改药等情况的发生。

3. 指导患者自我监测和管理。以便对出现的各种症状和所用药物的不良反应及时发现。一旦出现气短、乏力、夜间憋醒、咳嗽加重、泡沫状痰、倦怠、嗜睡、烦躁等，可能为心力衰竭的不典型表现，应及时就医。

4. 生活教育。戒烟戒酒，饮食宜清淡，且不宜过饱。适当摄入蔬菜水果，防止便秘。

5. 预防教育。合理安排活动与休息，防止劳累。根据患者自身情况进行适当的家务劳动和运动。自我监测心率变化，活动后有无心悸气短等不适。

6. 定期随访，复查ECG、UCG等，心功能测定可每3个月检查1次。监测体重及水肿情况，并根据病情由医生决定药物是否需要调整。

第二节　老年肝衰竭的护理

肝脏是人体最大的实质性器官，也是体内最大的腺体。肝脏在维持机体糖、脂肪、蛋白质、维生素和激素等的代谢过程中处于中心地位，并具有生物转化、分泌和排泄等功能。引起肝损害的因素很多，导致肝脏大面积坏死时称为肝衰竭（hepatic failure）。肝衰竭主要表现为黄疸、腹水、皮肤或黏膜出血、肝性脑病和肾功能障碍等。老年肝衰竭患者常与多种慢性病伴随存在，且极易出现并发症及 MOF，所以治愈率低，病死率高。

一、病因和分类

（一）病因

1. 生物因素：与肝衰竭有关的病毒有甲肝病毒（hepatitis A virus，HAV）、乙肝病毒（hepatitis B virus，HBV）、丙肝病毒（hepatitis C virus，HCV）、丁肝病毒（hepatitis D virus，HDV）、戊肝病毒（hepatitis E virus，HEV）、己肝病毒（hepatitis F virus，HFV）、庚肝病毒（hepatitis G virus，HGV）、巨细胞病毒（cytomegalo virus，CMV）和 EB 病毒。以上这些病毒均可引起肝细胞坏死。

2. 理化因素：各种有毒物质破坏肝细胞致肝细胞坏死。例如杀虫剂、四氯化碳等；抗生素、中枢神经类药、麻醉药以及某些中药。此外，酒精亦可导致肝衰竭。

3. 营养因素：长期严重营养不良、慢性心力衰竭或肝脏肿瘤等可导致肝脏缺血缺氧，引起肝衰竭。

4. 遗传因素：肝豆状核变性、遗传性糖代谢障碍等影响肝功能，导致肝衰竭。

5. 其他因素：长期接触辐射性物质，以及接受化疗的患者可引起肝细胞坏死，导致肝衰竭。

（二）分类

根据病理特征和病情发展速度，肝衰竭被分为急性肝衰竭、亚急性肝衰竭、慢性肝衰竭和慢性肝衰竭急性加重四种。

急性肝衰竭既往无肝病史，在发病 2 w 内出现以Ⅱ度以上肝性脑病为特征的肝衰竭症候群；亚急性肝衰竭患者既往也无肝病史，发病 15d~26 w 内出现肝衰竭症候群；慢性肝衰竭是在已有肝硬化基础上，肝功能进行性减退，表现为慢性肝功能失代偿引起的肝衰竭；慢性肝衰竭急性加重是患者既往有慢性肝病，在 4 w 内出现的急性肝功能失代偿。

二、发病机制

肝衰竭的发生机制较为复杂，尚不完全清楚。目前认为主要是肝脏损伤导致肝衰竭。根据其发生机制可分为化学性损伤和免疫性损伤两类。

1. 化学性损伤：肝炎病毒或其他病毒感染、药物以及肝毒性物质（酒精、化学制剂）等通过影响肝细胞膜、线粒体、胞内离子的稳定和各种降解酶类，直接导致肝细胞损伤。肝细胞损伤可使肝脏解毒功能障碍，导致肝脏解毒作用下降，使毒性代谢产物入血，进一步加重肝脏化学性损伤。

2. 免疫性损伤：当机体受到外界因素干扰，如肝炎病毒，可引起机体过激的免疫反应，导致免疫功能失调，进而引发组织和器官功能损害。机体的免疫反应主要包括细胞毒性 T 淋巴细胞介导的细胞免疫，以及干扰素 $-\gamma$（interferon，IFN$-\gamma$）激活巨噬细胞引起的迟发型超敏反应。免疫反应不仅会引起肝细胞缺血再灌注损伤，还会导致肝细胞坏死。而肝细胞坏死致使内毒素蓄积，内毒素又促使肝内微循环出现障碍，促进肝细胞凋亡。在此过程中，出现谷草转氨酶（aspartate transaminase，AST）、谷丙转氨酶（alanine transaminase，ALT）和胆红素升高，凝血功能障碍。同时，肿瘤坏死因子 $-\alpha$（tumor necrosis factor，TNF$-\alpha$）、白细胞介素 -1（interleukin-1，IL-1）、白细胞介素 -6（interleukin-6，IL-6）和白细胞介素 -8（interleukin-8，IL-8）等炎性因子升高。这些炎症因子不仅会与肝窦内皮细胞黏附，加重内皮细胞损伤导致肝内微循环障碍，引起肝脏持续缺血，同时还会引起肝外组织和器官功能受损，引起肾衰竭、脑水肿和肝肺综合征等。

三、临床表现

肝衰竭是肝脏功能不全发展的终末阶段。各类型肝衰竭的临床症状以原发疾病表现为主。疾病早期，主要表现为乏力、低热、恶心、呕吐等症状，皮肤及巩膜黄疸进行性加深，有出血倾向；疾病中期，患者出血倾向愈发明显，皮肤出现瘀斑和皮下出血点，可同时出现肝性脑病、腹水和感染等并发症；疾病晚期，在中期临床表现基础上，患者出现上消化道出血、肝肾综合征和肝肺综合征等并发症。

1. 黄疸：短时间内迅速加深，同时伴有血清转氨酶明显升高，凝血酶原时间延长及活动度显著下降。

2. 消化道症状：表现为顽固的呃逆，恶心、呕吐及明显的腹胀。

3. 腹水：病程超过 2w 者多伴有腹水及低蛋白血症。

4. 出血倾向：由于肝脏合成能力减弱，导致凝血酶原时间延长，纤维蛋白原、血小板减少，凝血功能异常。患者常出现皮下瘀、瘀斑，以注射部位最为明显。

5. 并发症：肝衰竭可引起上消化道出血、感染、脑水肿、肝性脑病、肝肾综合征、肝肺综合征等并发症。①上消化道出血：患者出血倾向严重时，可出现上消化道出血，危及患者生命。②感染：肝衰竭患者机体免疫力低下、肠道菌群失调和胃肠黏膜屏障作用降低等因素影响，患者常继发肺炎、自发性腹膜炎和脓毒症等，常见病原体为大肠埃希氏菌、肺炎链球菌、肠球菌和真菌。③脑水肿：患者表现为昏迷、抽搐、呕吐和视神经盘水肿等颅内压升高的临床症状和体征。④肝性脑病：患者出现肌张力增高、嗜睡、昏迷、病理反射阳性、扑翼样震颤和腱反射亢进等肝性脑病症状和体征。⑤肝肾综合征：肝衰竭患者的腹水、水肿及肾血管收缩超过肾功能的代偿能力时，可出现为少尿、无尿、血肌酐和尿素氮升高等急性肾衰竭表现。⑥肝肺综合征：肝衰竭患者可并发肺部并发症，表现为头晕、直立性的缺氧、呼吸困难、仰卧呼吸、杵状指等表现。

四、辅助检查

1. 实验室检查：需进行血常规、电解质、血糖和血氨等检测。通过总蛋白、白蛋白、转氨酶、胆碱酯酶等检测，及时了解肝脏储备能力及肝功能损害程度；通过凝血酶原时间、血小板计数和凝血酶原活动度了解患者凝血功能；通过肝炎病毒、巨细胞病毒和 EB 病毒检查协助鉴别病因。

2. 影像学检查：通过腹部器官超声、CT 或 MRI 检查评价肝脏大小、损伤程度及血管、胆管内径，除外恶性梗阻性病变。通过胃镜或钡餐造影了解食管静脉曲张、胃黏膜情况，尤其是既往有慢性肝病史及长期酗酒者。

五、治疗原则

肝衰竭的治疗应在充分考虑患者器官功能状况和既往病史基础上，进行病因治疗。例如，HBV 感染的肝衰竭患者，应尽早酌情使用核苷类似物，如拉米夫定、恩替卡韦等；药物性肝衰竭患者，应首先停用可能导致肝损害的药物；乙酰氨基酚中毒所致者，应给予 N- 乙酰半胱氨酸（N-acetyl-L-cysteine，NAC）治疗，并在肝衰竭出现前即采取口服活性炭联合 NAC 静脉输注治疗。在病因治疗的同时，应维持患者内环境稳定，保证足够的热量和营养供应，以减少毒物生成或吸收、改善肝脏血循环及提高氧供、促进肝细胞再生。此外，还需要积极预防肝性脑病、出血、感染、脑水肿、腹水和肝肾综合征等肝衰竭并发症。

六、护理措施

（一）紧急救护

1. 绝对卧床休息，以减轻肝脏负担，促进肝细胞的修复与再生。平卧位时肝脏血流量增加 40%，有利于肝细胞再生，并可减少生理及病理性消耗，减轻肝脏负担。

2. 氧气吸入。肝肺综合征患者常有低氧血症，所以应提高氧供应及氧摄取，来减轻缺氧对肝、脑和肾等重要器官损害。给氧方式包括经鼻给氧、机械辅助通气和高压氧等。

3. 病情评估

（1）症状和体征评估：护士应密切观察患者的意识是否清楚，性格和行为有否异常、是否有黄疸出现，以及有无并发症。如患者出现欣快激动、淡漠少言、计算能力下降和失眠等，提示为肝性脑病的前驱期，即Ⅰ度肝性脑病；如患者出现衣冠不整、随地便溺、嗜睡或扑翼样震颤，提示为肝性脑病的昏迷前期，即Ⅱ度肝性脑病；如患者出现健忘、言语混乱不清、昏睡但可以被唤醒等提示为肝性脑病的昏睡期，即Ⅲ度肝性脑病。当患者出现昏迷、对疼痛刺激无反应时提示处于肝性脑病昏迷期，即Ⅳ度肝性脑病。

（2）既往史和伴随用药评估：评估患者既往有无肝炎病毒、巨细胞病毒、EB 病毒、肠道病毒或疱疹病毒感染;有无肝豆核变性、果糖失耐受、肝脏肿瘤、自身免疫性肝病、胆汁淤积性肝病等疾病;有无肝移植术或肝脏手术史;有无服用对乙酰氨基酚、抗结核药或抗肿瘤药;有无吸烟史或饮酒史。

（3）辅助检查评估:护士通过监测血清胆红素,血清白蛋白,血清胆碱酯酶,血浆总胆固醇,血氨,内毒素,血乳酸等生化指标,来判断患者肝功能损伤情况;同时通过血小板、凝血酶原时间和凝血酶原活动度（prothrombin activity,PTA）,以及患者的临床症状体征,评估肝功能衰竭类型和严重程度。疾病早期,患者通常表现为极度乏力,腹胀、恶心和呕吐等严重消化道症状,短期内黄疸进行性加深,血清总胆红素 $\geq 171\mu mol/L$,或每日上升 $\geq 17.1\mu mol/L$,PTA $\leq 40\%$;疾病中期,患者可出现腹水、Ⅱ度以下肝性脑病,皮下出现瘀斑或出血点,$20\% < PTA \leq 30\%$;疾病晚期,患者可出现Ⅲ度以上肝性脑病、肝肾综合征、上消化道大出血、严重感染和难以纠正的电解质紊乱,PTA $\leq 20\%$。

（二）用药期间的护理

肝衰竭患者应绝对禁止使用对肝脏有毒的药物,同时应用促进肝细胞再生及护肝退黄的药。在用药过程中,护士应严格掌握药物使用的适应证和禁忌证,注意观察用药效果及不良反应。

1. 促进肝细胞再生药期间的护理。促进肝细胞再生药主要有促肝细胞生长因子（hepatocyte growth promoting factor,PHGF）,人胎肝细胞悬液和前列腺素 El 等。①促肝细胞生长因子（PHGF）:能明显促进肝细胞 DNA 合成,改善肝巨噬细胞功能。可静脉滴注 100~200mg/d,直到患者明显好转。②人胎肝细胞悬液:引产后胚胎胎肝磨碎,过滤后静脉滴注,每周 2~3 次,对急性肝衰竭有一定疗效。目前该药已被 PHGF 所取代。③前列腺素 El（prostaglandin E1,PGE1）:具有扩张肝脏血管,增加肝血流量,促进肝细胞再生,稳定溶酶体膜,减少 TNF 产生,减轻肝损伤的作用。可将 200μg 加入 10% 葡萄糖液中缓慢静滴,每日一次,7~10 d 为一疗程,对肝细胞再生有较好效果。目前脂质体包裹的 PGE1 可延长 PGE1 在体内的半衰期,疗效更好。药物使用期间,护士应告知患者注意休息,合理营养,遵医嘱使用药物,观察有无腹胀、头痛等不良反应。发现及时通知医生调整药物剂量或停药,并协助医生对症处理。

2. 应用护肝退黄药期间的护理。①甘草甜素:包括强力宁、甘利欣等,该类药物有类似肾上腺皮质激素的非特异性消炎作用,而无加重继发感染的危险。有较强的保护肝细胞,促进黄疸消退的作用。②中药注射液:常用的中药注射液有茵栀黄口服液、岩黄连注射液、门冬氨酸钾镁注射液等。茵栀黄口服液具有清热解毒,利湿退黄和降低谷丙转氨酶的作用,可口服,一次 10 mL,一日 3 次。岩黄连注射液可清热解毒,常用于肌内注射,一次 2 mL,一日 1~2 次。门冬氨酸钾镁属于肝胆疾病辅助用药,可口服或静脉滴注,每天 20~60 mL,稀释于 5%~10% 的葡萄糖液 100~250 mL 中滴注。③其他药物:还原型谷胱甘肽制剂及多烯磷脂酰胆碱等药物可保护肝细胞、加强肝脏解毒功能,可酌情选用。药物使用期间,护士应观察用药退黄效果,有无头痛、血压升高、浮肿等不良反应,一旦出现,及时通知医生并协助医生进行对症处理。

（三）消化道出血患者的护理

消化道出血患者应提供相应的生理、心理、社会的照顾,帮助患者配合治疗、改善预后。

1. 注意观察病情变化。严密监测患者的生命体征，准确记录 24 h 出入量。观察患者呕吐物、粪便的颜色、性质和量，如有呕血或黑便应及时通知医生。同时也应注意观察患者皮肤黏膜有无色素沉着，及肢端温度变化。

2. 饮食护理。出血期间患者需禁食。患者禁食期间，经静脉补充营养物质。少量出血患者，可选用无刺激流食。出血停止后可从流食、半流食逐步过渡到普食。饮食以易消化为主；忌粗糙、坚硬、辛辣刺激饮食；忌饮用咖啡、浓茶等，戒烟戒酒。

3. 生活护理。患者需绝对卧床休息，受压处皮肤给予按摩，防止压力性损伤。持续低流量给氧，给予必要的生活协助，每日做好口腔护理。昏迷患者头偏向一侧，以免呕吐时发生误吸。

4. 用药护理。遵医嘱静脉补充液体，观察药物的疗效和不良反应。一旦患者出现大出血，应迅速建立两条静脉通路，遵医嘱使用血小板、维生素 K1、新鲜血或冰冻血浆等，进行止血、补充血容量治疗。

（四）肝性脑病患者的护理

出现肝性脑病的先兆或肝昏迷患者，应绝对卧床休息。监测生命体征变化，持续低流量氧气吸入，如患者不能自主呼吸，应立即进行机械辅助通气。期间禁蛋白质饮食，可口服乳果糖。昏迷患者应进行鼻饲，必要时可静脉补充支链氨基酸，以保证每天给予足够的液体和热量，并记录 24 h 出入量。昏迷患者给予口腔护理，按摩骨隆突处，定时翻身，保持皮肤清洁，防止压力性损伤。应使用降血氨药，监测血氨变化。遵医嘱每日给予温盐水加食醋稀释后清洁灌肠 2 次，清洁灌肠后给予温盐水加等量食醋保留灌肠。禁止肥皂水灌肠，以消除和抑制肠道毒物及氨的产生和吸收。

（五）继发感染患者的护理

肝衰竭易合并自发性腹膜炎、肺部感染和脓毒症。护士应保持病房通风，定期消毒；监测患者有无感染征象，注意呼吸道、腹腔、导管性感染等相关因素；进行侵入性操作时应严格执行无菌操作技术；注意口腔护理，预防口腔真菌感染；昏迷患者应定时翻身、拍背以防止坠积性肺炎或压力性损伤的发生；保持会阴部清洁，避免泌尿系统感染的发生；定期进行血培养，监测有无感染发生；患者一旦出现继发感染，应根据血培养及药敏实验结果选择敏感，选用对肝、肾无损害的抗生素；药敏实验结果未报告前，可先给对 G- 杆菌敏感的抗生素，例如半合成青霉素类、合成头孢菌素类或喹诺酮等。感染严重者可联合用药。厌氧菌感染者可使用甲硝唑或替硝唑；真菌感染者可考虑对肝脏毒性相对较小的氟康唑或咪康唑，慎用伊曲康唑。

（六）腹水患者的护理

准确记录 24 h 出入量，定期测量腹围和体重，观察腹水消长情况。如腹水过多，则应行腹腔穿刺术来定期放腹水。期间做好如下护理工作：

1. 术前应说明注意事项，测量体重、腹围和生命体征，排空膀胱避免误伤。

2. 术中及术后应监测生命体征，观察患者有无不良反应。

3. 术毕用无菌敷料覆盖穿刺处，如有溢液可用明胶海绵处理，并缚紧腹带，避免腹内压骤降引起休克。

4. 记录腹水的量、颜色和性质,必要时送检。

5. 密切监测血电解质和酸碱度变化,及时发现水、电解质和酸碱平衡紊乱,一旦发生,及时纠正。

6. 避免长时间局部受压,勤翻身,按摩骨突出部,使用水垫或气垫保护皮肤,避免发生压力性损伤。

(七)脑水肿患者的护理

脑水肿是肝衰竭常见并发症,也是肝衰竭致死的重要原因。应尽早发现,及时治疗。可用 20% 甘露醇溶液以 0.5~l g/kg 静脉推注,5~10 min 推完,或在 20 min 内快速滴完,每 4~6 h 重复一次,使维持颅内压 < 20mmHg。甘露醇治疗无效或肾功能不全患者,可用硫喷妥钠来控制脑水肿、降低颅内压。应用硫喷妥钠应注意监测血压,防止发生低血压。使用甘露醇期间的护理见第十二章第四节利尿药和脱水药的护理。

(八)肝肾综合征患者的护理

避免应用损害肝肾脏的药物、过量利尿和大量放腹水,同时积极预防消化道大出血、严重感染、DIC 和休克等并发症;准确记录 24 h 出入量,保持出入量平衡;适当补充血浆、白蛋白或晶体液,以纠正低血容量;持续静脉输注多巴胺以扩张肾血管,改善肾的灌注(使用多巴胺期间的护理见第十二章第二节血管活性药的护理)。必要时,可进行血液净化治疗(血液净化治疗见第十一章第八节连续性血液净化与体外膜肺氧合)。

(九)一般护理

1. 保持环境雅静。保持病房合适安静,严格探视制度,保证患者得到充分休息。肝功能恢复正常后,患者可逐渐增加运动量,但应以不感觉疲劳为度。

2. 合理饮食。根据病情变化调整饮食,以利于促进肝细胞修复和再生,促进患者康复,降低病死率。疾病早期可给予清淡、新鲜且易消化的流质、半流质食物;疾病稳定期,可给予适量蛋白、高维生素、低脂肪、充足的碳水化合物饮食;合并并发症患者亦按需调整饮食;避免进食粗糙、坚硬的食物,以免损伤曲张的血管诱发出血;肝衰竭患者每日热量需 2000 kcal 以上,蛋白质供给量为 1.5~2.0 g/(kg·d),每日需要 100~120 g;肝性脑病者应严格限制蛋白质摄入量,以减少肠源性氨的来源,每日应低于 40 g,禁用动物蛋白,可用植物蛋白或支链氨基酸。

3. 心理护理。肝衰竭为终末期肝病,患者病情重,治疗费用高,救护难度大。患者常会产生悲观、恐惧、绝望等情绪;护士应多与患者交谈,倾听患者诉说,同情、关心、体贴患者,减轻和消除患者的心理负担。同时要取得家属配合,避免一切不良刺激,以保持患者情绪稳定,利于患者康复。

4. 保肝护理。遵医嘱使用保肝、护肝药,以保护并促进肝细胞恢复;患者应补充足够的能量、维生素及微量元素,限制水钠摄入,维持水、电解质平衡,避免导致腹水或外周组织水肿加重;保持静脉通路通畅,维持胶体渗透压及有效循环容量;单独葡萄糖液静脉滴注难以满足机体所需热量,可联合输注脂肪乳;如血浆白蛋白过低出现水肿和腹水时,应静脉补充白蛋白。

七、健康教育

1. 注意休息避免劳累，至少休息 3~6 个月。

2. 出院后要避免各种加重肝损害的诱因。避免进食粗糙、坚硬的食物以免损伤曲张的血管诱发出血。根据患者食欲的变化，适当增加动物蛋白摄入，但不宜过饱，忌饮酒。

3. 遵医嘱用药，根据肝功能情况继续服用护肝药；抗乙肝病毒药应坚持长期服用，不能擅自停药，定期复查肝功能等相关指标。

第四节 老年肾衰竭的护理

肾衰竭（renal failure）是由泌尿系统疾病及其他多种因素引起的肾脏功能严重受损，导致肾功能部分或全部丧失的病理状态。在老年 MOF 患者中，有 20%~40% 患者合并肾衰竭。随着增龄，老年人肾脏结构和功能发生退化，在应激或某些药物作用下，易发生肾衰竭，且难以逆转。若老年人患有高血压、糖尿病等慢性病，会加速肾小球硬化进程，促发肾衰竭。

一、病因与分类

（一）病因

肾衰竭可由原发性肾脏疾病和肾脏以外因素引起。在我国老年患者中，肾衰竭病因依次为肾硬化（37%）、糖尿病（25%）、肾炎（13%）、肾淀粉样变（7%）、多囊肾（6%）。

1. 原发性肾脏疾病：原发性或继发性肾脏疾病均可以引起肾衰竭。例如前列腺增生、泌尿系肿瘤导致的泌尿道梗阻；肾动脉粥样硬化所致的肾脏供血减少；肾动脉狭窄性肾性高血压服用转化酶抑制药亦可诱发老年肾衰竭等。

2. 肾脏以外因素

（1）肾脏低灌注：多种原因引起的血压的明显下降可导致肾脏有效血液灌注不足，从而诱发肾衰竭。例如 AMI 伴心力衰竭、大手术、脓毒症、呕吐、腹泻、利尿药、消化道出血或其他原因引起的血容量不足等，均可诱发急性肾衰竭。

（2）严重感染：是促发老年急性肾衰竭的常见原因之一。老年人容易发生泌尿系统、呼吸系统及胆道等部位感染。老年感染患者临床症状多不典型，容易延误诊断与治疗，导致脓毒症及感染性中毒性休克，从而诱发急性肾衰竭。

（3）肾毒性药物：老年人肾脏对肾毒性药物更为敏感，例如造影剂、氨基糖苷类抗生素、非固醇类消炎药、ACEI 和甘露醇等都可诱发急性肾衰竭。

（二）分类

根据发病急缓，肾衰竭分为急性肾衰竭和慢性肾衰竭。

1. 急性肾衰竭：急性肾衰竭（acute renal failure，ARF）系因肾小球滤过率突然或持续下降，引起血氮质废物增多伴水、电解质和酸碱平衡紊乱导致多系统并发症的临床综合征。肾小管坏死多为可逆性，若诊治及时肾功能可完全恢复，故急性肾衰竭目前也被称为急性肾损伤（acute kidney injury，AKI）。此类患者既往可无肾脏病，也可在原有慢性肾脏病的基础上肾脏短时间内丧失排泄能力。

2.慢性肾衰竭：慢性肾衰竭（chronic renal failure，CRF）是指慢性肾脏病所致肾小球滤过率持续下降引起与此相关的全身性代谢紊乱出现的综合征。这是在慢性肾脏疾病基础上，肾实质严重破坏，缓慢发生的肾功能减退导致肾衰竭。临床突出表现恶心、呕吐、乏力、渐进性贫血和尿量改变等。此类患者既往常有慢性肾脏病史。根据肾功能不全的程度分为三期，即肾功能不全代偿期、肾功能失代偿期（氮质血症期）和尿毒症期。

二、发病机制

肾衰竭发病机制甚为复杂，目前尚未完全清楚，主要与肾功能受损及慢性病相关。目前主要有以下几种说法：

1."健存"肾单位学说：各种原因引起的肾脏实质病变，导致肾单位大部分被破坏，残余肾单位轻度受损，但功能仍正常，残余的"健存"肾单位为了代偿，加倍工作导致"健存"肾单位发生代偿性肥大，肾小球滤过功能和肾小管处理滤液的功能增强，最终导致肾小球硬化而丧失功能。随着"健存"肾单位逐渐减少，肾功能逐渐减退，最终出现肾衰竭。

2.尿毒症毒素学说：尿毒症毒素研究已有100余年历史，已知慢性肾衰竭时体内有200种以上物质血浓度超过正常水平。尿毒症毒素包括磷、尿素、肌酐、胍类、酚类和吲哚等，这些物质可导致患者出现尿毒症症状。

3.肾小管上皮细胞变性、坏死：肾毒性物质可引起肾持续缺血导致肾小管内液返漏和肾小管堵塞。肾小管上皮细胞损伤后引起代谢障碍性钙内流，使胞浆内 Ca^{2+} 浓度明显增加，激活钙依赖性酶，例如一氧化氮合酶、钙依赖性细胞溶解蛋白酶、磷酸解酯酶 A 等，导致肾小管缺氧性损伤和肾小管上皮细胞坏死。

4.缺血 – 再灌注损伤：肾缺血时细胞 ATP 浓度急剧下降，膜的转运功能受损，细胞内 Na^+、Ca^{2+} 积聚，细胞器功能障碍。肾脏血供恢复后可产生大量氧自由基，引起膜的脂质过氧化损伤，导致细胞功能障碍或死亡及血管功能异常。

三、临床表现

（一）急性肾衰竭

老年 ARF 是肾小球滤过率在数小时至数天内突然下降。其病因复杂，一旦发生，病死率较高。临床表现为水、电解质和酸碱失衡，以及高血压、心包炎、心力衰竭、脓毒性休克、肝衰竭和上消化道出血等并发症。根据临床表现和病程可分为少尿期、多尿期及恢复期三个阶段。

1.少尿或无尿期：表现为少尿，即 24 h 尿量少于 400 mL。也可表现为无尿，即少于 100 mL。此期一般持续 7~14 d 或更长时间。因肾缺血、肾小球滤过率降低和肾素分泌增多，患者体内代谢产物排出减少，出现血 Cr 和 BUN 升高、稀释性低钠血、高钾血、代谢性酸中毒和低钙血、高血压甚至高血压脑病、心力衰竭、心律失常和心包炎等。

2.多尿期：表现为尿量增多,尿量增加速度较快,24 h尿量可达3000~5000 mL甚至更多。此期是肾功能开始恢复的标志,一般持续1~3 w。此期患者血Cr和BUN浓度迅速下降,但仍可出现高钾血、感染、上消化道出血和心力衰竭等并发症。

3.恢复期：患者表现为尿量正常,病情稳定,各项化验指标趋于平稳。老年患者因肾脏组织结构和功能的明显变化及多种慢性病影响,恢复缓慢,易发展为CRF。

（二）慢性肾衰竭

CRF是各种原因导致肾功能进行性损害,出现以水、电解质和酸碱平衡失调,毒性产物和代谢废物积蓄的临床综合征。老年患者因器官功能老化及伴随疾病,常发生CRF,从而增加MOF发生率,并导致老年患者病死率升高。CRF患者早期无明显症状,仅表现为原有慢性病的症状,直至残余肾单位不能代偿时,才出现尿毒症。

1.水、电解质和酸碱失衡：常见的有低钙血症、高磷血症、低钠血症、高钠血症、高钾血症、低钾血症和代谢性酸中毒。

2.器官功能障碍和并发症：常见的有皮肤、消化系统、心血管系统、呼吸系统、神经系统、血液系统和内分泌系统功能障碍和并发症。患者可表现为恶心、呕吐、腹泻、皮肤瘙痒、骨痛、抽搐等。也可出现胃溃疡、高血压、心包炎、心肌病、心功能不全、贫血、继发性甲状旁腺功能亢进、肾性骨病和继发性感染等。

四、辅助检查

1.实验室检查：尿量、尿常规、尿比重和尿渗透压检查用以鉴别病因和明确肾衰竭的分期、分型;血常规检查有助于发现患者有无肾性贫血和感染;血生化和电解质检查有助于了解患者BUN、Cr、K^+和Na^+的浓度。

2.影像学检查：B超检查探测器官形态、位置、局部病理变化,鉴别是否存在肾后性梗阻因素。腹部X线、静脉或逆行肾盂造影、CT或MRI等有助于寻找引起肾衰竭的原因。

五、治疗原则

ARF若能早期明确诊断并及时进行有效地干预,可以最大限度地减轻肾脏损伤、促进肾功能恢复。所以,ARF的治疗原则是尽早识别并纠正引起肾衰竭的诱因和病因,积极进行祛除病因治疗。例如,因腹泻、烧伤、严重感染和大出血等肾前性因素引起的ARF,应积极扩充有效血流量、应用抗生素控制感染;因结石、肿瘤等肾后性因素引起的ARF,应及时采用手术或其他措施来解除尿路梗阻。因急进性肾小球肾炎、过敏性间质性肾炎等肾原发病引起的ARF,应采用激素冲击治疗,以及抗感染和抗过敏治疗来及时纠正肾血流不足、缺氧和感染。在积极进行祛除病因治疗的同时,还应维持患者内环境稳定,给与营养支持,积极防治并发症。

CRF的治疗原则主要是对患者进行在容量控制,同时应用袢利尿药清除体内过多的液体和代谢废物;应用ACEI或血管紧张素Ⅱ受体拮抗药以扩张肾球小动脉、减轻肾小球基底膜损害和减少系膜基质沉积,提高肾小球高滤过率、减轻蛋白尿;对水电解质酸碱失衡、心力衰竭、感染和消化道出血等进行对症治疗;适时开始肾脏替代治疗,保护残余肾单位,延缓病情发展。

六、护理措施

（一）紧急救护

1.卧床休息,注意保暖,避免受凉。

2.留置尿管,监测出入量。进行动脉穿刺,留取动脉血进行血气、渗透压和电解质分析。同时取外周静脉血进行血常规、红细胞压积和肝肾功能的检测。

3.病情评估

（1）症状和体征评估:①评估患者尿液量、颜色、比重和昼夜尿量的变化。出现少尿或无尿时,应首先检查尿管位置是否正确,尿管是否通畅,然后综合血压、中心静脉压和输入液量的变化判断尿量减少的具体原因。应用精密尿袋监测患者每小时尿量,观察尿液的颜色和性状。准确记录24 h出入量。尿量是肾小球滤过率的直接反映,重症患者通常应监测每小时尿量和24 h尿量。尿量 > 30 mL/h 或 > 1 mL/(kg·h) 表示内脏灌注良好;尿量 < 0.5 mL/(kg·h) 表示内脏灌注减少;尿量 < 17 mL/h 或 24 h尿量 < 400 mL 为少尿;24 h尿量 < 100 mL 为无尿;尿量 > 250 mL/h 或 24 h尿量 > 2500 mL 为多尿;48 h内尿量 < 0.5 mL/(kg·h) 持续6 h以上,提示存在AKI危险;尿量 < 0.5 mL/(kg·h) 持续12 h以上,提示AKI;尿量 < 0.3 mL/(kg·h) 持续24 h以上或无尿持续12 h以上,提示患者出现ARF。②密切观察患者生命体征,定时测量血压、呼吸、心率和意识等的变化。③定期测量患者的体重、晨起空腹腹围。观察患者水肿情况,包括水肿部位、特点和程度等,有无出现胸腔积液、腹腔积液等严重水肿征象。观察有无头痛、嗜睡、意识障碍、抽搐、昏迷等症状,及时发现水中毒或稀释性低钠血。

（2）既往史和伴随用药评估:评估患者既往有无糖尿病、心肌炎、心律失常和腹膜炎等疾病;有无膀胱癌、前列腺增生和肾结石、肾小球肾炎、急进性肾炎、间质性肾炎或尿酸性肾病。评估患者既往有无服用氨基糖苷类抗生素、环孢素、利福平或四环素等药物。立即停用肾毒性药物如合并其他系统疾病必须用药,应选择对肾脏毒性最小的药物,并遵医嘱监测肾功能。

（3）辅助检查评估:配合医生做好血电解质、血气分析和血常规等相关实验室检查,进行心电监护以及早发现高钾血。通过血Cr、BUN和肌酐清除率了解肾小球滤过率,通过尿比重、尿渗透压了解肾小管功能。通常,肾衰竭患者血Cr平均每天增加 ≥ 44.2 μmmol/L,高分解状态者平均每天增加 ≥ 176.8 μmmol/L,血清钾浓度 ≥ 5.5 mmol/L,血pH值常低于7.35伴有低钠、低钙、高磷血症。尿液外观多浑浊,尿蛋白 +~++,

以中、小分子蛋白为主,可见上皮细胞、管型及少许血细胞。尿比重常降低且固定,多在 1.015 以下;尿钠介于 20~60 mmol/L。

BUN 是蛋白质代谢产物,其升高表明肾小球滤过减少或体内蛋白质过度分解。通常,轻度肾功能损害时 BUN 浓度无明显变化。血 BUN 进行性升高(> 20 mmol/L),则表明肾衰竭或患者处于高分解状态。Cr 是肌肉代谢产物,经肾小球过滤,不能被肾小管吸收和分泌。肾小球轻度损害时,血 Cr 浓度不升高。若 48 h 内血 Cr 增加绝对值超过 26.4μ mol/L 或增加值≥基础值的 1.5 倍,常提示患者存在 AKI 危险;血 Cr 增加值≥基础值 2 倍,提示患者出现 AKI;血 Cr $> 354\mu$ mol/L 且增加的绝对值超过 44μ mol/L,或增加值≥基础值 3 倍以上,提示 ARF。

4. 在上述病情评估基础上,针对肾衰竭引起的水电解质酸碱失衡、高血压、心律失常、心力衰竭和上消化道出血采取对症治疗和护理,详见本书相应章节。

（二）连续性血液净化患者的护理

连续性血液净化又称连续性肾脏替代治疗（continuous renal replacement therapy, CRRT）,包括血液滤过、血液透析、血液透析滤过、血液超滤和血浆滤过吸附。CRRT 是危重症患者的生命支持技术之一,特别对肾衰竭患者发挥至关重要的作用。CRRT 是将患者的血液通过临时血管通路由体内引入到血液净化设备,然后再经血管通路输回患者体内,缓慢并等渗地清除水分、溶质和炎症介质,能根据需要不断地调节液体平衡,具有溶质清除率高、患者血流动力学稳定和改善患者免疫调节功能的等优点。

ARF 患者行 CRRT 治疗主要是采用连续性血液透析和 / 或滤过方式来清除体内多余的水分、BUN 和 Cr 等中小分子物质。主要适用于:血液动力学不稳定的 ARF 患者;血肌酐$> 354\mu$ mol/L、尿量< 0.5 mL/（kg·h）持续 12 h 以上者 AKI 患者;尿量< 0.3 mL/（kg·h）持续 24 h 以上者;或无尿持续 12 h 以上者。其护理措施见第十一章第八节。

（三）腹膜透析患者的护理

腹膜透析是利用患者自身的腹膜作为半渗透膜,通过重力作用将配制好的透析液规律、定时经腹膜透析导管灌入患者的腹膜腔。由于在腹膜两侧存在溶质的浓度梯度差,高浓度一侧的溶质向低浓度一侧移动（弥散作用）;水分则从低渗一侧向高渗一侧移动（渗透作用）。通过腹腔透析液不断地更换,以达到清除体内代谢毒物及纠正水、电解质平衡紊乱的目的。腹膜透析适用于:① AKI 患者,包括少尿 3 d 或 2 d 无尿者;存在弥漫性血管内凝血者;明显水钠潴留者;存在严重水肿、脑水肿和急性肺水肿者;尿毒症症状明显者;严重电解质紊乱、酸碱失衡者,如高血钾、代谢性酸中毒等;血 Cr $> 354\mu$ mol/L 或 BUN > 23.8 mmo/L 者。② CRF:包括内生 Cr 清除率< 10 mL/min,或血 Cr $\geq 707.2\mu$ mol/L 伴尿毒症症状。

因腹膜透析较血液透析能更长时间地维持残余肾功能状态,所以间质小管性疾病或慢性肾衰竭发生 AKI 患者,以及残余尿量较多的 CRF 患者宜采取腹膜透析。此外,对存在血液透析禁忌证或无条件进行血液透析患者,也可选择腹膜透析。腹膜透析过程中应注意:

（1）严格执行无菌技术：①透析管、透析液、连接管及连接装置均应严格消毒；②更换透析液、管道时，操作者必须戴口罩，清洗双手。打开腹透装置的任何部分都要注意无菌操作。在拆接前后均要消毒，拆接后以消毒纱布密封包扎，纱布潮湿后立即更换；③透析液在使用前应进行检查，注意有无混浊、沉淀、霉变、破损。尽量避免在透析液中加药。必须加药时宜在无菌条件下进行；④透析室要保持清洁，每日至少进行 1 次空气消毒，经常用消毒液擦桌、椅、地面，梅雨季节应防潮湿。

（2）加强透析管道的管理：①保证腹膜透析导管在位。避免牵拉透析管，防止管道扭曲。定期进行腹部 X 线透视，观察腹膜透析导管的位置；②透析管道的各连接部位应保持清洁，用消毒纱布密封包扎，要减少拆接次数，暴露于空气中的时间应尽量短暂。连接牢固，防止漏液和空气进入腹腔，防止管道扭曲、脱开；③连接管道每 1~6 个月更换 1 次。用瓶装透析液时，则每日更换 1 次。透析液在腹腔停留期间，管道应夹闭；④腹膜透析管的皮肤出口处应保持清洁、干燥，用消毒纱布覆盖，每 w 换药 1~2 次。在插管后 4 w 内尤要防止感染，可在局部涂以四环素软膏。伤口痊愈后，可以淋浴。

（3）患者的管理：①应进食高蛋白、高维生素、低碳水化合物、低脂肪、低磷饮食，蛋白质含量为 1~1.5 g/（kg·d）。无需控制水、盐摄入；在治疗初期，有高血压、水肿者可以适当限制水、盐的摄入；②患者应长期服用水溶性维生素，如 B 族维生素、维生素 C。长期应用磷结合剂，如碳酸钙；③患者应保持精神愉快，身心舒畅，多做户外活动。根据体力情况参加部分乃至全部工作。注意清洁卫生，经常洗澡。定期接受医护人员的指导。

（4）腹膜透析的监护：①每次更换透析液时准确记录输入、排出的液体量及时间，定期总结；②每次排出的透析液，都应观察其色泽、透明度，有无凝块。经常做显微镜检查及细菌学检查；③定期检查腹膜清除率；④观察患者的体温、脉搏、呼吸、血压，测量体重；⑤定期检查血 Cr、BUN、尿酸、电解质、渗透压、血红蛋白、红细胞比容、血糖、血脂和血浆蛋白，监测心功能、骨骼、甲状旁腺功能等。

（四）间歇性血液透析患者的护理

间歇性血液透析主要是通过动静脉瘘建立可以长期使用的血管通路，为肾衰竭患者进行肾脏替代治疗。动静脉瘘通常是将患者左前臂的桡动脉及头静脉进行端侧或端端吻合，待数月后内瘘成熟，对体表的头静脉进行穿刺行血液透析治疗。所以间歇性血液透析通常用于 CRF 患者：一般每周 3 次，每次 4~6 h，以减轻症状，提高生存质量，延长生存期。其护理措施和连续性血液透析基本相同，但还需对动静脉瘘进行相应护理。

1. 向患者讲明瘘管的位置、重要性、可能出现动脉瘤、静脉瘤、狭窄水肿、感染或闭塞等并发症。出现问题时要立即通知医护人员进行处理。

2. 保持瘘管处皮肤清洁，如出现脓性分泌物，局部红、肿，渗血或出血时应及时处理，防止感染。做各种活动时均应小心、衣着勿过紧，瘘管所在肢体禁忌输液、测血压等，亦不可负重和受压，以免压迫瘘管或导致瘘管阻塞。

3. 内瘘管每次透析均需穿刺，两穿刺点间距离应在 10 mm 左右。每次穿刺时应避开明显的疤痕，可选择靠近前一次穿刺点的部位，拔针后应压迫穿刺点 20 min 以上，以免出血。

4. 监测瘘管内有无血管杂音和震颤。若颜色深浅不一、血清分离、波动消失，温度低均提示瘘管阻塞。应立即用肝素加生理盐水冲管或用尿激酶 10000 u 溶解于 10 mL 生理盐水中缓慢注入瘘管内，反复抽吸，每次注入量不应大于 3 mL。

（五）并发症的预防和护理

1. 水、电解质和酸碱失衡的护理。肾衰竭患者较常发生水、钠和钾代谢紊乱及代谢性酸中毒，护士应根据血气和电解质监测结果做好相应的护理。

（1）水、钠代谢紊乱：无水肿者，低盐饮食即可；有水肿者，除限制盐和水的摄入外，还可使用呋噻米利尿治疗，使每日尿量达 2000 mL 左右。护士应严格记录患者 24 h 出入量。

（2）钾代谢紊乱：高钾血症时应首先判断诱因，解除诱因并限制钾的摄入。遵医嘱使用 10% 葡萄糖酸钙拮抗钾离子后进行透析治疗。低钾血症可口服氯化钾或枸橼酸钾，紧急情况下可静脉补钾。

（3）代谢性酸中毒：可口服碳酸氢钠纠正。及时监测动脉血 pH 值。若动脉血 PH < 7.35，且伴有昏迷或深大呼吸时，应静脉使用碳酸氢钠，同时给予 10% 葡萄糖酸钙纠正酸中毒引起的低钙血。

2. 消化系统并发症的护理。慢性肾衰竭患者常出现消化系统并发症。早期症状为食欲不振、腹泻、恶心、呕吐和黑粪等，口中可有尿味、口腔炎、口腔黏膜糜烂或食道炎，胃、十二指肠、结肠和胰腺炎症、黏膜水肿和出血。肾衰竭患者饮食原则应为清淡、易消化、低盐和优质蛋白饮食，并根据患者肾功能情况调整蛋白质摄入量。合并口腔炎的患者，刷牙时应选择软毛牙刷或软布擦洗，必要时护士应协助患者进行口腔护理。若发生出血、坏死等情况，应禁食并给予胃肠外营养支持。

3. 心血管系统并发症的护理。心包炎、心功能不全、心肌病、代谢异常引起的心脏损害和高血压等是 CRF 患者常见的心血管系统并发症。50%CRF 患者死于心血管系统并发症，老年患者病死率更高。高血压患者的血压多为容量依赖性，清除水钠潴留后，其血压可恢复正常。肾衰竭患者降压药的使用可与一般高血压患者相同。选用 ACEI 时，应预防高钾血。尿毒症并发心包炎患者应积极进行透析治疗，1 次 /d，持续透析 1 w 可改善症状。如患者出现心脏压塞征象，应立即行心包穿刺或心包切开引流；如患者出现心力衰竭时，可使用大剂量呋噻米作透析超滤；如洋地黄类药疗效常不佳，可选择硝普钠扩张血管，但使用时间不宜超过 1 w，以免出现氰化物中毒。

4. 神经精神和运动系统并发症的护理。肾衰竭发展成尿毒症时，几乎所有患者都会出现神经精神和运动系统症状，主要表现为精神不振、疲乏、头晕和头痛等，严重者可发生癫痫。患者亦可表现为四肢麻木，下肢出现异样感等周围神经病变。护士应协助患者完成透析，以改善神经精神和肌肉系统症状。遵医嘱使用骨化三醇、红细胞生成素，或通过补充营养来改善部分患者肌肉系统症状。

5. 血液系统并发症的护理。严重贫血是 CRF 常见并发症，若未及时补充铁剂，则可出现缺铁性贫血。

而 CRF 晚期患者多有出血倾向，伴有皮下瘀斑，鼻衄，牙龈出血等表现。透析和使用促红细胞生成素可改善 CRF 患者的贫血。出现缺铁性贫血，可遵医嘱通过口服、静脉、肌内注射等途径补充铁元素，剂量为 200 mg/d。当患者血红蛋白低于 60 g/L 时，应遵医嘱少量多次输血。

6. 肾性骨营养不良症的护理。CRF 时，患者出现钙、磷代谢失调和维生素 D 代谢障碍，可出现继发性甲状旁腺功能亢进，引起骨骼改变，称为肾性骨病或肾性骨营养不良。所以，应尽早纠正患者钙、磷平衡失调，以预防患者出现继发性甲状旁腺功能亢进和肾性骨营养不良症。长期进行透析治疗的患者可使用骨化三醇，促使小肠吸收钙增加，并纠正骨质软化。

7. 皮肤瘙痒患者的护理。BUN 可从患者汗腺排出，并在皮肤表面凝成白色结晶（尿素霜），刺激患者皮肤产生尿毒症性皮炎和皮肤瘙痒。护士应禁止患者搔抓引起皮肤破溃、感染。同时，可采用温水清洗后涂抹无刺激性乳化油剂、口服抗组胺药、控制饮食中磷的摄入及强化透析等多种方法，缓解皮肤瘙痒。对顽固性皮肤瘙痒者可行甲状旁腺次全切除术。

8. 感染患者的护理。老年肾衰竭患者常合并多种疾病，免疫功能低下，更易发生感染。发生感染后，患者应遵医嘱选择肾脏不良反应小的敏感抗生素。如选择经肾排泄的抗生素；及时观察有无少尿、水肿等；通过监测患者肾小球滤过率下降的情况来调整剂量。氨基糖苷类抗生素等具有较强肾毒性，且在 CRF 时肾毒性会增强，应禁用。

（三）一般护理

1. 生活护理。患者应绝对卧床休息，以改善肾脏血流，减轻肾脏负担。患者可进行床上活动，以预防下肢静脉血栓形成；床单、衣裤柔软并保持干燥平整，防止皮肤破溃。操作应尽量集中进行，避免影响患者的休息；抽搐、昏迷者应采取保护措施，防止坠床；烦躁不安者，应使用镇静剂，并注意保持呼吸道通畅。

2. 饮食护理。合理饮食不仅能减少体内含氮代谢产物的积聚及蛋白质的分解，维持氮平衡，且还能维持营养状态，增强机体抵抗力，促进细胞再生，减缓病情发展，提高患者生存质量。

（1）限制蛋白质摄入：减少蛋白质摄入可降低 BUN 水平，从而减轻尿毒症症状。应选择优质蛋白质，如瘦肉、鱼、禽、蛋和奶类，摄入蛋白质控制在 0.8 g/（kg·d）左右，接受透析患者蛋白质摄入量可提高至 1.0g~1.2 g/（kg·d）。

（2）保证热量供给：低蛋白饮食的患者应摄入足够的热量，以减少体内蛋白质的分解。每日应给予热量 1500~2000 kcal，且主要由碳水化合物和脂肪供给。同时注意维生素 C、维生素 B 族和叶酸类食物供给，必要时可静脉补充营养。

（3）维持水平衡：少尿期应严格计算 24 h 出入量，且应遵循"量出为入"的原则补充入量。

（4）限制钾摄入：应根据患者血钾浓度，选择饮食。高血钾患者，避免食用含钾丰富的食物，例如橘子、香蕉、梨、桃、葡萄、西瓜、白菜和萝卜等。

3. 应用 ACEI 和必需氨基酸的护理。患者在禁用损伤肾脏药物的同时，可通过服用 ACEI 来控制高血压,减缓肾损害。对于限制蛋白质摄入的患者,可通过补充必需氨基酸,防止发生营养不良。

(1)必需氨基酸:必需氨基酸是人体不能合成或合成速度不能适应机体需要,必须由食物蛋白质供给的氨基酸。患者肾小球滤过率 ≤ 5 mL/min 时,蛋白质摄入量应减至 20 g/d。虽然可进一步降低血中含氮的代谢产物,但是蛋白质摄入过少,持续 3w 以上,即会发生低蛋白质型营养不良。所以,尿毒症患者如需维持较好的营养状态,则必须口服或静脉输入必需氨基酸。成人 9~23 g/d,以促进机体利用尿素合成非必需氨基酸继而与必需氨基酸合成人体蛋白质,从而达到降低 BUN 的目的。

(2)ACEI 或血管紧张素 Ⅱ 受体拮抗药:老年患者常合并全身性高血压,这两种药物可控制全身性和(或)肾小球内高压力。无全身性高血压患者亦可使用上述药,以延缓肾功能减退。依那普利,口服 5~10 mg/d;患者血 Cr > 350 μmol/L 时,该药可引起肾功能急剧恶化,应禁用。

4. 心理护理。老年患者慢性病较多,一旦发生肾衰竭,特别是需要进行 CRRT 的患者,患者及家属心理负担均较重。护士需要耐心向患者和家属解释本病的相关知识,认真倾听、积极引导,使其了解透析的重要性,以减轻或消除紧张、恐惧及焦虑的心理。可以引导患者通过音乐、读书看报、休息及其他感兴趣的轻体力活动转移患者的注意力,以减轻患者的心理压力。

5. 控制感染。严格无菌技术操作,加强基础护理和管道护理,积极预防和控制感染。

七、健康教育

1. 向患者及家属讲解肾衰竭的相关知识和早期透析治疗的重要性,以减轻其不安和恐惧的心理,指导患者保持乐观情绪,配合治疗和护理。

2. 合理膳食,避免摄入过多含钠和钾的食物;增强体质,适当锻炼;注意个人清洁卫生,注意保暖,防止受凉;注意预防呼吸道、皮肤感染。

3. 禁用对肾功能有害的药物,如用噻嗪类利尿药、磺酰脲类药、双胍类降糖药、贝特类降脂药和氨基糖苷类抗生素等。同时,遵医嘱用药,不擅自调整用药种类、剂量和疗程。

4. 定期门诊随访,监测肾功能、尿量。如有不适,及时就诊。

(高擎擎 王 颖 窦昊颖 马 丹)

案例讨论

刘某某,女,62岁。患者20余年前无明显诱因出现剑突下不适,伴恶心,心脏超声诊断为心肌肥厚,未行治疗。10余年前无明显诱因出现胸闷、胸骨后疼痛,持续5~10分钟,与活动无关,伴恶心,无其他不适,未行治疗。患者半年前症状加重,治疗后未见好转,4天前症状加重,为求治疗,来院就诊。

主诉：剑突下不适 20 余年，胸痛、胸闷 10 余年，加重半年。

现病史：患者半年前剑突下不适加重，伴胸骨后疼痛及恶心，进食及活动后加重，无发热、无头痛等症状，于医院就诊后给予强心、利尿、改善微循环治疗，未见好转，4 天前症状再次加重，为求进一步治疗，来院就诊。

护理评估：

患者慢性胃炎 20 余年，糖尿病 4 年，未行治疗。

血常规：C 反应蛋白 3.34 mg/L。

心梗三项：肌红蛋白 21.50 ng/mL，肌酸激酶同工酶 5.70 ng/mL，高敏肌钙蛋白 1.74 ng/mL。

生化检查：葡萄糖（空腹）7.7 mmol/L，尿素氮 4.3 mmol/L，肌酐 71 mmol/L，钾 4.63 mmol/L。

心脏超声：1.LVEF：0.23；2. 心肌病变；3. 左心、右房扩大；4. 二尖瓣返流（中 – 重度）；5. 主动脉返流（轻度）；6. 三尖瓣返流（中 – 重度）；7. 肺动脉返流（重度）；8. 肺动脉高压（重度）；9. 左室收缩与舒张功能减低。

诊断：1. 扩张型心肌病：心力衰竭（心功能Ⅱ级），肺动脉高压（重度）

2. 心律失常：房性早搏，室性早搏，房性心动过速

3. 2 型糖尿病

4. 慢性胃炎

患者入院后完善相关辅助检查，住院期间给予抗凝、改善心室重构、控制心率、营养心肌、降糖、利尿、护胃等治疗。复查血生化：葡萄糖（空腹）5.9 mmol/L，高敏肌钙蛋白 31.88 ng/mL。其他检查未见明显异常，现患者胸骨后疼痛、胸闷等症状缓解，予以出院。

第十一章

重症监护治疗病房常用救护技术

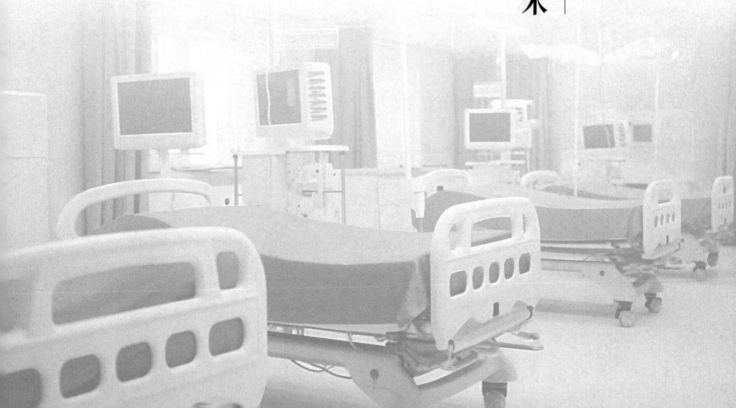

第一节 心肺复苏与体外电除颤

外伤、疾病或中毒等均会导致心脏骤停或窒息，并发生猝死。心肺复苏和体外电除颤是对心脏搏动、呼吸停止的患者所采取的紧急救护措施。心肺复苏（CPR）是应用胸外按压或其他方法形成暂时的人工循环，以恢复心脏自主搏动和血液循环，用人工呼吸代替自主呼吸以恢复自主呼吸，达到恢复苏醒和挽救生命的目的。体外电除颤则是将电极板置于胸壁，以一定量的电流冲击心脏使室颤终止的救护技术。

一、心肺复苏

（一）目的

对因各种原因引起心跳、呼吸停止的患者进行抢救，保证重要器官血氧供应，尽快恢复心跳、呼吸。

（二）适应证与禁忌证

1. 适应证

因各种原因所造成的呼吸、循环骤停。其中，循环骤停是心脏不能搏出有效的血液供给主要器官，包括心脏完全停搏、心室颤动、心跳微弱，以及心电机械分离。

2. 禁忌证

（1）胸壁开放性损伤。

（2）肋骨骨折。

（3）胸廓畸形或心包填塞。

（4）已明确心、肺、脑等重要器官功能衰竭且无法逆转，如晚期癌症。

（三）操作步骤

1. 操作前准备听诊器、血压计、心脏按压板、纱布、弯盘、简易呼吸器、除颤仪和快速手消液等。

2. 评估意识、呼吸和颈动脉搏动情况。拍肩呼叫患者，患者无反应表明意识丧失。看患者胸部无起伏，耳贴近患者口鼻未感受到气流，表明患者表示已无呼吸。用右手的中指和食指从气管正中环状软骨划向近侧颈动脉搏动处未感受到动脉搏动，表明患者颈动脉搏动消失。

3. 使患者仰卧位于硬质床上或地上，松解患者衣领及裤带。

4. 对胸骨下段进行胸外心脏按压。一手掌根放在两乳头连线中点的胸骨上，另一手重叠压在其手背上交叉，实施连续规则的按压30次。

5. 打开患者口腔，检查其口腔及呼吸道内有无异物。将口腔及呼吸道中的异物清除，并取出患者假牙。

6. 以仰头抬颏法或推挤下颌法打开患者气道，口对口进行人工呼吸。施救者用一手的拇指和食指捏闭患者鼻孔，深吸一口气后，张口完全包住患者的口唇，迅速用力向患者口或鼻内吹气，然后放松患者口唇或鼻孔。间隔 1.5 s 后再进行一次口对口人工呼吸。

7. 胸外心脏按压与人工呼吸应交替进行，其比例为 30：2，即胸外按压 30 次，2 次人工呼吸为一个周期，操作 5 个周期后判断 CPR 是否有效。

8.CPR 后整理用物，妥善安置患者。洗手，记录。

（四）注意事项

1. 胸部按压的频率为 100~120 次 /min，胸骨下陷至少 5 cm，并避免过度按压，即胸骨下陷不得超过 6 cm。8 岁以下儿童按压深度要达到胸廓前后径的 1/3，婴儿按压深度要达到约 4 cm。

2. 开放气道常用方法为仰头抬颏法和推挤下颌法。仰头抬颏法适用于无头颈部损伤的患者，而推挤下颌法适用于疑似头颈部损伤的患者。

3. 院内进行 CPR 时，可使用简易复苏囊进行人工呼吸。如果简易复苏囊外接氧气，应将氧流量调节至 8~10 L/min，使氧气储气袋充满氧气鼓起，但应避免氧浓度过高，导致储气阀失灵，发生危险。若简易复苏囊未连接氧源，必须取下简易复苏囊的储氧袋，以免影响通气。

4. 人工呼吸时，无自主循环的成年患者按照按压 – 通气比 30：2 实施救治，有自主循环成年患者通气频率 10~12 次 /min，吸呼比 1：1.5 或 1：2。婴儿和儿童人工呼吸的频率为 12~20 次 /min。

5. 进行 CPR 时，如果现场有 2 名施救者，可以 1 名施救者先进行 CPR，另一名施救者启动急救反应系统。在启动急救反应系统后，2 名施救者再同时进行 CPR，即一人进行人工呼吸，一人进行胸外按压，每 2 min 进行一次交换，以免进行胸外按压者疲劳，降低胸部按压的质量。换人操作应在 5 s 内完成。

6. 复苏有效的指征包括：能扪及颈动脉搏动，出现自主呼吸；扩大的瞳孔缩小，眼球转动；面色、口唇、甲床皮肤色泽较前好转；有轻微呻吟声，手脚有轻微活动。

7. 当 CPR 持续 30 min 以上，患者仍无心脏搏动和自主呼吸，或者患者出现深度昏迷、瞳孔固定、角膜反射消失，将患者头向两侧转动，眼球原来位置不变等，如果无进一步救治和送治条件，可考虑终止 CPR。

8. 心脏骤停时最初发生的心律失常是心室颤动和无脉性室性心动过速，所以在进行 CPR 时应争取在 3~5 min 内进行体外电除颤。

（五）救护要点

1. 判断患者意识和颈动脉搏动情况应在 10 s 内完成。如果患者意识丧失、颈动脉搏动消失应立即启动急救反应系统。在医院外时拨打"120"，在医院内时呼叫其他医护人员或紧急医疗救护小组。

2. 进行 CPR 时患者应取复苏体位，即仰卧位于硬质床面或地上，头部位置低于心脏，颈部与躯干保持在同一轴面上，上肢放在身体两侧。头部低于心脏，以有利于血液流向大脑。进行医院内救护时，应将患者的床头放平，并去掉患者头部枕头。

3. 进行胸外按压时，肘关节伸直、掌根用力，同时手指抬离胸壁，以保证垂直按压胸骨下段。每次按压后应保证使胸廓充分反弹,但手掌根部不能离开患者胸壁。

4.仰头抬颏法打开气道时,施救者一手肘关节着地,以手掌压低前额,另一手以食指和中指托起患者下颌骨,手指切勿用力以免造成患者下颌部软组织损伤。疑似头颈部外伤患者用推挤下颌法打开气道时,施救者站在患者头部,双手无名指将患者下颌关节往前上方提拉,但不能将患者颈部抬高。

5.人工呼吸前需保持气道通畅,吹气时防止气体从口鼻逸出,人工呼吸时送气不宜过大,以免引起胃胀气。同时,密切观察患者胸廓上抬、生命体征、血氧饱和度等情况。

6.使用简易复苏囊进行人工呼吸时,以双手托下颌法打开气道,右手抓住球囊活瓣处,将面罩扣紧患者口鼻部,左手以CE法保持气道打开及固定面罩。C是指施救者左手拇指和食指紧紧按住面罩,E是指施救者以左手中指、无名指、小指托起患者下颌部,右手有规律地挤压球体1/3~2/3。使用简易复苏囊进行人工呼吸时,应根据患者选择合适的面罩,以面罩覆盖患者口鼻为宜;挤压球囊时压力不宜过大,速度应均匀一致,不可忽快忽慢,以免造成呼吸中枢紊乱,影响呼吸功能的恢复。

7.CPR成功后,患者有可能再度发生停搏或心室颤动。所以,CPR成功后还应严密观察患者病情,并维持患者循环、呼吸和神经系统功能,防止患者心脏、脑和肾发生损伤。

二、非同步体外电除颤

（一）目的

通过一定量的电流冲击心脏,消除心肌细胞的电活动,以终止异位心律、恢复窦性心律。

（二）适应证和禁忌证

1.适应证

（1）心室颤动。

（2）心室扑动。

（3）无脉搏室性心动过速。

2.禁忌证

（1）缓慢心律失常,包括病态窦房结综合征。

（2）洋地黄过量引起的心律失常（心室颤动除外）。

（3）伴有高度或完全性传导阻滞的心房颤动、心房扑动或室上性心动过速。

（4）低钾血症未纠正。

（5）左房巨大,心房颤动持续一年以上,长期心室率不快。

（三）操作步骤

1.操作前准备除颤仪、导电胶或生理盐水纱布。对患者心律、意识、年龄、体重和除颤部位皮肤情况进行评估。同时,评估患者既往有无安装起搏器。

2.去掉枕头，使患者平卧于硬板床上，去除患者身上的金属物品，暴露患者胸部并进行清洁。

3.开启除颤仪，选择除颤模式，选择电能剂量。

4.将导电胶均匀涂抹于电极板上。

5.按下充电按钮，将除颤仪充电至所选择的能量。

6.将电极板位置安放在心底和心尖部位。确认患者ECG为心室颤动、心室扑动或无脉搏室性心动过速。

7.确定周围无人与患者接触后，两手臂伸直，垂直向下，同时按下两个电极板上的放电键进行放电。

8.操作完毕，将能量开关回复至零位。整理用物，关闭电源，洗手，记录。

（三）注意事项

1.电除颤也称心脏电复律，根据发放脉冲是否与患者ECG中的R波同步分为同步电除颤和非同步电除颤。同步电除颤主要用于转复心室颤动以外的快速心律失常。非同步电除颤可在任何时间放电，不需要与患者ECG中的R波同步，所以主要用于转复心室颤动、心室扑动，以及无法识别R波的快速室性心动过速。根据电极板的位置，电除颤分为体内电除颤和体外电除颤。体内电除颤主要用于体外循环心脏直视手术或开胸手术中患者的救治，而ICU内心搏骤停患者的救治通常采用体外非同步电除颤。

2.应根据患者年龄、除颤仪释放的电流脉冲方向选择合适的除颤能量。根据除颤仪释放的电流脉冲通过心脏的方向，除颤可分为单相波和双相波除颤。单相波除颤仅释放一次电流脉冲，所以要求的除颤能量大，易对患者心肌造成损伤。双相波电除颤先后释放两个相反的电流脉冲，要求的除颤能量较小，可自动调节经胸的阻抗，首次除颤成功率高，对患者心肌损害小。成人及8岁以上儿童进行除颤时，进行单相波除颤时能量应为360 J，进行双相除颤能量应为120~200 J。8岁以下儿童无论是单相波还是双相波除颤，第一次除颤能量均为2 J/kg，第二次及以后除颤能量均为4 J/kg。

3.心搏骤停后在进行CPR同时应尽早进行电除颤，院内急救要求电除颤在3 min完成，而院外急救宜在5 min内完成。电除颤后，应继续进行5个周期的CPR，同时观察患者的ECG。如果患者持续出现心室颤动、心室扑动和无脉搏室性心动过速，应立即重新进行电除颤。

（四）救护要点

1.清洁患者胸部时不能使用酒精，以免除颤时发生皮肤烧灼。

2.导电糊应均匀涂在电极板上，若无导电胶，除颤部位可垫以生理盐水浸润的纱布。

3.除颤时两电极板位置可分为前－侧位和前－后位。前－侧位放置时，电极分别放置于胸骨右缘锁骨中线第2肋间，以及左腋前线第5肋间。前－后位前－侧位放置时，电极分别放置于左侧心前区，以及左或右背部肩胛下区。无论采取何种方式放置电极，均须确保放电时两电极板紧贴胸壁、两个电极板间距10 cm。放电时两手臂伸直，垂直向下按压，以确保电极板与患者皮肤紧密接触没有空隙，并同时按压放电按钮。

4.对使用植入式起搏器的患者除颤时，电极板应该避开起搏器10 cm或使用一次性除颤电极。以避免起搏器失灵。除颤后,应及时检查起搏器的起搏运转情况。

5.除颤器放电时,确保患者与其他人、周围物体物绝缘。

6.电除颤后应密切监测患者意识、生命体征变化,及时发现患者有无脑水肿、肺栓塞或心肌损伤等并发症。检查患者胸前电极板接触的皮肤是否完好,有无灼伤。给予患者心理支持,指导其绝对卧床休息。

第二节　人工临时心脏起搏与主动脉球囊反搏

人工临时心脏起搏和主动脉球囊反搏是临时的心脏辅助技术，主要应用于心脏停搏或心功能障碍引起急性血流动力学改变的急重症患者，以帮助其度过急性损伤或手术期，为后续治疗赢得宝贵时间。

临时心脏起搏是利用体外放置的起搏器发放脉冲电流，通过心内起搏导管电极等进行心脏急救或预防性保护，是非永久性心脏起搏方式。该技术在临床上应用广泛，可用于 AMI、心脏停搏或有症状的心动过缓患者的救治。

主动脉球囊反搏（intra-aorti balloon counterpulsation therapy，IABP）是利用物理作用，将球囊反搏导管放置于降主动脉起始部，以 ECG 中的 R 波触发球囊充气、排气，增加冠状动脉供血和改善心脏功能的方法，对心功能障碍起辅助性治疗作用。IABP 是 ICU 内最常用的机械性辅助循环方法，广泛应用于心功能不全患者的抢救和治疗。

一、人工临时心脏起搏

（一）目的

利用临时心脏起搏器发放一定形式的电脉冲，使心脏收缩和舒张，模拟正常心脏冲动和传导，达到治疗心脏功能障碍的目的。

（二）适应证和禁忌证

1. 适应证

（1）缓慢性心律失常伴明显症状或持续的血流动力学障碍。

（2）难治性窦房结功能障碍，如窦性心动过缓、窦性静止、难治性房室传导阻滞、双束支高度或完全传导阻滞和交替性束支传导阻滞等。

（3）难治性的症状性心动过缓，如窦房结功能障碍、Ⅲ度房室传导阻滞伴宽 QRS 波逸搏心律或者心室率＜ 50 次 /min 的心律失常。

（4）某些不适合电复律、药物治疗无效或药物治疗有禁忌的快速心律失常。

（5）植入永久性起搏器前的电生理功能评价。

2. 禁忌证

目前关于临时起搏器的使用尚无明确的禁忌证。

（三）操作步骤

1. 操作前准备临时起搏器、起搏电极和穿刺导管等。为患者建立静脉通路，连接心电监护仪。

2. 协助患者仰卧,摆好穿刺体位,使颈内静脉充盈。穿刺部位定位后常规消毒皮肤,铺洞巾,局麻药局部麻醉。用穿刺针进行静脉穿刺,进入静脉后见回血流畅,将导引钢丝送入静脉,然后撤出穿刺针。经导引钢丝送入静脉鞘管后将导引钢丝退出,将起搏电极管经静脉鞘管推送至右心房后,气囊充气,使电极管随血流进入右心室心尖处或右室流出道。

3. 依照起搏 QRS 波方向调整电极位置直至出现稳定的起搏波形。

4. 设置起搏阈值、频率和感知灵敏度等起搏参数。

5. 抽出起搏电极的气囊内气体,电极导管与穿刺处皮肤缝合,无菌敷料覆盖。拍摄胸部 X 线,记录 12 导联 ECG。

(四)注意事项

1. 临时起搏器可经皮、静脉、心包和食管放置。目前较常用的是经静脉放置临时心脏起搏器。经静脉放置临时心脏起搏器可选择的静脉包括颈内、颈外、锁骨下或股静脉等。应根据患者病情、操作环境、是否具有相关放射设备、放置时间长短来综合考虑放置途径,通常情况下选择经右侧颈内静脉放置临时起搏器。这是因为右侧颈内静脉距离右心室近,穿刺成功率高,而穿刺后导致的并发症少。若患者后续需要安装永久起搏器,因永久起搏最常用的静脉是左锁骨下静脉,所以安装临时起搏器时应避开左锁骨下静脉。

2. 临时起搏器电极是低阻抗、直接与心内膜接触的通路,有微小的电流通过电极即可引起电击或发生心室颤动。因此:①应避免金属物接触临时起搏电极的插头;②只能用电池做电源的临时起搏器;③起搏电极的插头不能与任何液体接触;④不能在起搏电极的工作状态下更换电池;⑤不能使用有一定强度的电信号如半导体,不能使用单极高频电刀或电凝器及移动电话。

3. 安装起搏器过程中,可对心肌产生机械性刺激,患者术中出现室性心动过速甚至室颤。所以,为降低心律失常发生,术前应纠正患者电解质的紊乱,术前和术中应充分镇静。术中一旦发生室性心律失常,应立即调整导线,并根据患者病情及时进行对症处理。

4. 安装起搏器术后,如患者起搏器失灵,出现胸痛、胸闷等症状,需立即进行胸 X 线检查。若胸 X 线检查见导线顶端位于心影之外,提示患者可能出现心肌穿孔。此时,应立即将导线回撤入心腔内,并严密观察有无心脏压塞表现,必要时进行心包引流或修补,并重新更换导线位置。

5. 临时起搏器术后放置通常不超过 7 d。

6. 设起搏阈值一般为 3~6 V,起搏频率通常为 60~80 次 /min,感知灵敏度值一般为 1~3 mV。

(五)救护要点

1. 患者术后至停止临时起搏器治疗期间,应绝对卧床,取平卧或做侧卧位,穿刺肢体制动,避免屈曲或活动过度,以防止导管移位。股静脉穿刺者术后沙袋压迫伤口 6~8h,防止发生血肿,但应注意预防下肢深静脉血栓的形成。卧床期间协助患者做好生活护理。

2. 术后对患者持续 24 h 进行 ECG 监测,并密切观察患者体温、心率和心律的变化,及时记录。给予持续氧气吸入 2~4 L/min，以增加血氧饱和度。

3. 注意观察患者穿刺处伤口敷料是否干燥，有无出血、渗血，每日更换敷料，保持局部皮肤清洁干燥，防止感染。遵医嘱常规应用抗生素 3~5 d。

4. 起搏器固定在合适位置，保证起搏导线及起搏器连接紧密完好，防止电极脱位。

5. 备好备用电池。起搏器电池的更换须有医生在场，并选择患者自主心律较快的时机更换。如有患者出现起搏依赖现象，应先将起搏频率逐渐减慢，观察患者的自主心律能否出现，再迅速更换，或用其他临时起搏器替代后再更换。

6. 患者卧床期间胃肠蠕动减弱，易发生腹腔胀气，故应少食产气类食品，如牛奶、豆制品、冷饮或冷食。指导患者多食高蛋白、富含维生素及纤维素等食物，防止便秘，促进伤口愈合。

7. 了解起搏器工作情况和起搏效果，发现故障及时处理（常见起搏器故障及处理方法详见表 11–1）。

8. 安装起搏器术后，密切观察患者有无血栓栓塞、感染、气胸或出血等并发症，并及时进行对症处理。

表 11–1　常见起搏器故障及处理

故障表现	原因	排除方法
1.起搏异常无起搏脉冲		
	感知度过于灵敏	降低感知度
	电池耗尽	更换电池
	插头松动	拧紧插头
	导管电极折断	更换电极
有起搏脉冲但无心室夺获		
	电极移位、阈值升高	重新安放电极
	电池耗尽	更换电池
	电池绝缘层破损	更换电极或修复破损处
起搏次数不稳定		
	起搏器线路故障	更换起搏器
2.感知异常感知丧失		
	电极移位	重新安放电极
	感知度低	提高灵敏度
	起搏器线路故障	更换起搏器
超感知		
	感知过于灵敏	降低感知度
	外界电池干扰	排除干扰

故障表现	原因	排除方法
	电子线路故障	更换起搏器
	输出过高	降低输出

二、主动脉球囊反搏

（一）目的

经股动脉等穿刺送入 IABP 球囊至降主动脉起始下方，经三通接头连接反搏仪，通过物理作用，减少心脏做功及心肌耗氧量，增加心输出量。

（二）适应证和禁忌证

1.适应证

（1）各种原因导致的心源性休克或心力衰竭。

（2）各种原因引起的心脏骤停、AMI。

（3）不稳定性心绞痛或变异型心绞痛，且内科治疗无效。

（4）心导管操作期间或操作后的循环支持。

（5）心脏术前血流动力学不稳定、术后难以脱离体外循环，以及心脏移植术前后。

（6）严重心脏疾病需行非心脏手术。

（7）特殊情况下暂时辅助增加脑血流。

2.禁忌证

（1）绝对禁忌证

①严重主动脉关闭不全。

②胸、腹主动脉瘤。

③影响导管插入的外周动脉疾病。

（2）相对禁忌证

①终末期心脏病。

②不可逆转的脑损害。

③主动脉、髂动脉严重病变或感染。

④严重出血性疾病。

⑤恶性肿瘤。

（三）操作步骤

1.操作前准备 IABP 导管、压力传感器、加压输液袋、利多卡因和肝素等。根据患者身高选择合适型号的 IABP 球囊（见表 11-2）。检查反搏机是否正常工作。评估患者双下肢皮肤颜色、温度、脉搏搏动、感觉和运动功能。

表 11-2　IABP 球囊型号

球囊的容积（mL）	球囊的尺寸（mm）		患者身高（cm）
	长度	直径	
25	174	14.7	< 152
34	219	14.7	152~162
40	263	15	162~183
50	269	16.3	≥ 183

2. 连接 IABP 机心电输出线、压力导线，检查氦气容量。打开氦气水平阀门，开机。将肝素盐水装入加压输液袋，充气至 300 mmHg，打开压力套组连接肝素盐水并排气。

3. 协助患者取平卧位，予适当镇静约束，协助医生进行皮肤消毒。

4. 检查气囊膜是否完全缠绕、漏气，然后用 50 mL 注射器抽尽气囊内气体，并用生理盐水浸润。测量股动脉至胸骨柄的距离，标记导管插入深度。用生理盐水预冲穿刺针、扩张管和静脉鞘管，并检查穿刺针是否通畅。

5. 用穿刺针进行股动脉穿刺，进入动脉后见回血，将动脉导管的导丝自穿刺针尾孔插入 12~20 cm。然后退出穿刺针，用小刀划开穿刺点皮肤后用扩张器扩张皮肤及皮下切口，通过钢丝送入鞘管，退出钢丝。将指引钢丝插入主动脉内球囊导管中央管腔后，将球囊管通过鞘管送入患者主动脉内直至标记处。逆时针旋转缠绕柄使气囊放松，撤出指引导丝。中央腔抽回血后再用肝素盐水冲洗，与压力延长管相连。

6. 将球囊导管气道腔与反搏主机的气道系统连接。根据动脉波型调节反搏触发模式和反搏频率等各项参数。

7. 行床旁 X 线检查，明确气囊导管位置在降主动脉导管尖端位于第 2~3 肋间，不超过第 4 胸椎水平。退出静脉鞘管，在穿刺口部位将气囊导管与皮肤缝合，然后无菌敷料覆盖。

8. 处理用物，洗手，记录。

（四）注意事项

1. 球囊导管可经股动脉或胸升主动脉置入。ICU 内通常选用经皮股动脉穿刺置入。

2. 反搏触发模式包括压力、心电和起搏状态触发等方式。应用起搏器的患者应选择起搏状态触发，心脏骤停的患者应选择内部强制触发。选择心电触发模式时，心电监护仪的信号应与反搏机连接，同时选择 P 直立，QRS 波幅 > 0.5 mV 的导联进行触发。气囊充气时间在 T 波降支，气囊放气时间应在 R 波的起始或波峰上。

3. 开始治疗时，如患者心率低于 100 次 /min，反搏频率选择 1∶1；如患者心率高于 100 次 /min，反搏频率应选择1：2甚至1：3，反搏强度最低不能小于最大反搏的50%。

4. 每日复查X线，确定导管位置。

5. IABP可在体内保留1~2 w。期间，静脉滴注肝素进行抗凝治疗，维持APTT在1.5~2倍，以防止血栓形成。

6. IABP可引起感染、肢体缺血、血栓形成和栓塞等动脉置管并发症。同时还可导致导管插入动脉夹层、动脉穿孔和气囊破裂等并发症。治疗过程中如出现反搏波消失，且导管内有血液吸出，则提示球囊破裂，应立即拔出球囊导管。

7. 当患者生命体征逐渐平稳，血管活性药用量减少，心脏指数大于2.5L/（min.m^2），平均动脉压大于80 mmHg，反搏频率或强度降低时，可考虑撤离球囊起搏。

（五）救护要点

1. 穿刺过程中密切观察患者有无主动脉夹层或破裂，如患者有无心动过速、胸痛、尿少、两侧下肢脉搏对称等症状或体征。

2. IABP开始反搏前应确保所有的管路连接紧密无泄漏。

3. 穿刺后患者应卧床，术侧肢体制动，插管下肢弯曲及床头抬高不超过30°，以防管道折叠或移位。留置IABP期间护士应协助患者做好生活护理。

4. IABP开始治疗后，可将导管固定在患者大腿上，防止管道脱出或移位。

5. IABP期间严格执行无菌操作，所有的延长管均一次性使用。

6. 用肝素盐水加压冲管1次/u，每次冲管小于15 s，以保持导管通畅，避免血栓进入动脉内引起冠脉或脑栓塞。

7. 严密观察患者的生命体征、尿量和心脏指数等。观察充气排气时相是否准确，防止充气、排气过早或过迟。同时，观察反搏是否有效。当患者收缩压＞60 mmHg，脉压差＞15 mmHg，心肌缺血改善，心排量增加，表明反搏有效。密切观察置管侧肢体足背动脉搏动、皮肤温度、皮肤颜色和有无疼痛，如出现异常情况，及时通知医生进行对症处理。

8. 撤离IABP时，应先降低反搏频率，在终止搏动30~60 min内必须拔除球囊导管。拔除导管后，需仔细检查，并确认导管完整拔出。

第三节　鼻导管、面罩吸氧和高压氧治疗

休克、AMI、呼吸衰竭或脑卒中等急重症患者由于血液循环障碍，通气、换气功能或呼吸中枢受损，机体会存在明显的缺氧。而一氧化碳中毒时，一氧化碳与血红蛋白、细胞色素氧化酶和肌球蛋白结合，从而影响细胞内能量代谢、氧的解离和释放。缺氧使机体的心、肾和脑等重要器官的代谢、功能出现异常，严重时会导致患者昏迷、死亡。根据患者病情予以吸氧治疗，可增加血浆中溶解氧，在改善患者缺氧的同时还可以促进血管收缩，提高血管通透性，缓解脑水肿。常用的氧疗方法包括应用鼻塞、鼻导管或面罩经鼻和口供氧，应用气管插管和气管切开来建立人工气道，通过机械通气供氧，以及在高压密闭环境内，为患者提供高于大气压的氧气，进行高压氧治疗。本节主要介绍鼻导管、面罩吸氧，以及高压氧治疗。

一、鼻导管、面罩吸氧

（一）目的

供给患者氧气，提高患者动脉血氧分压，改善其缺氧症状。

（二）适应证和禁忌证

1. 适应证

（1）呼吸系统疾病、心血管系统疾病、脑卒中或颅脑损伤所致的昏迷，导致氧分压、血氧饱和度低于正常值或未达到期望值。

（2）大手术后、出血性休克、分娩过程或胎心异常。

（3）各种中毒引起呼吸困难。

（4）高原环境。

2. 禁忌证

（1）氧中毒。

（2）肺泡增大。

（3）面部充血。

（4）剧烈运动后。

（三）操作步骤

1. 操作前准备吸氧用物一套，如氧气表、湿化瓶、鼻导管或面罩等。对患者意识、呼吸状态、缺氧程度和气道通畅情况进行评估。评估周围环境有无烟火及易燃品，供氧设备能否正常使用。

2. 协助患者采取舒适体位，将流量表接头插入氧气出口，在湿化瓶内加入 1/3~1/2 灭菌注射用水或无

菌蒸馏水,连接用氧装置,检查接头及管道是否漏气。

3. 清洁患者鼻腔,连接鼻导管或面罩。打开氧气,调节氧流量。检查氧气流出是否通畅,然后将鼻导管轻插入鼻孔内,或将面罩置于患者的口鼻部,妥善固定。

4. 观察吸氧情况,整理用物,洗手,记录。

(四)注意事项

1. 使用氧气前需经检查供氧装置压力,若中心供氧压力低于 0.4 Mpa 或氧气筒压力低于 0.5 Mpa 时,不得使用。切实做好防火、防油、防热和防震。

2. 在使用氧气过程中,应先调节流量,然后患者才能进行氧气吸入。停止吸氧时,应先将鼻导管或面罩取下,然后关闭氧气。吸氧过程中应密切观察患者鼻腔黏膜、缺氧改善程度,以及有无氧疗并发症。若发现异常及时通知医生进行对症处理。

3. 鼻导管吸氧适用于对氧流量和浓度需求不高的患者,能够较好地纠正患者缺氧状况。与鼻导管吸氧相比,面罩吸氧可为患者提供更高的氧流量,但从面罩两侧小孔排出的 CO_2 较少,残留的 CO_2 会导致吸入氧的浓度降低。

(五)救护要点

1. 用氧时,应检查氧气装置是否漏气、供氧装置周围环境是否安全。供氧装置周围应严禁烟火及易燃易爆物品,与明火至少保持 5 m 以上距离,以免引起燃烧。

2. 根据患者病情选择适宜的吸氧方式以及吸入的氧气流量。Ⅰ型呼吸衰竭患者的吸氧浓度应 > 35%,Ⅱ型呼吸衰竭吸氧浓度应 < 35%。对于急性呼吸衰竭患者,通常先迅速吸入高流量氧气,待其 PaO_2 提高到 60 mmHg 或 SpO_2 达 90% 以上后,降低吸氧浓度。鼻导管吸入氧的体积分数与供氧的流量有关,但鼻导管吸氧无法充分湿化,超过 5 L/min 的流速时患者将难以耐受。用面罩吸氧时,因患者呼出的二氧化碳在面罩内聚集,患者容易发生二氧化碳潴留,所以吸氧流速不应低于 5 L/min。

3. 氧疗过程中,护士应通过观察患者意识、皮肤黏膜发绀程度和动脉血气分析结果等来评估氧疗效果,并根据监测结果适时调整氧疗方式、吸氧流量和吸氧浓度。

二、高压氧治疗

(一)目的

通过在空气、氧气或混合气体形成的高压密闭环境下呼吸,达到改善不良症状或治疗疾病的目的。

(二)适应证和禁忌证

1. 适应证

(1)一氧化碳中毒、氰化物中毒。

(2)危兆皮瓣、糖尿病感染性溃疡或无菌性股骨头坏死。

（3）脑炎、脑膜炎、脑水肿、急慢性脑供血供氧不足或老年痴呆。

（4）多发性硬化、脊髓及周围神经外伤。

2.禁忌证

（1）未处理的气胸、肺大疱或活动性出血。未控制的高血压、心力衰竭，或血糖控制不稳定。未控制的癫痫、闭角型青光眼。

（2）严重肺气肿、活动性肺结核或肺空洞。

（3）服用双硫伦类药，或使用抗肿瘤药。

（4）颅内病变诊断不明。

（5）原因不明的高热、急性上呼吸道感染、急慢性鼻窦炎、中耳炎、咽鼓管通气不良。

（6）妇女月经期或妊娠期。

（7）氧中毒和不能耐受高压氧。

（8）幽闭恐惧症。

（三）操作步骤

1.检查高压氧舱设备是否良好，备齐抢救物品。

2.打开气源和进气阀，缓慢加压。当舱压升到所需要的治疗压力时，关闭进气阀，打开氧气阀，并通知患者佩戴面罩进行吸氧，同时打开排氧调节阀，按照吸氧人数及舱内氧浓度控制排氧流量。

3.患者做好减压准备后开始减压。待舱压回零且安全连锁装置复位后，出舱。

4.做好治疗记录，检查舱内各种装置、物品是否完好，清理舱内环境并进行消毒处理。依次关闭压缩空气、氧气气源，进气阀、排气阀，照明、监测以及监控系统电源和控制台总开关。

（四）注意事项

1.高压氧舱分为空气加压氧舱和氧气加压氧舱。空气加压氧舱又称多人氧舱，氧浓度较低，适应证较广。氧气加压氧舱又称单人氧舱，氧浓度较高，适应证较局限。

2.舱内温度夏季为24℃~28℃，冬季为18℃~22℃。舱内湿度应在75%以上。

3.气管切开患者进舱前需评估患者咳痰的能力和痰量，是否能耐受80 min内不吸痰，并于进舱前给予吸痰。

4.感染多重耐药菌患者应采取接触隔离措施，将该患者安排在最后进舱，待患者出舱后对氧舱进行全面的清洁消毒。

5.加压前或加压过程中必须进行洗舱，即洗去舱内空气，使舱内氧浓度达到70%以上。稳压后氧气浓度应保持在80%以上，并每隔15~20 min通风换气一次。

6.高压氧治疗时，氧会对机体产生功能性或器质性损害，即引发氧中毒并发症。若患者出现发热、胸骨后不适或刺激感、烧灼感，深吸气时疼痛，或伴有干咳、咽部不适和呼吸困难等类似支气管肺炎症状和体征，多为肺型氧中毒。若患者出现口唇或颜面部肌肉颤动及面色苍白，继而出现恶心、出汗、眩晕、流涎、心悸、情绪反常和惊厥等，为惊厥型氧中毒。若患者出现视野缩小，或管状视觉，为眼型氧中毒。

7.高压氧治疗时，机体内含气腔室内外存在明显压差，所以易造成损伤，此时称为气压伤。高压氧治疗较为常见的气压伤是中耳气压伤，偶可见鼻窦气压伤。中耳气压伤患者可出现耳阻塞、闷胀、耳鸣、耳痛、听力减退或头晕等症状。

8.高压氧治疗中若吸氧不充分且减压不当，可导致减压病。减压过快或幅度过大可导致患者先前已溶解于体内的气体游离出来形成气泡，导致血管内形成气栓，患者可出现皮肤瘙痒，关节疼痛，眩晕、恶心、呕吐或昏迷，甚至休克等。

（五）救护要点

1.患者进舱前勿饱食、饥饿和饮酒，不宜进食产气或有异味的食物。一般在餐后 1~2 h 进舱治疗，进舱前排空大小便。患有妨碍中耳调压的疾病，如扁桃体肿大、下鼻甲肥大、鼻中隔弯曲和急慢性上呼吸道感染等，需及时治疗和纠正，直至不影响咽鼓管开张，方可进行高压氧治疗。

2.首次进行高压氧舱治疗的患者，在治疗前，先做"氧敏感试验"和咽鼓管通气功能试验，以鉴别氧敏感或通气受阻严重的个体。对氧敏感者应严格控制吸氧时间，且舱内吸氧压力限制在 180 kpa 以内。

3.进舱前，协助患者脱去自己全部衣物，并更换高压氧治疗专用的纯棉服装。协助患者将头发加湿，并全部塞入纯棉帽内。确定患者未携带易燃易爆物品，或其他与治疗无关的物品。协助患者摘除各类饰品，洗净化妆品及发胶全部，卸掉体外起搏器和可活动的义齿。

4.根据患者的病情选择适宜的高压氧舱进行治疗，并密切观察患者有无并发症的发生。若患者出现血压增高、心率呼吸减慢，为正常加压反应，不必作特殊处理，并安慰患者。加压过程中督促舱内患者做耳咽管调压动作，并询问有无不适感觉。若有耳痛等不适，应降低升压速度，甚至暂停，待症状缓解后方可继续。若症状无法缓解，患者无法耐受，应减压出舱。

5.患者出现氧中毒时，应先使其脱离高压氧环境并取下患者面罩，改吸舱内空气，同时给予通风换气和抗惊厥处理；轻者出舱后可自行恢复，重者进行对症治疗。为预防氧中毒，在入舱前患者可服用维生素 C、维生素 E、氨基丁酸或谷胱甘肽等药；进行高压氧治疗时应间歇性吸氧，并严格限定吸氧的氧分压和时程。

6.若患者发生耳痛、耳鸣、听力下降、呼吸困难和咳血等症状时，说明患者存在中耳气压伤。应暂停高压氧治疗，并进行对症治疗，待症状消失再酌情继续治疗。对于症状严重者，可行专科护理，并保持外耳道干燥，防止感染；针对鼻窦损伤患者，可局部给予局部理疗与麻黄素滴鼻等治疗；对于肺气压伤者，应暂停治疗，并协助患者取左侧半卧头低脚高位，给予吸氧，以及洋地黄、咖啡因和止血药，慎用肾上腺素类药，以防加重肺部出血。

第四节　气管插管、气管切开和机械辅助呼吸

人工气道是患者自然通气功能发生障碍时，为改善其通气与氧合，医护人员利用气管导管、口咽通气管或喉罩等在患者生理气道与空气\氧源之间建立起的有效连接。根据通畅的可靠度，人工气道分为确定性和非确定性两类。其中，气管导管插管和气管切开为确定性人工气道，而口咽通气管、鼻咽通气管和喉罩为非确定性人工气道。机械辅助呼吸是以保护气道、改善肺部气体交换、缓解呼吸窘迫、帮助气道和肺修复等为治疗目标而实施的正压通气法。对意识清醒、配合良好的急性或慢性呼吸衰竭等患者，通过无创接口，如鼻罩、面罩或鼻塞等与呼吸机连接提供正压通气，称为无创机械辅助通气。对意识障碍、严重呼吸衰竭或 MOF 等患者，通过气管插管或气管切开与呼吸机连接，提供正压通气，完全或部分替代自主呼吸功能，称为有创机械辅助通气。

一、气管插管

（一）目的

将气管导管通过患者口腔或鼻腔经过声门直接插入气管内，达到清除呼吸道分泌物或异物，解除上呼吸道梗阻，进行有效人工呼吸的目的。

（二）适应证和禁忌证

1. 适应证

（1）心跳呼吸骤停行 CPR。

（2）呼吸功能衰竭需有创机械通气。

（3）呼吸道分泌物不能自行咳出，需直接清除或吸出气管内痰液。

（4）误吸，需插管吸引，或进行肺泡冲洗。

（5）口腔外伤、张口度小等不宜经口气管插管的患者选用经鼻气管插管。

2. 禁忌证

无绝对禁忌证，当患者出现以下情况时需谨慎操作：

（1）喉头水肿或黏膜下血肿、急性喉炎等。

（2）外伤导致颈椎骨折或脱位。

（3）气管壁受到肿瘤压迫或侵犯，插管易导致肿瘤破裂。

（4）面部严重骨折。

（5）会厌炎。

（6）鼻腔疾病的患者不宜行经鼻气管插管。

（三）操作步骤

1.操作前准备喉镜（图11-1）、气管导管（图11-2）、牙垫、气囊压力表、负压吸引器和无菌吸痰管等，并评估患者气道情况。

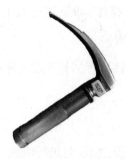
图11-1 喉镜

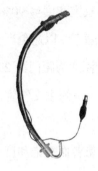
图11-2 气管导管及导丝

2.协助患者去枕仰卧位，清除其口鼻腔分泌物，取下活动性义齿；将患者头向后仰，使口、咽、气管呈一条直线（图11-3）；选择合适的气管导管，确保管芯位于离气管导管前端开口1 cm处，检查气管导管气囊是否完好。

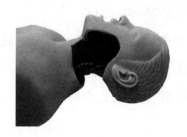
图11-3 口、咽、气管呈一条直线

3.操作者一手打开患者嘴唇及上下门齿，一手持喉镜柄，从患者嘴角斜行置入喉镜（图11-4）。

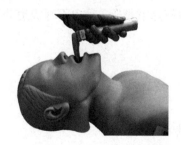
图11-4 左手持喉镜柄，右手打开患者嘴唇及上下门齿

4.以持笔式手持气管导管，从患者右侧口角进入，将气管导管插入声门后，迅速拔除管芯，继续向前送管至气囊全部进入声门，调整导管深度。

5.置入牙垫，拔出喉镜，检查气管导管位置是否正确，气管导管气囊充气，妥善固定。

6.整理用物，洗手，记录。

（四）注意事项

1. 置入喉镜和进行插管时动作应轻柔，以免损伤牙齿。插管时需充分暴露声门，待声门开启后再插入导管，避免导管与声门相顶，以保护声门、后部黏膜，减少喉头水肿的发生。

2. 在进行气管插管的同时，需进行人工通气，以维持患者脉搏血氧饱和度 ≥ 95%。

3. 当插管不顺利，脉搏血氧饱和度 ≤ 90% 时，应暂停插管操作，重新进行人工通气。待患者脉搏血氧饱和度 ≥ 95% 后，再重新开始插管，以避免严重缺氧导致心搏骤停。

4. 成年男性气管导管插管深度为距门齿 22~24 cm，成年女性导管插管深度为距门齿 20~22 cm。气管导管不可送入过深，以防止其进入一侧主支气管，造成单侧肺通气。

（五）救护要点

1. 保持气管导管通畅，若患者血氧饱和度下降或听到痰鸣音，应及时进行吸痰。气管导管需妥善固定，防止脱落或移位。可进行床边 X 线检查，以确定导管处于正确位置。此外，也可进行呼气末二氧化碳监测，来判断气管导管插管位置是否正确。

2. 留置气管导管期间，每隔 6~8h 进行口腔护理一次，并加强气道湿化，以保持口腔清洁，预防呼吸道感染。

3. 定时监测气囊压力，维持气囊压在 25~30 cmH$_2$O。

4. 在拔管及气囊放气前须先进行吸痰，以清除气囊上滞留物，防止滞留物脱落引起误吸、呛咳或窒息。对于需长期进行气管插管的患者，还需注意观察气囊有无漏气。

5. 气管插管 1~3 w 后仍需有创机械通气患者，应及时进行气管切开。

二、气管切开

（一）目的

切开颈段气管，放入气管套管，以解除喉梗阻，吸出下呼吸道分泌物，恢复呼吸道通畅，从而改善肺换气功能，预防肺部感染。

（二）适应证和禁忌证

1. 适应证

（1）炎症、肿瘤、外伤、异物导致咽部或喉阻塞。

（2）各种原因所致的下呼吸道分泌梗阻。

（3）呼吸道异物或大出血引起的窒息。

2. 禁忌证

（1）休克、心力衰竭、大咯血或 AMI。

（2）肺大疱、气胸或纵隔气肿，未行胸腔闭式引流前。

（三）操作步骤

1. 操作前准备气管切开包、吸氧装置、吸引头、吸引器和一次性吸痰管等。评估患者气道情况。

2. 协助患者取仰卧位，头向后伸，肩部垫高使下颌、喉结及胸骨上切迹三点成一直线，保持正中位，以便于充分暴露气管。

3. 局部麻醉后，分离气管前组织，确定气管后，于第2~5气管环处切开1~2个气管环前壁，插入气管套管，取出管芯，放入内管，吸净分泌物。

4. 套管两侧系纱带后于颈部固定，碘仿纱布垫于伤口与套管之间，连接呼吸机。

5. 整理用物，洗手，记录。

（四）注意事项

1. 不能进行自主呼吸的患者需要进行机械辅助呼吸时，可先通过气管插管建立人工气道，然后与呼吸机连接。气管插管1~3 w后仍需进行机械通气患者，应改为气管切开，以便更好地进行气道管理，预防肺部感染。

2. 气管切开时，应始终保持切口在正中位，拉钩必须均匀用力上提，以保证切口切在正中。呼吸困难严重者，头部后伸可加重呼吸困难，可将患者头稍前屈，气管前组织切开后再使之后仰，不能仰卧的患者也可采取坐位或半坐位。

3. 气管导管带有气囊，置入气管后应注气5 mL。密切监测气囊压力，可选择间断压力监测、连续压力监测等。放气前应先吸净气囊上方、气管及咽喉腔的分泌物和血液，以免误吸入肺或造成窒息。

4. 气管切开可导致切口出血、切口感染、皮下气肿、气管食管瘘、气管狭窄和拔管困难等并发症。

（五）救护要点

1. 保持室内空气新鲜，温湿度适宜。患者床头应抬高30°，以利于呼吸。护士应为患者定时翻身、拍背，以利于痰液排出，预防坠积性肺炎。

2. 气管以两条系带固定于颈部，系带应松紧适度，以插入一指为宜。应定时观察气管导管是否居中、气囊是否破裂或漏气，以及系带是否固定妥善，以免气管导管脱出，或滑入气管内，导致气管黏膜受压，发生缺血坏死。

3. 金属套管每隔12~24 h将气管导管的内管取出清洗。内管取出时间不宜超过0.5 h，以免痰液阻塞外套管。按需进行气管内吸痰，每12~24 h进行一次气管切开换药。吸痰、清洗内套管和气管切开换药时严格遵守无菌操作原则，避免诱发感染。当患者出现喘憋、发绀，或者气管套管内有声响，以及呼吸机报警提示气道压力过高时，应及时进行气管内吸痰，并更换气管套管，以免气管套管阻塞导致患者窒息。

4. 做好气道湿化护理，根据患者情况可每日雾化吸入2~3次；每日额外补充800~1000 mL液体，以弥补经气管蒸发的水分。呼吸机辅助呼吸期间做好加温加湿；患者脱离呼吸机进行自主呼吸后，气管套口应覆盖2~3层盐水纱布，以湿润吸入的空气。

5.密切观察患者有无气管切开并发症。通常,气管切开处出现的皮下气肿可自行吸收,无需特殊处理。而当患者出现呼吸困难、吸痰时吸出大量新鲜血液、从气管套管处咳出食物时,考虑患者出现气胸、出血或气管食管瘘,应及时通知医生进行对症处理。

6.长时间留置气管插管,可引起环状软骨受损、气管内肉芽肿形成。所以护士应及时为患者进行呼吸功能康复训练,促使其尽早拔除气管套管。

三、机械辅助呼吸

（一）目的

借助呼吸机将气体输送入患者肺内,以改善患者肺的通气及换气功能。在改善氧合和防止肺不张的同时,降低患者呼吸肌做功,缓解呼吸肌疲劳。同时,为使用镇静和肌松剂患者提供通气保障。

（二）适应证与禁忌证

1.适应证

（1）意识障碍、气道保护差。

（2）呼吸衰竭、急性左心衰竭、神经 – 肌肉疾病、中枢性呼吸睡眠暂停综合征、MOF、严重低氧血症或肺部外伤所致反常呼吸等。

（3）各种原因导致心脏骤停需 CPR 的患者,或呼吸停止。

2.禁忌证

无绝对禁忌证,相对禁忌证有：

（1）气胸、纵隔气肿未处理,或严重低血容量休克尚未补充血容量。

（2）严重肺大疱、气管 – 食管瘘、大咯血、呼吸道积血、严重心律失常或心源性休克。

（三）操作步骤

1.准备呼吸机、膜肺、氧源、电源、灭菌注射用水和听诊器等。评估患者气道、意识和配合情况等

2.连接电源,气源。按要求将灭菌注射用水注入湿化罐,然后安装湿化罐,连接呼吸机管路及其附件,连接模拟肺,开机调试呼吸机。

3.调节潮气量、呼吸频率、吸呼比、吸气流速等呼吸机相关参数,设定报警参数。

4.呼吸机连接膜肺检查工作状态,确认正常后将呼吸机的管道与患者的通气管道相连接。

5.听诊患者双肺呼吸音,检查通气效果,检查呼吸机工作是否正常,并妥善固定呼吸机各管道。根据患者病情变化和血气分析结果调整通气模式和各项参数。

6.洗手,记录。

（四）注意事项

1.根据患者病情选择呼吸机辅助呼吸模式,详见表11-3。

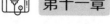

表 11-3　呼吸机呼吸模式及通气特点

辅助呼吸模式	通气特点
控制性通气（controlled mechanical ventilation，CMV）	潮气量、吸气时间及呼吸频率完全由呼吸机产生并控制，与患者的自主呼吸无关。适用于无自主呼吸、呼吸中枢抑制、呼吸肌疲劳、麻醉过程中等患者。
同步间歇指令通气（synchronized intermittent mandatory ventilation，SIMV）	是将控制通气与自主呼吸相结合的通气模式。患者自主呼吸时，呼吸机根据预设的参数给予患者一定的压力辅助，以提高通气量。
间歇指令通气（intermittent mandatory ventilation，IMV）	患者在自主呼吸的同时，给予间歇正压通气。由呼吸机按预定的频率、潮气量、吸气时间供给，提供患者自主呼吸的不足部分。
持续正压通气（continuous positive airway pressure，CPAP）	在患者自主呼吸的基础上，呼吸机在吸气相、呼气相均给予一定的正压，以增加功能残气量，改善肺顺应性，促使肺泡扩张。主要用于急性呼吸窘迫综合征、肺不张及阻塞性睡眠呼吸暂停综合征的患者。
压力支持通气（pressure support ventilation，PSV）	患者自主呼吸期间，当吸气开始，呼吸机即给予恒定压力帮助患者吸气，以克服呼吸道阻力，并利于肺的扩张，同时减少患者吸气做功，促进呼吸肌疲劳的恢复和呼吸功能锻炼。可作为自主呼吸较稳定患者辅助通气，也可用于拟进行撤机的患者。
呼气末正压通气（positive end-expiratory pressure，PEEP）	在控制呼吸的基础上，使肺泡在呼吸期末有一定的正压，使塌陷的终末细支气管和肺泡扩张，避免肺泡早期闭合。主要用于急性呼吸窘迫综合征、肺炎、肺水肿和肺不张的患者。
压力控制通气（pressure-control ventilation，PCV）	预先设置呼吸道压力和吸气时间。吸气开始时，气流迅速入肺，呼吸道内达到预定压力后，通过反馈系统使气流速度减慢，维持预定压力水平至吸气末，然后呼气。患者每一次呼吸均有呼吸机支持。
压力调节容量控制通气（pressure-regulated volume control ventilation，PRVC）	在确保预设潮气量的基础上，呼吸机自动连续测定胸廓/肺顺应性和容积/压力关系，反馈调节下一次通气的吸气压力水平，使呼吸道压力尽可能降低，以减少对气道损伤。
分钟指令性通气（minute mandatory ventilation，MMV）	对于自主呼吸不稳定的患者，采用分钟指令性通气可获得恒定的分钟通气量。当患者自主呼吸下降时该系统会主动增加机械通气量；相反，当患者的自主呼吸逐渐恢复时，在没有改变呼吸机参数的情况下会自动降低通气水平，所以可保证患者撤机过程的安全性。
高频通气（high frequency ventilation，HFV）和低频通气（low frequency ventilation，LFV）	高频通气是通气频率超过正常呼吸频率的4倍，成人通气频率大于60次/min。 低频通气是对患者行间歇正压通气时，维持分钟通气量不变，但呼吸频率维持在2~4次/min，吸气时间延长至6~20 s。

2. 根据患者病情、体重和动脉血气分析结果合理设置呼吸机工作参数。呼吸机常用参数详见表 11-4。

表 11-4　机械辅助呼吸常用工作参数

项目	设置值
潮气量（tidal volume，TV）	成人 6~10 mL/kg，儿童 5~6 mL/kg。
呼吸频率（respiratory rate，RR）	成人 12~20 次/min；新生儿 40 次/min；婴儿 28~30 次/min；儿童 20 次/min

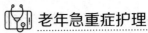
项目	设置值
吸/呼比（inspiration:expiration，I:E）	1:1.5~1:2；哮喘等阻塞性肺通气障碍引发呼吸衰竭者为1:2~3；肺充血性水肿、胸膜增厚的限制性通气障碍、急性呼吸窘迫综合征患者为1:1~1.5
呼吸末正压（positive end-expiratory pressure，PEEP）	5~10 cmH$_2$O
吸入氧浓度（fraction of inspire O$_2$，FiO$_2$）	40%~60%
触发灵敏度（sensitivity）	压力触发 -2~ -1 cmH$_2$O；流量触发 1~3 L/min
湿化器温度（temperature）	34~37℃
呼吸道压力上限（airway pressure high limit）	高于平均呼吸道峰压力 10 cmH$_2$O
呼吸道压力下限（airway pressure low limit）	设定在低于平均呼吸道峰压力 5~10 cmH$_2$O

3. 按照空气压缩机—湿化器—主机的顺序开机。而关机时，则按照主机—湿化器—空气压缩机的顺序关机。

4. 机械辅助呼吸可导致呼吸机相关性肺炎、气胸、纵隔气肿、呼吸机依赖和氧中毒等并发症。

（五）救护要点

1. 患者无禁忌证时将床头抬高 30~45°，以预防呼吸机相关肺炎的发生。同时，每 6~8 h 进行一次口腔护理；做好皮肤护理，定时翻身防止压力性损伤。接触患者时，严格手部消毒；监护室内安装空气净化装置，同时保证呼吸道充分湿化。

2. 保证充足的营养供给，尽早给予肠内营养。进行肠内营养时，鼻饲管置于胃幽门部，防止胃液返流和吸入胃内容物。

3. 在通气过程中，密切观察患者生命体征、意识、瞳孔和咳嗽反射，以及有无人机对抗。使用镇静镇痛的患者同时需动态判断患者镇静镇痛程度。遵医嘱定时监测动脉血气，及时根据血气分析结果调节呼吸机参数。

4. 吸入氧浓度一般设置在 40%~60%。60% 以上浓度的氧吸入时间不应超过 24 h，以防氧中毒、肺损伤及婴幼儿晶状体纤维组织形成。在吸痰操作前后，根据患者病情酌情给予 2 min 的 100% 纯氧，以防止患者发生低氧血症。

5. 合理设置呼吸机报警参数，密切监测呼吸机运转情况，以及人机配合度。当机器报警时，及时查找原因并及时处理。

6. 合理使用镇静剂，合理调节呼吸模式和参数，以便尽量缩短患者呼吸机使用时间。加强心理护理的同时，对患者进行呼吸肌康复训练，以便使患者尽快撤机。

第五节　有创动脉压和中心静脉压监测

ICU 内需要应用多功能监护仪对患者呼吸系统和循环系统监测。其中，无创血压、心率、ECG、脉搏氧饱和度监测是通过皮肤对体内器官或组织进行监测，对患者机体没有机械性损伤，为无创性监测。而有创动脉压和中心静脉压监测，需要将导管置入患者动脉和中心静脉内，会对患者机体产生机械性损伤。虽然有创动脉压和中心静脉压监测可引起感染、气胸和栓塞等并发症，但护士可以及时准确地掌握患者循环系统功能的变化，并根据监测结果对患者的病情做出判断，以便及时采取有效的措施对患者进行救护，所以其是 ICU 内普遍使用的有创血流动力学监测技术。

一、有创动脉血压监测

（一）目的

将动脉导管置入动脉内，通过压力监测系统直接监测动脉内收缩压、舒张压和平均动脉压，实时了解患者每一心动周期的血压变化、左心室收缩功能、心室后负荷和器官灌注情况。

（二）适应证与禁忌证

1. 适应证

（1）严重创伤、休克、高血压和心力衰竭等。

（2）大中型手术的术中和术后监护。

（3）使用血管活性药。

2. 禁忌证

（1）凝血功能障碍。

（2）穿刺血管侧支循环功能障碍，穿刺部位存在感染、损伤。

（三）操作步骤

1. 准备动脉置管针、一次性压力传感器套装、监护仪及压力连接线、肝素、压力泵和加压袋等。为患者进行动脉侧支循环功能检测。

2. 连接压力冲洗、监测和测压装置，将动脉测压管道内的空气排尽。

3. 进行动脉穿刺置管。置管成功后连接压力连接管，用肝素盐水冲洗管路，并妥善固定穿刺针。

4. 压力校零后测压，观察动脉压图形和数值，调节监护仪的报警参数。

5. 整理用物，记录监测结果。

（四）注意事项

1. 有创动脉压监测可选用上肢的桡动脉和肱动脉，以及下肢的股动脉和足背动脉进行监测。因为位置表浅易于穿刺，所以 ICU 内通常选用桡动脉或足背动脉进行有创动脉压监测。选用桡动脉进行监测时，需要检查患者穿刺侧尺动脉是否与桡动脉存在良好的侧支循环。检查时，患者需要将上肢抬高超过心脏水平后握拳，护士用手分别压迫患者的桡动脉和尺动脉促使患者的拳头发白，患者的手放回至心脏水平后护士松开压迫尺动脉的手。若患者的手掌恢复红晕时间少于 10 s，说明此侧尺动脉与桡动脉间侧支循环良好，可进行桡动脉穿刺。进行足背动脉穿刺测压时，也应进行胫后动脉和足背动脉间侧枝循环试验或行多普勒超声检查。

2. 有创动脉压通常较无创压高 5~20 mmHg，而下肢动脉的收缩压较上肢高，舒张压较上肢低。

3. 压力连接管长度、直径、弹性，或管内含气泡有均会影响连接管的顺应性，导致测量值出现偏差。

4. 有创动脉压监测可导致患者穿刺部位出血、血栓栓塞或感染，以及穿刺侧肢体缺血，甚至坏死。

（五）救护要点

1. 测压管道妥善固定，防止受压、打折、扭曲或脱落。动脉穿刺处尤应妥善固定，以防止患者躁动时脱落。

2. 保持管道密闭和持续正压，保证导管内无回血、无气泡。定期用肝素盐水冲洗管道，防止管道内血栓形成。

3. 换能器应放置在与患者第四肋间腋中线平齐处，患者的监测体位应为平卧位或半卧位，改变体位时应重新校正零点。

4. 通过留置的动脉导管留取动脉血标本时，应先将测压通路关闭。抽取的动脉血标本应避免混入肝素冲洗液。取血后用肝素盐水冲洗测压管路。

5. 有创血压监测数值、波形出现异常时及时检查管路是否通畅，以及传感器位置是否正确。

6. 一旦发现管路内血栓形成或患者远端肢体出现缺血，应立即拔除动脉测压管。

7. 拔除动脉置管后，患者穿刺部位应局部加压 5~10 min，直至无出血后用无菌敷料覆盖。

二、中心静脉压监测

（一）目的

中心静脉压（central venous pressure，CVP），即胸腔内上下腔静脉内的压力。通过 CVP 监测可了解患者循环血量、右心功能与血管张力，并指导容量治疗。

（二）适应证与禁忌证

1. 适应证

（1）严重创伤、休克、心力衰竭和肾衰竭等。

（2）大中型手术的术中和术后监护。

（3）使用血管活性药，以及判断容量治疗效果。

2.禁忌证

（1）凝血功能障碍。

（2）穿刺部位存在感染、损伤。

（三）操作步骤

1.准备中心静脉导管、深静脉穿刺包、压力传感器套装、监护仪及压力连接线、肝素和局麻药等。

2.连接压力监测装置，以及中心静脉测压装置。将中心静脉测压管内的空气排尽待用。

3.进行中心静脉置管，确认导管进入胸腔内的上腔或下腔静脉后，将压力连接管与中心静脉导管连接。

4.将静脉导管与皮肤缝合，无菌敷料覆盖。

5.压力校零后测压，调节心电监护的报警参数。

6.整理用物，洗手，记录监测结果。

（四）注意事项

1.通过锁骨下静脉、贵要静脉、颈内静脉和颈外静脉穿刺置管，测量的是上腔静脉压力，经股静脉穿刺置管测量的下腔静脉的压力。与下腔静脉压相比，上腔静脉压更能准确反映患者右心房的压力。

2.CVP正常值为5~12 cmH$_2$O，与静脉张力和左心功能无关，主要用于判断循环血量和右心功能。CVP低于5 cmH$_2$O提示患者存在右心房充盈不足或血容量不足，CVP高于12 cmH$_2$O提示患者存在心力衰竭、静脉血管床过度收缩或肺循环阻力增高。CVP应与动脉压、尿量结合来综合判断患者的心功能、循环血量和血管张力。

3.CVP监测可导致穿刺位有出血、血肿和感染，以及血栓性静脉炎、淋巴导管损伤、气胸和血胸等并发症。

4.CVP监测可与有创动脉压监测共用一个换能器，但不测压时应保持静脉测压管处于关闭状态。此外，应选用至少两头管腔的中心静脉置管，以防止监测CVP时中断血管活性药输入，导致患者血压出现急剧变化。

（五）救护要点

1.测压管道妥善固定，防止受压、打折、扭曲或脱落，或患者自行拔除。

2.严格无菌操作，保持管道密闭，保证导管内无回血、无气泡。每次测压后用肝素盐水冲洗管道，防止管道内血栓形成。穿刺部位的敷料应保持清洁干燥，如有潮湿、脱落应立即更换。

3.换能器应放置在与患者第四肋间腋中线平齐处，患者的监测体位应为平卧位或半卧位，改变体位时应重新校正零点。患者躁动、咳嗽或呕吐时，应待患者安静10~15 min后再进行测量，以确保CVP测量值准确。

4.管道不通畅时用含肝素盐水的注射器缓慢回抽,以防止血栓落入血管内。

5.中心静脉穿刺后,护士应密切患者穿刺部位有无出血、血肿,有无淋巴导管损伤、气胸和血胸征象。监测期间出现当导管移位、栓塞和静脉炎时应立即拔管,拔管后应常规进行细菌培养。

第六节 血管置管术

护士在临床工作中需要为重症患者建立良好的血管通路，以便对患者的血流动力学等各项指标进行密切监测。同时，有利于进行补液、给药，以及进行肾脏替代和体外膜肺氧合等治疗。一般情况下，静脉和动脉通路均为临时置管。本节主要介绍中心静脉置管术和动脉置管术。

一、中心静脉置管术

（一）目的

中心静脉置管术又称深静脉置管术，是将中心静脉导管通过颈内静脉、锁骨下静脉或股静脉等深静脉置入患者的上腔静脉或下腔静脉，以便进行 CVP 监测，补液和给药。具有保留时间长、操作简便、可输入多种液体和药物等优点，目前在临床工作中应用较为广泛。

（二）适应证和禁忌证

1. 适应证

（1）严重创伤、休克、心力衰竭、肾衰竭、大中型手术的术中和术后等重症患者的 CVP、中心静脉血氧饱和度监测。

（2）输入血管活性药、腐蚀性药，或进行静脉高营养。

（3）体外膜肺氧合、血浆置换和血液灌流等治疗。

（4）置入临时心脏起搏器。

2. 禁忌证

（1）出血性疾病、凝血功能障碍。

（2）穿刺部位感染、损伤、血肿和肿瘤。

（3）穿刺血管狭窄或血栓形成。

（三）操作步骤（以经皮导引钢丝外置管法中路穿刺颈内静脉为例）

1. 准备中心静脉导管、深静脉穿刺包、局麻药、生理盐水、注射器、输液器和无针正压接头等。

2. 使用生理盐水预冲中心静脉导管、穿刺针和扩张管，检查中心静脉导管和穿刺针是否通畅。连接输液器与输液管，排气备用。

3. 协助患者仰卧，摆好穿刺体位，使颈内静脉充盈。估计静脉导管留置长度，为 12~20 cm。

4. 定位穿刺部位，即胸锁乳突肌锁骨头、胸骨头和锁骨形成的三角区的中心，常规消毒皮肤，铺洞巾，以局麻药进行局部麻醉。

5. 以 5 mL 注射器抽取生理盐水，连接中心静脉穿刺针。穿刺针与中线平行并指向患者足端，于患者锁骨上缘 3~5 cm 处穿刺进针 1.5~2 cm，出现落空感后，回抽注射器，若吸出血液同时注入通畅表明穿刺针已进入颈内静脉。

6. 分离注射器与穿刺针，一手压住针柄防止空气进入，另一手将中心静脉导管的导丝自穿刺针尾孔插入 12~20 cm。退出穿刺针，以小刀划开穿刺点皮肤后使用扩张器扩张皮肤及皮下切口。

7. 通过钢丝将静脉导管送入上腔静脉内，退出静脉导管内钢丝后，用注射器回抽血液通畅，以便再次确认导管在静脉内。生理盐水封管，连接肝素帽或无针正压接头。

8. 在穿刺口部位将静脉导管与皮肤缝合，并以无菌敷料覆盖。

9. 置管后协助医生进行床旁 X 线或超声检查，以确保中心静脉留置导管放置正确。

（四）注意事项

1. 应根据患者病情及插管目的选择置管部位、方式和穿刺方法。同时根据血管的直径和长短选择插管的种类和管径。中心静脉置管部位可选择颈内静脉、颈外静脉、锁骨下静脉、大隐静脉和股静脉。上腔静脉置管是通过颈内静脉、颈外静脉或锁骨下静脉将静脉导管置入，而下腔静脉置管则通过大隐静脉和股静脉将导管置入。

2. 中心静脉置管方式可选择切开插管、半切开插管或经皮穿刺插管。其中经皮穿刺插管因操作简便、并发症较少，是重症患者的首选置管方式。

3. 协助患者摆好穿刺体位，充分暴露穿刺部位。锁骨下静脉穿刺时，患者取仰卧位，两肩胛间垫软枕，头转向穿刺对侧并后倾 15°；颈内静脉穿刺时，患者取仰卧位，穿刺侧肩下垫软枕，头转向穿刺对侧并后倾 15°；股静脉穿刺时，患者取仰卧位，膝关节微屈，臀部垫软枕，髋关节外展外旋 45°。

4. 中心静脉置管易导致肺胸膜、心脏、胸导管、臂丛神经、纵隔、膀胱、动脉和静脉损伤等穿刺并发症。插管过程中，护士应密切观察患者有无胸闷、气短、呼吸困难等症状。

（五）救护要点

1. 预防感染。护士应定期更换穿刺部位敷料，并保持敷料清洁干燥。注意观察导管周围皮肤有无红肿和脓性分泌物等感染症状。若发生感染时应及时进行局部消毒、并口服抗生素；若患者同时出现皮下隧道肿胀和疼痛等皮下隧道感染症状，应遵医嘱静脉输入抗生素 2 w，根据感染控制情况决定是否继续保留中心静脉置管。若患者在出口部感染或皮下隧道感染的同时出现发热、寒战等全身感染症状，应立即协助医生拔除导管，并对导管进行细菌培养，以确定患者有无导管相关性菌血症发生。一旦确诊应立即进行抗生素治疗，直至全身症状消失 36 h 以上方可停药，且患者血培养阴性 48 h 后才可考虑再次置管。

2. 预防深静脉血栓或栓塞。为防止中心静脉形成管腔内、附壁或导管头部血栓，护士应于每次输液后使用肝素盐水进行脉冲式冲管及正压封堵，并密切观察患者穿刺侧肢体有无肿胀、疼痛、青紫等静脉栓塞症状。由于下腔静脉置管留置线路长，且留置期间下肢需伸直并保持髋关节外展外旋，而更易出现静脉血栓。因此若发现管路不畅，护士需使用肝素盐水回抽，切忌向中心静脉内注射，避免血栓脱落。出现血栓后可根据医嘱采用尿激酶或肝素溶栓治疗。若溶栓治疗失败可进行血管造影，根据造影结果采取血栓取出术等治疗。

3. 预防空气栓塞。护士应妥善固定导管，并确保中心静脉管路的每个连接处均连接紧密，防止因患者躁动致使导管连接处脱落或导管断裂。同时密切观察患者有无咳嗽、呼吸困难和难以解释的低氧血症等空气栓塞症状。一旦出现上述症状，应立即使患者采取头低足高、左侧卧位，并立即通知医生进行处理。

4. 预防导管脱出。护士在妥善固定导管的同时，应密切观察穿刺口部位静脉导管与皮肤缝合是否有效。如发现导管向外脱出，切忌回送，应立即通知医生，行床旁 X 线或超声检查明确导管位置。

二、动脉置管术

（一）目的

动脉置管术是通过桡动脉、股动脉、腋动脉和足背动脉等留置动脉导管，以便对动脉压进行动态监测，或通过输入液体及药物等以达到治疗的目的。

（二）适应证和禁忌证

1. 适应证

（1）严重创伤、休克、心力衰竭、肾衰竭、大中型手术的术中和术后等重症患者的血流动力学、血气分析和电解质等监测。

（2）监测和判断血管活性药的治疗效果。

（3）IABP、体外膜肺氧合、血液透析、血浆置换和血液灌流等。

2. 禁忌证

（1）出血性疾病、凝血功能障碍。

（2）穿刺部位存在感染、损伤、血肿或肿瘤等。

（3）穿刺血管侧支循环功能障碍。

（三）操作步骤（以经皮导引钢丝外置管法股动脉穿刺为例）

1. 准备深静脉穿刺包、动脉导管、肝素、5 mL 注射器、生理盐水 500 mL 和带压力泵的加压袋套等。

2. 连接压力冲洗装置。将肝素注入生理盐水袋（瓶）内，并将输液袋（瓶）套入装有压力泵的加压袋套内。挤捏加压袋的皮球，打气到 150~300 mmHg。打开输液器开关，排尽压力管道内的空气。

3. 患者平卧，膝关节微屈，臀部垫软枕，髋关节外展外旋45°，充分暴露穿刺部位。

4. 穿刺部位定位后，即腹股沟韧带中点下方 1~3 cm，动脉搏动最明显处，常规消毒皮肤，铺洞巾，局麻药局部麻醉。

5. 用生理盐水预冲动脉导管、穿刺针和扩张管，并检查导管和穿刺针是否通畅。

6. 用 5 mL 注射器抽取生理盐水,然后连接穿刺针。左手食指和中指固定股动脉,右手持穿刺针与患者皮肤成 30~45° 并指向近心端、在左手两指间动脉搏动最明显处进针。出现落空感,血液进入注射器表明穿刺针已进入股动脉。

7. 将注射器与穿刺针分离,一手压住针柄防止血液流出,另一只手将动脉导管的导丝自穿刺针尾孔插入 15~25 cm。然后退出穿刺针,用小刀划开穿刺点皮肤后用扩张器扩张皮肤及皮下切口。通过钢丝将动脉导管送入股动脉内,退出导管内钢丝,用注射器回抽血液通畅,以便再次确认导管在动脉内。将压力冲洗装置与动脉导管连接。

8. 在穿刺口部位将动脉导管与皮肤缝合,然后无菌敷料覆盖。

(四)注意事项

1. 合理选择动脉置管部位。动脉置管部位可选用桡动脉、股动脉、肱动脉、足背动脉、腋动脉、颈后动脉、颞浅动脉和颈总动脉等。桡动脉和足背动脉置管通常进行动脉压监测,而股动脉、颈总动脉、腋动脉和肱动脉主要进行体外膜肺氧合等治疗,其中最常选用的是股动脉。

2. 合理选择动脉置管种类和方法。足背动脉和桡动脉置管可选用动脉置管针经皮置入。股动脉、腋动脉和颈总动脉一般选用 Seldinger 法,即经皮导引钢丝外置管法,留置动脉导管。

3. 协助患者摆好穿刺体位。肱动脉和腋动脉穿刺置管时,患者上肢应外展。股动脉穿刺置管时,患者下肢应伸直外展,膝关节微屈,臀部垫软枕,髋关节外展外旋 45°。

4. 预防并发症。动脉置管易引起远端肢体缺血、血栓形成和栓塞等并发症。因此桡动脉和足背动脉置管前应进行侧枝循环试验,以了解侧枝循环情况。股动脉穿刺置管后应通过超声多普勒检查或足背动脉插管测压了解下肢血流情况,当足背动脉压 < 50 mmHg 时,提示髋关节动脉网不能代偿,存在下肢缺血。

(五)救护要点

1. 妥善固定穿刺部位,并适当制动穿刺侧肢体。同时,每班交接并记录导管置入长度,防止动脉置管针脱落或患者自行拔除。

2. 严格无菌操作,防止感染。穿刺部位敷料每 24 h 更换 1 次,保持敷料清洁干燥。同时观察有无导管周围感染、导管隧道感染和导管相关性菌血症。动脉置管时间一般为 3~4 d,不宜超过 7 d。一旦患者出现感染迹象,应立即通知医生及时处理。

3. 预防肢体缺血或血栓栓塞。定期评估患者双下肢皮肤颜色、温度、脉搏、局部感觉和运动功能。观察患者穿刺侧肢体有无苍白、疼痛和发凉等表现。若出现上述症状,应及时放松留置导管包扎。若放松包扎后患肢血液循环仍无改善,应及时拔除动脉置管。

4. 桡动脉、足背动脉或肱动脉等表浅动脉穿刺失败或拔管后应压迫止血 5 min,并加压包扎,防止穿刺部位出血或形成血肿;而股动脉在穿刺失败或拔管后应局部压迫穿刺点 30 min,并以沙袋压迫 6 h,同时肢体制动 12 h,卧床 24 h。

5.动脉置管后每1~2 h需由压力冲洗装置冲洗管路,确保管道通畅。当动脉监测数据或波形异常时,护士应检查管路是否通畅,及时调整导管位置或进行冲洗。

第七节　体腔穿刺术

体腔穿刺术是通过抽取体腔积气、积液、积血或积脓，或直接给药而达到诊断和治疗目的的一种常用操作技术。本节将对心包穿刺术、胸腔穿刺术和腹腔穿刺术进行介绍。

一、心包穿刺术

（一）目的

心包穿刺术是借助穿刺针刺入心包腔，抽取心包内积血、积液或积脓等，或通过穿刺直接给药达到治疗目的，同时也是解除心包压塞的紧急救护措施。

（二）适应证和禁忌证

1.适应证

（1）心包积液性质不明，需抽取积液进行常规、生化、细胞学检查及细菌培养等，明确病因诊断。

（2）外伤导致心包内血液积聚或心包填塞，需抽液以降低心包腔内压。

（3）心包腔内给药治疗。

（4）炎性或脓性心包积液需反复冲洗。

2.禁忌证

（1）身体虚弱、病情危重不能配合穿刺术。

（2）穿刺部位或附近有感染者或者合并脓毒症。

（3）有严重出血倾向或凝血功能障碍。

（三）操作步骤

1.准备心包穿刺包、无菌手套、消毒物品、2% 利多卡因、心电监护仪、胶布、无菌注射器、急救药物及器械等。

2.协助患者摆好体位，充分暴露胸部，若从心尖部进针，患者取坐位；若从剑突下进针，可取半坐卧位。

3.以穿刺点为中心，向周边环形扩展消毒，消毒范围至少 15 cm，消毒两次。操作者用 5 mL 注射器取 2% 利多卡因 5 mL，在穿刺点皮下注射形成皮丘，再垂直进针，由皮肤至心包壁层进行局部浸润麻醉，边注射边回抽。

4.打开心包穿刺包，佩戴无菌手套，铺好盖巾与洞巾。取穿刺针，检查针头是否完好，橡胶皮管是否通畅、有无漏气，穿刺前将连接于穿刺针后的橡胶皮管用止血钳夹闭，操作者左手固定穿刺部位，左手持穿刺针，缓慢进针，待针尖部阻力感骤然消失，能明显感到心脏搏动，提示进入心包腔，此时可稍退针，避免损伤心脏。进入心包腔后，用止血钳固定穿刺针，助手将橡胶皮管连接注射器，放松橡胶皮管上的止血钳，缓慢抽液。

5.抽液结束之后缓慢拔出穿刺针，用纱布覆盖，压迫数分钟，消毒穿刺点，更换无菌纱布，用胶布固定。协助患者整理衣物，记录抽取积液的量，颜色和性状，做好穿刺记录，标本及时送检。

（四）注意事项

1.可选用以下方法确定穿刺部位。①心前区穿刺：一般位于左侧第5或第6肋间隙，取叩诊浊音处内侧1~2 cm左右处，向内向后指向脊柱方向进针。②胸骨下穿刺：一般取胸骨剑突与左侧肋弓缘夹角下方2 cm左右处为穿刺点，穿刺针与腹壁角度为30~45°，向上、后、稍左而进入心包腔的后下部进针。③使用实时成像辅助手段：如经胸超声心动图或荧光透视以确定穿刺部位。

2.首次抽液量不宜超过100~200 mL，以后每次抽液可逐渐增加到300~500 mL。抽液速度要缓慢，以免抽液过多过快引起心脏急性扩张。抽液过程中应随时夹闭橡胶管，以免空气进入心包腔。

3.穿刺过程中应注意观察抽取积液的性状，若抽出液体为血性，应先抽出3~5 mL，若5 min后未发生凝固，可继续抽液；若抽出即凝，则提示损伤心脏动脉或心肌，应立即停止操作，对症处理。

4.嘱患者在穿刺过程中尽量避免咳嗽和深呼吸，穿刺宜在心电监护下进行，以便随时观察患者情况。若患者在穿刺过程中出现出冷汗，面色苍白，头晕，气短等，应立即停止操作并进行抢救。

5.当心包积液抽取后又再次积聚，可考虑采用心包引流。

（五）救护要点

1.穿刺前帮助患者开放静脉输液通道，吸氧，连接心电监护仪。如时间允许，可进行胃肠减压，以降低胃穿孔的风险。穿刺后协助患者卧床休息12~24 h，并监测生命体征。

2.严格遵守无菌技术操作原则，预防感染，术后密切观察穿刺处皮肤情况，若敷料处渗血渗液较多，应通知医师及时更换，保持敷料处清洁干燥。根据患者病情酌情使用抗生素，以预防感染。

3.操作后加强巡视，密切观察患者有无穿刺并发症。若患者出现气胸，多不需特殊处理。如患者出现呼吸困难，应及时通知医生，按气胸处理；若患者发热、短期内心包积液增多，提示心包感染，或肺部及胸腔感染，及时通知医生，进行放液，并应用抗生素。

二、胸腔穿刺术

（一）目的

胸腔穿刺术也称胸膜腔穿刺术，是对胸腔积液或气胸的患者，通过穿刺抽取积气、积液，从而达到明确诊断和治疗疾病目的。

（二）适应证和禁忌证

1. 适应证

（1）对于原因不明的胸腔积液需抽液进行检查，明确病因。

（2）胸腔大量积液、积气导致压迫或呼吸困难，需减压缓解症状。

（3）胸膜腔内给药。

2. 禁忌证

（1）体质衰弱、病情危重难以耐受操作。

（2）有严重出血倾向、凝血功能障碍。

（3）疑为胸腔包虫病，穿刺可引起感染扩散。

（4）穿刺部位或附近有感染。

（三）操作步骤

1. 准备胸腔穿刺包、无菌手套、消毒用品、2%利多卡因、无菌注射器、抢救药品及器械等。

2. 协助患者摆好体位，常规患者取坐位，坐于椅上，面向椅背，两前臂交叉置于椅背上，前额枕于前臂，充分暴露肋间隙，便于操作；病情严重者可取半坐卧位，患侧上臂举起，略向健侧偏转，充分暴露穿刺部位。

3. 以穿刺点为中心，向周边环形扩展消毒，消毒范围至少 15 cm，消毒两次。操作者用 5 mL 注射器取 2% 利多卡因 5 mL，在穿刺点皮下注射形成皮丘，再垂直进针，由皮肤至胸膜壁层进行局部浸润麻醉，注意回抽。

4. 打开胸腔穿刺包，佩戴无菌手套，铺洞巾。检查针头是否完好，乳胶管是否通畅、有无漏气，用止血钳夹闭胸腔穿刺针尾部的乳胶管，左手固定穿刺部位的皮肤，右手持穿刺针在穿刺点垂直于皮肤缓慢进针，当达到预估的穿刺深度或有落空感时，提示穿刺针已进入胸膜腔。助手将皮管连接 50mL 注射器，松开穿刺针尾端的止血钳，抽取积液或积气。

5. 拔除穿刺针，用纱布覆盖，压迫数分钟，消毒穿刺点，更换无菌纱布，用胶布固定。协助患者平卧或半卧位休息，必要可做胸部检查评价穿刺效果，做好穿刺记录，记录抽取积液的量、颜色和性状，标本及时送检。

（四）注意事项

1. 根据患者病情选择穿刺部位。胸膜腔内积液者，选择叩诊呈实音处为穿刺点，一般为腋前线第 5 肋间隙、腋中线第 6~7 肋间隙、肩胛线或腋后线第 7~8 肋间隙。应避免在第 9 肋间以下穿刺，以免发生脾或肝损伤。胸膜腔内积气者，一般选择患侧锁骨中线第 2 或 3 肋间隙。穿刺点做好标记。

2. 在麻醉过程中应间断负压回抽，若回抽出液体，提示进入胸膜腔内，此时的进针深度可作为穿刺进针深度的参考。若回抽出血液并快速凝集，提示损伤血管，及时处理后再更换穿刺部位。

3. 首次抽液量不应超过 700 mL，抽气量不应超过 1000 mL。每次抽液、抽气不宜过多、过快，抽液量应控制在 1500 mL 以内。若抽气或抽液过多过快，会导致肺组织迅速扩张，出现复发性肺水肿。若为诊断性穿刺，只需抽取所需量即可。若为脓液，则可注射无菌生理盐水稀释后全部抽尽。

4. 外伤性血气胸、张力性气胸或胸膜腔内积液量超过 1000 mL 时，应立刻紧急行胸膜腔穿刺术，减压后再行胸膜腔闭式引流术，以便持续引流积液或积气。

5. 穿刺过程中应严格遵守无菌技术操作原则，避免胸膜腔感染。每次抽液或抽气后要及时夹闭止血钳，防止空气进入胸腔，造成气胸。

6. 若在穿刺过程穿刺过深，发生刺伤，则可引起胸壁皮下出血，一般无需处理。若损伤到肋间血管，则可引起大量出血，需要立即停止操作，对症处理。

7. 若患者在穿刺过程中出现头晕、面色苍白、出冷汗、心悸、气短、血压下降等症状，应考虑发生胸膜反应。应立即停止操作，使患者平卧，给予 0.1% 肾上腺素 0.3~0.5 mL 皮下注射。

（五）救护要点

1. 穿刺后协助患者卧床休息，按压穿刺部位，监测生命体征。观察穿刺处是否有红、肿、热、痛等炎症表现，如有异常，提示穿刺处感染。观察体温和痰液是否异常。若患者出现高热或咳脓痰，提示发生肺部、胸腔内感染，应及时通知医生。

2. 严格无菌操作，防止感染，观察穿刺处情况，若敷料处渗血渗液较多，则应通知医生及时更换，保持敷料处清洁干燥。遵医嘱使用抗生素，以预防感染。

3. 若患者连接引流管，则应保持管道密闭，引流瓶位置低于穿刺平面处 60~100 cm；定时挤压引流管，保持引流管通畅，鼓励患者经常变更卧位并进行咳嗽与深呼吸，利于积液和积气的排出，促进肺复张。密切观察引流液的颜色、量和性状。

4. 密切观察患者病情变化，观察有无穿刺并发症，如气胸、血胸、复发性肺水肿等。如有异常，立即通知医生进行紧急处理。

三、腹腔穿刺术

（一）目的

腹腔穿刺术是通过穿刺针直接从腹前壁刺入腹膜腔并抽取腹腔内积液，以达到协助诊断和治疗疾病目的。该技术常用于确定急腹症患者有无腹水及鉴别腹水性质。

（二）适应证和禁忌证

1. 适应证

（1）腹腔积液性质不明，需抽取进行实验室检查以诊断。

（2）大量腹水引起胸闷、气促等症状，需放水减压缓解症状。

（3）腹腔内注射药物。

（4）需行人工气腹和腹腔灌洗。

（5）行腹水回输。

2. 禁忌证

（1）情绪躁动不能合作。

（2）患有肝性脑病或肝性脑病先兆。

（3）有严重出血倾向或凝血功能障碍。

（4）电解质严重紊乱。

（5）手术或炎症引起腹腔内广泛粘连。

（6）巨大卵巢囊肿、中晚期妊娠。

（7）包虫病。

（8）麻痹性肠梗阻及腹部胀气明显。

（9）穿刺部位有瘢痕或皮肤感染。

（三）操作步骤

1. 准备腹腔穿刺包、无菌手套、5 mL 注射器、消毒物品、皮尺、麻醉物品、多头腹带、抢救药物及器械等。

2. 确定穿刺部位。一般取脐与左髂前上棘连线中、外 1/3 交界处，此处不易损伤腹壁动脉和肠管。而脐与耻骨联合上缘连线中点上方 1 cm，偏左或偏右 1~2 cm 处，此处无重要器官，较安全且容易愈合。此外，脐水平线与腋前线或腋中线交点处，此处多用于诊断性穿刺。包裹性积液或少量积液，需借助 B 超定位或 B 超引导下穿刺。

3. 以穿刺点为中心，向周边环形扩展消毒，消毒范围至少 15 cm，消毒 2 次。操作者用 5 mL 注射器取 2% 利多卡因 5 mL，在穿刺点皮下注射形成皮丘，再垂直进针，沿皮下、肌肉、腹膜等进行局部浸润麻醉，边抽边回吸。

4. 打开腹腔穿刺包，佩戴无菌手套，铺洞巾。检查穿刺针是否完整、锐利，将 8 号或 9 号针头连接橡胶管，检查管腔是否通畅，穿刺前用止血钳或夹闭卡子夹闭。操作者左手固定穿刺处皮肤，右手持穿刺针由麻醉处逐步刺入腹壁，若有针尖落空感，则提示针尖已穿过腹膜壁层，进入腹腔，可连接无菌注射器，抽取腹水。若为抽取积液进行诊断性穿刺，则将 7 号针头连接无菌注射器进行抽取。

5. 拔除穿刺针，覆盖无菌纱布，按压 3~5 min，消毒穿刺点，更换无菌纱布，胶布固定；若大量放腹水，术后用腹带将腹部包扎，协助患者整理衣物，根据需要及时送检标本，做好穿刺记录。

（四）注意事项

1. 操作前先进行腹部体格检查，测量生命体征，叩诊是否呈移动性浊音，并测量腹围、体重。

2. 结合患者病情选择合适体位。如患者坐于靠椅、或平卧、或半卧、或侧卧位。嘱患者操作前排尿，避免穿刺过程中损伤膀胱。告知患者操作过程和操作目的，缓解其紧张焦虑等不良情绪，取得患者的配合。

3. 放腹水过程中若流出不畅，可稍变换体位或操作者稍调整穿刺针位置。

4. 对于大量腹水者，进行腹腔穿刺时，穿刺针进入皮下后，将针头平移向周围 1~2 cm，再进入腹腔，使皮肤和腹膜的穿刺点不在同一直线上，可防止腹水沿针眼外溢。

5. 放液量不宜过多、速度不宜过快，以避免诱发肝性脑病、电解质紊乱和休克等。一般每次放液量不超过 3000~6000 mL，肝硬化患者初次放腹水量不宜超过 3000 mL。

（五）救护要点

1. 术后协助患者卧床休息，取穿刺点朝上的体位，可避免腹水外漏。腹压高的患者，术后包裹腹带，松紧适宜，防止腹内压骤降造成呼吸困难或腹腔内大量充血。

2. 穿刺前后应测量患者体温、脉搏、血压、腹围、体重等，并检查腹部体征。患者术后情况若出现头晕、恶心、出冷汗、面色苍白等症状，应立即通知医生，及时处理。

3. 严格无菌操作，保持穿刺处敷料清洁干燥。如穿刺处有腹水外渗，及时更换敷料，也可使用蝶形胶布或火棉胶涂抹封闭。遵医嘱使用抗生素，以预防腹腔感染。

第八节　连续性血液净化与体外膜肺氧合

连续性血液净化、体外膜肺氧合和机械辅助通气是急重症患者的三大生命支持技术，在急重症患者救治中发挥至关重要的作用。其中，连续性血液净化（continuous blood purification，CBP）是通过 24 h 连续、缓慢清除患者体内水分、药物、毒物或致病因子，以达到调节水电解质及酸碱平衡，保护和支持患者重要器官功能的作用，其又被称为连续性肾脏替代治疗（continuous renal replacement therapy，CRRT）。而体外膜肺氧合（extracorporeal membrane oxygenation，ECMO），是将中心静脉血引流至体外，经膜式氧合器氧合后，通过血泵将血液回输至体内，以完全或部分替代患者的心肺功能，从而为危重患者抢救赢得宝贵的时间，其又被称为体外生命支持（extracorporeal life support，ECLS）。

一、连续性血液净化

（一）目的

通过弥散、对流、超滤或吸附，连续、缓慢地将患者体内水分、溶质或毒性物质清除，以祛除毒素、炎症或细胞因子，调节水电解质及酸碱平衡。

（二）适应证和禁忌证

1. 适应证

（1）急性肾损伤合并急性呼吸窘迫综合征、心力衰竭、肺水肿、脑水肿、严重电解质紊乱或酸碱平衡失调；慢性肾脏疾病合并高钾血症、水中毒或代谢性酸中毒等。

（2）急性呼吸窘迫综合征、急性肺水肿；急性心力衰竭、慢性心力衰竭急性加重；急性重症胰腺炎；肝性脑病等；中毒、横纹肌溶解综合征、热射病；严重电解质紊乱及酸碱平衡失调；脓毒症、全身炎症反应综合征和 MOF 等。

2. 禁忌证

无绝对禁忌证，慎用于以下情况：

（1）血流动力学极不稳定，积极治疗后仍难以纠正的低血压。

（2）无法建立正常的血管通路。

（3）不能耐受 CRRT 治疗，如恶病质。

（三）操作步骤（以连续静脉－静脉血液透析滤过为例，图11-5）

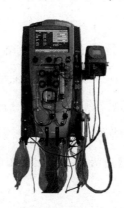

图11-5 连续静脉－静脉血液透析滤过

1. 操作前准备连续性血液净化机及配套体外循环管路；准备预充液、置换液、4% 枸橼酸钠溶液、10% 葡萄糖酸钙和5% 碳酸氢钠等。评估患者意识、生命体征、体重、血常规和凝血功能，以及血管通路。

2. 将持续性血液净化机连接电源，打开开关，完成开机自检，输入患者信息，选择治疗模式及抗凝方式。

3. 按提示逐步完成体外循环管路、置换液和枸橼酸溶液的安装，确保各管路夹打开，将预冲液挂放于机器上。

4. 完成机器预冲及自检，调节排气室液面高度。

5. 调节血流量、置换液流速、透析液流速、目标脱水量，选择前或后稀释以及抗凝剂流速，初始血流量设置在80~100 mL/min，根据患者血流动力学状态逐渐调整至目标血流量。

6. 将含有10% 葡萄糖酸钙的注射器安置于注射泵上，将5% 碳酸氢钠安置于输液泵上，设置注射及输注速度，待机。

7. 消毒患者导管入口处皮肤、导管、导管夹、血管通路动、静脉端，注射器回抽导管封管液2mL，均匀推注于纱布上观察有无凝血块，用以检查导管是否通畅。

8. 再次核对所有参数后，连接体外循环管路，按治疗键开始治疗。同时启动注射泵和输液泵开关。观察血液净化机、输液泵和注射泵运转情况，查看监测的压力值，调节血流量等参数至目标治疗量。根据患者体温合理设置加温仪的温度。

9. 治疗结束时按"停止"键启动下机程序，按照屏幕提示进行回血操作。待体外循环血路内血液回输至体内后，夹闭血管通路静脉端管路夹。消毒静脉端导管，生理盐水脉冲式冲管，肝素液正压封管，夹闭。取下体外循环管路，关闭电源。清洁、消毒连续性血液净化机。

（四）注意事项

1. 根据患者病情选择血管通路。连续性静脉－静脉血液滤过常用的血管通路包括颈内静脉、股静脉，危重症患者首选右颈内静脉和股静脉。

2. 根据患者的病情和凝血功能采取个体化的抗凝方式。连续性静脉血液滤过常用抗凝剂包括肝素、低分子肝素、枸橼酸和阿加曲班，也可采用无抗凝剂的方式。目前，对于无使用枸橼酸禁忌证的患者，首选枸橼酸作为抗凝剂。当患者存在枸橼酸禁忌证，如代谢性碱中毒、高钠血症、严重肝功能障碍、动脉氧分压 < 60 mmHg 和 / 或组织灌注不足等，宜使用阿加曲班进行抗凝。

3. 根据患者病情选择 CBP 模式。CBP 治疗模式包括血液滤过、血液透析、血液透析滤过、血液超滤和血浆滤过吸附。血液滤过和血液透析主要是清除血中的中小分子溶质，血液超滤主要是排除体内多余的水分，血浆滤过吸附主要是清除血中大分子溶质。所以连续血液透析、滤过主要用于肾损伤合并严重电解质紊乱、酸碱平衡失调的患者。而连续血浆滤过吸附主要用于脓毒症、炎症反应综合征、挤压综合征患者、急性重症胰腺炎或肝性脑病的患者。

4. 根据患者血流动力学状态确定液体管理水平。CBP 液体管理分为三级。一级，为最基本的液体管理水平，以 8~24 h 为时间单元估计超滤量，适用于额外补充液体量少或血流动力学稳定的患者。二级液体管理水平较一级水平高，要求每一时间段内，如 2~4 h 对患者出入量进行一次评估，并以此制定容量控制目标。二级液体管理适用于治疗变化大，且不能耐受明显血容量波动的患者。三级水平的液体管理为最高级管理水平，要根据患者 CVP、平均动脉压等血流动力学指标适时调整患者的液体出入量，达到每 h 液体的净平衡。

5. CBP 可引起留置中心静脉导管相关并发症，以及因使用抗凝剂而引起的出血、血小板减少和低钙血症等并发症。此外，还可引起滤器凝血、空气栓塞、低体温、过敏反应等体外回路相关并发症。

（五）救护要点

1. 安装体外循环管路时应严格按照机器显示屏提示的步骤进行操作。安装后仔细检查循环管路的连接是否正确、接口是否紧密，并核对所有参数设置是否正确。

2. 更换置换液、采集血标本时严格执行查对制度及无菌操作制度。每次治疗开始和结束时均应严格消毒接口处。同时，密切观察血管通路穿刺点处有无出血、渗液，及时更换敷料。妥善固定血管通路动静脉端，防止扭曲、污染、漏血，确保管道安全有效。

3. 严密监测患者血压、心率、呼吸和血氧饱和度。在开始 CRRT 治疗后将血压测量间隔时间调整为 0.5 h。一旦出现异常情况及时通知医生，并对症处理。监测直肠、膀胱等核心温度，根据病情及患者体温值动态调整血液净化机自动加温仪温度，维持患者体温在正常范围内，防止发生低体温。准确记录每 h 出入量，确保患者液体出入量动态平衡。

4. 密切监测动脉压、滤器前压、静脉压、超滤液侧压、滤器压力降和跨膜压（图 11-6），熟练掌握各项报警的常见原因和处理方法。当出现漏血、空气、温度和静脉压低等报警时及时分析报警原因，并进行处理，使血泵及时恢复运转，以免导致体外循环管路凝血，被迫终止治疗。

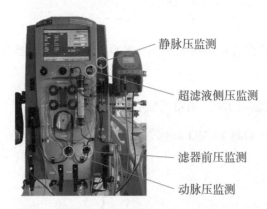

　　静脉压监测

　　超滤液侧压监测

　　滤器前压监测

　　动脉压监测

图 11-6　CRRT 治疗过程中压力监测器分布图

5. 根据医嘱每 2~4 h 取血进行血气和电解质分析，待患者病情平稳后可延长至 4~6 h 监测一次。同时，根据检验结果动态调整置换液配置处方。

6. 使用枸橼酸抗凝时，护士应密切监测患者血钙及血乳酸水平，将滤器后游离钙水平维持在 0.25~0.35 mmol/L，静脉血游离钙水平维持在 1.0~1.2 mmol/L。同时，根据血钙水平动态调整枸橼酸输注速度。使用阿加曲班抗凝时，护士应监测患者活化凝血时间和部分活化凝血活酶时间。如选择肝素抗凝，在监测患者凝血功能的同时应监测血小板计数、以防肝素诱发血小板减少症。此外，无论选择何种抗凝方式，护士均需严密观察患者有无皮下出血、牙龈出血或呕血等症状，患者一旦出现上述症状应立即通知医生进行处理。

7. 治疗结束后根据患者病情及凝血功能选择合适的封管液进行封管。对于无活动性出血或出血风险的患者，采用 1000 U/mL 肝素盐水封管，如有出血倾向，也可采用 4% 枸橼酸钠溶液封管，以每 12~24 h 封管一次为宜。

二、体外生命支持

（一）目的

应用膜式氧合器，对呼吸、循环功能衰竭者进行持续体外心肺功能支持，以维持其全身器官的血氧供应，使患者心肺得以休息，维护机体的内环境稳态。

（二）适应证和禁忌证

1. 适应证

（1）各种原因导致的难治性心源性休克，如难治性心脏骤停、急性暴发性心肌炎、AMI、慢性失代偿性心力衰竭、移植排斥反应、药物中毒和大面积肺栓塞等。

（2）各种原因导致的急性呼吸窘迫综合征，包括肺内因素和肺外因素。其中，肺内因素包括吸入性肺炎、感染性肺炎、药物吸入和肺挫伤等；肺外因素包括脓毒症、急性胰腺炎、严重创伤和神经源性急性呼吸窘迫综合征等。

（3）捐赠中的器官支持，早产儿提供人工胎盘支持等。

2.禁忌证

（1）绝对禁忌证主要是患者患有不可逆的疾病，如不可逆的神经功能损害、难以治疗的转移性恶性肿瘤等。

（2）相对禁忌证，如无法控制的出血、原发病预后极差。

（三）操作步骤（以静脉－动脉ECMO为例，图11-7）

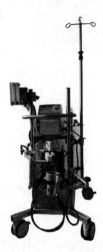

图11-7 ECMO机器

1.准备ECMO机器、ECMO管路及其配套耗材、体外循环穿刺包、血气分析仪和肝素盐水等。

2.依次安装膜肺和管路，检查各部件安装是否正确。打开机器，夹闭膜前管路，借助重力完成膜前管路排气后，夹闭管路。安装离心泵泵头于离心泵中，机器校零，松开管路夹，使用离心泵完成膜后管路排气。排气时，离心泵先低速后逐步提高转速，直至气泡完全排除。连接氧源及气源，设定氧流量及空气流量。连接变温水箱，设置水温，开始水循环。关闭膜肺两侧的双通管，取下预冲液，打开管路夹，再次检查管路内有无气泡，机器自循环备用。

3.使患者处于平卧位，充分镇痛镇静，协助医生置管。

4.将无菌管路送至操作台，由置管医生将ECMO管道与患者动、静脉管路连接。

5.调节初始离心泵泵头速度、血流量、氧气流量和空气流速，调节血流量等参数至目标治疗量，记录各项参数。

6.患者符合撤机指征后，逐步降低血流量和氧浓度。夹闭管路，将泵速降低为零，关机。拔除动脉插管，加压按压或缝合动脉。拔除静脉置管，按压0.5 h，再加压压迫4~6 h。

（四）注意事项

1.根据患者病情选择ECMO常用治疗模式。ECMO常用治疗模式主要为两种。一是中心静脉引血－中心静脉回血ECMO，简称为VV-ECMO，另一个是中心静脉引血－动脉系统回血ECMO，简称为VA-ECMO。VV-ECMO主要用于心功能良好的呼吸衰竭患者，给予其肺功能支持，而VA-ECMO主要用于循环衰竭患者的支持治疗。

2. ECMO 运行期间因需持续输注肝素，所以出血是 ECMO 运行期间最常见并发症。ECMO 泵负压转流时会对患者的血液造成机械损伤，出现管路内血栓、气栓，以及溶血。无论患者采取 VV-ECMO 还是 VA-ECMO 模式，均需要进行静脉插管，从而引起中心静脉导管相关并发症，而进行动脉置管则可导致置管侧肢体缺血、坏死。此外，当患者左心室功能恢复和 / 或 ECMO 血流量减少时，患者左心室搏出未氧合血液流入主动脉弓、大脑和冠状动脉，而经 ECMO 完全氧合血液流入下半身，患者会出现差异性缺氧，也称 Harlequin 综合征、两循环综合征或南北综合征。

3. 对实施 CPR 的患者，当 ECMO 启动时即应停止胸外心脏按压。

4. 根据患者病情及治疗目标，动态调整 ECMO 机器各参数。ECMO 运行初期，主要是尽快改善患者的微循环、减少其心脏和肺脏的负荷，血流量可以设置到心输出量的 80%~100%；氧气浓度可调至为 70%~80%，当患者血流动力学逐渐稳定后，应逐渐降低血流量和氧气浓度，以保持患者自身心肺的血液灌注和血管弹性。

5. ECMO 治疗期间患者应需进行机械辅助通气，但此时机械通气参数应适当降低。

（五）救护要点

1. 安装体外循环管路，安装后仔细检查连接是否正确、接口是否紧密，参数设置是否正确。

2. 置管及安装管路时均应严格执行无菌操作规程，防止感染。进行预冲时，应确保管路完全密闭，预充后整个管路无残留气泡。ECMO 治疗期间，应沿血管长轴方向固定管路，并将动静脉管路分开固定，防止患者躁动导致管道脱出。此外，护士应密切观察患者动静脉穿刺处有无发红、肿胀及渗血，如渗血应及时更换敷料，并确保敷料覆盖的密闭性和无菌。

3. ECMO 使用期间，患者应用给予镇静、镇痛。护士在做好镇静镇痛的护理同时，应加强基础护理。行颈内静脉插管的患者头部应处于正中位，上半身稍抬高，以避免影响上腔静脉回流，导致患者面部肿胀。行股动脉置管者，护士应每 h 观察患者动脉置管侧肢体末梢温度、颜色、足背动脉搏动，并比较双侧下肢腿围是否一致，注意下肢保暖，以防肢体供血不足甚至坏死。如出现皮肤呈苍白色，继而产生水泡则表明肢体供血不足，需及时通知医生进行处理。

4. 密切观察血压、平均动脉压、CVP 与动脉波形；密切观察尿量、血电解质和酸碱度，以及患者有无水肿；密切监测患者血氧饱和度，听诊双肺呼吸音是否对称。密切监测患者的中心体温，当患者发生低体温时，及时复温。观察患者现有无上半身发绀，下半身红润的差异性缺氧症状。

5. 密切监测患者凝血功能。ECMO 运行阶段维持患者 APTT 在 180~210 s。同时，行 VA-ECMO 的患者 APTT 维持在为正常的 1.8~2 倍，行 VV-ECMO 者维持在正常的 1.5~1.8 倍。此外，观察患者口腔、耳鼻、皮肤黏膜有无出血点，有无尿血、便血或痰中带血，穿刺点局部有无渗血，以便及时发现出血症状。

6. 定期检查导管、连接器、离心泵和氧合器等，以便及时发现 ECMO 管路内血凝块和纤维素，或血凝块脱落导致患者出现血栓栓塞。严密观察 ECMO 离心泵转速,并及时准确记录泵头转速及血液流速。当离心泵转速下降 5% 或管路运转过程中出现抖动时,可能为引血不畅,可适当调整患者体位,如仍引血不畅,应及时通知医生。合理调节气流量和氧浓度,将气体流速与血流速比例设定为 1∶1 或 2∶1,并密切观察管路内血液的颜色。熟练掌握各项报警的常见原因和处理方法。当离心泵的驱动泵失灵,会导致 ECMO 机器停止运转,应先使用手摇泵手动摇摆泵头,保证机器正常运行,同时积极查找原因并处理。

第九节　持续药物镇静与镇痛

由于疾病、治疗和环境等因素的影响，以及对自身疾病的担忧，ICU 患者常出现疼痛、焦虑，甚至躁动。ICU 内，50% 以上患者出现过焦虑，70% 以上患者发生过躁动，而疼痛则普遍存于 ICU 患者中。

疼痛和焦虑使机体分解代谢增加，组织耗氧量和器官做功负荷增加，这不仅会导致患者的免疫功能受抑制，还会使患者器官功能出现障碍，所以不利于疾病的治疗和患者机体功能的恢复。近年来，持续经静脉应用药物来减轻或解除 ICU 内的患者的疼痛、焦虑或躁动，已成为 ICU 的常规治疗措施。

一、持续药物镇静

（一）目的

经静脉应用镇静药物，使危重患者处于持续睡眠状态，以消除或缓解患者躯体不适，达到改善睡眠、减轻或消除焦虑、躁动、谵妄，以利于各种诊疗和护理措施的实施。

（二）适应证和禁忌证

1. 适应证

任何原因引起的疼痛、焦虑、躁动、睡眠障碍或谵妄，并影响疾病的治疗和康复。

2. 禁忌证

目前尚无明确的禁忌证，以下情况应慎用：

（1）严重低氧血症、呼吸困难且无气道保护。

（2）严重低血压、心动过缓且未及时纠正。

（三）操作步骤

1. 双人核对医嘱无误，用 50 mL 注射器配置镇静药物，并连接延长管，排气。

2. 将延长管与患者血管的通路连接，并将注射器固定于注射泵内。

3. 根据医嘱预设初始输注速度，按下启动键，观察注射泵运行是否正常。

4. 使用镇静评分量表对患者镇静深度进行评估，动态调整药物注射速度，逐步达到镇静目标。

5. 根据医嘱停止使用镇静药物时，停用注射泵，并根据患者病情妥善处理患者静脉通路。

（四）注意事项

1. 选择合适的镇静评分工具对患者镇静的深度进行评估。目前 ICU 内常用的镇静评分工具包括：Richmond 躁动 – 镇静评分（Richmond agitation–sedation scale，RASS）、Ramsay 评分、Riker 镇静 – 躁动评分（Riker sedation–agitation scale，SAS），客观评估方法有脑电双频指数（bispectral index，BIS）和肌肉活动评分法（motor activity assessment scale，MAAS），其中 RASS 和 SAS 评分简单易操作，被广泛用于 ICU 内对患者镇静深度的评估。RASS 评分范围为 –5~4 分，SAS 评分范围为 1~7 分，具体评分标准见表 11-5 和 11-6。

表 11-5　Richmond 烦躁 – 镇静评分

分数	分级	描述
+4	有攻击性	非常有攻击性，暴力倾向，对医务人员造成危险
+3	非常躁动	非常躁动，拔出各种导管
+2	躁动焦虑	身体激烈移动，无法配合呼吸机
+1	不安焦虑	焦虑紧张，但身体活动不剧烈
0	清醒平静	清醒自然状态
–1	昏昏欲睡	没有完全清醒，声音刺激后有眼神接触，可保持清醒 > 10 s
–2	轻度镇静	声音刺激后能清醒，有眼神接触，< 10 s
–3	中度镇静	声音刺激后能睁眼，但无眼神接触
–4	深度镇静	声音刺激后无反应，但疼痛刺激后能睁眼或运动
–5	不可唤醒	对声音及疼痛刺激均无反应

备注：最佳镇静目标即浅镇静为 –2~0 分，深镇静为 –3~–4 分

表 11-6　Riker 镇静 – 躁动评分

分数	分级	描述
7	危险躁动	拉拽气管插管，试图拔出各种导管，攻击医护人员，在床上辗转挣扎
6	非常躁动	需要保护性约束并反复语言提示劝阻，咬气管插管
5	躁动	焦虑或身体躁动，经言语提示劝阻可安静
4	安静合作	容易唤醒，服从指令
3	镇静	嗜睡，语言刺激或轻摇可唤醒并服从简单指令，但又迅速入睡
2	非常镇静	对躯体刺激有反应，不能交流及服从指令，有自主运动
1	不能唤醒	对恶性刺激无或仅有轻微反应，不能交流及服从指令

2. 根据患者的病情、器官功能状态选择合适的镇静目标，将不良反应控制到最小。同时使患者获得最佳舒适度，并最大程度改善临床转归。目前，将 RASS 评分范围为 –2~1 分，SAS 评分范围为 3~4 分确定为浅镇静目标；将 RASS 评分范围为 –3~–4 分，SAS 评分范围 2 分确定为深镇静目标。对于器官功能稳定、恢复期患者宜给予浅镇静，而严重呼吸窘迫综合征、严重颅脑损伤颅内高压、外科需严格制动、机械辅助通气人机严重不协调的患者，宜给予深镇静。

3. 根据患者根据病情选择镇静药物。目前 ICU 常用的镇静药物有苯二氮卓类、丙泊酚和右美托咪定三类。

（1）苯二氮䓬类具有抗焦虑、催眠、顺行性遗忘、抗惊厥的作用，但无镇痛作用。ICU 镇静中最常用的苯二氮䓬类药物是咪唑安定。该药物起效快但可引起呼吸抑制，且容易导致药物蓄积，增加镇静深度，长时间使用会延长机械辅助通气时间，从而导致脱机困难。

（2）丙泊酚为短效镇静药物，具有镇静、催眠、遗忘及抗惊厥的作用，亦无镇痛作用。该药具有起效快、作用时间短，撤药后快速清醒的特点。其具有降低颅内压和脑代谢率的作用，主要用于颅脑损伤患者的镇静。不良反应为外周静脉注射痛，一过性血压下降、呼吸抑制、心动过缓，长时间使用会导致高甘油三脂血症、急性胰腺炎和横纹肌损伤，所以高甘油三脂血症患者，以及行 ECMO 治疗患者不宜选择丙泊酚进行镇静治疗。

（3）右美托咪定具有抗焦虑、镇静作用，以及轻度镇痛作用，对呼吸抑制较少，患者易被唤醒，静脉给药后 1 h 出现镇静高峰。因其主要在肝脏代谢，重度肝功能障碍的患者清除半衰期会被延长，所以用药时应适当降低剂量。

4. 为了更好发挥镇静治疗效果，可联合使用镇痛药物，或者联合应用镇静药物。

5. ICU 镇静可导致患者出现 ICU 获得性肌无力、压力性损伤，循环功能、呼吸功能和消化功能受到抑制，以及深静脉血栓等并发症。

（五）救护要点

1. 镇静期间护士应将患者安置于舒适体位，并使其肢体处于功能位。保持患者呼吸道通畅，及时清除患者呼吸道的分泌物。同时，保持患者皮肤清洁干燥，床单位整洁舒适，定时翻身，以预防压力性损伤。

2. 镇静期间应根据医嘱通过肠内或肠外营养的方式，保证患者充足的营养供给。同时，做好患者的口腔护理，以保证患者舒适。

3. 使用注射泵控制给药速度，以保证用药准确。期间严格无菌操作，防止管路连接部位脱落、或出现静脉炎。开始和停止使用镇静药物时，应逐步调整注射泵注射速度，以避免引起呼吸、心率及血压大幅度改变。

4. 严密观察患者意识及生命体征变化，当患者出现心率、血压及血氧饱和度异常情况时，及时调整镇静药物的剂量和速度，防止因镇静药物使用不当导致循环、呼吸抑制。此外，应用丙泊酚的患者应定期监测肝功能、血淀粉酶和肌红蛋白。

5. 用药后 0.5 h 即使用镇静评分量表对患者的镇静深度进行评估，以后每 4 h 评估一次镇静效果。

6. 每日定时唤醒，以减少并发症。每日定时停止输注镇静药物，待患者清醒并能正确回答 3~4 个简单问题，或者患者表现出不适或躁动时，再以 1/2 的原镇静剂量给药，逐渐调整输注速度直至患者达到目标镇静水平。

7. 停用镇静药物时应逐步降低镇静药物注射速度，并密切观察患者镇静深度变化。完全停用镇静药物后，护士应在床边观察 0.5 h 以上，以防因镇静停止导致病情改变。

二、持续药物镇痛

（一）目的

经静脉应用镇痛药物，以减轻或消除机体对痛觉刺激的应激反应，同时减轻疼痛对机体造成的病理生理损伤，使患者处于舒适状态。

（二）适应证和禁忌证

1. 适应证

（1）经过疼痛评估存在严重疼痛

（2）进行有创操作。

2. 禁忌证

目前尚无明确的禁忌证。

（三）操作步骤

1. 双人核对医嘱无误，用 50 mL 注射器配置镇痛药物，并连接延长管，排气。

2. 将延长管与患者血管的通路连接，并将注射器固定于注射泵内。

3. 根据医嘱预设初始输注速度，按下启动键，观察注射泵运行是否正常。

4. 使用镇痛评分量表对患者镇痛深度进行评估，动态调整药物注射速度，逐步达到镇静目标。

5. 根据医嘱停止使用镇静药物时，停用注射泵，并根据患者病情妥善处理患者静脉通路。

（四）注意事项

1. 根据患者病情、是否可自主表达选择合适的疼痛评估工具。目前常用的疼痛评估工具包括数字评分法（numeric rating scale，NRS）、面部表情评分表（faces pain scale，FPS）、行为疼痛量表（behavioral pain scale，BPS）和重症监护疼痛观察量表（critical-care pain observation tool，COPT）等。通常，患者的主诉是最可靠有效的评估指标。所以如患者能自主表达，或者接受机械通气但能自主表达的患者，应选择 NRS 进行疼痛评估（见表 11-7）。对于不能自主表达但躯体运动功能良好、行为可以观察的患者，应选择 BPS 或 COPT 进行疼痛评估（见表 11-8 和 11-9）。对于一些特殊患者，如心脏外科重症患者、创伤患者等，COPT 评分相比较 BPS 评分更有效。此外，护士也可应用 BPS 对患者疼痛进行评估（见图 11-8）。

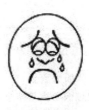

0	1-2	3-4	5-6	7-8	9-10
无疼痛	稍感疼痛	轻微疼痛，能忍受	疼痛影响睡眠，能忍受	疼痛影响睡眠，不能忍受	剧烈疼痛，哭泣

图 11-8　面部表情评分表

表 11-7　数字疼痛评分法

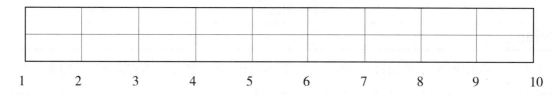

1　　2　　3　　4　　5　　6　　7　　8　　9　　10

备注：不痛：1~3 分；痛，但可忍受：4~6 分；疼痛难忍：7~10 分

表 11-8　行为疼痛量表

项目	1分	2分	3分	4分
面部表情	放松	部分紧张	完全紧张	扭曲
上肢运动	无活动	部分弯曲	手指、上肢完全弯曲	完全回缩
通气依从性（插管）	完全耐受	呛咳、大部分时间耐受	对抗呼吸机	不能控制通气
发声（非插管）	无疼痛相关发声	呻吟≤3 次 /min 且每次持续时间≤3 s	呻吟>3 次 /min 且每次持续时间>3 s	咆哮或使用"哦""哎呀"等言语抱怨，或屏住呼吸

1-9　重症监护疼痛观察量表

指标	描述		评分
面部表情	未观察到肌肉紧张	自然、放松	0
	表现为皱眉、眉毛放低、眼眶紧绷和提肌收缩	紧张	1
	以上所有的面部变化加上眼睑轻度闭合	扮怪相	2
体动	不动	无体位	0
	缓慢、谨慎运动，触摸或抚摸疼痛部位，通过运动寻求关注	保护性体动	1
	拉拽管道、试图坐起，运动肢体 / 猛烈摆动，不遵从指令	烦乱不安	2

续表

指标	描述	评分	
肌肉紧张 通过被动弯曲和伸展来评估	对被动的运动不抵抗	放松	0
	对被动的运动抵抗	紧张和僵硬	1
	对被动的运动剧烈抵抗，无法完成	非常紧张和僵硬	2
对呼吸机的顺应性 （气管插管患者）	无报警发生，舒适接受机械通气	耐受呼吸机	0
	警报自动停止	咳嗽但耐受	1
	不同步：机械通气阻断，频繁报警	对抗呼吸机	2
或发声 （拔管后患者）	用正常腔调讲话或不发声	正常腔调讲话或不发声	0
	叹息、呻吟	叹息、呻吟	1
	喊叫、哭泣	喊叫、哭泣	2
总分范围		0~8 分	

2. 根据患者的病情、器官功能状态选择合适的镇痛目标。重症患者的镇痛原则应以患者为中心，在充分镇痛的基础上，个体化选择镇痛药，达到不良反应最小，并最大程度地提高患者的舒适度。因使用的镇痛评分量表不同，镇痛目标分值亦不同。通常，NRS 镇痛目标是评分分值低于 4 分，BPS 镇痛目标是评分分值低于 5 分，而 COPT 镇痛目标是评分分值低于 3 分。

3. 根据患者病情合理选择选择镇痛药物。目前 ICU 常用的镇痛药物主要是阿片类药和非阿片类药两类。阿片类药为强效中枢镇痛药，主要通过作用于丘脑阿片类受体而发挥作用，具有起效快、镇痛效果强的特点，ICU 内常用的有吗啡、芬太尼、瑞芬太尼和舒芬太尼等。其不良反应主要是呼吸抑制、血压下降和胃肠蠕动减慢。非阿片类药主要是 α_2 肾上腺素能受体激动药。例如，右美托咪定，为选择性 α 受体激动药，通过抑制蓝斑核去甲肾上腺素释放和竞争性结合 α_2 受体，兼具镇痛和镇静作用。α_2 肾上腺素能受体激动药能减少阿片类药使用的剂量，显著降低阿片类药物恶心、呕吐等不良反应。所以联合应用阿片类药物和非阿片类药物进行镇痛在提高镇痛效果的同时，还能有效降低药物不良反应。实施镇痛前全面评估患者生命体征和器官功能，对于血流动力学不稳定的患者，宜选择对血压影响相对小的药物，如芬太尼；对于肝肾功能不全的患者，宜选用对肝肾影响小的药物，如瑞芬太尼。

（五）救护要点

1. 实施镇痛前全面评估患者的生命体征和器官功能。镇痛实施过程中密切监测患者意识、心率、血压及血氧饱和度。

2. 护士应根据患者的镇痛评分动态调整镇痛药物的剂量或输注速度，避免镇痛不足达不到镇痛效果，或者镇痛过深导致患者出现呼吸和胃肠道运动受抑制等不良反应。

3. 保持环境安静整洁，减少灯光、噪声的影响，夜间治疗护理集中进行，保证患者充足睡眠。在进行可能导致患者疼痛的治疗前，预先使用止痛药或非药物干预措施，以减轻疼痛。同时，主动与患者交流，做好心理安慰，减少心理刺激。

4.使用注射泵控制给药速度，以保证用药准确。期间严格无菌操作，防止管路连接部位脱落、或出现静脉炎。

5.密切观察患者有无 ICU 获得性肌无力、循环功能抑制、呼吸功能抑制、消化功能影响以及压力性损伤、深静脉血栓等并发症。同时做好患者的早期康复训练，保证充足营养，定时翻身，预防并发症的发生。

6.大剂量或超过 7 d 持续应用阿片类镇痛药的患者，在停药时应该逐渐减少给药剂量，防止患者发生戒断症状。

（吉兰云 窦昊颖 徐 红 崔 洁 赵 媛）

第十二章

常用急救药物的护理

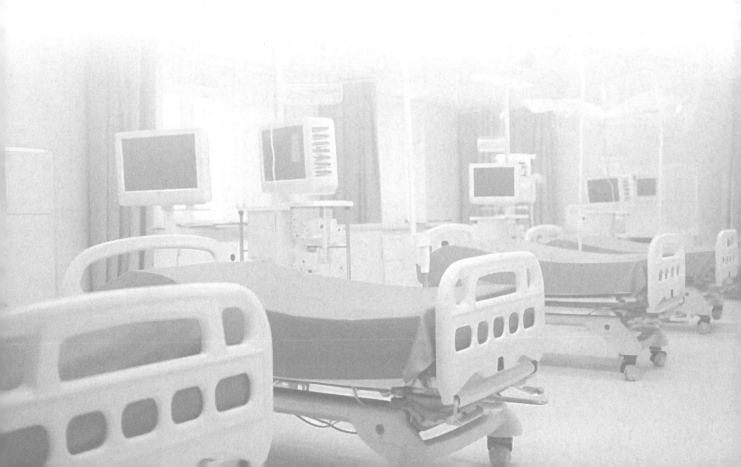

第一节 抗心律失常药的护理

心律失常是心脏搏动频率和节律出现异常，为临床常见的心血管疾病，其临床症状表现不一，轻者可无自觉症状，重者可危及生命。药物治疗是心律失常治疗的基石，但抗心律失常药普遍存在着致心律失常的不良反应。所以老年患者应用抗心律失常药，需要结合药物在老年患者体内的药动学和药效学特点，并密切监测其生命体征及各器官功能状态，以利于老年患者安全用药。

根据心律失常时心脏搏动频率的快慢，将心律失常分为缓慢型心律失常和快速型心律失常两类。治疗缓慢型心律失常的药物主要是阿托品。治疗快速型心律失常的药物，根据药物电生理效应及作用机制可分为四类。第一类是钠通道阻滞药，急救中常用利多卡因和普罗帕酮。第二类是 β- 肾上腺素受体阻滞药，急救中常用普萘洛尔和美托洛尔。第三类是延长动作电位时程药，急救中常用胺碘酮。第四类是钙通道阻滞药，急救中常用维拉帕米或地尔硫卓。

一、利多卡因

（一）理化性质、药物动力学

本药为白色结晶粉末，无臭，有苦麻味，极易溶于水。该药口服吸收良好，但其首关效应显著，不能达到有效浓度，因此不宜口服。肌内注射后 5~15 min 起效，持续 60~90 min。静脉注射后 45~90 s 起效，持续 10~20 min。持续静脉滴注时，3~4 h 达稳态血药浓度。主要经肝脏代谢、肾脏排泄。其代谢物单乙基甘氨酰二甲苯胺和甘氨酰二甲苯胺具有药理活性，持续静脉滴注 24 h 以上时代谢产物可导致中毒。静脉滴注 24~36 h 以上时，老年人、心力衰竭和肝病患者体内清除速度会降低。

（二）药理作用

本药是治疗室性心律失常的主要药物之一。其主要通过促进心肌细胞内 K^+ 外流来降低心肌自律性、减慢心室传导和抑制心室应激性。

（三）临床应用

注射剂：100 mg/5 mL。

主要用于转复和预防室性快速心律失常。对 AMI 后室性早搏、室性心动过速和心室颤动可作为首选药。可用于治疗各类器质性心脏病引起的室性心律失常。

静脉：一般用 50~100 mg/ 次，无效可 5min 后重复注射 1~2 次，但 1 h 内总剂量不应超过 300 mg。静脉注射有效后，以 1~4 mg/min 或 0.015~0.03 mg/（kg·min）速度通过注射泵泵入。1 h 内静脉维持总量不应超过 100 mg。

（四）不良反应

1. 药物可作用于中枢神经系统，引起嗜睡、感觉异常、头晕、兴奋、语言障碍、肌肉震颤和呼吸抑制等不良反应。

2. 血药浓度过高时，可引起房室传导阻滞、心输出量降低、血压下降、心动过缓或心脏停搏。

（五）护理

1. 静脉给药时患者应保持平卧位。静脉注射的速度宜慢。如出现头晕、眼黑及麻醉样症状，改为静脉点滴可使此类症状减轻或消失。

2. 静脉注射时，护士应密切监测患者血压、ECG，并备有抢救设备，随时准备抢救。如 ECG 显示 P~R 间期延长、QRS 波增宽，或出现其他心律失常、原有心律失常加重，应立即停药。如患者出现眩晕、耳鸣或出冷汗等休克前驱症状，应立即停药，并对症处理。

3. 静脉注射时先从小剂量开始，此后根据患者反应调整用量。静脉滴入维持时也应尽量使用最小维持剂量。

4. 老年患者特别是合并心力衰竭、心肌损伤、心源性休克、肝或肾功能障碍者应减少用量。70 岁以上老年患者，剂量应减半。

5. 与 β 受体阻滞药合用时，其在肝脏中的代谢受到抑制，导致血药浓度增加，易诱发心脏和神经系统不良反应，因此，应减少利多卡因使用剂量。

二、普罗帕酮（心律平）

（一）构效、药动学

本药为白色或类白色粉末，无臭，味苦，可于热水中溶解，口服吸收良好，但因首关效应明显，生物利用度低，服药后 0.5~1 h 起效，2~3 h 血药浓度达峰值和最大效应，作用可持续 11 h。主要经肝脏代谢，经肠道和肾脏排泄。

（二）药理作用

本药为钠通道阻滞药，通过抑制 Na^+ 内流来延长有效不应期，减慢传导、抑制心肌收缩力和降低自律性。

（三）临床应用

片剂：50 mg，100 mg，150 mg。

注射剂：70 mg/20 mL。

用于严重的室性和室上性心动过速，以及预激综合征伴室上性心动过速、心房扑动或心房颤动，也可用于各种期前收缩的治疗。

口服：0.1 g/次，3~4 次/d，1w 后改维持量 0.3~0.6 g/d。

静脉：静脉注射每次 1~1.5 mg/kg，用 5% 的葡萄糖注射液稀释后缓慢静脉注射，15 min 后可重复 1 次，总量不超过 210 mg。静脉注射起效后改为静脉滴入或注射泵泵入，速度为 0.5~1.0 mg/min。

（四）不良反应

1. 早期不良反应主要表现为口干、唇舌麻木、头晕、头痛和目眩。

2. 可出现味觉异常、食欲缺乏、恶心、呕吐和便秘等消化道症状。

3. 心血管系统可出现心动过缓、心脏停搏或房室传导阻滞等心律失常，以及低血压、心力衰竭等不良反应。

4. 可引起溶血性贫血、粒细胞缺乏或转氨酶升高等。

（五）护理

1. 静脉给药时患者应平卧，缓慢进行静脉滴注或注射。

2. 静脉注射时，护士应密切监测患者血压、心率和心律变化。如患者出现心动过缓、心脏停搏、房室传导阻滞或低血压时，应立即停药并对症处理。

3. 老年患者用药后可能出现血压下降，从而引起眩晕。因此，老年患者服用此药后应卧床休息，起床时要缓慢改变体位，防止产生体位性低血压。

4. 老年患者使用该药的有效剂量较年轻人低。所以，治疗初期应缓慢增加药物剂量。若患者合并严重的心动过缓、肝肾功能障碍或低血压时应慎用。若患者患有严重房室传导阻滞、充血性心力衰竭、心源性休克和低血压时应禁用本药。

5. 与华法令合用时可增加华法令血药浓度和凝血酶原时间。与地高辛合用时可以增加血清地高辛浓度，并呈剂量依赖型。与 β 受体阻滞药合用时可以显著增加其血浆浓度和清除半衰期。因此，与上述药物合用时，应适当减少华法令、地高辛和 β 受体阻滞药的使用剂量。

三、普萘洛尔（心得安）

（一）构效、药动学

本药为白色或类白色结晶性粉末，无臭，味微甜后苦，溶于水。口服吸收完全，服药后 1~2 h 血药浓度达峰值。由肝脏代谢，经肾脏排泄。

（二）药理作用

本药为 β 肾上腺素受体阻断药，可阻断心脏 β 受体，减少心输出量，降低心脏自律性，抑制 Na^+ 内流，促进 K^+ 外流，从而达到减慢心率，减慢传导速度的作用。通过抑制心肌收缩力，降低耗氧，使心脏对运动或应激的反应减弱，可用于治疗心绞痛。由于其可阻滞心脏起搏点电位的肾上腺素 β 受体兴奋，所以也可用于治疗心律失常。此外，该药通过中枢、肾上腺素能神经元阻滞作用、抗肾素活性以及心排血量减低等途径，可使血压降低。

（三）临床应用

片剂：10 mg。

注射剂：5 mg/mL。

用于各种原因引起的室上性快速心律失常、心房扑动和心房颤动，也可用于高血压、心绞痛、甲状腺危象以及 AMI。

口服：治疗心律失常时，一次 10~30 mg，3~4 次 /d，应根据需要及耐受程度调整用量。治疗心绞痛时，开始 5~10 mg，3~4 次 /d，每 3 日可增加 10~20 mg，可渐增至 200 mg/d，分次服。治疗高血压时，一次 5~10 mg，3~4 次 /d，按需要及耐受程度逐渐调整用量。

静脉注射：严重心律失常患者可静脉注射 1~3 mg，以不超过 1 mg/min 的速度静脉推注，必要时 2 min 后可重复一次，以后每隔 4 h 一次。

（四）不良反应

1. 中枢神经系统不良反应有头晕、意识模糊、精神抑郁以及反应迟钝等。

2. 心血管系统不良反应包括心率减慢、窦性心动过缓、房室传导阻滞和充血性心力衰竭等。

3. 可引起四肢冰冷、腹泻、倦怠、眼口或皮肤干燥或指趾麻木等症状。

（五）护理

1. 静脉注射本药时，患者应平卧。护士应加强 ECG 和血压监护，并备好抢救药物。如注射过程中患者出现心率变慢、乏力、嗜睡、头晕或幻视，应立即停药。

2. 老年患者因肝功能及血浆蛋白含量变化，用药时不良反应增多或加重，可出现眩晕、嗜睡、心动过缓、低血压及传导阻滞等。为防止心脏功能紊乱，老年患者服药应从小剂量开始，并逐渐增加剂量，同时密切观察有无不良反应。

3. 本药作用存在显著个体差异，用量需结合患者个体情况。同时，避免过量用药，以免诱发低血压或心动过缓。停药时，应逐步减量，避免突然停药导致心绞痛症状加重。

4. 本药可空腹或与食物共进，用药过程中勿饮浓茶、咖啡及酒。每次用药前先数脉搏，如心率小于 60 次 /min 或出现心律不齐，应暂停用药，并通知医生。使用本药期间应定期监测患者血常规、血压、心功能以及肝肾功能等。服药过程中如患者出现四肢冰冷、腹泻或中枢神经系统不良反应，应立即停药。

5. 本药与抗高血压药合用，可导致体位性低血压、心动过缓、头晕或晕厥。与洋地黄类药合用，可发生房室传导阻滞而使心率减慢。此外，本药可影响血糖水平，故与降糖药同用时，需调整后者的剂量。

四、美托洛尔（倍他乐克）

（一）构效、药动学

本药为白色结晶性粉末或无色结晶，易溶于水，口服吸收迅速完全，可通过血脑屏障，在肝脏代谢，经肾脏排泄。

（二）药理作用

本药为心脏选择性 β 受体拮抗药，使心率减慢，心肌收缩力减弱，从而减少心输出量，降低心肌耗氧量，也可小幅度降低血压。此外，可阻断支气管平滑肌的 β_2 受体，使支气管平滑肌收缩，气道阻力增加，诱发支气管哮喘患者气管痉挛。

（三）临床应用

片剂：25 mg，50 mg。

注射剂：5 mg/2 mL，2 mg/5 mL。

应用于心律失常、高血压、心绞痛、AMI、慢性心力衰竭及甲状腺功能亢进。

口服：25~50 mg/ 次，2~3 次 /d，以后可增加至 50~100 mg/ 次，2~3 次 /d，最大量不超过 300~400 mg/d。

静脉：静脉注射，首次 2.5 mg，注射速度为 1~2 mg/min，5 min 后可重复 1 次，总量不超过 10~15 mg。

（四）不良反应

1. 常见不良反应为疲劳、乏力、头晕、头痛或幻觉。

2. 消化系统不良反应包括恶心、呕吐、腹痛、腹泻和便秘等。

3. 可出现心率减慢、传导阻滞、血压降低或心力衰竭加重，以及外周血管痉挛导致的四肢冰冷或脉搏不能触及、雷诺氏现象

4. 对于有支气管哮喘或气喘症状者还可诱发支气管痉挛。

（五）护理

1. 静脉注射给药时，患者应卧床。注射速度要缓慢，并密切监测患者血压变化。给药后患者应继续卧床休息，起床时要缓慢改变体位。

2. 用药剂量需根据患者心率进行调整。每次给药前先监测脉搏速率和节律，若有明显异常，暂不用药，并通知医生。

3. 老年患者如有严重的肝功能障碍，需要小剂量给药。

4. 遵医嘱规律用药，不得随意加减药量、停药或漏服，否则会引起血药浓度波动，从而不利于血压的控制。长期使用本药后如停止治疗，应逐渐减少剂量，一般于 7~10 d 内逐渐停药，否则可能会出现反跳现象，即心跳突然加快、血压突然升高，诱发心绞痛、脑血管意外和高血压危象等。

5. 用药过程中，要观察有无药物不良反应出现。特别是甲状腺功能亢进患者、支气管痉挛患者、冠心病患者尤需注意观察。此外，对糖尿病患者注意观察患者有无低血糖，对出现胸闷、心悸、呼吸困难等心力衰竭症状的患者需加用强心利尿药。

五、胺碘酮（可达龙）

（一）构效、药动学

本药为白色或类白色结晶性粉末，无臭，无味，几乎不溶于水。口服吸收个体差异大，且吸收缓慢，静脉注射 10 min 起效，可维持 1~2 h。主要经肝脏代谢，排泄缓慢，停药 30~50 d 仍有抗心律失常作用。

（二）药理作用

胺碘酮是临床上常用的一种广谱抗心律失常药，可延长心肌和传导系统的动作电位时程和有效不应期，减慢心房和心室传导速度，降低窦房结自律性。阻滞交感神经的 α 和 β 肾上腺素能受体，扩张冠状动脉，降低外周血管阻力，减少心肌耗氧。

（三）临床应用

片剂：100 mg。

注射剂：150 mg/3 mL。

用于室性室上性心律失常，对顽固性室性早搏；伴有阵发性室性心动过速、心房颤动、心房扑动、伴室上性心动过速，疗效佳。也可用于伴有心绞痛和心力衰竭的室上性心律失常者。

口服：200 mg/ 次，3 次 /d，饭后服用，1 周后 2 次 /d，以后按照 ≤ 200 mg/d 的剂量维持。

静脉注射：150~300 mg，溶于 10~20 mL 5% 葡萄糖溶液中 3 min 以上注射完，重复间隔 15 min，24 h 最大量为 1.2 g。

（四）不良反应

1. 眼部反应，如角膜微沉淀，在成人中几乎会普遍地出现，通常局限于瞳孔下面的区域，可能伴有有色的耀眼的晕轮或视力模糊，在停止胺碘酮治疗后消失。

2. 光过敏反应。在每日高剂量长期治疗过程中，患者的皮肤出现的淡紫色或蓝灰色色素沉着；在治疗停止之后，这种色素沉着将缓慢地消失。

3. 心血管系统反应，如窦性心动过缓、窦房传导阻滞、房室传导阻滞等心律失常，静脉注射时可产生低血压。

4. 可导致甲状腺功能亢进，而老年患者多为甲状腺功能低下。

5. 可出现恶心、呕吐、味觉障碍等胃肠道功能紊乱症状，通常在初始治疗期间出现，当给药剂量下调后症状即可消失。

6. 神经系统反应，如震颤、夜间睡眠障碍、共济失调或混合性外周神经病。

7. 长期大量服药者，可有过敏性肺炎、气短、干咳、胸痛或肺功能改变等。

（五）护理

1. 使用胺碘酮之前，必须实施 ECG 检查和血清钾检查，以预防患者发生低血钾和心律失常。对于可能出现低钾的患者要谨慎用药，用药期间发现患者出现低钾血症后应及时补钾。

2. 胺碘酮可以引起甲状腺功能异常，特别是本身已有甲状腺疾病的患者。所以在治疗之前、治疗过程中以及治疗停止后的数月内，均应进行促甲状腺激素检测，以便及时发现患者甲状腺功能有无异常。

3. 静脉注射或滴注胺碘酮的不良反应主要与其助溶剂，即聚山梨醇酯 80 有关。所以静脉用药时，应缓慢注射以预防低血压。同时，给药浓度 > 2 mg/mL 时必须经中心静脉置管给药以预防静脉炎。

4. 口服本药时，宜餐后服用或与牛奶同服，以减轻胃肠道反应。因胃肠道不良反应与患者用药的疗程、剂量有关，所以尽可能以最小有效量来维持用药。同时用药期间应加强观察，以便及时发现不良反应。

5. 在胺碘酮治疗期间，建议患者避免暴露于阳光以及紫外光下，或者采取防晒保护措施。在出现视觉模糊不清或者视觉敏锐度下降时，必须立即实施全面眼科检查，包括眼底检查。如果出现胺碘酮诱导的神经病或视神经炎时，为避免发展为失明，应立即停止胺碘酮治疗。

6. 中枢神经毒性反应常于用药后 1w 出现，应及时根据患者不良反应的程度调整药物服用剂量或停药。

7. 本药半衰期长，所以患者服药期间以及停药后均应定期进行血常规、ECG、肝功能、肺功能、眼底及甲状腺功能监测。

六、维拉帕米（异搏定）

（一）构效、药动学

本药为白色或类白色结晶性粉末，无臭，味苦，可溶于水，口服吸收迅速完全，服用后 30~45 min 到达有效血药浓度，在肝脏代谢，经尿液及粪便排出。

（二）药理作用

本药能够有选择地阻滞心肌传导细胞、心肌收缩细胞和血管平滑肌细胞膜上的钙离子通道，从而抑制钙离子内流，具有延长窦房结和房室结的有效不应期，减慢心室率的作用，以及扩张冠状动脉主干和小动脉，降低心肌耗氧量、降低外周循环阻力作用。

（三）临床应用

片剂：40 mg。

注射剂：5 mg/2 mL。

用于房性早搏、阵发性室上性心动过速、各种类型心绞痛、肥厚型心肌病及高血压。

口服：40~80 mg，3~4 次 /d，逐日增量，总量可达 240~480 mg/d。

静脉注射：5 mg，静脉注射 2~3 min，无效 10~30 min 后再给予 1 次，也可加入葡萄糖注射液中静脉点滴 5~10 mg/h，总量 50~100 mg/d。

（四）不良反应

1. 心血管系统反应，如心动过缓、诱发或加重心力衰竭、低血压或心脏停搏。

2. 内分泌系统反应，如催乳激素水平升高。长期使用药物的老年患者偶尔出现男性乳房发育。

3. 皮肤瘙痒、荨麻疹等过敏反应，少数情况下可出现支气管痉挛

4. 恶心、腹胀或便秘等消化系统反应，偶尔引发呕吐。

5. 患者还可出现头晕或眩晕，偶可致肢冷痛、麻木及烧灼感。

（五）护理

1. 口服给药时，可与食物同服，并多饮水以减轻胃肠道反应。服药时，不宜同时饮用咖啡、浓茶或可乐等刺激性饮料。

2. 该药在老年患者体内的半衰期延长，且易诱发肝或肾功能不全，故老年患者宜从小剂量开始服用。

3. 静脉给药时，应进行 ECG 监护，备好急救药物。静脉注射维拉帕米可引起一过性血压下降，但也引发眩晕，所以静脉给药时患者应采取平卧位，且应 2 mg/min 缓慢注射。

4. 长期服用本药，可引起肝肾功能损害。所以应定期监测患者肝肾功能，如发生异常及时通知医生调整剂量或停药。

七、阿托品

（一）构效、药动学

本药为无色结晶或白色结晶性粉末，无臭，易溶于水，遇碱性药物可分解。口服吸收迅速，也可由眼黏膜或皮肤接触吸收，通过血脑屏障，由肝脏代谢、经肾脏排泄。

（二）药理作用

本药为典型的 M 胆碱受体阻断药，一般剂量时可解除胃肠平滑肌痉挛、抑制腺体分泌、扩大瞳孔、升高眼压、加快心率及促使支气管扩张等。大剂量时能作用于血管平滑肌，从而使血管扩张，改善微循环。

（三）临床应用

注射剂：0.5 mg/1 mL，1 mg/2 mL。

用于严重心动过缓，感染性休克，缓解内脏疼痛，也可用于扩大瞳孔、升高眼压和抑制腺体分泌。在有机磷农药中毒的抢救中，用于缓解毒蕈碱样症状和呼吸中枢抑制。

静脉注射：1~2 mg/ 次。

皮下注射：0.5 mg/ 次。

治疗剂量阿托品，即 0.5 mg 时，部分患者可轻度短暂地出现心率减慢，一般可减少 4~8 次 /min。较大剂量，即 1~2 mg 时可以解除迷走神经对心脏的抑制，使心跳加快，加快程度取决于迷走神经张力。此药对青壮年心率加快作用显著，如肌内注射 2 mg 阿托品，心率可增加 30~40 次 /min。

（四）不良反应

1. 常见不良反应有口干、面色潮红、心率加快、瞳孔散大、便秘、汗少以及排尿困难，尤其对于老年患

者可诱发急性尿潴留。

2.药物过量时,尤其是老年患者,可出现抽搐、谵妄、定向障碍或幻觉。

（五）护理

1.阿托品静脉注射宜缓慢,注射前后应加强 ECG 监护,并备好抢救药物。

2.须谨慎增加阿托品使用剂量。这是因为剂量过大可引起心率加快,增加心肌耗氧量,并可能引发心室颤动。

3.用药期间应密切观察患者有无用药过量的表现,如患者出现动作笨拙不稳、意识不清、抽搐、幻觉、谵妄、言语不清、易激动、神经质、坐立不安、呼吸短促或困难等,应及时减量或停药,并协助医生对症进行处理。

4.服药期间可出现口渴、皮肤潮红或轻微发热症状,患者可通过少量饮水来湿润喉咙,以缓解口干症状,但勿大量饮水。

5.老年患者易出现排尿困难、便秘或口干等不良反应,也易诱发青光眼或谵妄,一经发现应立即停药。因阿托品易导致汗液分泌减少,影响散热,故夏天慎用,以避免中暑。

第二节　血管活性药的护理

血管活性药是一类通过调节血管的收缩和舒张状态，来改变血管功能、改善微循环血流灌注状态的药物，是临床中比较常用的抢救药物。作为心源性休克和心力衰竭治疗中的常用药，血管活性药对快速改善症状、稳定血液动力学起到至关重要作用。血管活性药包括血管收缩药和血管扩张药两大类。血管收缩药通过收缩皮肤、黏膜和内脏血管，增加外周血管阻力，使血压回升，从而保证重要生命器官血流灌注。血管收缩药包括去甲肾上腺素、肾上腺素、异丙肾上腺素、多巴胺和多巴酚丁胺。血管扩张药通过解除血管痉挛，使重要器官微循环灌注增加，从而改善组织器官缺血、缺氧及功能衰竭状态。其代表药物包括硝普钠，硝酸甘油和酚妥拉明等。在患者使用血管活性药过程中，护士应加强对患者生命体征、尿量和意识的监测，同时尽量选择较粗大血管建立静脉通路，以减少药物外渗及静脉炎的发生。老年患者血管弹性下降，对药物耐受能力降低，所以在用药过程中应注意自小剂量开始，并严密观察其有无不良反应的发生。

一、去甲肾上腺素

（一）构效、药动学

本药为白色或类白色结晶性粉末，无臭味苦，易溶于水，遇光和空气易变质。口服易破坏，皮下或肌内注射吸收差，可致局部组织坏死；静脉滴注起效快，停止滴注后 1~2 min 作用消失。主要在肝脏代谢，经肾脏排出，不易通过血脑屏障。

（二）药理作用

去甲肾上腺素是强 α 和 β 受体激动药，通过激动 α 受体，可引起血管收缩，使血压升高，冠状动脉血流增加；通过激动 β 受体，使心肌收缩加强，心排出量增加。

（三）临床应用

注射剂：2 mg/1mL

应用于休克、低血压和上消化道出血的治疗。

静脉：稀释后以 8~12 μg/min 速度进行静脉滴注，待血压调整至理想状态后，以 2~4 μg/min 的滴注速度维持。口服治疗上消化道出血，每次服注射液 1~3 mL（1~3 mg），加入适量冷盐水服下。

（四）不良反应

1. 静脉滴注时间过长、浓度过高或药液外渗可引起局部组织缺血坏死。

2. 长时间大量使用可导致回心血流量减少、心排血量减低、尿量减少和酸中毒。

3. 心律失常、血压升高后出现反射性心率减慢。

4.患者可出现皮疹、面部水肿、过敏、头痛和眩晕。过量使用可导致心律失常、高血压和抽搐。

（五）护理

1.本药宜用5%葡萄糖注射液稀释，因葡萄糖注射液可保护去甲肾上腺素不易被氧化分解。此外，去甲肾上腺素不能与碱性药配伍使用，也不可加入血液或血浆中进行静脉滴注。本药对光不稳定，易变色变质，静脉输液或泵入时应使用避光输液器。

2.由于本药作用较强，微小剂量即可引起血压波动，所以宜通过注射泵控制给药剂量。静脉输入时应选择18 G或20 G以上的留置针，穿刺部位仅限上肢，并避免选择监测血压侧的上肢、手背或手腕等区域进行静脉穿刺，必要时可在超声引导下进行外周深静脉置管。外周静脉输注超过6 h后，较易发生药液外渗。所以，护士应每1~2 h巡视1次外周静脉，以便及时发现有无药物外渗。如药液已渗出血管外，可用0.25%普鲁卡因10~15 mL或酚妥拉明5 mg加入0.9%氯化钠注射液10~20 mL做环形局部皮下封闭。

3.用药期间护士应进行ECG、血压、心率和尿量监测，根据监测指标及时调整输入速度，争取以最小剂量并在最短时间达到最佳疗效。

4.患者出现皮肤湿冷、尿量少于25 mL或期前收缩，应及时停药或减量。

二、肾上腺素

（一）构效、药动学

本药为白色或黄白色结晶性粉末，无臭、味苦，难溶于水，受日光照射或与空气接触易变质。肌内注射吸收较快，作用80 min，皮下注射6~15 min起效，作用1~2 h，不易透过血脑屏障。

（二）药理作用

本药直接作用于肾上腺素能α和β受体，可增加心肌收缩力、加快心率，增加心肌耗氧量，使皮肤黏膜及内脏小血管收缩，但冠状血管和骨骼肌血管则扩张。抑制肥大细胞释放组胺和白三烯等过敏性物质，可解除支气管平滑肌痉挛，可促进支气管黏膜收缩，降低毛细血管通透性，减轻支气管黏膜水肿和渗出。

（三）临床应用

注射剂：1 mg/1mL。

抢救过敏性休克、心脏骤停；治疗支气管哮喘、荨麻疹；局部止血；与局麻药合用。

静脉注射：4~8 mg，溶于500 mL。

肌内注射或皮下注射：0.3~0.5 mg。

（四）不良反应

1.心悸、头痛、血压升高、震颤、无力、眩晕、呕吐或四肢发凉。

2.可出现心律失常，严重者可出现心室颤动。

3.用药局部可有水肿、充血和炎症。

（五）护理

1. 注射本药时剂量必须精确，宜使用 1 mL 注射器进行注射。

2. 因肌内注射较皮下注射起效快，所以对严重过敏反应的患者进行抢救时，肾上腺素可进行股外侧肌的肌内注射。但无论皮下或肌注，都有可能造成患者注射部位组织坏死。所以重复给药时，护士每次要轮换注射部位。皮下或肌内注射发生肾上腺素局部不良反应时，可用酚妥拉明进行局部浸润注射。

3. 用于心脏骤停的抢救时，主要经静脉给药。从外周静脉进行静脉注射时，应用 0.9% 氯化钠注射液 10 mL 稀释肾上腺素后再进行静脉注射。注射后还需用 0.9% 氯化钠注射液冲洗静脉管路，弹丸式给药以保证药物能够迅速到达心脏。静脉滴注肾上腺素时应注意控制给药浓度，并进行血压、呼吸、血氧饱和度和心电图监测。

4. 静脉注射时速度宜慢，以免引起患者血压骤升，甚至诱发脑出血及心律失常，同时也可避免血管剧烈收缩而导致组织坏死。在应用肾上腺素进行过敏性休克抢救时，由于患者血管的通透性增加，有效血容量不足，所以应同时补充血容量。

5. 本药对光不稳定，易变色变质，静脉输注或注射泵泵入时，宜使用避光的输液器、输液袋、注射器和延长管。忌与碱性药物合用，以免引起药物性状的改变。

三、异丙肾上腺素

（一）构效、药动学

本药为白色或类白色结晶性粉末，无臭，味苦，易溶于水，遇光和空气逐渐变色。口服给药无效，但可舌下和静脉给药。舌下给药时，舌下静脉丛吸收迅速，15~30 min 起效，持续 1~2 h，静脉注射可立即生效，但作用维持不到 1 h，经肝脏代谢、肾脏排泄，不易通过血脑屏障。

（二）药理作用

本药主要作用于支气管 β_2 肾上腺素受体，使支气管平滑肌松弛，扩张支气管。同时可抑制组胺等介质的释放，从而解除支气管痉挛。激动血管 β_2 肾上腺素受体，扩张骨骼肌、肾和肠系膜黏膜的血管，以及冠状动脉，从而降低外周血管阻力，减轻心脏后负荷；兴奋心脏 β_1 肾上腺素受体，增快心率、增强心肌收缩力、增加心肌耗氧及心输出量。

（三）临床应用

片剂：10 mg。

注射剂：1 mg/2 mL。

应用于心脏骤停、房室传导阻滞、休克以及支气管哮喘。

心内注射：0.5~1 mg/ 次。

舌下给药：10~15 mg/ 次，3 次 /d。

（四）不良反应

1. 常见口咽发干、心悸不安。

2. 少见头晕、目眩、面潮红、恶心、心率增速、震颤、多汗或乏力等。

3. 舌下给药易引起口腔溃疡和牙齿损坏。

（五）护理

1. 本药对光不稳定，易变色变质，静脉给药时应使用避光输液器。

2. 用药期间护士应密切进行 ECG、血压和尿量的监测，根据监测指标适时调整输入速度，争取以最小剂量、在最短时间达到最佳药效。

3. 长期用药应观察患者有无腮腺肿大或严重哮喘，一旦发现应立即停药。

4. 舌下给药时，可将药品含于舌下，自行融化，但应避免将其随涎液咽下，继而引起腹部疼痛。药物吸收后应立即漱口，减少对牙齿及口腔黏膜的刺激。

5. 过量服用或静脉给药速度过快，患者可出现皮肤潮红、血压波动、心律失常、心肌缺血坏死、头晕头痛、恶心呕吐、惊厥和瞳孔散大等，此时应立即停药，并洗胃，给予肾上腺素阻断药如普萘洛尔进行对抗，同时进行对症治疗。

四、多巴胺

（一）构效、药动学

本药为白色或类白色有光泽的结晶或结晶性粉末，无臭味苦，溶于水，遇光或在空气中逐渐变深，不能通过血脑屏障。静脉点滴 5 min 起效，持续 5~10 min。在肝肾、血浆中代谢，经肾脏排泄，口服无效。

（二）药理作用

多巴胺的作用与剂量、浓度、靶器官中受体亚型分布和受体选择性相关。随着剂量增加，可分别激动血管的多巴胺受体、α 和 β 受体。低剂量时，即 $0.5~2\mu g/(kg\cdot min)$，主要激动肾、肠系膜和冠状动脉血管的多巴胺受体，使心、肾和肠系膜的血流增加，肾小球滤过率增加；中等剂量时，即 $2~10\mu g/(kg\cdot min)$，可激动 β_1 受体，产生正性肌力作用，使心排血量增加，收缩压升高，因其仅使周围血管轻度收缩，所以舒张压通常无变化或仅轻度升高，致使患者脉压增大。大剂量，即超过 $10\mu g/(kg\cdot min)$，可激动 α_1、β_1 受体，使周围血管收缩，收缩压和舒张压均增高，心排血量增加，而肾血流减少。

（三）临床应用

注射剂：20 mg/2 mL。

用于 AMI、创伤、脓毒症、心脏手术、肾衰竭和休克等，以及洋地黄类药和利尿药治疗无效的心力衰竭。

静脉滴注：$1~5\mu g/(kg\cdot min)$，以 $1~4\mu g/(kg\cdot min)$ 速度递增。

（四）不良反应

1. 常见胸痛、呼吸困难、心悸、心律失常和全身软弱无力等，而心跳缓慢、头痛、恶心和呕吐少见。

2. 长期大剂量应用，或小剂量用于外周血管病患者，出现的反应有手足疼痛或手足发凉；外周血管长时期收缩，可能导致局部坏死或坏疽；过量时可出现血压升高。

（五）护理

1. 因其作用与剂量、浓度相关，所以宜使用注射泵经静脉泵入给药。若采取静脉滴注，应控制滴速，并根据患者血压、心率、尿量和外周血管灌流情况及时调整输注速度。停药时，应逐渐减量，以免引起低血压。

2. 大剂量给药时，易导致血管过度收缩从而引起舒张压升高、脉压减小、尿量减少、心率增快或心律失常。当患者出现这些不良反应时，必须减慢输入速度或暂停输入。若大剂量滴注多巴胺时，患者血压仍继续下降或经调整剂量患者仍持续低血压，应及时调整用药方案，加用或改用更强的血管收缩药。

3. 通过外周静脉注射或滴注时，应选用粗大的静脉进行输注，同时密切观察药液有无外渗，以免引起局部血管痉挛、收缩，导致组织缺血甚至坏死。一旦发生药液外渗，应立即停止在该部位输液，轻症者可采用酚妥拉明稀释液或 25% 硫酸镁湿敷，情况严重时可采用酚妥拉明稀释液进行局部皮下浸润注射，以减轻疼痛，防止局部组织坏死。

4. 本药遇光易变色变质，输注时应用避光输液器及管路。

5. 应用多巴胺治疗休克时，应先将容量补足。

五、多巴酚丁胺

（一）构效、药动学

本药为白色或类白色结晶性粉末，无臭，味苦，易溶于水，遇光和空气逐渐变色。需经静脉给药，口服给药无效。静脉注射 1~2 min 起效，10 min 达峰值。主要经肝脏代谢、肾脏排泄。

（二）药理作用

主要通过激动 β_1 受体，对 β_2 和 α 受体的作用极小。具有较强的正性肌力作用，可增强心肌收缩力、每搏输出量和心排血量。可降低全身血管阻力和肺毛细血管楔压，从而改善外周灌注；降低左室充盈压，促进房室结传导；对肾脏多巴胺受体无激动作用，所以不能促进肾血管扩张。

（三）临床应用

注射剂：20 mg/2 mL。

用于 AMI 或心脏手术引起的休克，或心肌收缩力下降引起的心力衰竭等。

静脉滴注：250 mg 加入 500 mL 液体中，滴速为 2.5~10 μg/（kg·min）。

（四）不良反应

1. 增加心率、血压和异位搏动。

2. 偶有血压突然下降现象,待减慢输入速度或停止输注可使血压迅速恢复。

3. 恶心、头痛、胸痛和气短。

(五)护理

1. 给药的速度及治疗持续时间应根据患者的心率、血压、尿量以及是否出现异位搏动等来决定。在输注时,通过监测患者中心静脉压、肺动脉楔嵌压和心排血量,可更精确地调节多巴酚丁胺用量。

2. 用药前需纠正患者低血容量,以较低剂量和速度给药,然后根据患者病情逐渐增加输注速度和剂量。用药过程中患者出现收缩压升高或心率加快时,护士应及时减量或暂停给药。此外,患者病情稳定后不能骤然停药,应逐渐减少剂量直至停药。

3. 在溶液出现浑浊或密封不严时禁止使用。本药对光不稳定,易变色变质,应使用避光输液器及管路。不得与碳酸氢钠等碱性药物混合使用。

六、硝普钠

(一)构效、药动学

本药为粉红色粉末或疏松块状物,无臭,水溶液放置不稳定,光照射下加速分解。只供静脉滴注,静脉滴注 30 s 后即可出现明显降压作用,停药后维持 2~5 min。在肝脏代谢,经肾脏排泄。

(二)药理作用

本药为速效血管扩张药,可直接扩张小动脉和小静脉的平滑肌,使小动脉和小静脉扩张,从而有利于减轻心脏前后负荷,提高心排血量。但该药不影响子宫、十二指肠和心肌收缩,因而仅有降血压作用。

(三)临床应用

注射剂:50 mg。

主要用于高血压及心力衰竭。

静脉滴注:1~3 μg/(kg·min),极量为 10 μg/(kg·min)。

(四)不良反应

1. 突然停药可导致血压升高。

2. 本药毒性反应主要来自其代谢产物氰化物和硫氰酸盐。氰化物中毒或超量时,患者可出现反射消失、昏迷、心音遥远、低血压、脉搏消失、皮肤粉红色、呼吸浅和瞳孔散大。硫氰酸盐中毒或逾量时,患者可出现运动失调、视力模糊、谵妄、眩晕、头痛、意识丧失、恶心、呕吐、耳鸣或气短。

3. 皮肤可出现石板蓝样色素沉着,停药后可逐渐消退。

(五)护理

1. 本药对光敏感,溶液稳定性较差。滴注溶液应新鲜配制,并迅速放入避光输液袋内。新配溶液为淡棕色,如变为暗棕色、橙色或蓝色,应弃去。配置好的溶液应在 24 h 内用完。此外,溶液内不宜加入其他药品。

2. 静脉滴注时使用注射泵泵入，以便精确控制输入药物剂量。每 24 h 重新更换注射器、延长管，同时应使用避光注射器和延长管。药液有局部刺激性，在输入过程中应谨防外渗，中心静脉给药较外周静脉给药对血管刺激性小。

3. 患者对本药的反应存在个体差异，静脉滴注时应根据患者具体情况调整用量。因停药后可发生血压反跳，所以应逐渐减量，且停药后仍需密切监测患者血压。

4. 使用本药过程中，应注意监测患者尿量及肾功能。老年患者随年龄增加肾功能可能逐渐衰退，所以药物排泄速度减慢，使用时应酌情减量。

5. 硝普钠的代谢产物包括氰化物和硫氰酸盐，营养不良、肝功能不全的老年患者若使用硝普钠时，会增加氰化物和硫氰酸盐中毒的风险。所以，老年患者使用该药时，护士应密切监测患者有无氰化物和硫氰酸盐中毒的反应。若患者出现氰化物毒性反应的体征和 / 或症状，如代谢性酸中毒、血氧饱和度降低、心动过缓、精神错乱和抽搐等，应立即停止使用。

七、硝酸甘油

（一）构效、药动学

本药为无色或微黄色，油状液体，无臭微甜，稍溶于水，具挥发性，遇热或撞击易爆炸。可由胃肠道、皮肤及舌下黏膜吸收。舌下黏膜吸收迅速，含服 2~3 min 可起效，5 min 达峰值，持续 10~45 min，而口服给药可持续 10~12 h。在肝脏代谢，经肾脏排泄。

（二）药理作用

硝酸甘油进入血液会迅速起效，能够扩张冠状动脉，使其管径变宽、容积变大，从而增加冠状动脉的血液流量，改善心肌的血液供应。硝酸甘油还能扩张外周的动脉和静脉，使血压降低。血压降低可使心脏泵血的阻力和泵血需要的能量随之减小，从而降低心脏耗氧量，使心绞痛的症状得到缓解。

（三）临床应用

片剂：0.3 mg，0.5 mg，0.6 mg。

注射剂：1 mg/1 mL，2 mg/1 mL，5 mg/1 mL。

用于防治心绞痛、充血性心力衰竭、冠状动脉供血不足、高血压。

舌下含服：0.25~0.5 mg/ 次，不超过 2 mg/d。

静脉点滴：以 5 μg/min 起始，逐渐递增，最大量不超过 200 μg/min。

（四）不良反应

1. 多数不良反应是血管舒张所致，如继发血管扩张性头痛，多于用药后立即发生，可为剧痛和呈持续性，也可发生眩晕、虚弱或心悸等。

2. 治疗剂量时，可发生明显的低血压反应，表现为恶心、呕吐、虚弱、出汗、苍白和虚脱。

3. 偶见面红、口干、药疹和剥脱性皮炎。

（五）护理

1. 硝酸甘油片剂一定要舌下含服，不能嚼碎或用水吞服，否则会被肝脏分解而无法发挥疗效。

2. 服用硝酸甘油时最好采用坐位或半卧位，这样既可减少心脏做功，也能防止患者因脑部供血不足引起眩晕。用药期间从卧位或坐位突然站起时须谨慎，以免诱发体位性低血压。

3. 静脉给药时，可采取静脉滴注或注射泵泵入，但应从小剂量开始使用，逐渐增加剂量来调控血压。在药物输注的过程中，护士须密切观察患者中心静脉压、有创动脉压等血流动力的变化。如果患者出现视力模糊或口干，应停药。大剂量应用本药时，可引起剧烈头痛、心动过速和眩晕等。所以护士应向患者做好相关健康教育工作。

八、酚妥拉明

（一）构效、药动学

本药为白色或类白色结晶性粉末，无臭味苦，溶于水，放置逐渐变色。口服 30 min 达血药浓度峰值，持续 3~6 h。肌内注射 20 min 达血药浓度峰值，持续 35 min；静脉注射 2 min 达到血药浓度峰值，持续 15~30 min。

（二）药理作用

酚妥拉明是非选择性 α_1 和 α_2 受体阻滞药，通过阻断血管中 α_1 和 α_2 受体，引起血管扩张，使血压降低。其扩张血管以小动脉为主，静脉次之，促使体循环和肺循环阻力下降，动脉压降低。此外，其可通过阻滞 α_2 受体，间接导致去甲肾上腺素释放增加，引起心肌收缩力增强和心动过速。

（三）临床应用

片剂：40 mg。

注射剂：5 mg/1 mL，10 mg/1 mL。

用于高血压、左心衰竭和外周血管痉挛性疾病，并可用于治疗去甲肾上腺素时药液外漏造成的组织坏死。

静脉注射：5 mg/次。

（四）不良反应

1. 较常见的有直立性低血压、心律失常、心动过速和呕吐。

2. 偶可见昏厥、乏力、胸痛和头痛。

（五）护理

1. 进行酚妥拉明试验时，主要是通过观察患者血压对本药的反应来协助诊断嗜铬细胞瘤。所以给药前应测血压，静脉注射给药后至 3 min 内每 30 s 测一次血压、以后 7 min 内每 1 min 测一次血压。或在肌内注射后 30~45 min 内每 5 min 测一次血压。试验时，患者应平卧于安静、略暗的室内，护士进行静脉注射的速度应快。

2. 本药可导致直立性低血压，给药后患者应卧床至少 30 min。此外，改变体位速度要慢，坐起后 3~5 min 再下床站立。

3. 用药过程中护士应观察患者有无不良反应的发生，如果出现严重的低血压或休克，应立即停药，及时协助医生进行对症处理。

4. 老年患者对该药的降压作用敏感，易诱发低温、低血压和心律失常等不良反应。所以心绞痛、冠状动脉供血不足或肾功能较差的老年患者应用时需谨慎。

第三节 抗心绞痛药的护理

心绞痛是冠状动脉供血不足，心肌急剧的、暂时的缺血与缺氧所引起的，以发作性胸痛或胸部不适为主要表现的临床综合征。抗心绞痛药主要是通过降低心肌需氧和增加心肌供氧以达到氧供平衡，从而缓解心绞痛。抗心绞痛药分为三类：第一类硝酸酯类药物，通过扩张平滑肌，扩张小静脉及小动脉，减少回心血量来降低氧耗，代表药为硝酸甘油、硝酸异山梨酯；第二类 β 受体拮抗药，通过降低心率，降低心肌收缩力以改善心肌缺血，代表药是普萘洛尔；第三类为钙拮抗药，通过抑制心肌收缩力，减慢心率，舒张血管来降低心肌耗氧，代表药是硝苯地平、氨氯地平。使用此类药物前，护士应了解患者发生心绞痛的次数、程度、疼痛部位及诱因，以便在服药过程中监测用药效果，并及时识别不良反应的发生。对于老年患者，应从小剂量开始使用，用药过程中加强对血压、心率及心律的监测。

一、硝酸异山梨酯（消心痛）

（一）构效、药动学

本药为白色结晶性粉末，无臭，微溶于水。口服吸收完全，服后 15~20 min 起效，30~120 min 血浆血药浓度达高峰，作用持续 4~6 h。舌下含服 1~3 min 起效，血药浓度 6 min 达峰值，作用时间持续 10~60 min。主要经肝脏代谢、肾脏排泄。

（二）药理作用

硝酸异山梨酯可直接松弛平滑肌，尤其是血管平滑肌，对毛细血管后静脉血管的舒张作用较小动脉更为持久，但对心肌无明显直接作用。由于容量血管扩张，静脉回心血流量减少，从而降低了心脏前负荷。同时，外周阻力血管扩张，血压下降，使左心室射血阻力减少，心脏后负荷降低。心脏前后负荷的降低使得患者的心肌耗氧量减少。

（三）临床应用

片剂：2.5 mg，5 mg，10 mg。

注射剂：10 mg/10 mL。

用于各种心绞痛，AMI。

口服：5~10 mg/ 次，2~3 次 /d。

静脉点滴：本药 50 mg 加入 500 mL 液体中。

（四）不良反应

1. 用药初期可能会引起血管扩张性头痛，还可能引起面部潮红、眩晕、直立性低血压和反射性心动过速。

2.偶见血压明显降低、心动过缓和心绞痛加重,罕见虚脱及晕厥。

（五）护理

1.口服给药可空腹或与食物同服。用药期间从卧位或坐位突然站起时须谨慎,以免突发体位性降压。

2.用药过程中患者较易出现头痛、眩晕和反射性心动过速,鼓励患者用药期间对血压、心率和心律进行自我监测。老年患者对本药的敏感性较高,易发生头晕等反应,应根据对药物的反应调整剂量。

3.静脉给药时,不得与其他药物合用,要专用一个静脉通路。为严格控制输入速度,最好使用注射泵经静脉泵入,同时严密监测患者心率及血压变化。

4.本药具有挥发性,遇光遇热不稳定,应于避光、阴凉处保存。

二、硝苯地平（心痛定）

（一）构效、药动学

本药为黄色结晶性粉末,无臭无味,不溶于水,遇光不稳定。口服吸收良好,10 min 生效,1~2 h 达最大效应,作用持续 6~7 h。舌下含服作用较口服迅速。主要经肝脏代谢、肾脏及粪便排泄。

（二）药理作用

本药为钙拮抗药,通过抑制 Ca^{2+} 内流来阻断兴奋—收缩偶联,使心肌收缩力减弱,从而使心脏做功减少、心肌耗氧量降低。同时,通过抑制 Ca^{2+} 内流,使冠状血管、外周小动脉的血管平滑肌松弛。冠状动脉的扩张使冠脉血流量增加,提高心肌对缺血的耐受性。而周围小动脉扩张,降低了外周血管阻力,从而使血压下降。

（三）临床应用

片剂:10 mg。

用于高血压、心绞痛和顽固性心力衰竭等。

口服:5~20 mg/ 次,3 次 /d。

（四）不良反应

1.初服者常出现面部潮红、皮肤发红,可伴有热感或红斑。

2.偶有心悸、头晕、疲劳感或低血压,以及因血管扩张引起的下肢水肿。

3.罕见恶心、腹胀、腹泻、瘙痒、荨麻疹、皮疹、白细胞减少或转氨酶升高等。

（五）护理

1.硝苯地平控释片含有光敏性成分,因此本药应避光保存。为避免药物受潮,从铝塑板中取出后应立即服用。控释片宜饭后整片用水送服,两次给药间隔不少于 4 h。

2.患者服用硝苯地平后常有轻度低血压反应,但是也有少数患者血压降低显著。这种反应多发生在剂量调整期尤其是加量时。此外,与 β 受体阻滞药合用也较易发生低血压反应。所以在用药过程中,需密切监测患者血压和相关症状改善情况，尤其患者在与其他降压药合用时，如收缩压低于 90 mmHg 或心绞痛加重，应立即停药。出现低血压的患者，应及时进行对症治疗，包括抬高下肢、监测循环血容量和尿量等。

3.老年患者服用硝苯地平，药物在体内的半衰期延长。所以，应从最低剂量开始服用。患者用药期间不可任意增减药量或擅自停药，以免加重病情。

三、氨氯地平（络活喜）

（一）构效、药动学

本药为白色结晶或结晶性粉末，微溶于水。口服易吸收，6~12 h 后血药浓度达峰值，给药 7~8 d 后方可达到稳态血药浓度。主要经肝脏代谢、肾脏排泄，老年患者或肝功能不全者代谢清除率降低。

（二）药理作用

本药为钙拮抗药，通过抑制钙离子进入细胞内，降低外周血管阻力，从而降低心肌耗氧量。同时，增加冠状动脉血流，使心肌供氧增加。

（三）临床应用

片剂：2.5 mg，5 mg。

用于高血压及心绞痛。

口服：5~10 mg/次，1 次/d。

（四）不良反应

1.足踝水肿、头痛、头晕、面部潮红、失眠、心悸、腹泻，胀气、呕吐、呼吸困难、关节痛，关节炎或尿频等。

2.过量服用可引起低血压、房室传导阻滞。

（五）护理

1.给药期间应监测心率及血压变化，并根据病情变化及时调整用量。此外，服药期间患者改变体位要缓慢，避免因体位性血压而发生意外。引起明显低血压时，积极对症进行治疗。

2.若患者出现足踝部水肿、胸部疼痛、呼吸困难或严重头痛眩晕，应立即通知医生停药。

3.长期用药应监测血常规，肝功能及体重变化，停药要逐渐减量。

4.老年及肝功能不全的患者，宜从小剂量开始服用，然后根据个体反应，并在密切监测血压、肝功能的情况下调整剂量。

第四节　利尿药和脱水药的护理

利尿药是通过影响肾小球滤过、肾小管重吸收和肾小管分泌几个环节来促进排尿功能，而使尿量增加的一类药物。利尿药分为高效能利尿药、中效能利尿药和低效能利尿药。高效能利尿药又称袢利尿药，其特点为作用强、起效快、维持时间短，代表药物有速尿；中效能利尿药，特点为作用温和而持久，代表药物有氢氯噻嗪；低效能利尿药，特点为作用弱、起效慢、维持时间长，代表药物有螺内酯。脱水药可使组织脱水，也可通过增加肾血流、肾小球滤过率和抑制集合管对水的重吸收等途径增加尿量，因此又被称为渗透性利尿药。脱水药容易被肾小球滤过，但不易被肾小管吸收，可使血浆渗透压可升高，从而引起组织脱水，同时还可升高肾小管的渗透压，从而阻止水的重吸收，代表药物有甘露醇。应用利尿药及脱水药时，易引起电解质紊乱，所以老年患者应用此类药物时，尤其要注意观察有无此类不良反应发生。

一、呋塞米（速尿）

（一）构效、药动学

本药为白色或浅黄色结晶性粉末，无臭，无味，不溶于水，其钠盐溶于水。口服吸收迅速，30~60 min 起效，1~2 h 达峰值，作用维持 6~8 h，肌内注射 30 min 达峰值，作用持续 4~6 h，静脉注射 2~5 min 起效，作用 2h。主要经肝脏代谢、肾脏排泄。

（二）药理作用

本药为高效能利尿药，可抑制肾小管对 Na^+ 和 Cl^- 的吸收，抑制水分重吸收，具有强利尿作用；抑制髓袢 Na^+、K^+ 和 Cl^+ 的共同转运，使尿中 Na^+、K^+ 和 Cl^+ 增加，从而引起低钾血症、低氯性碱中毒。同时，其也能增加钙镁的代谢，引起低钙和低镁血症。此外，本药还可扩张肾血管，增加肾血流量，扩张肺静脉，减少回心血量，从而减轻肺水肿。

（三）临床应用

片剂：20 mg。

注射剂：20 mg/2 mL。

用于急性肺水肿、肾衰竭、高钙血症和高血压危象等。

口服：20~40 mg/ 次，1~2 次 /d。

静脉注射：20~40 mg/ 次，必要时重复使用。

（四）不良反应

1. 水、电解质紊乱是常见不良反应，如稀释性低钠血症、低钙血症、低钾血症、低氯血症和低氯性碱中毒等,患者可出现有关的口渴、乏力或肌肉酸痛等症状。水、电解质紊乱在大剂量或长期应用的患者中更易出现。

2. 过敏、视物模糊、恶心、呕吐、腹痛、腹泻、粒细胞减少、转氨酶异常或血糖升高等不良反应少见。

3. 大剂量、静脉快速注射时可引起暂时性的耳鸣和听力障碍,但较少为不可逆的耳部损害。

（五）护理

1. 由于利尿作用迅速、强大,所以应从最小有效剂量开始服用,然后根据患者对药物反应来逐渐增加剂量,以减少水、电解质紊乱等不良反应。老年患者给药前应备好便器,以免其行动缓慢造成不便。

2. 口服药可与牛奶同服,以减少恶心、呕吐和上腹不适等胃肠道反应。

3. 呋塞米注射剂为加碱制成的钠盐注射液,碱性较高,故静脉注射时宜用氯化钠注射液稀释,而不宜用葡萄糖注射液稀释。大剂量静脉注射过快时,可出现听力减退或暂时性耳聋,因此护士应随时观察患者有无耳部毒性反应。如患者出现耳鸣、听力下降,应及时停药。

4. 用药期间应注意观察患者尿量变化,准确记录出入量。长期大剂量使用时,应补充含电解质的饮料,以免出现低钾、低钙或低钠血症。同时,密切观察患者有无乏力、呕吐、腹胀或呼吸困难等电解质紊乱症状或体征。

5. 老年患者应用呋塞米时极易发生脱水、低血压、电解质紊乱、血栓形成和肾功能损害。所以护士要按照医嘱,对长期用药患者定期监测血电解质、血压、血糖、尿酸、酸碱平衡和肝肾功能的变化,如有异常及时通知医生。

二、氢氯噻嗪（双氢克尿噻）

（一）构效、药动学

本药为白色或类白色结晶性粉末,无臭,味苦,不溶于水。口服吸收迅速,利尿作用 2 h 后产生,在服药 3~6 h 后可产生降压作用,作用持续时间为 6~12 h。主要以原形由尿液排出。

（二）药理作用

本药为中效利尿药,通过抑制碳酸酐酶和磷酸二酯酶活性,抑制肾小管对水、Na^+ 和 Cl^- 的吸收。肾小管内水、Na^+ 的增多,促使肾小管内压力升高,致密斑受刺激后通过管 – 球反射促使肾素、血管紧张素分泌增加,从而引起肾血管收缩,导致肾血流量下降。

（三）临床应用

片剂:25 mg。

用于治疗各类水肿、腹水、高血压和尿崩症等。

口服:25 mg/ 次,2~3 次 /d。

（四）不良反应

1. 水、电解质紊乱，早期常见反应有口干、肌肉痉挛、恶心、呕吐和疲乏无力等。

2. 可出现糖耐量降低，血糖、尿糖升高，可能与抑制胰岛素释放有关。一般患者停药后即可恢复，但会加重糖尿病患者的病情。

3. 干扰肾小管排泄尿酸，从而导致患者出现高尿酸血症。多数患者通常无关节疼痛，但少数可诱发痛风发作。

4. 可出现皮疹、荨麻疹等过敏反应，以及溶血性贫血、肠系膜梗死、胆囊炎或胰腺炎等，但较为少见。

（五）护理

1. 不得擅自增加剂量和增加服药频次。长期用药可引起低钠、低镁和低钾血症和糖耐量异常等不良反应，服药期间应多食香蕉、橘子、牛奶、土豆和牛肉等，必要时补充氯化钾。同时，对血糖和血尿酸进行监测。

2. 口服给药宜在餐后进行，以减轻胃肠道反应。如每日服药一次，应于早晨服药，以免夜间排尿次数增多，影响患者睡眠。

3. 患者出现过敏反应时，要及时停药，并积极进行对症处理。如出现口干、乏力、嗜睡、肌痛、腱反射消失等电解质紊乱的症状，应及时减量或停药。

4. 降血压作用在用药后 3~4 d 出现，护士要密切监测患者血压变化。用药期间避免热水淋浴，改变体位动作要慢，以防止发生体位性低血压，且不可自行加服其他降压药。

5. 老年患者应用本类药物较易发生低血压、电解质紊乱和肾功能损害。因此，服用氢氯噻嗪期间应密切监测血电解质、血压、血糖、血尿酸、血肌酐和血尿素氮等，如有异常及时通知医生。

三、螺内酯（安体舒通）

（一）构效、药动学

本药为白色或类白色结晶性粉末，无臭，味苦，不溶于水。口服吸收容易，1d 起效，2~3d 达峰值，停药后仍可维持 2~3 d。主要经肝脏代谢、肾脏和胆汁排泄。

（二）药理作用

本药为低效利尿剂，为醛固酮竞争性抑制药，通过与远曲小管和集合管的醛固酮受体结合来抑制醛固酮释放，从而阻断 Na^+-K^+ 和 Na^+-H^+ 交换，使 Na^+、Cl^- 和水排泄增多，K^+、Mg^{2+} 和 H^+ 排泄减少，所以起效慢。

（三）临床应用

片剂：20 mg。

用于治疗肝硬化、腹水等水肿性疾病、原发性醛固酮增多症和高血压等。

口服：20~80 mg/ 次，2~4 次 /d。

（四）不良反应

1. 电解质紊乱以高钾血症最为常见，常以心律失常为首发表现。与其他利尿药合用时易发生低钠血症。

2. 胃肠道反应，如恶心、呕吐、胃痉挛和腹泻。

3. 可出现过敏反应，如皮疹或呼吸困难。过量应用时可导致血肌酐和尿素氮升高。

（五）护理

1. 给药应个体化，并从最小有效剂量开始使用，以减少电解质紊乱等不良反应的发生。

2. 用药前应检测患者电解质浓度，并持续监测电解质变化，出现高钾血症时应立即停药。老年患者用药较易发生高钾血症，尤其是服用钾剂，或同时使用青霉素钾等含钾药物，以及肾功能存在一定程度损害的老年患者。这些老年患者在服用此药时，护士应密切观察其有无不良反应发生。

3. 口服给药时，宜在进食时或餐后服药，以减轻胃肠道反应。如每日服药一次，应于早晨服药，以免夜间排尿次数增多。

4. 本药起效慢，而维持时间较长，故首日剂量可增加至常规剂量的 2~3 倍，在密切监测患者电解质变化的同时酌情调整剂量。

5. 对肝硬化、腹水患者，护士要每日测体重、量腹围。同时，对患者的肝功能和肾功能进行密切监测，如有异常及时通知医生。

四、甘露醇

（一）构效、药动学

本药为白色结晶性粉末或颗粒，无臭，味甜，易溶于水。口服吸收很少，静脉注射 30~60 min 起效，作用持续 3 h，降低眼内和颅内压作用于静脉注射后 15 min 起效，30~60 min 到达峰值，作用持续 3~8 h。静脉注射后迅速经肾脏排泄。

（二）药理作用

本药为渗透性利尿药，通过提高血浆晶状体渗透压，使组织中的水分转移至血管内，从而减轻组织水肿，降低眼压和颅压。在增加血容量的同时，可扩张肾血管，从而促进肾血流量，提高肾小球滤过率。此外，可抑制肾小管对水、Na^+ 和 K^+ 的重吸收，具有利尿作用。所以，甘露醇兼有脱水及利尿两种作用，又称脱水药。

（三）临床应用

注射剂：250 mL，50 g。

用于脑水肿、颅内高压、青光眼，肾病综合征和肝硬化腹水等，以及术前肠道准备。

静脉点滴：250~500 mL，30~60 min 内滴完。

口服：1000 mL，30 min 内口服，并大量饮水。

（四）不良反应

1. 快速大量静注甘露醇可引起水和电解质紊乱，如稀释性低钠血症，以及渗透性肾病和心力衰竭等。

2. 可出现寒战、发热、头晕、视力模糊、皮疹、荨麻疹、呼吸困难或过敏性休克，但这些过敏反应较少见。

3. 静脉输注可导致静脉炎，外渗可致组织水肿、皮肤坏死。

（五）护理

1. 甘露醇遇冷易结晶。如有结晶，可置热水中或用力振荡待结晶完全溶解后再使用。当甘露醇浓度高于 15% 时，应使用有过滤器的输液器进行静脉输注。

2. 不能进行皮下和肌内注射。静脉注射时应选用大号针头，注射前要确认针头在血管内方可给药。20% 甘露醇在同一条静脉进行滴注 3 次以上，或反复穿刺同一条静脉，容易导致静脉炎。所以，进行静脉滴注时应选粗直有弹性，易于穿刺、固定的血管，避开关节，避免反复穿刺以保护血管。20% 甘露醇 250 mL 静脉滴注的速度为 5~10 mL/min，在 20~30 min 内输入完毕。

3. 由于甘露醇渗透压高，如果输液过快，或者针尖固定不牢，可能导致药物外渗。发生外渗后，输液部位可出现肿胀、皮肤苍白，可伴有麻木感。所以静脉输注甘露醇期间，护士应经常巡视输液情况。一旦发生外渗，立即停止输液，抬高患肢，同时用 50% 硫酸镁溶液湿敷。此外，保持患处清洁，防止局部感染。

4. 静脉滴注速度过快可产生一过性头痛、视物模糊或眩晕，而速度过慢则达不到降颅压的作用。所以，护士应严格控制给药时间，给药期间根据患者反应及时调整输液速度。

5. 老年患者应用本药较易出现肾损害。所以老年患者用药时应严格控制给药剂量，长期用药时应对患者的电解质、血压、血糖和肾功能进行密切监测，如有异常及时通知医生。

第五节　血容量扩充药的护理

血容量扩充药是高分子化合物，在适当浓度时具有维持胶体渗透压的作用，可在一定时间内迅速扩充血容量，主要用于治疗急性大出血、大面积烧伤或剧烈呕吐等疾病所致的循环血量降低。临床常用的血容量扩充药包括右旋糖酐40、右旋糖酐70、白蛋白、羟乙基淀粉及聚明胶肽等。在血容量扩容药使用过程中，护士应密切观察患者的血压、心率及尿量变化，以及有无过敏反应。对老年患者还应适当减慢输液速度，避免循环负荷短时间内加重，引起器官功能衰竭。

一、右旋糖酐

（一）构效、药动学

右旋糖酐40为低分子量右旋糖酐，也称脉通，平均分子量为32000~42000，是无色、稍带黏性的澄明液体，有时显轻微的乳光。右旋糖酐40静脉注射后立即从肾脏排出体外，用药1 h内经肾脏排出50%，少部分进入胃肠道，从粪便中排出，其扩充血容量的作用维持时间仅为3 h。

右旋糖酐70是中分子量右旋糖酐，其分子量约为7000，为白色粉末，无臭，无味，易溶于热水。静脉注射后，部分暂时贮存于网状内皮系统，其后被逐渐代谢成葡萄糖，并被机体利用。另一部分则以原形经肾脏排泄，仅少量由肠道排泄，其扩充血容量的作用维持时间可长达12 h。

（二）药理作用

本药为血容量扩充药，可提高血浆胶体渗透压，通过吸收血管外水分使血容量增加，同时维持或升高血压。此外，其还可抑制血小板凝聚，降低血液黏滞性，从而改善微循环，防止血栓形成。

（三）临床应用

制剂规格：右旋糖酐-40葡萄糖注射液或氯化钠注射液500 mL

右旋糖酐-70葡萄糖注射液或氯化钠注射液500 mL。

用于治疗低血容量性休克、创伤性休克或出血性休克等，为血浆代用品，也可用于预防术后血栓形成和血栓性静脉炎。

静脉点滴：500 mL/次，最大量1000~1500 mL/d。

（四）不良反应

1.患者可出现过敏反应，表现为皮肤瘙痒、荨麻疹、恶心、呕吐或哮喘，重者可出现口唇发绀、虚脱、血压剧降或支气管痉挛。

2.偶见发热、寒战、淋巴结肿大和关节炎等。

3.可引起凝血障碍，出血时间延长，该反应常与剂量有关。

4.滴注速度过快可产生恶心、呕吐、头痛或气喘。

（五）护理

1.右旋糖酐 70 的分子量较右旋糖酐 40 大，其扩充血容量的作用维持时间长，而右旋糖酐 40 在改善微循环及渗透性利尿方面的作用较右旋糖酐 70 强。所以，护士应根据患者的病情选择用药。

2.首次输入本药时，应缓慢输入，特别是最初输入 5~10 min 内。同时，护士应密切观察患者有无过敏反应。若患者出现荨麻疹、恶心、呕吐或哮喘等不良反应时，应立即停药。

3.护士应严格掌握每日输入剂量，以免患者出现凝血功能障碍，导致出血。

4.对严重低血容量患者进行抢救时，右旋糖酐应与血液制品交替使用，以维持血液携氧功能。

5.本药抗凝血作用较强，易导致患者出血。所以静脉输入期间，护士应密切观察患者有无出血倾向。同时注射部位停止输液后应适当延长按压时间，以预防穿刺部位渗血。

二、人血白蛋白

（一）构效、药动学

主要成分为人血浆中的白蛋白，略黏稠、黄色或绿色至棕色澄明液体。

（二）药理作用

本药通过维持血浆胶体渗透压，使组织中的水分进入血液循环，从而增加循环血量。白蛋白可转化为组织蛋白，所以可作为氮源为组织提供营养。

（三）临床应用

注射剂：20% 50 mL。

用于失血性休克、创伤性休克或烧伤性休克，以及各种原因引起的低蛋白血症，肝硬化或肾病引起的水肿及腹水。

静脉点滴：5~10 g/ 次，1~2 次 /d。

（四）不良反应

1.使用本药一般不会产生不良反应，但快速输注可引起容量负荷过重，从而导致肺水肿或充血性心力衰竭。

2.可出现寒战、发热、颜面潮红、皮疹或恶心呕吐等过敏反应。

（五）护理

1.一般采用静脉滴注，静脉推注较少进行。静脉滴注时，为防止大量输入导致机体脱水，可将白蛋白用 0.9% 氯化钠注射液稀释，然后再进行静脉滴注。此外，输注时应选择带有滤网装置的输血器进行静脉输注。

2.在开始 15 min 内，应减慢输入速度。若患者无过敏反应，可逐渐加速，但滴注速度不宜超过 2 mL/

min。输液过程中应加强监护，避免患者血容量增加过快导致容量负荷过重。

3. 药液出现混浊、沉淀或异物，瓶子有裂纹或瓶盖松动时不可使用。药物开启后，应一次输注完毕，不得分次或给第二人输用。

4. 血浆胶体渗透压 80% 源于白蛋白，5 g 白蛋白保留血液循环中的水分相当于 100 mL 血浆或 200 mL 全血。过量注射白蛋白时，可造成循环血量增加，引起充血性心力衰竭和肺水肿，所以白蛋白使用的剂量应根据患者病情决定。此外，白蛋白主要通过调节组织与血管间水分间的动态平衡来维持渗透压，低血容量患者应用此药的同时应输入晶体液，以免引起组织脱水。

三、羟乙基淀粉

（一）构效、药动学

主要成分为羟乙基淀粉，注射液呈无色或微黄色稍带黏性的澄明液体，显轻微的乳光，味咸。

（二）药理作用

本药为血液容量扩充药，其容量扩充效应，取决于分子量大小、药物浓度、给药剂量和输注速度。通常容量扩容效应可维持 4~6 h。输入本品后可导致血液稀释，从而可降低血液黏稠度，改善微循环。

（三）临床应用

制剂规格：羟乙基淀粉 40 氯化钠注射液 500 mL。

羟乙基淀粉 20 氯化钠注射液 500 mL。

用于创伤、烧伤、失血性休克、低血容量性休克或感染性休克等。

静脉点滴：500~1000 mL，视病情而增加用量。

（四）不良反应

1. 过敏反应，常为中度流感样症状，还可以引起心动过缓、心动过速、支气管痉挛或肺水肿。

2. 长期大剂量使用羟乙基淀粉，患者会出现皮肤瘙痒。由于稀释效应，可能引起血液成分，如凝血因子、血浆蛋白的稀释，以及红细胞压积的下降。

（四）护理

1. 静脉给药时，初始 10~20 mL 应缓慢输入，并密切观察患者有无过敏反应。若无过敏反应，可将输液速度适当加快。在输液过程中，应密切监测患者血流动力学变化，并根据监测结果及时调整输液速度。如患者出现心动过速、支气管痉挛或肺水肿，应立即停药，并进行对症处理。

2. 最大使用剂量不能超过 33 mL/(kg·d)，患者红细胞比容不应低于 30%。为防止患者脱水，在使用羟乙基淀粉前应先给予患者晶体液。

3. 老年患者要加强出入量监测，尤其伴心肺功能疾病或肾功能损害时，护士更应密切进行监测。如患者出现少尿或蛋白尿，应立即停药。

4.羟乙基淀粉可引起血液稀释,从而导致凝血因子相对减少,诱发凝血功能障碍。所以在输注过程中,护士还应观察患者有无出血倾向,对严重肝脏疾病或凝血功能紊乱的患者应慎用此药。

四、聚明胶肽

(一)构效、药动学

呈淡黄色澄明液体,稍带黏性,有时显轻微的乳光。在体内无蓄积作用,输入后由肾脏排出,半衰期为4~6 h,在肾功能正常的情况下完全排出时间为48h。

(二)药理作用

本药为血浆代用品,渗透压与血浆相近,可维持血管内液和组织液间的平衡,具有维持血容量和提升血压作用。此外,输入本品后可导致血液稀释,从而降低血液黏稠度,改善微循环。

(三)临床应用

注射剂:3.5% 500 mL。

用于烧伤、创伤、低血容量性休克或失血性休克,也可用于大手术引起的低血压以及体外循环的容量补充。

静脉点滴:500~1000 mL,根据患者情况增加用量。

(四)不良反应

主要是荨麻疹、恶心、呕吐、低血压、心动过速、发热、寒战、呼吸困难等过敏反应。

(五)护理

1.静脉滴注时,剂量、滴注速度应根据患者病情决定。通常,500 mL在1 h输完。而用于低血容量休克、严重创伤或烧伤引起全血或血浆丢失的患者时,可在5~15 min输入完毕,但同时应注意补充晶体。

2.输注过程中,如患者出现荨麻疹、心动过速、呼吸困难、寒战或体温升高等过敏反应时,应立即停药,并根据医嘱积极对症进行治疗。

3.老年高血压或充血性心力衰竭患者大量输入本品时,易引起血管内容量增多,导致血液稀释。所以使用过程中应注意减量,并对患者进行肝功能、肾功能和血液动力学监测。

第六节　中枢兴奋药和镇静药的护理

中枢神经系统兴奋药通过增强神经元的兴奋或解除神经元的抑制，来提高中枢神经元的活动。根据其作用的部位及主要作用可分为三类，第一类为作用于大脑皮质的药物，代表药有咖啡因；第二类为延髓呼吸中枢兴奋药，代表药物有尼可刹米、洛贝林；第三类为大脑功能恢复药，代表药物为胞磷胆碱。中枢神经兴奋药选择性不高，安全范围小，兴奋呼吸中枢的剂量与致惊厥的剂量相差较小，所以护士在使用过程中要严格掌握剂量。镇静药是通过抑制中枢神经系统达到镇静作用的药物，与催眠药物无明显的界限，只是量的区别。镇静药常分类为苯二氮卓类和巴比妥类药物。苯二氮卓类药物即安定类药物，其疗效好且安全范围大，在临床中已逐步取代巴比妥类药物成为治疗的首选药。但长期服用此类药物容易产生成瘾性、依赖性及耐受性，所以要严格掌握适应证，从小剂量开始给药，间断或短期给药，停药也要逐渐减量。

一、尼可刹米（可拉明）

（一）构效、药动学

本品口服及注射易吸收，作用迅速，但作用时间短，仅能维持 5~10 min。

（二）药理作用

本品为延髓呼吸中枢兴奋药，可直接兴奋呼吸中枢，使呼吸加深加快。对大脑皮质、血管运动中枢及脊髓也有较弱的兴奋作用。此外，其也可直接刺激颈动脉体和主动脉体的化学感受器，反射性引起呼吸中枢兴奋。

（三）临床应用

口服片剂：0.25 g

注射剂：0.375 g/1.5 mL

用于中枢性呼吸功能抑制、慢性阻塞性肺病、呼吸及循环衰竭，中枢抑制药物中毒的急救。

口服：0.25~0.5 g/次，2 次/d。

皮下注射、肌内注射或静脉滴注：0.25~0.5 g/次，必要时 1~2 h 重复 1 次，极量为 1.25 g/d。

（四）不良反应

1. 该药可引起恶心、呕吐、呛咳、面部潮红、多汗和瘙痒等。

2. 大剂量使用时，可引起心悸、血压升高、脉搏加快、心律失常、震颤及肌肉僵直等，亦可引起惊厥大发作。

（五）护理

1. 护士用药前应检查患者呼吸道情况，在解除呼吸道梗阻、备好呼吸支持设备和进行持续氧气吸入后，方可使用该药。

2. 护士用药前后应密切监测患者的呼吸情况，如呼吸频率、脉搏氧饱和度，以及有无紫绀等，以评价药物治疗效果。

3. 用药期间，观察患者有无出现不良反应，对合并甲亢、心律不齐、支气管哮喘、心绞痛和脑水肿等疾病的患者，尤其要密切观察。该药有效治疗剂量与最小中毒量接近，治疗过程中应严密监测患者的心率、血压变化，如患者出现心率加快、血压升高、恶心呕吐等症状，及时通知医生，遵医嘱及时调整药物使用剂量。如患者出现震颤及肌肉僵直，应立即停药。如患者出现惊厥大发作，应遵医嘱注射苯二氮卓类药或硫喷妥钠。

二、洛贝林（山梗菜碱）

（一）构效、药动学

本品是山梗菜中提取的生物碱，为白色或微黄色结晶性粉末，无臭味苦，微溶于水，遇光遇热易分解变色。

（二）药理作用

本品为延髓呼吸中枢兴奋药，可提高呼吸中枢对 CO_2 的敏感性。也可直接刺激颈动脉窦和主动脉体的化学感受器，反射性引起呼吸中枢兴奋，使呼吸加深加快。此外，还可反射性地兴奋迷走神经和血管运动中枢。该药作用迅速，持续时间较短，不良反应和毒性反应较轻微，不易引起惊厥。

（三）临床应用

注射剂：3 mg/1 mL

用于各种原因引起的呼吸抑制、中枢抑制药物中毒及肺炎引起的呼吸衰竭等。

皮下注射、肌内注射或静脉滴注：3 mg/次，必要时可重复。肌内注射极量为 20 mg/次，50 mg/d。静脉滴注极量为 6 mg/次，20 mg/d。

（四）不良反应

1. 患者可出现恶心、呕吐、呛咳或唾液分泌增多

2. 大剂量使用时，可引起心动过速、传导阻滞、心动过缓或血压下降。

3. 可出现眩晕、头痛、对光反应消失或惊厥等神经系统不良反应。

（五）护理

1. 因输入速度过快可引起心动过速、心动过缓、房室传导阻滞等不良反应，所以静脉滴注时要注意滴速缓慢。

2. 严格控制药物使用剂量和用药间隔时间，同时密切监测患者 ECG、血压及呼吸变化。如患者出现恶心、呕吐、头痛和流涎等症状，应及时通知医生，根据医嘱调整使用剂量。如患者出现心动过速、惊厥或呼吸循环衰竭，应立即停药，并协助医生进行对症处理。

3. 本品遇光遇热易分解变色，护士在保存和使用过程中应注意避光、避热。

三、胞磷胆碱

（一）构效、药动学

本品为无色的澄明液体。

（二）药理作用

本品为核苷代谢衍生物，通过降低脑血管阻力来增加脑血流量，从而改善脑组织代谢。另外，还能增强脑干网状结构上行激活系统和锥体系统机能，促进苏醒，并改善运动麻痹。

（三）临床应用

注射剂：250 mg/2 mL

用于急性颅内脑外伤、脑手术后意识障碍、脑水肿和缺血性脑血管疾病。

肌内注射或静脉滴注：0.25~0.5 g/d，5~7d 为 1 疗程。

（四）不良反应

1. 可见发热、倦怠或皮疹等过敏样反应，严重者可导致现呼吸困难、喉头水肿，甚至引发过敏性休克。

2. 可导致血压下降、心动过速、心动过缓。

3. 消化系统不良反应为恶心、呕吐、食欲不振、胃痛、腹泻和肝功能异常。

4. 可出现眩晕、震颤、头痛、失眠、兴奋或烦躁不安等神经系统不良反应。

（五）护理

1. 静脉滴注时，应将本药 250~500 mg 溶于 5% 葡萄糖注射液 250~500 mL 中，缓慢滴注，以免速度过快引起心率和呼吸加快、血压过高。同时护士要密切观察患者血压、心率，如患者出现血压下降、大汗、呼吸困难等症状，应立即停药，协助医生进行对症处理。

2. 非必要不采用肌内注射。必须肌内注射时，每次注射均要更换注射部位，以避免同一部位反复注射。

3. 本药可引起肝功能异常，所以护士在用药期间应定期对患者的肝功能进行监测，避免肝脏发生继发损害。

五、地西泮（安定）

（一）构效、药动学

本品为白色结晶或结晶性粉末，无臭味苦，不溶于水，口服吸收快，肌内注射吸收慢，静脉滴注吸收迅速,口服 6~12 h 达峰值,作用持久,并具有蓄积性。

（二）药理作用

本品为苯二氮卓类药物,是苯二氮卓受体的激动药,其与中枢神经系统的苯二氮卓受体结合后,促进 γ- 氨基丁酸的释放。γ- 氨基丁酸是中枢神经抑制性递质,具有抗焦虑、镇静催眠、抗惊厥、抗癫痫和中枢性肌松作用。

（三）临床应用

片剂：2.5 mg,5 mg

注射剂：10 mg/2 mL

用于镇静、催眠、抗焦虑、抗惊厥、癫痫和麻醉前用药等。

口服：2.5~10 mg/ 次,2~4 次 /d。

肌内注射或静脉滴注：5~10 mg/ 次,必要时重复用药。

（四）不良反应

1. 服药期间可导致注意力下降、头晕、乏力、嗜睡、恶心、呕吐、口干、流涎、视物模糊、排尿困难、兴奋多语或幻觉等,老年患者易出现步态蹒跚。

2. 长期用药可产生药物依赖,突然停药可产生戒断症状。

3. 静脉滴注可引起呼吸困难、心律失常、静脉炎、低血压。过量使用会出现精神紊乱、肌无力、言语不清、心动过缓、呼吸困难、昏迷或呼吸抑制。

（五）护理

1. 本药静脉滴注时应单独给药,不与其他药物混合配伍。护士在静脉推注时速度要缓慢,推注后以少量生理盐水冲洗静脉,以免引起静脉炎。

2. 静脉滴注后患者应卧床休息,改变体位速度要缓慢,以免引起直立性低血压。

3. 用药期间可引起嗜睡、头晕或注意力下降,不得从事驾驶、机械操作或高空作业。用药期间不可吸烟、饮酒,应少量多次饮水。

4. 如患者长期用药不可骤然停药,应遵医嘱逐渐减量避免出现戒断症状;避免长时间用药产生药物依赖。

5. 对苯二氮卓类药物过敏的患者应禁止使用,以免诱发过敏反应。该药在肝肾功能损害的患者体内半衰期延长,此类患者应适当减量。急性乙醇中毒、重症肌无力、急性闭角型青光眼以及阻塞性肺部疾病患者,该药物可加重患者病情,应谨慎使用。

六、咪达唑仑（咪唑安定）

（一）构效、药动学

本品口服吸收迅速完全,1 h 达最大血药浓度,药物半衰期为 1.5~3 h,1 次 /d,长期用药无蓄积作用。

（二）药理作用

本品为苯二氮卓类药物，具有镇静催眠、抗惊厥、抗焦虑及肌松作用。

（三）临床应用

片剂：15 mg

注射剂：5 mg/5 mL

应用于各种失眠症，麻醉前用药，全麻诱导以及镇静。

口服：7.5~15 mg/次

静脉滴注：0.1~0.25 mg/kg，老年患者要减量。

（四）不良反应

1. 该药易引起老年患者呼吸抑制，表现为呼吸暂停、窒息和心跳停止。

2. 长期用药可引起精神运动障碍，表现为兴奋、焦虑和肌体不受控制等，亦可出现头痛、头晕、视物模糊和复视，以及遗忘。

（五）护理

1. 静脉滴注时严格控制输入速度，以最小剂量开始，缓慢分次注射。护士应密切观察患者有无呼吸暂停、窒息、心跳停止等呼吸抑制症状，一旦发现应及时通知医生，协助医生进行对症处理。

2. 护士在给药过程中要观察穿刺部位有无疼痛，如有异常应及时更换静脉注射部位。

3. 本药在麻醉诱导时可能出现恶心、呕吐等不良反应。护士应加强监护，避免误吸等并发症。

4. 如患者长期用药不可骤然停药，应遵医嘱逐渐减量以避免出现戒断症状。此外，还应避免长时间用药，以免产生药物依赖。

5. 对苯二氮卓类药物过敏的患者应禁止使用，以免诱发过敏反应。该药在肝肾功能损害的患者体内半衰期延长，此类患者应适当减量。

6. 该药物可加重急性乙醇中毒、重症肌无力、急性闭角型青光眼和阻塞性肺部疾病患者的病情，应谨慎使用。

七、苯巴比妥

（一）构效、药动学

本品为白色有光泽的结晶或结晶性粉末，无臭味苦，微溶于水，本品脂溶性低，吸收慢，作用慢，但作用持久，主要经肾排泄，少量经肝代谢。

（二）药理作用

本品通过抑制脑干网状结构上行激动系统，抑制大脑皮层的细胞的兴奋性，具有镇静、催眠、抗惊厥和麻醉作用。

（三）临床应用

片剂：10 mg，30 mg，100 mg

注射剂：100 mg

用于癫痫大发作、惊厥及癫痫持续状态等。

口服：15~30 mg/次，3次/d。

肌内注射：15~30 mg/次，2~3次/d。

（四）不良反应

1. 该药可导致过敏、皮疹、剥脱性皮炎、粒细胞减少，环形红斑、口唇面部水肿、头痛头晕、恶心呕吐、关节疼痛、肌肉松弛、谵妄、幻觉和低血压等。

2. 快速给药可引起呼吸抑制、呼吸暂停、支气管痉挛和血压升高，而老年患者可出现意识模糊、兴奋或抑郁。过量用药可引起中枢神经和呼吸系统抑制、反射消失、瞳孔缩小、心律失常、心力衰竭及肾衰竭。

3. 长期用药可产生依赖性，骤然停药可出现戒断症状。

（五）护理

1. 静脉滴注要选择较粗的血管进行穿刺，并妥善固定，定时更换穿刺部位，以减少药物对血管的不良刺激。静脉滴注期间加强巡视，以避免药液外溢，引起组织损伤。进行静脉注射时，速度要缓慢，以免引发呼吸抑制。进行肌内注射时，宜选取大肌群并进行深部注射。

2. 患者用药期间出现皮疹、支气管痉挛、血管神经性水肿、头痛头晕或关节疼痛，提示出现药物过敏，应立即停药，并协助医生及时进行对症处理。老年患者用药期间若出现躁动、意识障碍和眼球震颤等临床表现，提示用药过量，应及时通知医生调整药物使用剂量。

3. 长期用药患者不可擅自停药，要在医生指导下逐渐减量。

4. 本药与乙醇、全身麻醉药和中枢抑制药合用时，会增强中枢抑制作用。而与糖皮质醇激素和洋地黄类药合用时，会降低药物疗效。所以，应根据患者病情和患者用药情况来调整苯巴比妥的使用剂量。

5. 口服给药期间禁止饮酒，多吃含叶酸及钙质食物。

6. 用药期间应定期取血，对患者进行血常规、肝功能和肾功能检测。如患者出现肝肾功能损害或贫血，应及时通知医生。

八、氯丙嗪

（一）构效、药动学

本品为白色或乳白色结晶性粉末，微臭味苦，易溶于水，遇光逐渐变色。口服吸收慢且不完全，口服2~4 h达峰值，持续作用6 h；肌内注射迅速达峰值。在肝脏代谢，经肾脏排泄。

（二）药理作用

本品为中枢多巴胺受体的阻断药，可抑制大脑皮层、脑干网状结构及延脑催吐中枢，具有镇静、安定和镇吐作用；可抑制体温调节中枢，使体温随着周围环境变化；可影响内分泌系统，如增加催乳素分泌，减少黄体生成素释放和糖皮质激素分泌等；可阻断肾上腺素 α 受体，舒张血管平滑肌，使血管扩张。

（三）临床应用

片剂：5 mg，25 mg，50 mg

注射剂：50 mg/2 mL

用于镇吐，以及精神病、器质性精神障碍或顽固性呃逆，也可用于治疗心力衰竭。

口服：25 mg/ 次，2~3 次 /d。

肌内注射：25m g/ 次，必要时重复。

（四）不良反应

1. 神经系统反应，如类帕金森症状、肌张力障碍、运动障碍、震颤、头晕乏力或嗜睡等。

2. 心血管反应，如直立性低血压、心律失常、心率过快或过慢。

3. 消化系统反应，包括肝功能异常、肝肿大或阻塞性黄疸。

4. 内分泌系统反应，如泌乳素升高、月经紊乱。

5. 血液系统反应，可导致白细胞减少或粒细胞减少。

6. M 受体阻断症状，如口干、无汗、视物模糊、尿潴留、意识障碍或便秘。

7. 恶性综合征，高热、肌紧张、意识障碍、心动过速、白细胞升高、尿蛋白阳性、血清转氨酶升高、钙镁铁降低。

8. 皮疹、皮肤角膜色素沉着、眼压升高和晶体混浊等。

（五）护理

1. 用药前进行血压、脉搏、肺活量、ECG、血常规和肝功能检测，以及眼科检查。有过敏史、肝功能减退和尿毒症的患者应慎用此药。

2. 用药期间，护士应密切观察患者有无神经系统、心血管系统、消化系统和内分泌系统的不良反应。如患者出现视物模糊、视力下降，应停药进行眼科检查；如出现类帕金森症状、肌张力障碍和不能静坐等，尤其出现意识不清、昏迷、多系统功能衰竭，应立即停药，协助医生进行对症处理。

3. 本药影响体温调节，用药期间应加强患者体温监测。同时，记录患者出入量，防止发生尿潴留，如出现便秘及时给予缓泻剂。

4. 口服给药时应与食物混合服用，以减少胃肠道反应。用药期间禁止饮酒，做好日光下防晒。改变体位时动作要慢，以免低血压引起危险。

5. 本药刺激性大，肌内注射可引起局部疼痛，故肌内注射部位要深，速度要慢，每次注射前更换注射部位；静脉滴注时可引起血栓性静脉炎，老年患者宜选择粗直大血管并缓慢注射。

6.长期用药患者应在医生指导下逐渐减量停药。

九、丙泊酚

（一）构效、药动学

本品为无色油状液体，制剂外观白色，静脉滴注后 40 s 入睡，8 min 苏醒，呼之能应。本药在肝脏代谢，经肾脏排泄，无蓄积作用。

（二）药理作用

本品是苯二氮䓬受体激动药，通过激活苯二氮䓬受体来抑制中枢神经系统的功能，产生镇静催眠的作用起效快，作用时间短，苏醒迅速。

（三）临床应用

注射剂：0.2 g/20 mL

应用于全身麻醉的诱导与维持，ICU 患者的镇静。

（四）不良反应

1.在麻醉诱导时，可产生轻度兴奋、低血压或暂时性呼吸停止。

2.麻醉维持或复苏期间可出现恶心、呕吐、头痛、惊厥、角弓反张、代谢性酸中毒、高钾血症、心力衰竭和肺部水肿等。

（五）护理

1.用药前应备好氧气及机械通气设备，用药期间保持患者呼吸道通畅，保障静脉通路通畅。同时，密切观察患者生命体征，观察患者有无低血压、短暂性呼吸困难及恶心等症状。

2.本品禁止肌内注射。静脉滴注时护士要注意选择粗大血管进行穿刺，注射速度要缓慢，以减少注射部位疼痛。

3.该药在老年患者体内的清除率降低，所以老年患者使用本药进行麻醉诱导或维持时，应酌情减量。若老年患者出现抽搐、心力衰竭、肺部水肿或低血压时，应及时协助医生进行对症处理。

第七节 抗凝药和纤维蛋白溶解药的护理

在正常情况下，人体血液凝固系统、抗凝系统和纤维蛋白溶解系统保持着动态平衡，这使得血液处于流动又不会出血的状态。血液中的血小板是一种多功能细胞，在凝血和止血过程中起着重要作用，可促进凝血、止血和血栓形成。抗凝药和抗血小板药都用于防治血栓形成，但在急重症患者中主要应用抗凝药来防止血栓形成，其代表药物有肝素钠和达肝素钠。纤维蛋白溶解药又称溶栓药，是促进血栓溶解，限制血液中凝块增大的溶栓药物。纤维蛋白溶解药的代表药物为尿激酶、链激酶和降纤酶。在使用抗凝药和纤维蛋白溶解药的过程中，患者正常凝血、止血功能会受到影响，出血风险增加。

一、肝素钠

（一）构效、药动学

本品为白色或类白色粉末，易溶于水，皮下、肌内或静脉滴注，吸收良好。皮下注射 20~60 min 起效，静脉滴注即刻起效，作用时间 3~4 h。本品在肝脏代谢，经肾脏排泄。

（二）药理作用

本品抑制凝血酶原转变为凝血酶，阻止纤维蛋白原转变为纤维蛋白，抑制凝血酶活性，阻止血小板聚集，从而发挥抗凝作用。

（三）临床应用

注射剂：1.25 万单位 /2 mL

用于防治血栓形成或急性血栓栓塞性疾病，以及多种疾病并发的弥散性血管内凝血，也可用于体外血标本或器械的抗凝。

皮下注射：0.5~1 万单位 / 次，2~3 次 /d。

静脉滴注：1~2 万单位加入 5% 葡萄糖注射液或 0.9% 氯化钠注射液中滴注，20~50 滴 /min。最多 2.5 万单位 /d。

（四）不良反应

1.该药不良反应最常见的是任何部位出血，常见皮肤黏膜出血，严重可导致血尿、便血、咳血和呕血。

2.可发生发热、皮疹、鼻炎、哮喘等过敏反应。

3.长期用药可致腹泻、骨质疏松和一过性脱发。

4.注射给药时，在注射局部可导致红斑和血肿。

（五）护理

1. 用药期间监测凝血功能，并根据监测情况及时调整剂量。凝血功能的监测时间距离前一次注射本药应不少于 3 h。老年患者、高血压及肝肾功能损害患者对本药敏感，使用本药过程中应加强凝血功能监测。

2. 本药可发生过敏反应，首次使用应小剂量注射，观察患者有无过敏反应。有过敏反应的患者应禁止使用，并及时对症治疗。无过敏反应者可给予全量注射。

3. 用药期间护士应严密观察患者的生命体征，定期监测患者肝肾功能。此外，用药期间应密切观察患者有无出血表现，如患者出现皮肤黏膜出血点、牙龈出血、尿液颜色变粉变红、呕吐物变红、头痛和腹痛等出血征兆，要及时通知医生，遵医嘱给予鱼精蛋白对抗治疗。

4. 皮下注射时应选择腹壁脐以下髂嵴以上脂肪层，但脐周 2 cm 以内不进行注射。注射时提起腹壁，以 90° 角刺入，缓慢推注，迅速拔针，不按摩、按压，且每次注射需更换注射部位。

5. 患者用药期间应避免受伤，进行各种有创伤操作时应酌情增加按压时间。

二、达肝素钠（法安明）

（一）构效、药动学

皮下注射 3 h 达峰值，作用可维持 20 h，肝脏代谢，肾脏排泄。

（二）药理作用

本品是一种低分子肝素。与肝素相比，其抗凝血因子 Xa 的活性高于肝素，而抗凝血因子 Ⅱ a 或抗凝血酶的活性低于肝素。此外，其不影响血小板聚集，以及纤维蛋白原与血小板的结合。所以有溶栓作用，但溶栓作用较弱，作用持久，且不易发生出血倾向。

（三）临床应用

注射剂：5000 单位 /0.2 mL

用于髋或膝关节置换术后，以及长期卧床或恶性肿瘤患者，以预防血栓形成。用于肺栓塞、不稳定型心绞痛和深静脉血栓等的治疗。用于血液透析或连续性血液净化的抗凝。

皮下注射：5000 IU/0.2 mL，1~2 次 /d。

静脉输注：100 IU/kg

静脉注射：30~40 IU/kg

（四）不良反应

1. 该药可导致肝功能异常，肝转氨酶一过性轻度至中等度升高

2. 可有轻微出血，如鼻出血等，大剂量使用可引起皮下血肿、胃肠道和泌尿道出血。

3. 偶见皮疹、发热、瘙痒和紫癜等过敏反应。

（五）护理

1. 本药不宜进行肌内注射，宜深部皮下注射。进行皮下注射时，应选择脐周围、大腿上外侧或臀部上外象限，注射时将皮下组织捏起，以90°角进针，每日更换注射部位。

2. 用药期间应监测凝血功能，并根据监测数值及时调整用量。血小板减少症、高血压及肝肾功能损害的患者慎用。

3. 用药期间如出现出血症状，遵医嘱给予鱼精蛋白对抗；一旦出现过敏反应立即停药，通知医生，协助其进行对症处理。

三、尿激酶

（一）构效、药动学

本品为白色结晶性粉末，可溶于水。静脉滴注后迅速由肝脏代谢。

（二）药理作用

本品可使纤维酶原转化成纤溶酶，促进纤维蛋白凝块的降解，同时能降解血循环中的纤维蛋白原、凝血因子Ⅴ和凝血因子Ⅷ等，促进血栓溶解。此外，可提高血管二磷酸腺苷酶活性，抑制二磷酸腺苷诱导血小板聚集，从而预防血栓形成。

（三）临床应用

粉针剂：10万单位，250万单位

用于AMI、急性肺栓塞、急性脑栓塞、视网膜动脉栓塞和深静脉血栓形成等。

静脉滴注：20~100万单位，溶于葡萄糖注射液500 mL中。

（四）不良反应

1. 该药大剂量使用时，患者可有出血现象。轻度出血时，患者表现为皮肤、黏膜或穿刺部位出血，以及镜下血尿。严重时可出现血痰、咳血、呕血或尿血等，甚至颅内出血。

2. 患者可出现过敏反应，如发热、支气管痉挛或皮疹症等，偶可出现过敏性休克。

3. 患者可出现恶心，呕吐、食欲不振、疲倦或转氨酶升高等不良反应。

（五）护理

1. 本药应避光保存，现用现配。溶解时不要用力摇晃，以免失去活性。最好使用带过滤器的输液器，以去除不溶性颗粒。

2. 静脉滴注时应选择粗、直大血管，并进行留置针穿刺置管，避免反复穿刺引发穿刺部位出血。穿刺后应密切观察穿刺部位有无出血或血肿形成。

3. 用药期间应密切患者监测凝血功能，同时观察患者有无消化系统、泌尿系统和颅内出血的症状和体征。对严重出血患者，遵医嘱给予纤维蛋白原。

4.用药期间护士应严密观察患者的生命体征,如体温升高、血压下降、呼吸和脉搏增快,要及时通知医生。肺栓塞患者溶栓过程中要密切监测其血液动力学变化,并维持患者血液动力学稳定;AMI患者在给药时速度要缓慢,以免发生心律失常。

五、链激酶

（一）构效、药动学

本品为白色或类白色冻干粉,易溶于水及生理盐水,其稀溶液不稳定。静脉滴注后迅速由肝脏代谢。

（二）药理作用

本品主要是重组链激酶,具有促进体内纤维蛋白溶解系统活性的作用,可使纤维酶原激活成纤溶酶,降解纤维蛋白凝块,使血栓溶解;同时链激酶的溶栓作用因纤维蛋白的存在而增强,所以能特异地溶解血栓或血块。

（三）临床应用

粉针剂:10万单位,250万单位

用于AMI、肺栓塞、脑栓塞、深静脉血栓形成和弥漫性血管内凝血等。

静脉滴注:50万单位溶于100 mL的5%葡萄糖注射液中,30 min左右静脉滴注完毕;然后60万单位溶于250~500 mL的5%葡萄糖注射液中,加入氢化可的松25~50 mg,静脉滴注6 h,维持10万单位/h。

（四）不良反应

1.常见发热、寒战、恶心呕吐、肩背痛、皮疹等不良反应。

2.可引发出血,如穿刺部位出血、皮肤瘀斑、胃肠道、泌尿道或呼吸道出血等。

3.静脉滴注时可出现低血压、缓慢心律失常,偶见溶血性贫血、黄疸及丙氨酸氨基转移酶升高,罕见过敏性休克。

（五）护理

1.本药应避光保存,现用现配。配置后溶液在5℃左右可保持12 h,室温下要及时应用,避免失去活性。不能与蛋白质沉淀剂、生物碱和灭菌药配伍使用,以防活力降低。

2.静脉滴注时应选择粗、直大血管,并进行留置针穿刺置管,避免反复穿刺以免引起穿刺部位出血。穿刺后应密切观察患者穿刺部位有无出血或血肿形成。

3.用药期间应密切监测患者凝血功能,同时观察患者有无血尿、呕血和便血等严重出血症状。对严重出血者可遵医嘱给予氨基己酸、纤维蛋白原或全血。

4.给药前0.5 h,给予地塞米松或氢化可的松,以预防过敏反应。用药期间护士应严密观察患者的生命体征。如患者出现发热、寒颤或头痛等症状,可给予解热镇痛药对症处理。

5.本药使用前,护士应询问患者药物使用情况。如患者使用过抗凝血药,用药前需用鱼精蛋白中和;如患者使用过双香豆素类抗凝血药,用药前必须监测凝血功能,检查结果正常方可使用。

6.用药期间少数患者可能有发热、寒颤、头痛、不适等症状,可使用解热镇痛药对症处理。

八、降纤酶

（一）构效、药动学

本品为无色澄明液体。静脉给药,初次给药半衰期为5.9 h,二次给药半衰期随纤维蛋白原浓度的下降缩短为3 h,纤维蛋白原浓度恢复后给药半衰期与初次给药相同。

（二）药理作用

本品能分解纤维蛋白原,降低血中纤维蛋白原的含量,溶解血栓。抑制红细胞凝集,降低血液黏滞度,使血管阻力下降,增加血流量,从而抑制血栓形成,改善微循环。

（三）临床应用

粉针剂:5 BU/支,10 BU/支

应用于AMI、短暂性脑缺血发作、脑栓塞、慢性动脉闭塞症、肺栓塞和血栓闭塞型脉管炎等。

静脉滴注:急性发作期,10 BU/次,持续滴注1 h以上,1次/d,连用2~3 d。非急性发作期,5~10 BU/次,持续滴注1 h以上,每日或隔日1次。2周为1个疗程。

（四）不良反应

1.该药可引起注射部位或创面出血、皮肤瘀斑、牙龈出血或鼻出血,严重者可出现血尿、呕血或便血。

2.可出现瘙痒、荨麻疹、恶寒或发热等过敏反应,严重者可发生休克。

3.可出现头痛、头晕,以及一过性转氨酶升高。

（五）护理

1.本药需要稀释后使用,静脉输液速度要慢,每次1~2 h,以免引起胸痛、心悸等不适。

2.用药前及用药期间监测血纤维蛋白原和血小板凝集情况,同时密切注意患者皮肤黏膜有无瘀斑,有无尿血、便血等出血症状。若患者出现出血症状,应及时通知医生停药,并对症处理。

3.静脉输液期间,应减少穿刺次数,避免损伤性操作,减少注射部位出血概率。输液完毕后应延长按压时间,确认无出血后方可松开。

4.首次用药的患者应观察有无过敏反应,长期用药者需监测肝肾功能。用药期间及用药后5~10 d,避免机械损伤,以免导致出血。

5.本药不宜与水杨酸类药及抗凝血药联合使用,以免诱发出血;不宜与氨基己酸等抗纤溶药合用,以免与其产生拮抗。

第八节　糖皮质激素类药的护理

　　糖皮质激素是肾上腺皮质分泌的代谢调节激素，对机体的发育、生长、代谢和免疫功能等起着重要调节作用，也是机体应对应激反应的重要调节激素。所以，糖皮质激素类药被广泛用于抗炎、抗休克、抗病毒和免疫抑制治疗。糖皮质激素类药根据半衰期长短，分为短效、中效和长效三类。短效激素代表药物为氢化可的松；中效激素代表药物为强的松、甲基强的松龙；长效激素代表药为地塞米松。长期、大量使用糖皮质激素会引起水和电解质代谢紊乱，加重感染，诱发溃疡以及骨质疏松等不良反应。所以，在感染或应急情况下，如感染性休克宜采用大剂量突击疗法；而对自身免疫性疾病、过敏性疾病则应从小剂量开始使用，以一般剂量长期维持治疗；在停药时应选择适当的方案逐渐减量至完全停药，以避免诱发停药反应。

一、氢化可的松

（一）构效、药动学

　　为白色或几乎白色结晶性粉末，无臭，遇光易变质，不溶于水。口服吸收迅速完全，1~2 h 达峰值，作用持续 4~8 h。本品由肝脏代谢，经肾脏排泄。

（二）药理作用

　　本品是人工合成的肾上腺糖皮质激素，可促进肝糖原异生，增加糖的贮存，减少糖的利用，从而导致血糖升高；促进蛋白质分解，抑制蛋白质合成，从而引起生长停滞；促进四肢部位脂肪分解，使脂肪产生向心性分布形成向心肥胖；在水和电解质代谢中，可促进肾小管对水和 Na^+ 重吸收，K^+ 和 H^+ 的分泌，以及 Ca^+ 的排泄，所以具有潴水、留钠和排钾作用。此外，其通过抑制炎症物质的释放、增加血管对儿茶酚胺的敏感性、稳定溶酶体膜、抑制吞噬细胞对抗原的吞噬、干扰淋巴细胞识别、干扰体液免疫、提高机体对内毒素耐受力、抑制机体对致热源反应、降低血管对缩血管物质敏感性等多种途径来降低机体的炎症和免疫反应，具有抗炎、抗病毒、抗休克、抗过敏和免疫抑制的作用。

（三）临床应用

　　片剂：10 mg，20 mg

　　注射剂：100 mg/20 mL

　　用于肾上腺皮质功能减退、类风湿关节炎、严重感染、过敏性皮炎、哮喘、神经性皮炎和休克等。

　　口服：20~25 mg/d

　　静脉滴注：100 mg 加入注射液稀释，可用 300~500 mg/d。

（四）不良反应

1. 全身性过敏反应，表现为面部、鼻和眼睑水肿，以及荨麻疹、皮炎、哮喘、胸闷和血管神经性水肿等。

2. 引起库欣综合征，可出现满月脸、水牛背、体重增加、多毛、痤疮、高血压、高血糖和低钾血症。

3. 引起下丘脑 – 垂体 – 肾上腺轴功能减退，主要表现为乏力、软弱、食欲减退、恶心、呕吐和血压偏低等。

4. 可引起烦躁、不安、谵妄和定向障碍等精神症状。

5. 大剂量长期使用可引起消化道出血、穿孔；骨质疏松、病理性骨折；伤口不易愈合；白内障、失明等。

6. 停药可出现反跳现象，或出现停药综合征。

（五）护理

1. 口服给药时，可与牛奶或食物一同服用，以减少胃肠道反应。用药期间患者禁止饮酒及咖啡，同时限制钠盐摄入，多食高钾食物，如香蕉、绿叶蔬菜和柑橘等。

2. 肌内注射宜选用臀大肌进行深部注射，不宜选用三角肌进行肌内注射。每次肌内注射均应更换注射部位，以避免引起局部肌肉萎缩。

3. 静脉滴注速度要缓慢，如出现不良反应立即停药。

4. 长期大剂量用药期间，护士要密切监测血糖、尿糖、血电解质、血压、心率、血常规、体重和皮肤等。定期进行眼科和骨科专科检查，避免发生白内障、青光眼等眼部疾病及骨质疏松。有伤口者，注意观察伤口是否迁延不愈，有精神病史者，注意观察有无情绪、精神异常；有溃疡者，观察其有无出血倾向；有感染者，观察有无感染加重。一旦出现上述不良反应，应及时通知医生对症处理。

5. 用药期间要严格按医嘱服药，不得擅自减量或停药。如需减量或停药，应根据医嘱逐渐减量。减量或停用的指征为病情已得到控制，对激素无反应，出现严重毒性作用或感染无法控制，具体情况要根据患者病情、应用剂量、时间及减药反应来调整，可使用有效维持量、隔日减量法或阶梯减药法停药。一旦出现停药反应，应先恢复原量，待症状控制后再逐渐减量，直至安全停药。

二、甲泼尼龙（甲基强的松龙）

（一）构效、药动学

本品为白色或几乎白色结晶性粉末，无臭味苦，不溶于水，口服吸收迅速完全，在肝脏代谢。

（二）药理作用

本品抗炎作用较强，其抗炎作用为可的松的 7 倍，作用迅速，是治疗炎症和变态反应的首选药。本品水、钠潴留作用较弱，无排钾的副作用，分解和吸收缓慢，维持时间较持久。

（三）临床应用

片剂：2 mg，4 mg

注射剂：40 mg

用于系统性红斑狼疮、哮喘发作、严重急性感染、皮肌炎或器官移植前后。

口服：16~40 mg/d，分 2~4 次，以后以 4~8 mg/d 维持。

静脉滴注：40 mg/ 次，必要时重复。

（四）不良反应

1. 大剂量静脉注射可引起全身过敏反应，包括面部、鼻黏膜、眼睑肿胀，荨麻疹和喘鸣等。

2. 长期用药可引起体重增加、下肢浮肿、紫纹、创口愈合不良、股骨头缺血性坏死、骨质疏松或骨折、低血钾综合征、消化性溃疡、青光眼、白内障、糖耐量减低或糖尿病加重，以及真菌、结核菌、葡萄球菌、变形杆菌或绿脓杆菌等感染。

3. 患者可出现欣快感、激动、不安或谵妄等精神症状，也可表现为抑制。

4. 停药可出现反跳现象和停药综合征。

（五）护理

1. 口服给药时，可与食物一同服用，以减少胃肠道反应。用药期间禁酒及咖啡，限制钠盐摄入，多食高钾食物。

2. 静脉推注速度要缓慢，剂量达到 250 mg 时应至少注射 5 min。超过 250 mg，宜采用静脉滴注。

3. 长期用药期间，护士要监测血糖、血电解质、血常规和体重情况，并定期进行眼科检查，注意有无眼压升高、白内障、青光眼、眼部感染等；同时观察患者有无胃肠道反应、精神异常等反应，如有异常立即通知医生。

4. 达到减量或停用的指征后，严格遵照医嘱减药或停药。一旦出现停药反应，应先恢复原量，待症状控制后再逐渐减量、停药。

5. 本药注射液在紫外线或荧光下易分解，应避光保存。

三、地塞米松磷酸钠（氟美松）

（一）构效、药动学

本品为白色或微黄色结晶性粉末，肌内注射 1h 达血药浓度峰值。

（二）药理作用

长效肾上腺皮质激素类药，其抗炎、抗过敏和抗毒的作用较甲泼尼龙强，对糖代谢影响也较甲泼尼龙强，但水钠潴留和促进排钾作用较弱。

（三）临床应用

注射剂：5 mg/1 mL

用于急症和危重患者救治，过敏及自身免疫性疾病。

静脉滴注：5~20 mg/ 次，必要时可重复。

（四）不良反应

1. 静脉大剂量注射可引起全身性的过敏反应。

2. 长期用药可引起库欣综合征、股骨头缺血性坏死、骨质疏松、胰腺炎、消化性溃疡、肠穿孔和白内障等。

3. 停药可出现反跳现象和停药综合征。

（五）护理

1. 口服给药时与食物一同服用。用药期间限制钠盐，禁饮酒、咖啡，多食高钾食物。静脉滴注速度要缓慢，如出现不良反应立即停药。

2. 长期用药期间护士要监测血糖、血电解质、血常规、体重等。定期进行眼科检查，注意有无眼压升高、白内障、青光眼、眼部感染等。监测患者有无骨质疏松。除此之外，还要监测患者有无胰腺炎、消化性溃疡或穿孔、真菌或病毒感染等严重并发症。遵医嘱调整药物使用剂量，不可擅自减量或停药，避免出现停药反应。

3. 糖尿病、肝硬化、骨质疏松或肾功能不全患者应慎用此药。老年患者用糖皮质激素易发生高血压，尤其是更年期后的女性应用糖皮质激素，易发生骨质疏松。

四、布地奈德（普米克）

（一）构效、药动学

本品为白色或乳白色粉末，无臭，不溶于水，本品经鼻腔吸入给药，利用度高。

（二）药理作用

本品具有较强的局部抗炎作用，并具有抗过敏和抗渗出作用。可阻止炎性细胞活化，抑制白介素产生，增强气道平滑肌受体反应性，从而改善肺功能。

（三）临床应用

气雾剂：500μg×200 喷，100μg×300 喷

主要应用于支气管哮喘及过敏性鼻炎。

气雾剂：200~1600μg/d，分 2~4 次。

（四）不良反应

该药可引起皮疹或皮炎。使用后若不漱口，可出现咳嗽和声音嘶哑。长期应用可导致口咽部念珠菌感染。

（五）护理

1. 本药应长期连续用药方可有效。但长期用药可出现肾上腺皮质功能亢进，故药物治疗达到临床效果

时，应逐渐减少至可控制症状的最低维持剂量。

2.患者使用气雾剂前先摇匀，将瓶尖放入口腔，喷入所需药量。用药后要用温水或碳酸氢钠漱口避免引起口咽部念珠菌感染。如有感染应停用，遵医嘱给予抗真菌治疗。

3.本药不能快速缓解哮喘急性发作，所以不能作为哮喘发作的首选治疗手段，亦不能以吸入治疗替代糖皮质激素的药物治疗。

（王幼琳　高擎擎　高亚翠　汪春平　赵　媛）

参考文献

[1] 王雪辉，彭聪．我国老年人口群体特征的变动趋势研究 [J]．人口与社会，2020, 36(04): 29-45.

[2] 邓青南，郭振辉．老年呼吸系统急危重症 [M]．北京：人民军医出版社 2009.

[3] Palm V, Rengier F, Rajiah P, et al. Acute Pulmonary Embolism: Imaging Techniques, Findings, Endovascular Treatment and Differential Diagnoses[J]. Rofo, 2020, 192(1): 38-49.

[4] Ralapanawa U, Sivakanesan R. Epidemiology and the Magnitude of Coronary Artery Disease and Acute Coronary Syndrome: A Narrative Review[J]. Journal of Epidemiology and Global Health, 2021, 11(2): 169.

[5] Rosengren A, Wallentin L, Simoons M, et al. Age, clinical presentation, and outcome of acute coronary syndromes in the Euroheart acute coronary syndrome survey[J]. European Heart Journal, 2006, 27(7): 789-795.

[6] Hsu J, Chen J, Mirabelli MC. Asthma Morbidity, Comorbidities, and Modifiable Factors Among Older Adults[J]. The Journal of Allergy and Clinical Immunology: In Practice, 2018, 6(1): 236-243.

[7] Baek MS, Park S, Choi J, et al. Mortality and Prognostic Prediction in Very Elderly Patients With Severe Pneumonia[J]. Journal of Intensive Care Medicine, 2020, 35(12): 1405-1410.

[8] Yawn BP, Han MK. Practical Considerations for the Diagnosis and Management of Asthma in Older Adults[J]. Mayo Clinic Proceedings, 2017, 92(11): 1697-1705.

[9] 屈坤鹏，张琪，成晓舟，等．成人腹股沟嵌顿疝的临床治疗策略 [J]．中华消化外科杂志，2021, 20(07): 779-784.

[10] 吴冬，黄宗华．老年腹痛患者的分析 [J]．临床医学研究与实践，2017, 2(28): 57-58.

[11] Li C, Jiang M, Pan C, et al. The global, regional, and national burden of acute pancreatitis in 204 countries and territories, 1990-2019[J]. BMC Gastroenterology, 2021, 21(1).

[12] 刘大为．实用重症医学 [M]．人民卫生出版社，2017.

[13]《中国脑卒中防治报告 2019》概要 [J]．中国脑血管病杂志，2020, 17(05): 272-281.

[14] 刘晓红，陈彪．老年医学 [M]．第 3 版．人民卫生出版社，2020.

[15] 许士海，宋奇，王进，等．急性尿潴留的诊断与治疗进展 [J]．全科护理，2017, 15(36): 4502-4505.

[16] 陈罡，叶文玲，秦岩，等．老年急性肾衰竭患者临床特点分析 [J]．中国血液净化，2016, 15(03): 164-167.

[17] Wardi G, Tainter CR, Ramnath VR, et al. Age-related incidence and outcomes of sepsis in California,

2008－2015[J]. Journal of Critical Care, 2021, 62: 212–217.

[18] 田洪成 . 基于北京市月坛街道常住人口的脓毒症流行病学研究 [D]. 北京协和医学 , 2019.

[19] 黄爱本 , 张杜超 , 郭蕊 , 等 . 老年与非老年感染性心内膜炎患者临床特征比较 [J]. 中国老年学杂志 , 2021, 41(05): 900–903.

[20] Yin D, Van Oorschot D, Jiang N, et al. A systematic literature review to assess the burden of herpes zoster disease in China[J]. Expert review of anti–infective therapy, 2021, 19(2): 165–179.

[21] Liu J, Ren Z, Qiang H, et al. Trends in the incidence of diabetes mellitus: results from the Global Burden of Disease Study 2017 and implications for diabetes mellitus prevention[J]. BMC Public Health, 2020, 20(1).

[22] Wu C, Ge Y, Zhang X, et al. The influence of hypoglycemia on the specific quality of life in type 2 diabetes mellitus: a comparative cross–sectional study of diabetics with and without hypoglycemia in Xi'an, China[J]. Health and Quality of Life Outcomes, 2021, 19(1).

[23] 翁湘桦 , 文玉琼 , 张舒婷 , 等 . 65 岁及以上 2 型糖尿病患者的低血糖特征 [J]. 南方医科大学学报 , 2018, 38(05): 591–595.

[24] Jun–Hua S, Jin–Song Z, Li Q, et al. Epidemiological analysis of single center of acute poisoning cases based on poisoning treatment platform[J]. Medicine, 2021, 100(27): e26444.

[25] 郝倩 . 38 例老年重症苯二氮卓药物中毒患者的护理 [J]. 天津护理 , 2018, 26(04): 441–443.

[26] 朱琦 , 杨越 . 老年急性一氧化碳中毒迟发性脑病的临床特征及预后影响因素 [J]. 中国老年学杂志 , 2019, 39(19): 4676–4679.

[27] 王锦 , 邵明鑫 , 王虹 , 等 . 不同专业重症监护病房多重耐药菌医院感染特征 [J]. 中国感染控制杂志 , 2021, 20(12): 1126–1132.

[28] 游颖琦 , 王荷生 , 朱丁 . 无锡市 10 家医院 ICU 环境与医院感染现状调查 [J]. 中国消毒学杂志 , 2019, 36(06): 443–445.

[29] 夏海燕 . ICU 患者转运的管理制度与流程构建分析 [J]. 中医药管理杂志 , 2020, 28(15): 151–152.

[30] 周芳 , 董亚琳 . ICU 多重耐药菌医院感染的危险因素分析 [J]. 中国药房 , 2017, 28(14): 1916–1920.

[31] 李阳洋 , 邵小平 , 蒋卓娟 , 等 . ICU 环境感染预防及管理的循证护理实践 [J]. 中华急危重症护理杂志 , 2020, 1(05): 459–463.

[32] 宛荣豪 , 陈一凡 , 李磊 , 等 . ICU 获得性肌无力的研究进展 [J]. 中华神经创伤外科电子杂志 , 2018, 4(03): 175–178.

[33] 李金玉 , 王春艳 . 重症监护病房获得性肌无力的研究进展 [J]. 现代医药卫生 , 2018, 34(12): 1841–1845.

[34] 梁颖 , 黄珊 . ICU 机械通气患者压力性损伤的护理进展 [J]. 微创医学 , 2019, 14(04): 510–512.

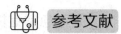

[35] 褚万立，郝岱峰．美国国家压疮咨询委员会 2016 年压力性损伤的定义和分期解读 [J]．中华损伤与修复杂志 (电子版)，2018，13(01): 64-68.

[36] 潘姝丞，俞臻梁，茅亦馨，等．静脉血栓栓塞症风险预测模型的研究进展 [J]．护理研究，2021，35(21): 3862-3867.

[37] 余静，田鹏，李玲．Padua 血栓评估模型临床使用现状及分析 [J]．护理实践与研究，2021，18(23): 3531-3534.

[38] Ai Z, Gao X, Zhao X. Factors associated with unplanned extubation in the Intensive Care Unit for adult patients: A systematic review and meta-analysis[J]. Intensive and Critical Care Nursing, 2018, 47: 62-68.

[39] 秦鸿利，赵震，王艳芳，等．ICU 患者压力性损伤预防的最佳证据总结 [J]．护理学报，2021，28(10): 45-51.

[40] 贾盈盈，张红燕，马媛媛，等．ICU 患者压力性损伤风险预测模型的系统评价 [J]．中华护理杂志，2021，56(08): 1242-1248.

[41] 余静，田鹏，李玲．Padua 血栓评估模型临床使用现状及分析 [J]．护理实践与研究，2021，18(23): 3531-3534.

[42] Ai Z, Gao X, Zhao X. Factors associated with unplanned extubation in the Intensive Care Unit for adult patients: A systematic review and meta-analysis[J]. Intensive and Critical Care Nursing, 2018, 47: 62-68.

[43] Deutschman CS, Neligan PJ. Evidence-Based Practice of Critical Care[M]. 2/E ed. Elsevier, 2016.

[44] Bunch JL, Groves PS, Perkhounkova Y. Realistic Evaluation of a Rapid Response System: Context, Mechanisms, and Outcomes[J]. Western Journal of Nursing Research, 2019, 41(4): 519-536.

[45] 张莹．院内危重症患者管理体系构建效果分析 [J]．黑龙江医药，2019，32(02): 492-494.

[46] Wang P, Takemura N, Xu X, et al. Predictors of successful discharge from intensive care units in older adults aged 80 years or older: A population-based study[J]. International Journal of Nursing Studies, 2019, 100: 103339.

[47] 吴英杰．急性胸痛患者急诊室护理措施及实施效果 [J]．中国医药指南，2022，20(02): 56-59.

[48] 李哲昀，王利新，符伟国．最新腹主动脉瘤腔内治疗指南解读 [J]．中国普外基础与临床杂志，2021,28(11): 1414-1417.

[49] 蔡晓月，李甜，赵英强．缓慢性心律失常发病机制研究进展 [J]．现代中西医结合杂志，2021, 30(25): 2832-2835.

[50] 柳志红．2019 欧洲心脏病学会《急性肺栓塞诊断和治疗指南》解读 [J]．中国循环杂志，2019，34(12): 1155-1157.

[51] 李晓强，张福先，王深明．深静脉血栓形成的诊断和治疗指南 (第三版)[J]．中国血管外科杂志 (电

子版), 2017, 9(04):250–257.

[52] 梁峰 , 沈珠军 , 方全 , 等 . 2015 年欧洲心脏病学会关于心肌病、遗传性心律失常、小儿和先天性心脏病患者室性心律失常治疗和心脏性猝死预防指南解读 [J]. 中国心血管杂志 , 2016, 21(05): 413–418.

[53] 陈炎 , 陈亚蓓 , 陶荣芳 . 2014 ESC《主动脉疾病诊治指南》解读 [J]. 中西医结合心脑血管病杂志 , 2016, 14(04): 435–437.

[54] 罗建方 , 刘华东 . 2014 年欧洲心脏病学会主动脉疾病诊治指南解读 [J]. 岭南心血管病杂志 , 2014, 20(06): 691–696.

[55] 蒋鹏 , 刘建龙 , 贾伟 , 等 .《欧洲血管外科学会（ESVS）2021 年静脉血栓管理临床实践指南》临床热点解读 [J]. 中国普通外科杂志 , 2022, 31(06): 717–727.

[56] 邓宇 , 高明朗 , 曾国军 , 等 . 美国胸科医师学会第九版静脉血栓栓塞症抗栓治疗指南第二次更新解读 [J]. 中国胸心血管外科临床杂志 , 2022, 29(03): 275–278.

[57] 李东泽 , 刘伯夫 , 周法庭 , 等 .《2021 年 AHA/ACC/ASE/CHEST/SAEM/SCCT/SCMR 胸痛评估与诊断指南》解读 [J]. 华西医学 , 2021, 36(11): 1488–1496.

[58] 王乔宇 , 武明芬 , 柳鑫 , 等 . 2021 中国静脉血栓栓塞症防治抗凝药物的选用与药学监护指南 [J]. 中国临床药理学杂志 , 2021, 37(21): 2999–3016.

[59] 曹克将 , 陈柯萍 , 陈明龙 , 等 . 2020 室性心律失常中国专家共识 (2016 共识升级版)[J]. 中国心脏起搏与心电生理杂志 , 2020, 34(03): 189–253.

[60] 非 ST 段抬高型急性冠状动脉综合征基层合理用药指南 [J]. 中华全科医师杂志 , 2021, 20(04):410–422.

[61] 董立军 . 急性腹痛的诊断思路 [J]. 诊断学理论与实践 , 2008, 3(7): 241–244.

[62] 刘志高 . 老年人急性腹痛 137 例临床分析 [J]. 岭南急诊医学杂志 , 2010, 15(2): 119–120.

[63] 尤黎明 , 吴瑛 . 内科护理学 , 第 4 版 [M]. 北京 : 人民卫生出版社 , 2006.

[64] 田玉和 , 刘春洪 . 急性腹痛待查诊断方法的探讨 [J]. 中国实用医药 , 2009,23(4): 92–93.

[65] 刘冬华 , 徐凌忠 . 疼痛评估工具的选择及应用研究进展 [J]. 全科护理 , 2014, 12(3): 200–201.

[66] 徐丽华 , 钱培芬 . 重症护理学 [M]. 北京 : 人民卫生出版社 , 2011.

[67] 沈锡中 , 杨蕊敏 . 实用内科学 [M]. 北京 : 人民卫生出版社 , 2007.

[68] 查锡良 . 生物化学 (第七版)[M]. 北京 : 人民卫生出版社 , 2008.1.

[69] 王春霞 . 老年人急性腹泻病因分析及微生态制剂的应用观察 [J]. 基层医学论坛 , 2014, 18(13): 1764–1765.

[70] 唐朝枢 . 病理生理学 [M]. 北京 : 北京医科大学出版社 , 2004.5.

[71] 中华医学会感染病学分会肝衰竭与人工肝学组 , 中华医学会肝病学分会重型肝病与人工肝学组

[J]. 肝衰竭诊疗指南 . 实用肝脏病杂志 , 2006, 9(6): 321 –324.

[72] 范振平 , 张文瑾 . 老年肝衰竭临床特点 [J]. 传染病信息 , 2008, 21(5): 269–270.

[73] 王芳 . 肝衰竭饮食患者的调护 [J]. 内蒙古中医药 , 2011, 30(22): 161– 162.

[74] 梁雪梅 , 赖观好 , 敖小敏 , 等 . 98 例慢性肝衰竭患者的护理体会 [J]. 现代生物医学进展 , 2011, 11(17): 3352–3354.

[75] 曹伟新 , 李乐之 . 外科护理学 (第 4 版)[M]. 北京 : 人民卫生出版社 , 2006. 8.

[76] 吴在德 , 吴肇汉 . 外科学 (第 7 版)[M]. 北京 : 人民卫生出版社 , 2008.7.

[77] 邓长生 . 消化疾病急症学 [M]. 北京 : 人民卫生出版社 , 2009.1.

[78] 王雨田 , 陈岳祥 .《中国急性胰腺炎诊治指南 (草案)》解读 [J]. 中国实用内科杂志 , 2009, 29(4): 317–319.

[79] 中华医学会消化病学分会胰腺疾病学组 . 中国急性胰腺炎诊治指南 (草案)[J]. 现代消化及介入诊疗 , 2007, 12(3): 206–208.

[80] 黄成宽 . 重症急性胰腺炎治疗进展 [J]. 中国中医药咨讯 , 2010, 2(28): 214–215.

[81] 李昊 , 许桦林 , 熊毅敏 . 老年急性重症胰腺炎 23 例 . 实用医学杂志 , 2006, 22(17): 2018–2020.

[82] 钱礼 , 腹部外科学 [M]. 北京 : 人民卫生出版社 , 2006.1.

[83] 戈军刚 , 钱雷敏 . 腹股沟疝患者年龄分布及特点分析 [J]. 中华疝和腹壁外科杂志 (电子版), 2009, 3(3): 285–288.

[84] 李爱平 , 蔡小云 , 高堂仁 , 等 . 超声检查在腹外疝诊断中的应用 [J]. 现代实用学 , 2005, 17(7): 418– 419.

[85] 杜娟 . 腹外疝患者的手术前后护理 [J]. 中国医药指南 , 2012, 10(3): 259 –260.

[86] 喻毅林 . 不同腹股沟疝修补术在老年患者中的应用评价 [J]. 中国医疗前沿 , 2011, 6(9):31.

[87] Christina B, Apostolos T, Nicolaos Z, et al. An unusual case of a strangulated right inguinal hernia containing the sigmoid colon.Int J Surg Case Rep. 2011, 2(4):53 – 55.

[88] Slater R, Amatya U, Shorthouse A.J.Colonic carcinoma presenting as strangulated inguinal hernia:report of two cases and review of the literature.Tech Coloproctol. 2008, 12: 255–258.

[89] 伍松合 , 唐乾利 , 李峰 , 等 . 肠系膜静脉血栓形成 20 例临床分析 . 腹部外科 , 2001, 14(2):104–105.

[90] 张颖霞 . 急性肠系膜血管栓塞患者的观察与护理 [J]. 护理学杂志 , 2005, 20(20): 44–45.

[91] 孔辉 , 张婕 . 肠系膜血栓形成的观察与护理 18 例 [J]. 中国实用护理杂志 , 2006, 22(11): 18–19.

[92] 周嵘 , 魏力 . 8 例肠系膜上动脉栓塞取栓术围手术期护理 [J]. 天津护理 , 2006, 14(1): 13–14.

[93] 黄建康 , 卢榜裕 , 马玲 , 等 . 老年人急性肠梗阻的病因及其处理 [J]. 中华全科医学 , 2009, 7(9):917.

[94] 顾海燕 , 冯琦 . 多层螺旋 CT 对小肠梗阻病因的诊断价值 [J]. 医学影像学 , 2008, 18(2): 132–134.

[95] 林新山. 老年急性肠梗阻的诊治分析 [J]. 广西医学，2011, 33(6):781– 782.

[96] 张向群，刘书政，吴志成，等. 绞窄性肠梗阻的螺旋 CT 增强扫描征象分析 [J]. 中国医学计算机成像杂志，2012, 18(1): 33–36.

[97] 王恩彤，龚维熙，陈伟. 老年人活动性义齿所致食管异物的诊治 [J]. 空军医学杂志，2011, 27(3): 142–147.

[98] 韩广秀，张萍，张淑香，等. 食管异物及食管损伤 X 线诊断 [J]. 医学影像学杂志，2007, 17(10): 1063–1065.

[99] 陈宽冰，石文君，宣莹. 食管异物的手术治疗 [J]. 山东医药，2011, 51(18): 62–63.

[100] 龚梓明，陈嗣铭，李健，等. 45 例老年人食管异物临床分析 [J]. 中国医药指南，2012, 10(9): 450–452.

[101] 伍启刚，戴熙善，李国义，等. 老年食管异物围术期处理 [J]. 中华实用诊断与治疗杂志，2008, 22(8): 628–629.

[102] 中华心血管病杂志编辑委员会，中国生物医学工程学会心律分会，中国老年学和老年医学学会心血管病专业委员会，等. 晕厥诊断与治疗中国专家共识 (2018). 中华心血管病杂志，2019, 47(2): 96–107.

[103] 周玉杰，刘巍. 2018 年欧洲心脏协会和欧洲心胸外科协会血运重建指南解读. 中国介入心脏病学杂志，2018, 26(09): 497–500.

[104] 王坤，刘柱. 老年晕厥的临床分析. 淮海医药，2014, 32(02):149–150.

[105] 徐静静，冯晓萍，杨雪平. 临床护理路径对产后晕厥的预防作用. 贵州医药，2020, 44(10): 1645–1646.

[106] 张小丽，心血管疾病诊治理论与实践，长春：吉林科学技术出版社，2019.

[107] 延军，现代急诊与重症监护技术，长春：吉林科学技术出版社，2016.

[108] 孙庆华，高丹，尹琳. 131 例老年性晕厥的病因分析. 中华老年心脑血管病杂志，2016, 18(11): 1178–1181.

[109] 贾建平，陈生弟. 神经病学. 8 版. 北京：人民卫生出版社. 2018.

[110] 王学峰，王康，肖波. 成人全面性惊厥性癫痫持续状态治疗中国专家共识. 国际神经病学神经外科学杂志，2018, 45(01): 1–4.

[111] 徐昌琴. 老年癫痫病因及发病机制的研究进展. 老年医学研究，2020, 1(01): 50–53.

[112] 俞越. 神经重症患者癫痫持续状态的诊治进展. 中国医药指南，2020, 18(08): 44–45.

[123] 辜巧. 癫痫治疗和护理的研究进展. 中国当代医药，2020, 27(03): 21–24.

[124] 邵慧杰，王雪晶，丁雪冰. 癫痫持续状态的诊疗进展. 中国实用神经疾病杂志，2014, 17(23): 35–38.

[125] 景玮，张宁，陈浩．神经内科重症监护病房中持续脑电监测对癫痫持续状态的诊治价值．实用医技杂志，2017, 24(12): 88–89.

[126] 刘镇，刘惠灵，霍敏俐．中西医结合急危重症医学，昆明：云南科技出版社，2020.

[127] 毛艳春，苏洁．重症医学科疾病观察与护理技能，北京：中国医药科技出版社，2019.

[128] 侯金荣．老年病护理管理学．长春：吉林科学技术出版社．2019

[129] 尤黎明，吴瑛．内科护理．6版．北京：人民卫生出版社．2017

[130] 李卉，汤永红．脑卒中病因研究进展．现代诊断与治疗，2020, 31(21): 3380–3382.

[131] 尹美方，杨乐怡．脑卒中的发病机制及预防管理．临床医学进展，2019, 9(11): 1243–1246.

[132] 中国医师协会神经外科学分会神经重症专家委员会，上海卒中学会，重庆市卒中学会．脑卒中病情监测中国多学科专家共识．中华医学杂志，2021, 101(5): 317–326.

[133] 高天理．不同时间窗急性缺血性脑卒中患者及不同药物在静脉溶栓治疗中的临床应用推荐：2021版《欧洲卒中组织急性缺血性脑卒中静脉溶栓指南》解读．实用心脑肺血管病杂志，2021, 29(7): 1–8.

[134] 王亚平，郑洁皎，林万隆，等．《医联体脑卒中防治一体化康复管理指南》解读．中国标准化，2021(12):109–113.

[135] 张晓梅，周春兰，周宏珍，等．脑卒中病人误吸预防的标准化护理流程及措施——基于循证及德尔菲函询法的专家共识．护理研究，2020, 34(1):1–8.

[136] 国家卫生健康委脑卒中防治工程专家委员会，国家卫生健康委脑卒中防治工程委员会医院管理委员会，国家卫生健康委脑卒中防治工程专家委员会急诊专业委员会．新型冠状病毒肺炎疫情时期脑卒中绿色通道管理专家共识．首都医科大学学报，2020, 41(2):293–297.

[137] 中国老年医学学会急诊医学分会，中华医学会急诊医学分会卒中学组，中国卒中学会急救医学分会．急性缺血性脑卒中急诊急救中国专家共识2018版（上）．心脑血管病防治，2019, 19(3):201–204.

[138] 中国老年保健医学研究会老龄健康服务与标准化分会，《中国老年保健医学》杂志编辑委员会，北京小汤山康复医院．中国高龄脑卒中患者康复治疗技术专家共识．中国老年保健医学，2019, 17(1):3–16.

[139] 漆松涛．甘露醇治疗颅内压增高中国专家共识．中华医学杂志，2019, 99 (023): 1763–1766.

[140] 魏俊吉，康德智．中国神经外科重症管理专家共识(2020版)．中华医学杂志，2020, 100(19):16.

[141] 李珂，成怡冰，金志鹏．颅内高压危象．中国小儿急救医学，2020, 27（08）：582–586.

[142] 肖永芳，张蕾．颅内压监测仪用于颅内压增高患者治疗中的效果观察及其护理体会．当代医学，2020, 569(18):85–87.

[143] 李乐之，路潜．普通高等教育"十三五"规划教材——《外科护理学》及《中医外科学》收录再生医疗技术．中国烧伤创疡杂志，2017, 129(06):44.

[144] 冀云涛．实用临床护理常规．青岛：中国海洋大学出版社．2018.

[145] 王大冰．实用临床急危重症学．上海：上海交通大学出版社．2018

[146] 中华医学会神经病学分会神经重症协作组，中国医师协会神经内科医师分会神经重症专业委员会．难治性颅内压增高的监测与治疗中国专家共识．中华医学杂志．2018, 98(45)：3643-3652.

[147] 中华医学会神经病学分会神经心理与行为神经病学学组．综合医院谵妄诊治中国专家共识(2021). 中华老年医学杂志, 2021, 40(10): 1226-1233.

[148] 汤铂，王小亭，陈文劲，等．重症患者谵妄管理专家共识．中华内科杂志，2019, 58(2):108-117.

[149] 张波，桂莉．急危重症护理．4版．北京：人民卫生出版社．2017: 104-106,6.

[150] 刘大为，邱海波，于凯江，等．中国重症医学专科资质培训教材．2版．北京：人民卫生出版社．2016:411-412

[151] 中华医学会重症医学分会．中国成人 ICU 镇痛和镇静治疗指南．中华重症医学电子杂志，2018, 4(2):90-113.

[152] Gautam S, Jain A, Gautam M, et al. Clinical Practice Guideline for Management of Psychoses in Elderly. Indian Journal of Psychiatry, 2018, 60(3): 329-340.

[153] 李庆印，陈永强．重症专科护理．北京：人民卫生出版社，2017: 44-49.

[154] 潘燕彬，江智霞，张晶晶，等．ICU 成人患者谵妄危险因素的 Meta 分析．中国护理管理，2018, 18(04): 465-475.

[155] Kanova M , Sklienka P, Roman K, et al. Incidence and risk factors for delirium development in ICU patients – a prospective observational study. Biomed Pap Med Fac Univ Palacky Olomouc Czech Repub, 2017, 161(2): 187-196.

[156] 邓露茜，曹岚，黄艳，等．谵妄预测模型与早期谵妄预测模型在 ICU 患者谵妄预测中的应用价值．中国实用护理杂志，2018, 34(15): 1172-1176.

[157] Da Silva Moraes F, Marengo L L, Silva M T, et al. ABCDE and ABCDEF care bundLes: A systematic review protocol of the implementation process in intensive care units. Medicine, 2019,98(11).

[159] 祝晓迎，刘蕾，何海燕，等．国内外 ICU 谵妄预防管理现状及对我国的启示．护理管理杂志，2017, 17(4): 260-263.

[160] 宋春梅，吴娟．ICU 护士对谵妄病人管理经验质性研究的 Meta 整合．护理研究，2020, 34(4): 613-620.

[161] 张爱琴，陈俊杉，余金甜．ICU 患者谵妄非药物管理相关指南的系统评价．护理学报，2020, 27(11): 26-32.

[162] 姚丽，常亚丽，韩春彦，等．早期活动治疗 ICU 病人谵妄效果的 Meta 分析．护理研究，2019, 33(15): 2600-2605.

[163] 国家卫生健康委员会脑损伤质控评价中心，中华医学会神经病学分会神经重症协作组，中国医师协会神经内科医师分会神经重症专业委员会，等.中国成人脑死亡判定标准与操作规范（第二版）.中华医学杂志，2019(17): 1288–1292.

[164] 胡文政，杨中华，黄越，等.2020 版《脑死亡／符合神经病学标准的死亡判定》解读.中国现代神经疾病杂志.2021, 21(4): 241–244.

[165] 周洁惠.现代护理伦理学在脑死亡器官捐献患者护理中的应用.护理实践与研究，2017, 14(23): 8–10.

[166] 王艳娟，李翰新，贾倩，等.器官捐献脑死亡判定中的护理配合.现代临床护理，2020, 19(12): 30–34.

[167] 刘明，银勇，程广阔，等.现代护理伦理学在重症监护室 31 例角膜捐献者护理中的应用分析.山西医药杂志，2019,48(11): 1380–1383.

[168] 郭婷.3 例脑死亡无偿器官捐献供体维护期的监护.实用临床护理学电子杂志，2017, 2(03): 48–52.

[169] 李敏，徐溧婕，范艳黔，等.脑死亡患者无偿器官捐献中供体器官维护的护理.当代护士（中旬刊），2016(08): 33–35.

[170] 李丹，罗雅丹，董力.脑死亡无偿器官捐献供体维护期的护理.当代护士（中旬刊），2015(04): 20–21.

[171] 周俏华，陈惠瑶.基于目标导向的 ICU 脑死亡供体器官功能维护策略.现代医院，2020, 20(05): 753–755.

[172] 余文静，高兴莲，王曾妍，等.146 例脑死亡器官捐献心脏移植手术期管理.临床心血管病杂志，2016, 32(04): 418–421.

[173] 蓝倩，孙煦勇，秦科，等.循环功能不稳定中国一类捐献供体行体外膜肺氧合支持的护理.护理学杂志，2015, 30(04): 26–29.

[174] 宋启宾，杨眉舒，刘静.2 例脑死亡器官捐献的胰肾联合移植术的手术配合.全科护理，2020, 18(25): 3315–3318.

[175] 吴杰飞，谢秋华，高重阳.脑死亡无偿器官捐献供体器官的护理维护研究.医学理论与实践，2021, 34(15):2705–2706.

[176] 于玲，高杰，李艳彦，等.脑死亡器官捐献与亲属捐献肾移植术后的护理策略.国际移植与血液净化杂志，2018, 16(5): 34.

[177] 董鹤，方玉婷，王丹，等.国内外器官捐献现状与思考.护理学报，2017, 24(011): 23–26.

[178] 器官和组织捐献家属沟通专家共识编写组.器官和组织捐献家属沟通专家共识.器官移植.2021,

12(6): 651–661.

[179] 饶向荣 . 老年泌尿系统疾病 [M]. 北京：人民军医出版社 , 2008.

[180] 侯建全 . 实用泌尿外科学 [M]. 3 版 . 北京：人民卫生出版社 , 2019.

[181] 叶章群 , 周利群 . 外科学（泌尿外科分册)[M]. 北京：人民卫生出版社 , 2016.

[182] 陈孝平 , 汪建平 . 外科学 [M]. 9 版 . 北京：人民卫生出版社 , 2018.

[183] 余学清 , 赵明辉 . 肾内科学 [M]. 3 版 . 北京：人民卫生出版社 , 2021.

[184] 葛均波 , 徐永健 , 王辰 . 内科学 [M]. 9 版 . 北京：人民卫生出版社 , 2018.

[185] 余学清 , 陈江华 . 内科学（肾脏内科分册)[M]. 2 版 . 北京：人民卫生出版社 , 2021

[186] 李乐之 , 路潜 . 外科护理学 [M]. 6 版 . 北京：人民卫生出版社 , 2017.

[187] 尤黎明 , 吴瑛 . 内科护理学 [M]. 6 版 . 北京：人民卫生出版社 , 2017.

[188] 李程 . 内分泌代谢急症学 [M]. 上海：上海医科大学出版社 , 2001.

[189] 赵家胜 , 吴先正 . 内分泌代谢急症—实例分析 [M]. 北京：人民卫生出版社 , 2015.

[190] 廖二元 , 袁凌青 . 内分泌代谢病学 [M]. 4 版 . 北京：人民卫生出版社 , 2019.

[191] 陈孝平 , 汪建平 . 外科学 [M]. 9 版 . 北京：人民卫生出版社 , 2018.

[192] 余学锋 . 内分泌代谢病诊疗指南 [M]. 3 版 . 北京：科学出版社 , 2013.

[193] 葛均波 , 徐永健 , 王辰 . 内科学 [M]. 9 版 . 北京：人民卫生出版社 , 2018.

[194] 王吉耀 , 葛均波 , 邹和建 [M]. 16 版 . 北京：人民卫生出版社 , 2022.

[195] 李乐之 , 路潜 . 外科护理学 [M]. 6 版 . 北京：人民卫生出版社 , 2017.

[196] 尤黎明 , 吴瑛 . 内科护理学 [M]. 6 版 . 北京：人民卫生出版社 , 2017.

[197] 许虹 . 急危重症护理学 [M]. 北京：人民卫生出版社 , 2012.

[198] 陶红 . 急救护理学 [M]. 北京：高等教育出版社 , 2010.

[199] 黄艺仪 , 李欣 , 张美芬 , 等 . 临床急诊急救护理学 [M]. 2 版 . 北京：人民军医出版社 , 2015.

[200] 李延玲 . 急救护理 [M]. 2 版 . 北京：人民卫生出版社 , 2014.

[201] 胡颖辉 . 急救护理学 [M]. 北京：科学出版社 , 2014.

[201] 成守珍 . 急危重症护理学 [M]. 2 版 . 北京：人民卫生出版社 , 2013.

[202] 张波 , 桂莉 . 急危重症护理学 [M]. 3 版 . 北京：人民卫生出版社 , 2012.

[203] 王惠珍 . 急危重症护理学 [M]. 3 版 . 北京：人民卫生出版社 , 2014.

[204] 周会兰 . 急危重症护理学 [M]. 2 版 . 北京：人民卫生出版社 , 2013.

[205] 薛丽平 . 急救护理学 [M]. 北京：人民卫生出版社 , 2013.

[206] 陶红 . 急危重症护理查房 [M]. 上海：上海科学技术出版社 , 2010.

[207] 叶文琴 , 江会 , 席淑华 . 急救护理 [M]. 北京：人民卫生出版社 , 2012.

[208] 陶红 . 急危重症护理查房 [M]. 上海：上海科学技术出版社 ,2010.

[209] Pierre Carli, Bruno Riou, Caroline Télio（赵剡译）. 急诊医学 – 成人内 – 外科学 [M]. 2 版 . 北京：科学出版社 ,2009.

[210] 陈玉国 . 急救医学 [M]. 北京：北京大学医学出版社 ,2013.

[211] Nathan W. Mick, Jessica R. Peters, Daniel Egan, 等（赵世光译）. 急诊医学 [M]. 2 版 . 北京：人民卫生出版社 ,2009.

[212] 蔡映云 , 张幸国 , 胡丽娜 . 临床药物治疗学各论 [M]. 北京：人民卫生出版社 ,2014.

[213] 李春盛 . 急诊医学 [M]. 北京：高等教育出版社 ,2011.

[214] 王世文 , 肖文 . 急诊护理学 [M]. 兰州：甘肃科学技术出版社 ,2008.

[215] Michael Laposata（高德禄 , 张世俊译）. 临床实验室诊断学 [M]. 北京：人民军医出版社 ,2012.

[216] 李奇林 , 王永剑 , 梁子敬 . 急诊科医师查房手册 [M]. 北京：化学工业出版社 ,2015.

[217] 李自力 , 曹文 , 郭敏 , 等 . 急性一氧化碳中毒患者血清一氧化氮、内皮素水平及意义 [J]. 临床急诊杂志 , 2003, 4(2): 3-4.

[218] 汪颖 , 何跃忠 . 铊中毒与急救的研究进展 [J]. 国际药学研究杂志 , 2010, 37(2): 118-121.

[219] 田甜 . 基于毒代动力学方法对普鲁士兰联合血液灌流治疗急性铊中毒的研究 [D]. 北京：中国人民解放军军事医学科学院 , 2015.

[220] 虎盘林 . 急性一氧化碳中毒致急性呼吸窘迫综合征的实验研究 [D]. 天津：天津医科大学 , 2006.

[221] 班秀娟 , 刘亚梅 , 赵锐 . 1 例一氧化碳中毒后迟发性脑病合并肺内感染的护理 [J]. 吉林医学 , 2008, 29(8): 703-704.

[222] 胡彦军 , 时明强 , 颜珍 . 急性一氧化碳中毒迟发型脑病的 MRI 表现 (附 2 例报告)[J]. 吉林医学 , 2013, 34(14): 2843-2844.

[223] 侯云生 , 刘冬云 . 超大剂量阿司匹林中毒致死 1 例报告 [J]. 中华实用医药杂志 , 2002, 2（10）: 118.

[224] 桂莉红 , 陈晓亚 , 李凯 , 等 . 1 例多器官功能衰竭伴多发性压力性损伤老年患者的护理 [J]. 检验医学与临床 , 2021, 18(11): 1654-1657.

[225] 李木子 . 老年重症肺炎患者合并多器官功能衰竭转归的影响因素分析 [J]. 宁夏医科大学学报 , 2018, 40(04): 462-465.

[226] 杨光耀 , 郑文龙 , 盛鹰 , 等 . 血尿素氮联合快速序贯器官衰竭评分对老年脓毒症患者预后的评估价值 [J]. 中国急救医学 , 2022, 42(03): 209-213.

[227] 杨春华 , 徐雯霞 , 龚燕 , 等 . 老年多器官衰竭发病危险因素的临床分析 [J]. 中华老年多器官疾病杂志 , 2017, 16(01): 47-50.

[228] 袁苏榆 . 老年肝衰竭的病因及预后的影响因素分析 [D]. 中国医科大学 , 2020.

[229] 吴晓倩, 孙茜, 宋素萍. 人性化护理模式在老年呼吸衰竭患者中的应用 [J]. 中国全科医学, 2021, 24(S1): 210–212.

[230] 陈丽远, 何青. 老年心力衰竭药物治疗的研究进展 [J]. 中华保健医学杂志, 2021, 23(03): 315–318.

[231] 陈恬恬, 陈怡. 连续性血液净化对老年肾衰竭伴全身炎症反应综合征患者炎症因子及免疫功能的影响 [J]. 中华全科医学, 2019, 17(07): 1135–1137.

[232] 高丹丹. 老年呼吸衰竭患者继发多脏器功能障碍综合征的危险因素分析和防控对策 [J]. 中西医结合护理 (中英文), 2020, 6(11): 63–66.

[233] 何亚荣, 曹钰等. 《2020 年美国心脏协会心肺复苏和心血管急救指南》解读—成人基础 / 高级生命支持 [J]. 华西医学 2020.

[234] 朱威, 徐佳, 陆远强. 《2020 年美国心脏协会心肺复苏及心血管急救指南》成人生命支持部分建议内容分析 [J/CD]. 中华危重症医学杂志 (电子版), 2020.

[235] 南通大学附属医院护理部. 临床护理服务规范及标准 (第五版), 2020.

[236] 李庆印. 心血管护理手册 [M]. 第 2 版. 北京 : 人民军医出版社, 2013.

[237] 张波, 桂莉. 急危重症护理学 (第 4 版) [M]. 北京 : 人民卫生出版社, 2017.

[238] 刘大为, 邱海波, 于凯江, 等. 中国重症医学专科资质培训教材（第 2 版)[M]. 北京 : 人民卫生出版社, 2016.

[239] 李庆印, 陈永强. 重症专科护理. 人民卫生出版社, 2017.

[240] 邱海波, 杨毅, 黄英姿. ICU 监测与治疗技术. 上海科学技术出版社, 2017.

[241] 南通大学附属医院护理部. 临床护理服务规范及标准 (第四版), 2019.

[242] 燕铁斌, 尹安春. 康复护理学 [M]. 第 4 版. 北京 : 人民卫生出版社, 2017.

[243] 尤黎明, 吴瑛. 内科护理学 [M]. 第 6 版. 北京 : 人民卫生出版社, 2017.

[244] 李顺勇. 高压氧医学与临床应用 [M]. 吉林 : 吉林科学技术出版社, 2019.

[245] 江苏省医用高压氧专业医疗质量控制中心. 江苏省医用高压氧从业人员岗位培训（新进展）资料汇编, 2021.

[246] 中华护理学会. 团体标准 T/CNAS 10 — 2020《成人有创机械通气气道内吸引技术操作》[EB/OL]. (2021–02–01) [2021–09–25].

[247] 金静芬, 刘颖青. 急诊专科护理. 北京 : 人民卫生出版社, 2018.

[248] 张波, 桂莉. 急危重症护理学. 4 版. 北京 : 人民卫生出版社, 2017.

[249] 美国心脏协会. 基础生命支持. 杭州 : 浙江大学出版社, 2016.

[250] 美国心脏协会. 高级心血管生命支持. 杭州 : 浙江大学出版社, 2017.

[251] 吴慧平, 罗伟香. 护理技术操作并发症及处理. 2 版. 北京 : 中国医药科技出版社, 2015.

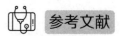

[252] Peter Hou, Amado Alejandro Baez. Mechanical ventilation of adults in the emergen-cy department. Up To Date, 2021, 6.

[253] Robert C Hyzy, Jakob I McSparron. Noninvasive ventilation in adults with acute respiratory failure: Practical aspects of initiation .Up To Date, 2022, 5.

[254] Robert C Hyzy. Overview of initiating invasive mechanical ventilation in adults in the intensive care unit. Up To Date, 2021, 10.

[255] Steven Oreba μ gh, James V Snyder. Direct laryngoscopy and endotracheal intubation in adults. Up To Date, 2021, 9.

[256] MeiLan King Han. Management and prognosis of patients requiring prolonged mechanical ventilation. Up To Date, 2022, 4.

[257] 人工气道气囊的管理专家共识 . 危重症护理 , 2021, 9

[258] 美国呼吸治疗学会 . 2022AARC 临床实践指南：人工气道吸痰 . Respir Care. 2022, 67(2): 258-271.

[259] Adapted with permission from Whaley L Wong, D. Nursing Care of infants and children, ed 3. p. 1070.1987 by CV. Mosby Wong DL, Baker C. Pain in children: Comparison of assessment scales. PediatricNurs. 1988; 14(1), 9-17.